獣医腫瘍学テキスト

Textbook of Veterinary Oncology

第2版

監修
日本獣医がん学会獣医腫瘍科認定医認定委員会
委員長　皆上大吾

ファームプレス

はじめに

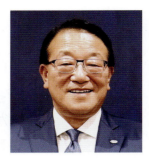

日本獣医がん学会　会長　石田　卓夫

　日本獣医がん学会獣医腫瘍科認定医制度は、本学会の前身である日本獣医がん研究会時代の1999年1月に、信田卓男第二期会長率いる執行部により確立され発足した制度で、わが国の獣医臨床腫瘍学の発展、臨床獣医師の腫瘍診療技術の向上に、大きな貢献をしたことは疑いがありません。これまでに（2018年5月現在）377名のⅡ種認定医、そして42名のⅠ種認定医が登録され、本年はさらに33名のⅡ種認定医、3名のⅠ種認定医が合格し、日本各地でがん治療のリーダーとして、そして1名は韓国でのリーダーとして、皆が活躍しています。本学会は2018年末には2683名の会員を擁する大型学会に成長し、年2回の冬の大阪と夏の東京における学会は、毎回興味深いテーマを持って、多数の参加者を集めています。そしていよいよ2020年春には、国際獣医がん学会（WVCC）が東京で開催されることになりました。

　本書は獣医腫瘍科認定医制度試験のための参考図書として、そして広く臨床獣医師のがんの診断・治療の指針として2013年に発行された第1版を、獣医学の進歩に合わせて大幅に改訂したものです。第1版発行からわずか6年ですが、その間に蓄積された獣医腫瘍学のエビデンスは多大なもので、さらにその間にわが国で育った新しい認定委員会委員、新しい認定医の総力を結集して第2版が作られました。今回の監修は、私が大学教員時代に教えた皆上大吾君が、獣医腫瘍科認定医認定委員会委員長として担当し、まさに新しい本として生まれ変わっています。そして、執筆にあたっては、本会の学術関連の委員会、とくに獣医腫瘍科認定医認定委員会をはじめ、学会雑誌編集委員会、内科療法委員会、外科療法委員会、放射線療法委員会、病理委員会、国際情報委員会から大きな協力が得られたことは、組織の成長としても誠に喜ばしいものです。

　本書の発行は前回に続き株式会社ファームプレスに担当して頂きましたが、代替わりした新社長の金山宗一氏、編集担当の平野圭二、富田里美の両氏の献身的なご尽力により完成したことをここに記し、日本獣医がん学会を代表して感謝の意を表します。

2019年7月

監修者のことば

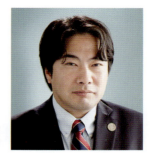

日本獣医がん学会
獣医腫瘍科認定医認定委員会　委員長　皆上　大吾

　2013年に本書の初版が刊行されてから6年が経過した。本会の獣医腫瘍科認定医制度が発足したのは1999年1月のことであり、制度発足から20周年にあたる本年に改訂版を出版できることは認定委員長としてこの上ない喜びである。

　初版はすでに制定されていた獣医腫瘍科認定医Ⅱ種の試験ガイドラインを網羅する内容のテキストとして、当時の認定委員長である石田卓夫先生（現会長）と獣医腫瘍科認定医を中心とした新進気鋭の執筆陣が、多忙を極める中で苦労を重ねてゼロから築き上げた良書である。認定医試験を受験する会員以外にも、獣医腫瘍学を学ぶ多くの獣医師に評価され増刷を重ねてきたが、現在では広く利用されているCTやMRIなどの最新医療装置に関する内容や、日々進歩する腫瘍外科技術に関する内容など、制定から20年を経過して本書の元となった試験ガイドライン自体が時代から取り残されてしまった。試験ガイドラインは常に時代に沿った内容となるべきことから、2018年に開催された認定委員会において、本書を改訂した上で目次を試験ガイドラインとする案が可決された。したがって、第2版は認定医試験の参考書としての役割以外に、獣医腫瘍科認定医Ⅱ種試験ガイドラインとしての役割も果たすことになる。

　第2版では、初版の内容に加え最新の診断法や治療法を可能な限り盛り込むように配慮したが、本書はあくまでも獣医臨床腫瘍学の基礎を学ぶために作成されていることは言うまでもない。獣医師免許を得るための獣医学コア・カリキュラムと同様、獣医腫瘍科認定医になるためのコア・カリキュラムに相当する部分を中心に解説している。本書のみで獣医臨床腫瘍学の全てを網羅することは想定していないため、解説不足の部分もあると思われる。獣医腫瘍科認定医を目指す先生は、本書以外の成書や最新の文献に目を通して貪欲に知識を増やすことはもちろん、積極的に学会に参加して知識を磨いて頂きたい。

　日本獣医がん研究会が産声をあげた平成は終わり、令和として新たな時代が幕開けした。時代は常に進み続けており、この改訂版の内容もいずれ古くなるだろう。むしろ、本書の読者が獣医臨床腫瘍学の進歩を加速化し、本書の内容を1日でも早く過去のものとして頂ければ本望である。むすびに、石田先生が執筆された初版の監修者のことばを引用させて頂きたい。

　"次からの改訂の作業に当たるのは、今この本を読み始めたみなさんであることを忘れないでほしい。"

2019年7月

第2版執筆者一覧

監　修　日本獣医がん学会獣医腫瘍科認定医認定委員会
　　　　　委員長　皆上大吾

■第1章
診断学総論　とりまとめ　杉山大樹
　　　　　　井上 明、川村裕子、杉山大樹、武田晴央、林 光児、堀 英也

■第2章
臨床病理学　とりまとめ　石田卓夫
　　　　　　石田卓夫

■第3章
細胞診断学　とりまとめ　皆上大吾
　　　　　　皆上大吾、平田雅彦、山上哲史

■第4章
画像診断学　とりまとめ　藤田道郎
　　　　　　金井詠一、茅沼秀樹、華園 究、坂大智洋、藤田道郎、和田昌絵

■第5章
治療学総論　とりまとめ　長田雅昭
　　　　　　入江充洋、大和田兼一、長田雅昭、松山史子、山下時明

■第6章
外科療法　　とりまとめ　浅野和之
　　　　　　浅野和之、石垣久美子、市川美佳、岡村泰彦、小山田和央、金井詠一、櫻井尚輝、佐々木 悠、佐藤敏彦、杉山大樹、関 真美子、高木 哲、手島健次、寺井和幸、中川貴之、生川幹洋、林 光児、古川敬之、水上浩一、村上昭弘

■第7章
放射線療法　とりまとめ　中山智宏、三宅龍二
　　　　　　高橋朋子、夏堀雅宏、保坂創史、細谷謙次、圓尾拓也、三宅龍二、和田成一

■第8章
化学療法　　とりまとめ　下田哲也
　　　　　　入江充洋、大和田兼一、児玉恵子、長田雅昭、松山史子、林宝謙治

（各章別：五十音順）

第1版執筆者一覧

監　修　日本獣医がん学会獣医腫瘍科認定医認定委員会
　　　　委員長　石田卓夫

■第1章
診断学総論　とりまとめ　信田卓男
井上 明、川村裕子、杉山大樹、武田晴央、林 光児、堀 英也、山田 徹

■第2章
臨床病理学　とりまとめ　石田卓夫
石田卓夫

■第3章
細胞診断学　とりまとめ　山上哲史
皆上大吾、平田雅彦、山上哲史

■第4章
画像診断学　とりまとめ　茅沼秀樹
金井詠一、茅沼秀樹

■第5章
治療学総論　とりまとめ　下田哲也
入江充洋、大和田兼一、長田雅昭、松山史子、山下時明

■第6章
外科療法　とりまとめ　廉澤　剛
相川　武、浅野和之、井尻篤木、市川美佳、伊東輝夫、宇根　智、奥田綾子、廉澤　剛、河又　淳、児玉和仁、佐藤敏彦、白石陽造、菅野信二、杉山大樹、高木　哲、高平篤志、中市統三、中島尚志、生川幹洋、西村亮平、林 光児、日高勇一、古川敬之、水上浩一、南　毅生、中尾　淳、渡辺俊文

■第7章
放射線療法　とりまとめ　中山智宏
高橋朋子、永吉貴子、夏堀雅宏、保坂創史、細谷謙次、圓尾拓也、三宅龍二、和田成一

■第8章
化学療法　とりまとめ　下田哲也
入江充洋、大和田兼一、児玉恵子、長田雅昭、松山史子、林宝謙治

（各章別：五十音順）

目次

はじめに ii
監修者のことば iii

第1章 診断学総論

1. 腫瘍生物学 1
   1) 腫瘍の定義 1
   2) 増殖と浸潤のメカニズム 1
   3) 転移のメカニズム 3
2. TNM分類 4
   1) TNM分類の意義 4
      (1) TNM分類とは 4
      (2) TNM分類の目的 4
         (ⅰ) 治療計画作成 4
         (ⅱ) 予後の指標 5
         (ⅲ) 治療結果の評価 5
         (ⅳ) 情報交換の促進 5
         (ⅴ) 継続的がん研究・比較研究 5
      (3) TNM分類の原則 5
         (ⅰ) 悪性腫瘍のみに適用すること 5
         (ⅱ) 臨床的分類と病理学的分類の2とおりがある 5
         (ⅲ) 治療の各時点で実施する 5
         (ⅳ) TNM分類の判断 5
      (4) TNM分類の定義 5
         (ⅰ) T：原発性腫瘍 5
         (ⅱ) N：領域リンパ節 5
         (ⅲ) M：遠隔転移 6
   2) TNM分類の構成 6
      (1) 解剖学的部位・腫瘍の種類 6
      (2) 病期分類（臨床ステージ分類） 6
      (3) 術後病理組織学的分類：pTNMあるいはPGLV 6
         (ⅰ) Pカテゴリー 6
         (ⅱ) Gカテゴリー 6
         (ⅲ) Lカテゴリー 7
         (ⅳ) Vカテゴリー 7
   3) 治療への進展 7
      (1) 治療目的を明確にする 7
      (2) 治療成功のための全身の評価 7
3. TNM分類に基づく合理的診断手順 7
   1) 原発腫瘍(T)の診断 8
   2) 領域リンパ節(N)の診断 8
   3) 遠隔転移(M)の診断 9
   4) 全身状態(S)の診断 9
   5) 治療目的の決定 9
4. 診断上必要な各腫瘍の臨床的特徴 10
   1) 乳腺腫瘍 10
      (1) 犬の乳腺腫瘍 10
      (2) 猫の乳腺腫瘍 10
   2) 肥満細胞腫 11
      (1) 肥満細胞腫の確定とステージング 11
      (2) 腫瘍随伴症候群 12
         (ⅰ) 高ヒスタミン血症 12
         (ⅱ) ダリエ徴候 12
         (ⅲ) 癒合遅延 12
      (3) 犬の肥満細胞腫 12
      (4) 猫の肥満細胞腫 13
   3) リンパ腫 13
      (1) 犬のリンパ腫 13
         (ⅰ) 多中心型リンパ腫 13
         (ⅱ) 縦隔型リンパ腫 14
         (ⅲ) 消化器型リンパ腫 14
         (ⅳ) 皮膚型リンパ腫 14
         (ⅴ) その他、節外型リンパ腫 14
         (ⅵ) 低グレード（高分化型）リンパ腫 14
         (ⅶ) その他の詳細な分類 14
            免疫表現型分類／組織学的分類／細胞診による分類
         (ⅷ) 診断 15
            身体検査／画像検査／CBC、血液化学検査、尿検査／骨髄検査／細胞診と組織検査／リンパ球クローナリティー解析
      (2) 猫のリンパ腫 16
         (ⅰ) 消化器型リンパ腫 16
         (ⅱ) 縦隔型リンパ腫 17
         (ⅲ) 多中心型リンパ腫 17
         (ⅳ) 腎リンパ腫 17
         (ⅴ) 鼻腔リンパ腫 17
         (ⅵ) 中枢神経系のリンパ腫 17
         (ⅶ) 診断 17
   4) 造血器腫瘍（血液腫瘍） 17
      (1) 白血病 17
         (ⅰ) 急性リンパ芽球性白血病（ALL） 17

（ⅱ）慢性リンパ球性白血病（CLL）	18
（ⅲ）急性骨髄性白血病（AML）	18
（ⅳ）慢性骨髄増殖性疾患（CMPD）	18
（ⅴ）骨髄異形成症候群	18
（2）形質細胞腫瘍	19
（ⅰ）多発性骨髄腫	19
（ⅱ）原発性マクログロブリン血症	19
（ⅲ）髄外性形質細胞腫	19
5）組織球増殖性疾患	19
（1）犬の組織球増殖性疾患	19
（ⅰ）皮膚組織球腫	19
（ⅱ）反応性組織球症	20
皮膚組織球症／全身性組織球症	
（ⅲ）組織球性肉腫	21
局所性組織球性肉腫／播種性組織球性	
肉腫／血球貪食性組織球性肉腫	
（2）猫の組織球増殖性疾患	22
6）固形腫瘍	22
（1）軟部組織肉腫	22
（2）犬の骨肉腫	23
（3）メラノーマ	23
（ⅰ）口腔メラノーマ	23
（ⅱ）皮膚メラノーマ	23
（ⅲ）眼球メラノーマ	23
7）その他の腫瘍	23
（1）局所浸潤性	23
（2）転移性	23
（3）腫瘍随伴症候群	24

第2章　臨床病理学

総論

はじめに	25
1．血液検査	25
1）血液検査と検査項目	25
2）白血球系の検査	25
（1）炎症の検出と炎症の分類	25
（2）壊死の検出	26
（3）ストレス、グルココルチコイドの影響	26
（4）過敏症	26
（5）腫瘍に関係するかもしれない	
その他の変化	26
（ⅰ）好中球の反応	26
（ⅱ）好酸球または	
好塩基球（Bas）増加症	27
（ⅲ）リンパ球の反応	27
（ⅳ）異常細胞の出現	27
3）赤血球系の検査	28
（1）赤血球増加症はあるか	28
（2）貧血はあるか	28
4）血小板の検査	29
5）血漿成分の検査	29
2．血液凝固系検査	29
1）凝固系検査の概要	29
2）血小板	30
3）凝固因子スクリーニング検査	31
4）播種性血管内凝固（DIC）を	
検出するための検査	32
3．骨髄検査	33
1）適応	33
2）手技	33
3）骨髄のスクリーニング検査	34
4．血液化学検査	37
1）血液化学スクリーニング検査の項目	37
2）血液化学スクリーニング検査の評価法	37
（1）タンパクの検査	37
（2）肝臓の検査	38
（ⅰ）肝細胞	38
（ⅱ）胆道系	38
（ⅲ）肝不全	39
（ⅳ）反応性「肝障害」	39
（3）腎臓の検査	39
（ⅰ）腎機能障害、腎不全	39
（ⅱ）ネフローゼ症候群	39
（4）副腎の検査	40
（ⅰ）副腎皮質機能亢進症	40
（ⅱ）副腎皮質機能低下症	40
（5）甲状腺の検査	40
（ⅰ）犬の甲状腺機能低下症	40
（ⅱ）猫の甲状腺機能亢進症	40
（6）副甲状腺の検査	40
（7）消化器系の検査	41
（8）膵臓の検査（犬のみ）	41
（9）神経徴候がある動物	41
（10）腫瘍と直接関連のある血液化学	
検査項目	41
5．尿検査	41

1）尿検査の適応	41	
2）尿検査の方法	42	
（1）材料	42	
（2）理学的性状	42	
（3）尿比重	42	
（4）化学的性状	43	
（5）マルチスティックの検査項目	43	
（ⅰ）pH	43	
（ⅱ）タンパク	43	
（ⅲ）グルコース	43	
（ⅳ）ケトン	44	
（ⅴ）潜血	44	
（ⅵ）ビリルビン	45	
（ⅶ）ウロビリノーゲン	45	
（6）尿沈渣の顕微鏡検査	45	
（ⅰ）尿沈渣の検査法	45	
（ⅱ）赤血球	45	
（ⅲ）白血球	46	
（ⅳ）円柱	46	
（ⅴ）円柱の種類	46	
硝子円柱／顆粒円柱／鑞様円柱／上皮細胞円柱／脂肪円柱／赤血球円柱／白血球円柱		
（ⅵ）上皮細胞	47	
扁平上皮細胞／移行上皮細胞／腎尿細管由来		
（ⅶ）悪性細胞	47	
（ⅷ）結晶	47	
（ⅸ）細菌・真菌	48	
（ⅹ）精子・寄生虫卵・その他	48	
（7）尿特殊検査	48	
（ⅰ）ベンス・ジョーンズタンパク	48	
（ⅱ）尿タンパク／クレアチニン比（UPC）	48	
6．貯留液の検査	49	
1）診断法	49	
2）胸水	49	
3）心膜滲出	50	
4）腹水	50	
5）関節液	51	

各論

1．腫瘍随伴症候群および腫瘍に関連した臨床病理学的異常	52	
1）定義	52	
2）貧血	52
3）赤血球増加症	52
4）好中球増加症	53
5）汎血球減少症	53
6）好酸球増加症	53
7）血小板減少症	53
8）播種性血管内凝固（DIC）	53
9）高Ca血症	54
10）低血糖	54
11）原因不明発熱（不明熱）	54
12）悪液質	55
13）高ガンマグロブリン血症	55
14）低タンパク血症	55
15）異所性ホルモン産生	55
2．腫瘍崩壊（融解）症候群	55
3．化学療法により発現する臨床病理学的変化	55
1）消化器障害	55
2）骨髄抑制	56
3）P糖タンパク	56
4．血液／骨髄の腫瘍	57
1）リンパ腫	57
（1）ホジキンリンパ腫と非ホジキンリンパ腫	57
（2）発生頻度	57
（3）解剖学的分類	57
（4）犬のリンパ腫の特徴	57
（5）猫のリンパ腫の特徴	59
（6）新Kiel分類と新WHO分類	60
（7）形質細胞の腫瘍	63
（ⅰ）多発性骨髄腫とマクログロブリン血症	63
（ⅱ）髄外性形質細胞腫	64
（8）胸腺腫	65
2）白血病	65
（1）発生頻度	65
（2）診断アプローチ	65
（3）急性骨髄性白血病（AML）の細分類	67
（ⅰ）AUL：急性未分化白血病	67
（ⅱ）M0：微分化型骨髄性白血病	67
（ⅲ）M1：低分化型骨髄芽球性白血病	68
（ⅳ）M2：分化型骨髄芽球性白血病	68
（ⅴ）M3：前骨髄球性白血病	69
（ⅵ）M4：骨髄単球性白血病	69
（ⅶ）M5：単球性白血病	69

（viii）M6：赤白血病および赤血病	70
（ix）M7：巨核芽球性白血病	70
（4）骨髄異形成症候群（MDS）	70
（ⅰ）定義	70
（ⅱ）骨髄異形成症候群の細分類	71
RA：不応性貧血／RARS：環状鉄芽球を伴うRA／RAEB：骨髄で芽球増加を伴うRA／RAEB-t：急性白血病への移行期にあるRAEB／CMMoL：慢性骨髄単球性白血病	
（5）急性リンパ芽球性白血病（ALL）	71
（6）慢性リンパ球性白血病（CLL）	71
（7）WHO分類の今後	72
（8）治療	73
5．腫瘍関連ウイルス	73
1）猫白血病ウイルス	73
（1）ウイルス学	73
（2）疫学	73
（3）感染と免疫	74
（4）FeLV関連疾患	75
（5）FeLV感染の診断と解釈	76
（6）治療	77
（7）予防	77
（ⅰ）環境	77
（ⅱ）感染猫	78
（ⅲ）ワクチン	78
2）猫肉腫ウイルス	79
3）猫免疫不全ウイルス	79
（1）ウイルス学	79
（2）疫学	80
（3）感染と免疫	80
（4）病理発生	81
（ⅰ）急性期	81
（ⅱ）無症候性キャリア	81
（ⅲ）持続性全身性リンパ節腫大（PGL）	81
（ⅳ）AIDS関連症候群（ARC）	81
（ⅴ）後天性免疫不全症候群（AIDS）	81
（ⅵ）関連疾患	82
（5）FIV感染の診断と解釈	82
（6）治療	82
（7）予防	83
（ⅰ）環境	83
（ⅱ）感染猫	83
（ⅲ）ワクチン	83

第3章　細胞診断学

総論

1．細胞診の目的（診断的意義・限界）	85
2．採材方法	86
1）スタンプ（押捺）法	86
2）スクラッチ（掻爬）法	86
3）針生検（fine needle biopsy：FNB）	87
4）コア生検	90
5）パンチ生検	91
6）切除生検	92
7）その他	92
3．標本作製	94
1）塗抹標本の作製	94
（1）FNB標本の場合	94
（2）貯留液の場合	94
2）固定	95
3）染色	96

各論

1．細胞診の読み方	98
1）非腫瘍性所見	98
（1）炎症（急性・慢性活動性・慢性）	98
（2）変性・壊死	99
（3）その他	100
2）腫瘍性所見	101
（1）上皮性腫瘍	101
（2）非上皮性腫瘍	101
（3）独立円形細胞腫瘍	102
（4）炎症細胞とそれ以外の細胞が混在している場合	102
3）細胞の悪性所見	102
2．細胞診の実際	104
1）独立円形細胞	104
（1）肥満細胞腫	104
（2）皮膚組織球腫	107
（3）皮膚型リンパ腫	108
（4）組織球性肉腫	108
（5）可移植性器肉腫	108
（6）形質細胞腫	108
2）診断可能な腫瘍	110
3）診断困難な腫瘍	110
（1）非上皮性腫瘍	110
（2）犬の乳腺腫瘍	110

(3) 犬の肛門周囲腺の腫瘍　113
　4) リンパ節の細胞診　114
　　(1) リンパ腫の新kiel分類　114
　　　(ⅰ) B-cell high grade　114
　　　(ⅱ) T-cell high grade　114
　　　(ⅲ) B-cell low grade　116
　　　(ⅳ) T-cell low grade　117
　　(2) リンパ節転移　117
　5) 貯留液の細胞診　118
　6) 尿の細胞診　118

第4章　画像診断学

総論

1. 各種画像診断法の原理　121
　1) X線検査法　121
　2) 超音波検査法　123
　　(1) 超音波検査とは　123
　　(2) 超音波診断装置　124
　　(3) 超音波画像の特徴　124
　　(4) 各種超音波画像表示法とその特徴　125
　　(5) 超音波画像におけるアーチファクト　127
　3) X線CT検査法　127
　4) MRI検査法　131
　5) 核医学検査　134
2. 各種画像診断法の活用　134

各論

1. 原発巣の画像診断　136
　1) 体表部腫瘍　136
　2) 頭頸部腫瘍　136
　3) 胸部・胸腔内　141
　4) 腹部・腹腔内　146
　5) 泌尿・生殖器系腫瘍　151
　6) 筋・骨格系腫瘍　154
　7) 神経系腫瘍　156
　8) その他の原発性腫瘍　159
2. 転移巣の画像診断　160
　1) 領域リンパ節転移　160
　2) 肺転移　160
　3) 肝転移　163
　4) 骨転移　163
　5) 胸腔または腹腔内転移　163
　6) その他の部位への転移　164

第5章　治療学総論

1. 腫瘍治療の目的　165
　1) 根治治療　165
　2) 緩和治療　166
　3) 予防的治療　167
2. 治療に必要な腫瘍生物学　167
　1) 細胞周期特性　167
　2) その他　168
　　(1) がんの生物学的分類　168
　　(2) 発がんと遺伝子　168
　　(3) 多段階発がん説　169
　　(4) がん遺伝子とがん抑制遺伝子　169
　　(5) がんの浸潤と転移　170
　　　(ⅰ) 血行性転移　170
　　　(ⅱ) リンパ行性転移　170
　　　(ⅲ) 播種性転移　170
3. 腫瘍治療学総論　171
　1) 外科療法　171
　2) 放射線療法　174
　3) 化学療法　176
　　(1) 化学療法の適応　177
　　(2) 化学療法剤の作用機序　177
　　(3) 薬剤の薬理学的動態　178
　　(4) 治療の原則　178
　　(5) 薬剤耐性　178
　　(6) 毒性　179
　　(7) 化学療法剤の安全な取り扱い　179
　　(8) インフォームド・コンセント　179
　　(9) その他の化学療法　180
　4) 免疫療法　180
　　(1) がんと免疫　180
　　(2) 抗腫瘍免疫療法の分類　181
　　　(ⅰ) 非特異的免疫療法　181
　　　(ⅱ) 特異的免疫療法　181
　5) BRM療法　181
　6) 支持療法　181
　　(1) 疼痛管理　181
　　(2) 栄養管理　182
　7) その他の治療　183
　　(1) 凍結外科　183

  （2）温熱療法　184
  （3）光力学療法（PDT）　184
  （4）分子標的治療　185
  （5）抗血管新生治療　188
4. 治療効果判定　188
 1）腫瘍サイズの測定　189
 2）WHOガイドラインによる効果判定基準　189
 3）cRECIST v1.0 ガイドライン　189
 4）犬のリンパ腫に対するRECIST　189
5. 腫瘍随伴症候群の治療　190
 1）高カルシウム血症　190
 2）低血糖　190
 3）敗血症　190
 4）貧血　191
 5）赤血球増加症　191
 6）血小板減少症　191
 7）低ナトリウム血症　191
 8）DIC　192
  （1）原因疾患の治療　192
  （2）抗血栓療法　192
  （3）凝固因子補充療法　192
  （4）輸血法　192
  （5）タンパク分解酵素阻害薬　192
  （6）副腎皮質ステロイド　193
 9）食欲不振　193
 10）がん性疼痛　193
 11）腫瘍に特異的な腫瘍随伴症候群　194
  （1）肥満細胞腫　194
  （2）胸腺腫　194
  （3）多発性骨髄腫・リンパ腫　194
  （4）肺腫瘍　194
  （5）ガストリン産生腫瘍　194
6. 腫瘍崩壊症候群の治療　195
 1）全身状態の改善　195
 2）輸液　195
 3）高カリウム血症　195
 4）嘔吐　195
 5）低カルシウム血症　195
 6）DIC　195
 7）高リン血症　195
 8）ショック　195

第6章　外科療法

総論
1. 腫瘍外科症例の麻酔と術前・術中・術後管理　197
 1）全身麻酔　197
  （1）全身麻酔の定義　197
  （2）吸入麻酔薬　197
  （3）注射麻酔薬　197
  （4）筋弛緩薬　198
  （5）鎮痛薬　198
 2）局所麻酔：局所麻酔薬の作用機序と
  その使用法・注意点　198
  （1）局所麻酔薬の種類、作用機序と
   使用上の原則　198
  （2）局所麻酔、末梢神経ブロック、
   神経叢ブロック、硬膜外鎮痛・
   麻酔の適応　199
 3）疼痛と鎮痛：痛みが伝達・認識される
  メカニズムと鎮痛法　200
  （1）鎮痛を行う目的と周術期の鎮痛法　200
  （2）非オピオイド鎮痛薬　200
  （3）オピオイド鎮痛薬　200
  （4）鎮痛補助薬　201
  （5）バランス麻酔と鎮痛薬　201
  （6）がん性疼痛に対する鎮痛法　201
 4）周術期管理　201
  （1）麻酔症例の術前評価と術前準備　201
  （2）麻酔深度のモニタリング　201
  （3）麻酔中の循環評価と管理法　201
  （4）麻酔中の呼吸評価と管理法　201
  （5）周術期の疼痛管理と評価　202
 5）各種腫瘍における麻酔　202
  （1）呼吸器腫瘍症例の麻酔　202
  （2）消化器腫瘍症例の麻酔　202
  （3）腎泌尿生殖器腫瘍症例の麻酔　202
  （4）内分泌腺腫瘍症例の麻酔　203
  （5）中枢神経腫瘍症例の麻酔　203
2. 腫瘍外科療法の概念と目的　203
 1）外科療法の長所と短所　203
 2）腫瘍外科療法選択時の考慮事項　204
  （1）腫瘍の生物学的挙動
   （タイプ、グレード）　204
  （2）腫瘍の進行度（ステージ）　204
  （3）治癒の可能性と形態・機能の温存　204

- （4）症例の年齢、一般状態、基礎疾患など 205
- （5）専門医、高次診療施設への紹介 205
- （6）代替療法、補助療法の検討 205
- 3）腫瘍外科手術の分類 205
  - （1）根治的手術 205
  - （2）減量（減容積）手術 206
  - （3）対症的（緩和的）手術 207
  - （4）診断的手術 207
  - （5）予防的手術 207
- 3. 原発巣の拡大手術 208
  - 1）サージカルマージンとは 208
  - 2）サージカルマージンの切除と分類 208
    - （1）腫瘍切除法 208
  - 3）サージカルマージンの決定 208
    - （1）腫瘍の種類・グレード 208
    - （2）腫瘍の浸潤程度の評価 209
    - （3）手術時の考慮事項 209
  - 4）サージカルマージンの評価 209
    - （1）術後の病理組織学的検査 209
- 4. 所属リンパ節の取り扱い 209
  - 1）リンパ節の構造 209
  - 2）重要なリンパ節の解剖 210
    - （1）頭頸部リンパ節 210
    - （2）前肢のリンパ節 211
    - （3）胸郭のリンパ節とリンパ管 211
    - （4）腹腔および骨盤壁のリンパ節とリンパ管 212
    - （5）腹腔内臓のリンパ節とリンパ管 213
    - （6）後肢のリンパ節 213
  - 3）所属リンパ節の定義 214
    - （1）発生部位と所属リンパ節の例 214
  - 4）所属リンパ節の生検の是非と細胞診の特異度 215
  - 5）所属リンパ節切除生検の是非 215
  - 6）リンパ節「郭清」とリンパ節「切除生検」の違い 215
  - 7）リンパ節切除生検の実際例 215

各論

- 1. 体表部腫瘍 217
  - 1）軟部組織肉腫 217
    - （1）解剖 217
    - （2）手術・合併症 218
    - （3）成績・予後 219
  - 2）上皮系腫瘍 219
    - （1）解剖 219
    - （2）手術・合併症 219
    - （3）成績・予後 220
  - 3）猫のワクチン関連肉腫（注射部位肉腫） 220
    - （1）解剖 220
    - （2）手術・合併症 220
    - （3）成績・予後 221
  - 4）皮弁等 221
    - （1）解剖 221
    - （2）手術・合併症 221
    - （3）成績・予後 222
- 2. 頭頸部腫瘍（口腔内腫瘍を含む） 223
  - 1）口腔 223
    - （1）解剖 223
    - （2）術式・合併症 224
    - （3）成績 225
  - 2）耳 226
    - （1）解剖 226
      - （ⅰ）耳介 226
      - （ⅱ）耳道（外耳道） 226
      - （ⅲ）中耳 226
    - （2）術式 226
      - （ⅰ）耳介 226
      - （ⅱ）耳道 227
    - （3）成績・予後 227
  - 3）甲状腺 228
    - （1）解剖 228
    - （2）術式 228
    - （3）合併症 230
    - （4）成績 230
- 3. 乳腺腫瘍 231
  - （1）解剖 231
  - （2）術式 232
    - 〈犬の乳腺腫瘍〉 232
      - （ⅰ）乳腺腫瘤摘出術（結節切除術） 232
      - （ⅱ）単一乳腺切除術 232
      - （ⅲ）乳腺区域切除術 232
      - （ⅳ）片側乳腺全摘出術 232
      - （ⅴ）両側乳腺切除術 233
    - 〈猫の乳腺腫瘍〉 233
  - （3）不妊手術 233
  - （4）成績 234
- 4. 四肢の腫瘍（断脚を含む） 235
  - （1）解剖 235

　　　　（ⅰ）血管　　　　　　　　　　235
　　　　（ⅱ）神経　　　　　　　　　　235
　　　　（ⅲ）筋肉　　　　　　　　　　235
　　（2）術式・合併症　　　　　　　　236
　　　　（ⅰ）肩甲骨切除術　　　　　　236
　　　　（ⅱ）前肢断脚術　　　　　　　236
　　　　（ⅲ）後肢断脚術　　　　　　　237
　　　　（ⅳ）断趾術　　　　　　　　　237
　　　　（ⅴ）骨盤切除　　　　　　　　237
　　　　（ⅵ）合併症　　　　　　　　　238
　　（3）成績　　　　　　　　　　　　238
5. 胸腔の腫瘍　　　　　　　　　　　　239
　1）前縦隔の腫瘍　　　　　　　　　　239
　　（1）解剖　　　　　　　　　　　　239
　　（2）術式　　　　　　　　　　　　239
　　（3）合併症　　　　　　　　　　　240
　　（4）成績　　　　　　　　　　　　240
　2）肺　　　　　　　　　　　　　　　241
　　（1）解剖　　　　　　　　　　　　241
　　（2）術式・合併症　　　　　　　　242
　　〈術式〉　　　　　　　　　　　　　242
　　　　（ⅰ）部分肺葉切除術
　　　　　　（Partial lobectomy）　　242
　　　　（ⅱ）完全肺葉切除術
　　　　　　（Complete lobectomy）　242
　　　　（ⅲ）片側肺全摘出術
　　　　　　（Pneumonectomy）　　　242
　　〈主な合併症〉　　　　　　　　　　243
　　（3）成績　　　　　　　　　　　　243
6. 腹腔（腹部）の腫瘍　　　　　　　　245
　1）肝胆道系腫瘍　　　　　　　　　　245
　　（1）疫学、病理、生物学的挙動　　245
　　（2）解剖　　　　　　　　　　　　245
　　（3）術式　　　　　　　　　　　　246
　　　　（ⅰ）部分肝葉切除術　　　　　246
　　　　（ⅱ）完全肝葉切除術　　　　　247
　　（4）合併症　　　　　　　　　　　248
　　（5）予後　　　　　　　　　　　　248
　2）腎・膀胱・前立腺　　　　　　　　248
　　〈腎臓腫瘍〉　　　　　　　　　　　248
　　（1）解剖　　　　　　　　　　　　248
　　（2）術式・合併症　　　　　　　　249
　　（3）成績　　　　　　　　　　　　250
　　〈膀胱腫瘍〉　　　　　　　　　　　250

　　（1）解剖　　　　　　　　　　　　250
　　（2）術式・合併症　　　　　　　　251
　　　　（ⅰ）膀胱部分摘出術　　　　　251
　　　　（ⅱ）膀胱全摘出術　　　　　　252
　　　　（ⅲ）膀胱腹壁造瘻術（膀胱瘻チューブ設置術）　254
　　（3）成績　　　　　　　　　　　　254
　　〈前立腺腫瘍〉　　　　　　　　　　255
　　（1）解剖　　　　　　　　　　　　255
　　（2）術式・合併症　　　　　　　　255
　　　　（ⅰ）前立腺部分摘出術　　　　255
　　　　（ⅱ）前立腺全摘出術　　　　　255
　　（3）成績　　　　　　　　　　　　256
　3）犬の副腎の腫瘍　　　　　　　　　258
　　（1）解剖　　　　　　　　　　　　258
　　（2）術式・合併症　　　　　　　　259
　　（3）成績　　　　　　　　　　　　260
　4）脾臓（特に血管肉腫について）　　260
　　（1）解剖　　　　　　　　　　　　260
　　（2）術式　　　　　　　　　　　　261
　　（3）合併症　　　　　　　　　　　264
　　（4）成績・予後　　　　　　　　　264
7. 消化管の腫瘍　　　　　　　　　　　265
　1）胃　　　　　　　　　　　　　　　265
　　（1）解剖　　　　　　　　　　　　265
　　　　（ⅰ）解剖学的位置　　　　　　265
　　　　（ⅱ）胃壁の構造　　　　　　　266
　　　　（ⅲ）胃の筋層　　　　　　　　266
　　　　（ⅳ）胃への血液供給と神経支配　266
　　（2）術式　　　　　　　　　　　　266
　　　　（ⅰ）粘膜下切除
　　　　　　（Submucosal resection）　267
　　　　（ⅱ）胃部分切除
　　　　　　（Partial gastrectomy）　　267
　　（3）合併症　　　　　　　　　　　268
　　（4）成績　　　　　　　　　　　　268
　2）腸　　　　　　　　　　　　　　　269
　　（1）解剖　　　　　　　　　　　　269
　　（2）術式・合併症　　　　　　　　270
　　　　（ⅰ）腸管の縫合法　　　　　　270
　　　　（ⅱ）断端斜位縫合　　　　　　271
　　　　（ⅲ）腸管部分切除：小腸　　　271
　　　　（ⅳ）腸管部分切除：結腸　　　271
　　　　（ⅴ）結直腸粘膜プルスルー法
　　　　　　（結直腸粘膜引き抜き術）　271

　　　　（vi）結直腸全層プルスルー法　　272
　　　（3）成績　　272
　8．その他　　272
　　1）皮膚肥満細胞腫　　272
　　〈犬の皮膚肥満細胞腫〉　　272
　　　（1）解剖　　272
　　　（2）術式・合併症　　272
　　　　（ⅰ）術前準備、投薬について　　272
　　　　（ⅱ）手術手技（サージカルマージン）
　　　　　　および術中の注意　　273
　　　（3）切除後の病理組織診断の理解と
　　　　　臨床的対応および成績　　274
　　〈猫の皮膚肥満細胞腫〉　　274
　　　（1）臨床的特徴　　274
　　　（2）診断と治療　　274
　　2）雌性生殖器腫瘍　　275
　　〈卵巣腫瘍〉　　275
　　　（1）解剖　　275
　　　（2）術式・合併症　　275
　　　（3）成績　　275
　　〈子宮・膣の腫瘍〉　　276
　　　（1）解剖　　276
　　　（2）術式・合併症　　276
　　　（3）成績　　276
　　3）雄性生殖器腫瘍　　276
　　〈犬の精巣腫瘍〉　　276
　　　（1）解剖　　276
　　　（2）術式・合併症　　276
　　　（3）成績　　276
　　〈犬の陰茎、包皮、陰嚢の腫瘍〉　　277
　　　（1）解剖　　277
　　　（2）術式・合併症　　277
　　　（3）成績　　277

第7章　放射線療法

総論

1．各種放射線（放射線の種類と特徴）　　279
　高LET放射線と低LET放射線／放射線加重係数
2．放射線生物学　　280
　生物学的効果比（relative biological effectiveness：RBE）／希釈効果／酸素効果／保護効果／温度効果／線量率効果／線量-効果関係／標的理論／亜致死損傷（sublethal damage：SLD）／潜在性致死障害（potentially lethal damage：PLD）／組織による放射線感受性、ベルゴニー・トリボンドーの法則／細胞再生系と組織の感受性／細胞非再生系／条件的細胞再生系、LQモデル（linear-quadratic model）／α／β比／細胞周期と放射線感受性
3．分割照射の理論（4R因子）　　283
　1）回復（repair, recovery）　　284
　2）再同調（redistribution）　　284
　3）再酸素化（reoxygenation）　　285
　4）組織再生（再増殖）
　　　（regenaration, repopulation）　　286
4．放射線治療の適応　　286
　1）細胞死滅効果　　286
　　（1）外科・化学療法との比較　　287
　2）放射線治療の代表的な適応　　287
　　（1）主治療としての放射線治療　　287
　　（2）補助療法としての放射線治療　　288
　　（3）緩和的治療　　288
　3）治療目的（根治・緩和）　　289
5．一般的な治療プロトコール　　289
6．放射線障害　　290
　1）急性障害　　290
　　骨髄死（造血死）／腸死／中枢神経死
　2）晩発障害　　291
　3）確定的影響と確率的影響　　291
　　確定的影響／確率的影響
7．放射線治療の実施に伴う
　インフォームド・コンセント　　291
　1）治療目的　　292
　2）外科療法との併用　　292
　3）治療計画　　293
　4）メリット・デメリット　　293
　　（1）メリットとデメリット　　293
　　（2）放射線障害　　293
8．各正常組織の放射線感受性　　294
　1）組織の増殖形態　　294
　2）構成する細胞の感受性　　294
　3）直列器官と並列器官　　295
　4）容積効果　　295

- 5）直線-二次曲線モデル
  （linear-quadratic model：LQモデル） 295
- 6）早期反応と後期反応 296
- 7）放射線障害との関連 296

各論

1. 放射線治療の種類 297
   - 1）低エネルギーX線による治療 297
   - 2）高エネルギーX線による治療 297
   - 3）放射線のエネルギーと物質の相互作用 297
   - 4）X線の線量分布 299
   - 5）電子線の線量分布 299
2. 各腫瘍の放射線感受性 299
3. 放射線治療の実際 301
   - 1）患者情報の収集と治療適応の決定 301
   - 2）飼い主への説明と同意 301
   - 3）治療計画用画像撮影 301
   - 4）治療計画・線量計算 301
   - 5）治療計画の確認と検証 301
   - 6）照射位置の確認 301
   - 7）毎回の治療 301
   - 8）経過観察 301

第8章 化学療法

総論

1. 化学療法の適応 303
   - 1）細胞死滅効果
     （外科療法・放射線治療との比較） 303
   - 2）治療目的（根治・緩和） 304
2. がんの生物学的特徴と各種抗がん剤の作用機序（各種抗がん剤の細胞周期特性） 305
   - 1）がんの生物学的特徴と抗がん剤 305
     - （1）Skipperの仮説 305
     - （2）Gompertzian Growth modelとNorton-Simonの仮説 305
     - （3）Goldie-Coldmanの仮説 306
   - 2）細胞周期と各種抗がん剤の作用機序 306
   - 3）分子標的薬 307
     - （1）細胞増殖とシグナル伝達経路 307
     - （2）分子標的薬の作用機序 308
3. 化学療法の理論 309
   - 1）治療原則に基づく効果（4理論） 309
   - 2）副作用の発生機序 310
     - （1）全般的な副作用（BAG） 310
       - （ⅰ）骨髄抑制 311
       - （ⅱ）消化管毒性 311
       - （ⅲ）脱毛 313
     - （2）抗がん剤の代謝と排泄 313
   - 3）抗がん剤の投与法 313
     - （1）理想的投与 313
     - （2）多剤併用投与 314
     - （3）レスキュー療法 314

各論

1. 各種抗がん剤の特性（作用・効果・投与制限因子・代謝経路・その他） 316
   - 1）アルキル化剤 316
     - （1）シクロホスファミド（CPM、CPA） 316
     - （2）イホスファミド（IFM、IFX） 317
     - （3）クロラムブシル 317
     - （4）ロムスチン（CCNU） 317
     - （5）カルムスチン（BCNU） 318
     - （6）メルファラン（L-PAM） 318
     - （7）ストレプトゾシン（STZ） 319
     - （8）ブスルファン（BSF） 319
     - （9）ダカルバジン（DTIC） 320
     - （10）メクロレタミン（HN^2） 320
   - 2）抗がん性抗生物質 320
     - （1）ドキソルビシン（ADM、DXR） 320
     - （2）リポソーム封入塩酸ドキソルビシン（liposome） 322
     - （3）ミトキサントロン（MIT、MXT） 322
     - （4）イダルビシン（IDR） 323
     - （5）アクチノマイシンD（ACT-D） 323
     - （6）エピルビシン（EPI） 323
     - （7）ブレオマイシン（BLM） 324
   - 3）代謝拮抗剤 324
     - （1）メトトレキサート（MTX） 324
     - （2）シトシンアラビノシド（ara-C） 325
     - （3）5-フルオロウラシル（5-FU） 325
     - （4）ゲムシタビン（GEM） 326
     - （5）6-メルカプトプリン（6-MP） 326
   - 4）植物アルカロイド 326
     - （1）ビンクリスチン（VCR） 326
     - （2）ビンブラスチン（VLB） 327
     - （3）パクリタキセル（PTX） 327

- （4）ビノレルビン（VNR） 328
- 5）ホルモン剤 328
  - （1）プレドニゾロン（PRED） 328
- 6）プラチナ製剤 328
  - （1）シスプラチン（CDDP） 328
  - （2）カルボプラチン（CBDCA） 329
- 7）その他の薬剤 329
  - （1）L-アスパラギナーゼ（L-ASP） 329
  - （2）ヒドロキシウレア（HU） 330
- 2．各腫瘍に対する有効な抗がん剤療法 330
  - 1）皮膚と皮下の腫瘍 330
    - （1）扁平上皮癌（犬・猫） 330
    - （2）犬の悪性黒色腫 330
    - （3）犬の皮膚肥満細胞腫 330
      - 効果が確認されている主な化学療法剤
  - 2）犬の軟部組織肉腫
      （血管肉腫、滑膜肉腫などを除く） 331
      化学療法の適応／肉眼病変に対する
      化学療法の報告／メトロノーム療法
  - 3）消化管の腫瘍 331
  - 4）肛門の腫瘍 331
    - （1）犬の肛門周囲腺癌 331
    - （2）犬の肛門嚢アポクリン腺癌 331
  - 5）犬の骨肉腫 331
  - 6）犬の甲状腺癌 331
  - 7）犬のインスリノーマ 332
  - 8）犬の乳腺癌 332
  - 9）猫の乳腺癌 332
  - 10）犬の精巣腫瘍 332
  - 11）犬の前立腺癌 332
  - 12）膀胱移行上皮癌 332
  - 13）脳腫瘍 332
  - 14）末梢神経の腫瘍 332
  - 15）リンパ腫 332
    - （1）犬のhigh grade多中心型リンパ腫 332
    - （2）消化器型リンパ腫 333
    - （3）皮膚型リンパ腫 333
    - （4）中枢神経系リンパ腫 333
    - （5）犬のlow gradeリンパ腫／
      慢性リンパ球性白血病 333
    - （6）猫のhigh gradeリンパ腫 333
    - （7）猫のlow grade消化器型リンパ腫 333
  - 16）多発性骨髄腫 333
  - 17）犬の血管肉腫 334
  - 18）犬の可移植性性器肉腫 334
  - 19）悪性中皮腫 334
  - 20）組織球性肉腫 334
- 3．各種抗がん剤の副作用、モニタ法と対処法 334
  - 1）骨髄抑制 334
  - 2）消化管毒性 335
  - 3）アレルギー反応 335
    - （1）ドキソルビシン 336
    - （2）エトポシド、パクリタキセル 336
    - （3）L-アスパラギナーゼ 336
  - 4）心毒性 336
  - 5）無菌性出血性膀胱炎 337
  - 6）腎毒性 337
  - 7）神経毒性 338
  - 8）局所皮膚毒性 338
  - 9）肺毒性 339
  - 10）肝毒性 339
  - 11）膵炎 339
  - 12）急性腫瘍崩壊（溶解）症候群 339
- 4．抗がん剤の切り替え 340
  - 1）リンパ腫 340
  - 2）固形がん（リンパ腫以外）の肉眼病変 340
  - 3）固形がんの顕微鏡的病変
      （外科、放射線治療の補助治療） 340
  - 4）副作用による抗がん剤の減量
      あるいは切り替え 340
- 5．抗がん剤の取り扱い 341
- 6．免疫療法/BRM療法 341
  - 1）腫瘍免疫療法 341
    - （1）非特異的腫瘍免疫療法 341
      - （i）生物反応修飾物質 341
      - （ii）組み換えサイトカイン療法 341
    - （2）特異的免疫療法 341
      - （i）免疫処置の方法 341
        がんワクチン
      - （ii）免疫学的試薬の移入の方法 342
        養子免疫療法／モノクローナル抗体
  - 2）抗がんBRM療法 342
- 7．その他 342
  - 1）腫瘍の分子標的治療 342
    イマチニブ／トセラニブ／マシチニブ
  - 2）抗血管新生治療 346
    - （1）メトロノーム療法 346
    - （2）COX-2阻害薬 347

第1章 診断学総論

1. 腫瘍生物学

1) 腫瘍の定義

これまでの長年にわたる研究により腫瘍の定義はさまざまに表現されているが、あえて一言でいうならば「本来自己の体内に存在する細胞が、自律的に無目的にかつ過剰に増殖する状態」と定義される。すなわち腫瘍とは、正常細胞によってみられる分化の過程がさまざまな要因によって障害され、多少の発生由来細胞の特徴を残しつつも独自の形態および機能をもつに至った細胞集団ということになる。また、これらの集団は生体の必要な再生のプロセスとは無関係に発生し、その分裂・増殖は多くの場合、自らによって抑制されることはない。

腫瘍は、その形態および動態によって良性腫瘍と悪性腫瘍（がん）に分類される。ちなみに昨今の日本の医学界では英語の"cancer"をひらがなで「がん」と書く傾向にある。したがって、一般的にがんと言えば悪性の腫瘍をさす。良性腫瘍と悪性腫瘍の相違は分子生物学的レベルを含めると多岐にわたるが、臨床レベルでいう違いの最たるものは転移の有無であり、良性腫瘍では転移を起こすことはない（表1）。また、発育形態および増殖率の観点からみても、再発は悪性腫瘍の方が高率に発生する。

悪性腫瘍はその発生細胞の由来によっても分類されており、それによってさまざまな名称で示される。一般的には2つのタイプに分けられ、リンパ系腫瘍や肥満細胞腫など自ら独立して機能できる細胞の腫瘍を独立円型細胞腫瘍、それ以外のものを固形がんと呼んでいる。そして、この固形がんはさらに分類され、多くの場合、発生したそれが上皮系細胞由来のものであれば起源の細胞あるいは組織の名称の後に「癌（-carcinoma）」を、非上皮系（間葉系）細胞由来のものであれば「肉腫（-sarcoma）」とつけて表記する（表2）。これに対して、良性腫瘍では腺腫、脂肪腫あるいは骨腫などのように起源の細胞・組織の名称の後に「腫（-oma）」をつけて示される。

表1　一般的な良性腫瘍と悪性腫瘍の臨床的相違点

	良性腫瘍	悪性腫瘍
発育形態	膨脹性	浸潤性
周囲との境界	明瞭	不明瞭
発育速度	遅い	速い
増殖性	弱い	強い
再発性	弱い	強い
転移性	なし	あり

2) 増殖と浸潤のメカニズム

腫瘍が大きくなるということは、それを構成する細胞集団の中に常に細胞分裂を繰り返す一群の細胞が含まれているということである。正常な組織では適切な細胞数を保つ機構が存在するが、腫瘍ではこの恒常性が失われ、増殖し続けることになる。一般に示されている細胞増殖モデルでは、G_1期（DNA合成準備期）に次ぐS期（DNA合成期）を迎えた細胞群は、分裂のための段階であるG_2期（分裂準備期）を経てM期（分裂期）に至り、有糸分裂のプログラムを完了し増殖を果たす。正常な再生組織は、これら増殖細胞群に加えて非増殖細胞群を含み、それらは成熟した細胞集団である不可逆性細胞周期

第1章 診断学

表2 悪性腫瘍の分類

独立細胞腫瘍		単独で機能できる細胞	○肥満細胞腫 ○リンパ腫、他
固形がん	癌 carcinoma	上皮性	○扁平上皮癌 ○乳腺腺癌 ○肺腺癌、他
	肉腫 sarcoma	非上皮性	○平滑筋肉腫 ○血管肉腫 ○骨肉腫、他

逸脱群と、細胞集団の維持あるいは栄養不良などによっていったん分裂を中止した可逆性細胞周期逸脱群によって構成されている。非増殖細胞群はいずれも高い割合で細胞消失（細胞死）を起こすとされているが、可逆性細胞周期逸脱群は適度な増殖刺激（栄養改善、ホルモン刺激、加療など）により再び分裂する能力を有し、これらはM期とS期の間で停止して存在するG₀期（休止期）の細胞として認識されている（図1）。そこで腫瘍はと言えば、増殖細胞群とG₀期の細胞からなる非増殖細胞群により構成されており、それぞれの細胞群の割合は腫瘍の種類あるいはそれらの発育段階でさまざまであるが、これが腫瘍の増殖速度および増殖率に大きな影響を及ぼす最大の因子である。

腫瘍の増殖率は、発育段階に応じて対数増殖層からプラトー増殖層に移行する増殖曲線を描く（図2）。すなわち、増殖初期では腫瘍は急速にその細胞数を増やし、体積倍加時間（doubling time: DT）も短く、増殖分画（growth fraction: GF）も高い対数増殖層を示すが、その大きさがある程度の体積に達するとその増殖率は低下しプラトーな増殖を示すようになる。このプラトー増殖層に達するころになると、ほとんどの腫瘍で、直径約1cm、重さ約0.5〜1g、細胞数10^8〜10^9個の腫瘤、いわゆる臨床的に発見可能とされる大きさに成長している。

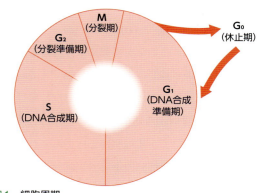

図1 細胞周期

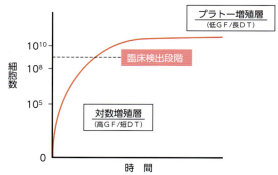

図2 腫瘍の増殖曲線

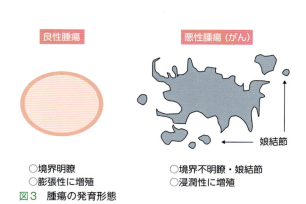

図3 腫瘍の発育形態

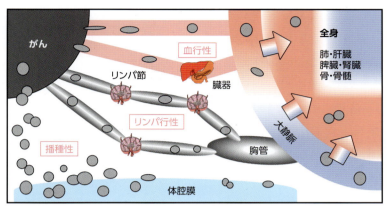

図4 がんの転移経路

一般的に良性腫瘍と悪性腫瘍の発育形態は大きく違い、前者が周囲の組織を破壊することなく圧排するように成長する膨張性発育を示すのに対し、後者は浸潤性発育の形態をとり、周囲組織を破壊しながら明瞭な境界をつくらず増殖していく（図3）。さらにそれは、必ずしも連続した細胞集塊として存在するだけではなく、時に集団から離れて存在する娘結節として認められ、腫瘍の悪性度が高くなるに従いその発生頻度も増すようである。

がん浸潤の詳細なメカニズムは、現在なお研究中であるが、まずはがん細胞が分泌する基質分解酵素（マトリックスメタロプロテアーゼ）によりコラーゲンなどの細胞外基質を徐々に破壊していくことから始まると考えられている。基底膜を破壊できたがん細胞は、がん細胞表面の接着分子（インテグリン）で細胞外基質タンパクと結合し、これを足場に遊走範囲を拡大していき、さらに細胞遊走因子の存在により、それは方向性をもってますます進行する。しかし、ここで大きな塊では動きにくいがんは互いの細胞同士の接着分子（カドヘリン）量を減少あるいは消失させ、細胞をバラバラにしてより緻密な部位へ浸潤するようになる。このように間質で自在に動き始めたがん細胞は、周囲の抵抗の少ない部分、すなわち組織の間隙あるいは血管・リンパ管・神経周囲などの組織構築のルーズな部分に沿って浸潤していく傾向があり、この際、血管、リンパ管内への進

表3 がんの転移部位

mechanical and anatomical theory
腹腔内腫瘍 ──→ 門脈 ──→ 肝臓転移
腹腔内以外の腫瘍 ──────→ 肺転移
seed and soil theory
肥満細胞腫 ──────→ 肝臓転移
前立腺癌 ──────→ 骨転移

入を果たした細胞のうち、ある特質をもった細胞が転移の道をたどることになる（図4）。

3）転移のメカニズム

がん細胞が原発巣から連続的に拡がっていく現象を「浸潤」というのに対し、原発巣から非連続的に遠隔臓器に拡がっていく現象を「転移」と定義している。この転移の経路はさまざまで血行性転移、リンパ行転移および播種性転移がその主なものであるが、この他、がん細胞が管の中を通って転移する管腔内転移（気道、尿路あるいは胆管経由など）や、獣医療では有名な犬の可移植性性器肉腫（transmissible venereal tumor: TVT）のような接触性転移もみられている。

血行性転移では、血流に乗ったがん細胞は多くの場合まず最初に通過する臓器に転移するとされる（mechanical and anatomical theory）。すなわち、腹腔内のがんは大部分が門脈を通り肝臓に転移し、それ以外のがんは全身の血液が通過する肺への転移が多いということになる（表3）。また、がん細胞

第1章 診断学

は血流の速い血管にとどまることはまれで、血流の遅い毛細血管がこれらの臓器に多いことも転移が好発する要因の1つと言える。しかし、がん転移は血流だけでは説明のつかない臓器特異性の転移を起こすとされており（seed and soil theory：種と土壌理論）、これは植物の種（seed）はいろいろな場所に植えることができるが、それに適した土壌（soil）でのみ成長することが可能であるという概念である。このメカニズムとしては、がん細胞と臓器間に接着分子と増殖因子がすでに存在する可能性が示唆されている。これらの転移は肥満細胞腫での肝臓転移や、骨転移をよく起こす前立腺癌、腎臓癌などが知られている。しかし、このような最終転移部位はあるとしても、がんの血行性転移という現象は血管新生、血管内侵入および血管外離脱などの非常に困難なプロセスを必要とし、そのさまざまなステップを乗り越えた細胞だけがそこにたどり着くことができる。

一般的にリンパ行性転移では、がん細胞はリンパ管を通り、近隣リンパ節を侵襲しながら遠隔のリンパ節へ転移巣を形成するとされている。また、リンパ行性転移は血行性転移よりも起こりやすく、これはリンパ管外基質がルーズであるため、リンパ管内圧が陰圧であることががん細胞のリンパ管内侵入を容易にしているものと考えられている。しかし、これらがん細胞を含むリンパ液は最終的には集合管（胸管）に到達し血液に合流するため、リンパ行性転移も血行性転移へと移行していくことになる。リンパ節浸潤・転移は癌腫でよくみられ、扁平上皮癌では主たる進展経路となっている。

播種性転移は、漿膜を破って出てきたがん細胞が播種して起こる転移形態であり、上記の2経路のような流れに乗っていくようなものではなく、メカニズム的には浸潤に続発して起こる現象と言える。播種は進行した消化器癌、卵巣癌あるいは肺癌でよくみられ、炎症反応、滲出液の貯留および癒着などの二次的な変化（がん性腹膜炎・がん性胸膜炎）を高

表4 がんによる主な死因

主に腫瘍の増殖が原因	播種性血管内凝固 切迫破裂/ショック PNSによる臓器障害 悪液質による栄養障害
主に腫瘍の転移が原因	がん性胸膜炎/腹膜炎 多臓器不全

PNS：腫瘍随伴症候群

率に引き起こす。これらの症状は急速かつ重篤に進行し、他の2つの転移経路に比べると死に至る危険性が最も高い（表4）。

2. TNM分類

1）TNM分類の意義

腫瘍診断のゴールは単なる名前づけではない。がんにどこまで蝕まれているのか、がんが治るのか治らないのか、どのような治療方法が選択できるのか。すべては、その腫瘍の拡がりを明確にすることから始まる。

(1) TNM分類とは

TNM分類とは、WHO（世界保健機関：World Health Organization）が採用している悪性腫瘍の進行度を評価する目的で規定された分類方法である。その病期分類は以下の3つのカテゴリーに分類される。

- T：原発腫瘍の浸潤性や拡がり
- N：領域（所属）リンパ節への腫瘍浸潤の状態
- M：遠隔転移の有無

(2) TNM分類の目的
（ⅰ）治療計画作成

治療目的を明確に把握することができる。

（ii）予後の指標

過去の症例から同様の症例をまとめることができる。

（iii）治療結果の評価

異なる治療を行った場合、それらを比較検討するためには、同様の症例をまとめる必要がある。

（iv）情報交換の促進

臨床家同士での簡潔な情報交換が可能である。

（v）継続的がん研究・比較研究

前述したとおり、同じ尺度で症例を蓄積できる。また、人との比較研究が可能である。

（3）TNM分類の原則

（i）悪性腫瘍のみに適用すること

良性腫瘍に浸潤（N）、転移（M）はないため。したがって、組織診断で悪性と判断されている必要がある。確証がない症例は区別して記録する。

（ii）臨床的分類と病理学的分類の2とおりがある

- 治療前臨床分類：cTNM
- 術後病理組織学的分類：pTNMあるいはPGLV（6ページ参照）

（iii）治療の各時点で実施する

一度決めたTNM分類は変更してはならない。したがって、症例にいくつものTNM分類が存在する。

（iv）TNM分類の判断

TNM分類を判断するために最低限必要な検査法に従って行う。

（4）TNM分類の定義

腫瘍診断は腫瘍の名前をつけるための診断ではな

表5　TNM分類の定義

T	tumor	腫瘍の拡がり
N	lymph nodes	領域リンパ節の状態
M	metastasis	遠隔転移の有無

表6　T：原発性腫瘍

T：tumor	原発腫瘍の状態
T1〜4	腫瘍の拡がり
T0	原発病巣が未確認
Tx	評価不可能

＊各解剖学的部位により数字の定義が異なる。
　原発腫瘍が複数存在する場合は、数字の後に（　）で個数を記す。

表7　N：領域リンパ節

N：nodes	領域リンパ節の状態
N1〜3	リンパ節浸潤の程度
N0	リンパ節の大きさ・触診状態が正常
Nx	評価不可能

＊各解剖学的部位により数字の定義が異なる。
　各解剖学的部位により領域リンパ節を既定。
　組織学的に陽性なら（＋）、陰性なら（−）をつける。

く、腫瘍の進行の度合いを評価し、それをもとに的確な治療を選択し、正確な予後を予測するために行うものである。TNM分類はそれぞれのカテゴリーを定量的に評価することによって、悪性腫瘍の進行度を評価する（表5）。

（i）T：原発性腫瘍

腫瘍の局所的な拡がり・浸潤をTの後につける数字で表し、数字が大きいほど進行していることを示す。臨床的に原発腫瘍が確認できない場合はT0、評価が不可能な場合はTxと明記する（表6）。

（ii）N：領域リンパ節

腫瘍部位の所属・領域（所属）リンパ節の状態や腫瘍浸潤を、Nの後につける数字で示し、数字が大きいほど進行している状態にある。さらに、腫瘍細胞が組織学的に確認された場合には数字の後に（＋）、確認されない場合は（−）と明記する。臨床的にリンパ節の異常が確認できない場合はN0、評価が不可能な場合はNxと明記する（表7）。

第1章 診断学

表8　M：遠隔転移

M：metastasis	領域リンパ節外転移の有無
M1	領域リンパ節外転移あり
M0	領域リンパ節外転移なし
Mx	評価不可能

＊転移巣が確認された場合、数字の後に（　）で部位を記す。

（ⅲ）M：遠隔転移

腫瘍の遠隔転移・所属リンパ節外転移の有無を、Mの後につける数字で表す。転移が臨床的に確認できない場合はM0、転移が確認できた場合はM1と明記する。臨床的に転移病変の評価が不可能な場合はMxと明記する（表8）。

2）TNM分類の構成

（1）解剖学的部位・腫瘍の種類

現在、TNM分類は表9に示すとおり、11の解剖学的部位、腫瘍の種類ごとに基準が定められている。眼、中枢神経系、内分泌腺（甲状腺・副腎を除く）の腫瘍は、現在のところ分類はない。

（2）病期分類（臨床ステージ分類）

病期分類（臨床ステージ分類）は、治療法の選択や予後の判定に有用である。獣医領域では臨床例の集積が不十分であるため、すべての解剖学的部位に分類が規定されているわけではない。現段階では、皮膚肥満細胞腫、乳腺腫瘍、口腔前庭腫瘍、リンパ腫、甲状腺腫瘍の5つに臨床ステージ分類が規定されている（表10、図5）。

臨床ステージ分類では、数字が大きくなればそれだけ腫瘍が進行した状態を意味する（表10）。このような臨床ステージ分類を行うことによって、腫瘍の根治の可能性や治療目的が明確にできる。

（3）術後病理組織学的分類：pTNMあるいはPGLV

外科手術などの治療後に病理学的検査で得られた情報により、新たに術後病理組織学的分類を行う。

表9　TNM分類の構成

1. 皮膚（LSA、MCTを除く）
2. 皮膚（MCT）
3. 乳腺
4. 頭頸部
5. 消化器
6. 泌尿器
7. 生殖器
8. 骨・関節
9. リンパ節・造血器
10. 呼吸器
11. 内分泌

表10　臨床病期（臨床ステージ分類）

ステージⅠ	腫瘍が局所に限局 T1N0M0〜T2N0M0
ステージⅡ	腫瘍が周囲組織／リンパ節内に浸潤している状態 T1N1M0〜T2N1M0
ステージⅢ	ステージⅡより広範囲に浸潤している状態 T1N2・3M0〜T4N3M0
ステージⅣ	遠隔転移がある段階 T・Nに関係なくM1

＊各解剖学的部位により数字の定義が異なる。
各解剖学的部位により未分類。
リンパ腫と改変された乳腺腫瘍のTNM分類はステージⅤまで設定。

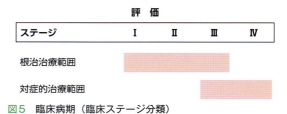

図5　臨床病期（臨床ステージ分類）

表11　術後病理組織学的分類：pTNM（PGLV）

P	pathol. extent.	病理学的な拡がり
G	grading	病理学的悪性度
L	lymph. invasion	リンパ管内浸潤
V	vein invasion	静脈内浸潤

通常、病理専門医が行う分類ではなく、病理組織診断結果から読み取る必要がある（表11）。

（ⅰ）Pカテゴリー

臓器あるいは組織に浸潤している腫瘍の拡がり。P1〜P4の数の増加は浸潤の度合いを示す。

（ⅱ）Gカテゴリー

腫瘍細胞の異型度、核分裂頻度、組織構築などから、悪性度を3段階に示す。

- G1：高分化
- G2：中等度に分化
- G3：未分化

(ⅲ) Lカテゴリー

リンパ管浸潤を3段階に示す。
- L0：リンパ管内に腫瘍細胞を認めない
- L1：表層のリンパ管に浸潤
- L2：深部のリンパ管に浸潤

(ⅳ) Vカテゴリー

静脈内への浸潤。
- V0：静脈内に腫瘍細胞を認めない
- V1：局所の主要な静脈への浸潤
- V2：所属領域の主要な静脈への浸潤

3) 治療への進展

(1) 治療目的を明確にする

腫瘍を治療するにあたり、重要なことは治療の目的を明確にすることである。先にも述べたとおり、TNM分類は腫瘍診断のナビゲーションシステムであり、それを完成させることにより腫瘍の進行度や治療目的がおのずと明確になる。

腫瘍の治療の目的は、以下のように大別できる。
- 根治治療：腫瘍の完全な根絶が目的
- 緩和治療：QOL（生活の質）の維持・向上が目的
- 対症治療：QOLの向上のみが目的

腫瘍の進行ステージでこれらの治療方針は決定される。腫瘍をもった症例は、根治が望めない進行したステージの場合が多く、緩和治療が必要とされる。この段階での治療はQOLをどれだけ安定させるかが重要であり、決して治療前より治療後の症例の状態を悪化させてはならない。

ところが、もし症例の進行度評価を誤れば、大きな失敗をまねくことになる。決して治らない症例に無理な治療を押しつけ、ただただ辛い思いをさせてしまうことになるからである。症例の進行度を見誤らないためにも、TNM分類はよいナビゲーションシステムである。

(2) 治療成功のための全身の評価

腫瘍の進行に伴ってさまざまな腫瘍随伴症候群が出現する。また、腫瘍症例のほとんどは高齢であり、多種多様な基礎疾患をもっている。「がんだから調子が悪いのだろう」という考え方は安易すぎる。基礎疾患や代謝疾患を治療することによって、がん治療の成功率を高めることができる。がん症例の全身状態の把握は、臨床ステージ分類の1つとして評価する。

3. TNM分類に基づく合理的診断手順

臨床医学でいう診断とは、常に目的をもって行われるべきものである。ただ漫然と検査を行い、溢れかえったデータと臨床家の満足感の中で、現病態の把握はおろか、ろくな医療もできないまま患者の病状を進行させてはならない。診断とはあくまでも治療を行うためのものであり、いかなる場合でもそれは診断のための診断であってはならない。したがって、臨床家は明確なビジョンをもって必要十分な検査を合理的に進めていく必要がある。特に腫瘍診療における診断は直接命にかかわるものであり、その的確さや速さは生死を分かつ大きな要因と言っても過言ではない。

いかに合理的に統一性をもって診断を行うか。それには、それぞれの腫瘍の悪性度にそった進行度の指標が必要となるが、解剖学的に定められたTNM分類こそがこれを示す最も明瞭かつ簡潔なものと言える。そもそも悪性腫瘍とは全身的な疾患であり、

第1章 診断学

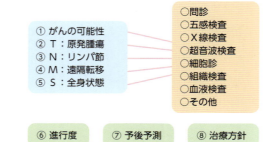

図6 TNM分類に基づく合理的診断手順

表12 がんの可能性

腫瘍診断に必要な問診内容	
・年齢	・主訴
・性別	・腫瘤の存在部位
・去勢／避妊の有無	・腫瘤の発生時期／状況
・品種／系統	・腫瘤の存在期間
・家族病歴	・腫瘤の増大傾向
・生活環境	・罹患後の動物の変化
・予防治療の状況	・現在の生活状況
・既往／治療歴	・腫瘤の検査／治療歴
・その他	・その他

原発病巣（T）の拡がり、領域リンパ節（N）への浸潤、さらには遠隔転移病巣（M）の形成という一連の流れは、多中心あるいは播種性の腫瘍を除けばほぼ間違いなく起こる現象である。したがって、この流れにそって進行度（ステージ）を診断し、動物の現在の全身状態（S）をあわせて予後を予測することによりそれぞれの治療方針が明確になってくる（図6）。この導き出された治療方針を飼い主と決定することこそが腫瘍診断の最大の意義と言える。

1）原発腫瘍（T）の診断

腫瘍そのものの診断をする前にまず忘れてはならないことは、その腫瘍が悪性である可能性を探ることである。飼い主からの問診により、罹患動物の年齢、性別、品種系統はもとより、腫瘍の発生状況、存在期間、増大傾向などのがん発生を取り巻くあらゆる状況を十分に考慮した上でがんの診断にとりかからなければならない（表12）。これら収集情報の判断と把握は、これから始まる多岐にわたる診断の動機であり、ひいては治療を検討する上でのベースラインともいうべき重要な要素となるため、できうるかぎり詳細かつ慎重に行わなければならない。

腫瘍は全身のあらゆる部位に発生し、その拡がりの様相もさまざまである。提唱された分類のTカテゴリーでは、それぞれの器官においてその拡がりの状況が進行度合いにそって示されている。例えば、表層からアプローチできる腫瘍（皮膚、乳腺、口唇、口腔前庭、膣・外陰部、陰茎、甲状腺）では主にサイズと周囲組織あるいは近隣器官（骨、筋など）への浸潤の度合いを中心に、また、身体の内部に生じた腫瘍（咽頭口部、食道、膵臓、肝臓、腎臓、卵巣、子宮、精巣、前立腺、骨、関節、鼻腔、肺、副腎）ではその存在の有無、増殖形態、同一器官内あるいは近隣器官への浸潤の度合いなどにより分類がなされている。一方、中腔器官に生じた腫瘍（胃、腸管、膀胱）においては、漿膜などへの浸潤に注目してそれぞれが決定されている。したがって、それぞれの定められた拡がりの状況を判断することを目的として、触診をはじめX線、超音波、内視鏡あるいはCT検査などの画像診断や細胞診および病理組織検査を必要十分に実施していけばよいということになる。しかし、多中心性あるいは播種性腫瘍であるリンパ腫および肥満細胞腫では、カテゴリーを細分化しての判断基準は適当ではなく、全身への腫瘍の拡がりと影響を総合的に進行度（ステージ）として表記している。これには、上記検査に加えて血液検査などによる全身状態の把握が必要となる。また残念なことには、このようにほぼ全身を網羅するWHOのTNM分類もいまだ完全ではなく、アプローチが困難である中枢神経系腫瘍やいくつかの器官における分類は現在なされていない。

2）領域リンパ節（N）の診断

腫瘍のリンパ節への浸潤を診断するには、触診、画像診断、細胞診が主な評価の手段とされるが、問

題は調べるべきリンパ節がどこであるかということになる。発生した腫瘍のそれぞれの部位あるいは器官の領域リンパ節（RLN）の把握は、複雑な正常リンパ管走行のかなり詳細な解剖学的知識を必要とする。そこでTNM分類では診断の助けとすべく、発生腫瘍器官における主な領域リンパ節をそれぞれで明記しており、それをランドマークとして診断を進めてリンパ節の腫大、変形に起因する腫瘍の浸潤を評価していけばよいことになっている。さらにNカテゴリーの評価には、可動性や固着度を示す評価が含まれることがあり、表層よりアプローチできる腫瘍ではほぼすべての診断基準となっている。

3）遠隔転移（M）の診断

腫瘍の転移病巣は広範囲に及ぶため、罹患動物の全身精査が欠かせない。一般的には画像診断により評価されるが、より完全に診断するためには時に外科的処置が必要となることがある。しかし、前述したように診断は治療のために行うものであり、ただ検査のためだけに罹患動物の状態をいたずらに悪化させるようなことは絶対に避けなければならない。したがって、詳細なMカテゴリーの評価は治療としての外科的処置の最中あるいはその後になされることがあっても臨床現場では致し方ないと言える。

TNM分類に従いすべての評価が完了したなら、その腫瘍における現時点での臨床病期（臨床ステージ）が導き出されることになる。ただし、この分類の詳細が示されているものは、乳腺、口腔、甲状腺、肥満細胞腫、リンパ腫の5つに限られる。現在、これらステージ分類にそったこれまでの臨床研究データ集積により予後が明らかとなっているものもあり、予後を予測する上での大きな助けとなっている。

4）全身状態（S）の診断

検査による腫瘍診断の最終段階は、罹患動物の全身状態の把握に他ならない。腫瘍の存在による影響

表13　腫瘍診療における治療方針

根治治療（Ⅰ期治療）	完全なる腫瘍の根絶が目的 治るならQOLの若干の低下も許容
緩和治療（Ⅱ期治療）	QOLの向上・維持が目的 腫瘍増殖をできるだけコントロール
対症治療（Ⅲ期治療）	QOLの向上のみが目的 腫瘍に対抗する手段なし

を含めた現在の生体の体力は、治療の選択および予後の予測に大いに影響する因子である。血液検査をはじめとする必要十分な検査に基づいて、罹患動物の年齢あるいは外観にとらわれることなく、予後をみすえた正確な評価を行わなければならない。

5）治療目的の決定

がんの治療方針は、その目的から根治治療（Ⅰ期がん治療）、緩和治療（Ⅱ期がん治療）および対症治療（Ⅲ期がん治療）の3つに分けられる（表13）。悪性腫瘍は、すべてが根治できるものではないことは言うまでもないが、そればかりか安易になされた治療によってさらなる病勢の悪化やさまざまな生体への悪影響を引き起こすことは少なくない。したがって、各治療法を組み合わせて検討される治療方針は、それぞれの腫瘍動態の特徴を知る幅広い知識に基づいて上記診断結果を十分に判断し、的確かつ明瞭に飼い主に提示されなければならない。臨床現場では、それぞれの治療に必要な手技、利点・欠点、予後および必要な費用をできるだけ詳細に提示して初めて、その動物にとっても飼い主にとっても最良な治療方針が決定される。こうして慎重に決められた治療方針は、これから始まる困難で長い治療の全行程を通じ、携わるすべての人と動物にとって忘れてはならない生きる指標となるものであり、その決定の重要性ははかりしれない。

4. 診断上必要な各腫瘍の臨床的特徴

1）乳腺腫瘍

(1) 犬の乳腺腫瘍

　犬の乳腺腫瘍は雌犬で一般的に認められる腫瘍であり、雌犬の全腫瘍中52％を占め、良性と悪性の比率は50：50である。発生年齢は一般的には2〜16歳と幅広い発生傾向を示し、中央値は10〜11歳を示す。好発犬種はプードル、イングリッシュ・スパニエル、イングリッシュ・セター、ポインター、ダックスフンドなどである。ボクサー、チワワでは発生率は低いとされている。大型犬と小型犬での悪性腫瘍の発生率は大型犬の方が多く58％であり、小型犬では25％である。

　犬の乳腺腫瘍の発生はホルモン依存性である。それは、避妊犬に比べ未避妊犬の乳腺腫瘍の発生率が7倍を示していること、乳腺腫瘍におけるホルモン受容体の存在が、エストロゲン受容体をもつものが50〜53％、エストロゲン・プロゲステロン受容体をともにもつものが44％であることから明らかである。さらに、プロジェスチンにより犬の成長ホルモン（GH）が増加するのに伴い、インスリン様成長因子Ⅰ（IGF-Ⅰ）とIGF-Ⅱの血中濃度増加が認められ、それが乳腺細胞を増殖させ、成長因子が乳腺腫瘍の形成に影響を与えるとされていることからもわかる。

　また、腫瘍の発生確率として避妊時期も重要な素因となる。初回発情前で0.5％、初回発情後で8％、2回目発情後で26％とされているので、発生率を低下させるにはより若齢での避妊手術が望まれる。他の要因としては、シクロオキシゲナーゼ-2（COX-2）酵素群は正常組織での発現は認められないが良性腫瘍では24％、悪性腫瘍では56％の発現が認められることで腫瘍発生に重要な役割を担うとされている。

　乳腺腫瘍の臨床徴候として、乳腺内に単一または多発性に結節を認めることがある（図7）。良性腫瘍の多くは境界明瞭で小さく硬固であるのに対し、悪性腫瘍は急速に増大し、境界不明瞭で、皮膚や隣接組織に固着を示し、自壊、出血、炎症を伴うことがある（図8、9）。悪性腫瘍でも炎症性乳癌は特徴的な臨床徴候、すなわち複数の乳腺に発生し、ほとんどが皮膚のリンパ管浸潤を認め、硬固、熱感、浮腫、紅斑、疼痛を示す。領域リンパ節の腫大の確認も重要である。腋窩リンパ節、鼠径リンパ節を触診し、必要であれば細胞診、組織診断を実施する。一般的な遠隔転移の部位としては、肺と内外腸骨リンパ節、胸骨リンパ節、肝臓、まれに骨転移する。

　予後因子としては、腫瘍の大きさ、リンパ節浸潤、遠隔転移、組織学的グレードなどがあげられる。

　組織学的グレードは4段階に分類されており、グレード0は上皮内癌、グレードⅠは周辺間質への浸潤が認められるが、血管内、リンパ節内浸潤の認められない病変、グレードⅡは血管内、リンパ節内浸潤が認められ、領域リンパ節転移が認められる病変、グレードⅢは遠隔転移が病理学的に確認された病変である。

(2) 猫の乳腺腫瘍

　猫の乳腺腫瘍は、皮膚腫瘍、造血器系腫瘍に次いで3番目に多い腫瘍である。雌猫の全腫瘍中17％を占め、猫の乳腺腫瘍の85％は悪性である。発生年齢は9ヵ月〜23歳と幅広い傾向を示し、年齢中央値は10〜12歳である。好発品種は、シャムネコとドメスティック・ショートヘアで、特にシャムネコは他の品種と比べて2倍の発生リスクがある。猫もホルモンが影響し、未避妊雌は避妊雌の約7倍乳腺腫瘍の発生率があり、6ヵ月齢以下で避妊手術をした猫では91％、1歳齢以下で避妊手術をした猫では86％が、未避妊雌と比較して発生リスクが

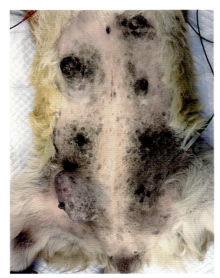

図7　犬乳腺腫瘍の多発性病変

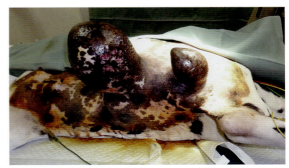

図8　巨大な犬乳腺腫瘍の病変

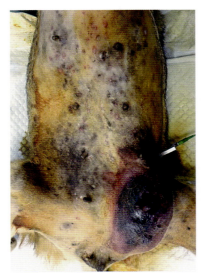

図9　犬乳腺腫瘍の内出血病変

低下する。乳腺腫瘍の臨床徴候は、皮膚や皮下織や腹壁に強い浸潤性を示し固着を認めることが多く、すべての乳腺に発生しうることで、半数以上は複数の乳腺に存在している。領域リンパ節の腫大の確認は重要である。腋窩リンパ節、鼠径リンパ節を触診し、必要であれば細胞診、組織診断を実施する。

遠隔転移は肺と胸腔内リンパ節に認めることが多い。他に、胸膜、肝臓、横隔膜、副腎、腎臓などに遠隔転移を認めることもある。

予後因子としては、腫瘍の大きさ、手術の範囲、組織学的グレードがあげられる。

Tカテゴリー分類における生存期間中央値は、2cm以下で3年以上、2〜3cmで15〜24ヵ月、3cm以上で4〜12ヵ月である。手術範囲の生存期間は両側乳腺全摘出術を行った場合は917日、片側乳腺全摘出術を行った症例では348日である。保存的な乳腺切除術では、2/3の症例に手術部に再発が認められ、生存期間は10〜12ヵ月となる。

猫の乳腺腫瘍でまれに線維腺腫様過形成の発生も認められ、6ヵ月齢以上の若い猫の発情後か2歳までの猫の妊娠期間中に発生する。乳腺組織へのホルモン刺激に起因し、腫瘍は1つまたは複数の乳腺に発生し、時に両側の乳腺に認められることもある。紅斑、潰瘍、壊死などを起こす。皮膚や皮下織に浮腫が認められることが多いとされている。

2）肥満細胞腫

肥満細胞腫とは肥満細胞が腫瘍化したものであり、全身あらゆる部位で発生の可能性がある。また一口に肥満細胞腫といっても、動物種や悪性度、発生部位により挙動はさまざまであり、予後も大きく異なる。

(1) 肥満細胞腫の確定とステージング

肥満細胞腫はその特徴的な細胞所見である独立円形細胞であること、細胞質内に好塩基性の顆粒ももつことから、多くの場合細胞診で診断が可能であ

る。ただし、ライト・ギムザ染色でも顆粒が染まりにくい場合があり、その場合にはトルイジンブルー染色により顆粒の異染性を確認することが有用である。また、Patnaik分類のgradeⅡ～Ⅲの症例の約25～30%で腫瘍細胞における*c-kit*遺伝子の変異が発現していると報告されており、遺伝子変異が認められる症例ではチロシンキナーゼ阻害剤の有効性が期待される。

肥満細胞腫が進行すると領域リンパ節転移や体腔内リンパ節・肝臓・脾臓への遠隔転移がみられるが、その反面肺転移は少ない。これは肥満細胞と肝臓・脾臓の細胞臓器親和性が高いためと考えられ、肥満細胞腫の転移様式が機械的・解剖学的理論（mechanical and anatomical theory）よりも種と土壌理論（seed and soil theory）で成り立っていることを示唆する。いずれにしても、肥満細胞腫のステージングを行うには領域リンパ節の評価と探査的胸・腹部X線検査および腹部超音波検査、末梢血中の肥満細胞の検出が必要である。

(2) 腫瘍随伴症候群

犬猫に共通する肥満細胞腫の特徴は、細胞質内にヒスタミン、ヘパリン、タンパク分解酵素、プロスタグランジンなどを含有する顆粒をもつことであり、その顆粒内物質によりさまざまな腫瘍随伴症候群を起こす。

(ⅰ) 高ヒスタミン血症

ヒスタミンは胃壁のH_2受容体を介する胃酸分泌促進作用や胃壁の局所的な血行障害により胃潰瘍の発症に関与し、また全身的には心・血管系のH_1・H_2受容体を介し致死的な低血圧性ショックの発症に関与する。

(ⅱ) ダリエ徴候

触診など物理的刺激による肥満細胞の脱顆粒により、ダリエ徴候という紅斑、浮腫、皮下出血、掻痒などの症状が認められる。これは可逆的な変化であるが、肥満細胞腫の可能性がある場合にはダリエ徴候を起こさせないようにていねいに取り扱うことと、肥満細胞腫が明らかになり次第できるだけ早期にH_1・H_2ブロッカーの使用を検討することが必要である。

(ⅲ) 癒合遅延

顆粒内のタンパク分解酵素やヒスタミンはまた、創傷癒合にも関連しており、創面にこれらの物質や腫瘍細胞の残存がある場合には癒合遅延の原因になる。肉眼上腫瘍外切除だとしても脱顆粒物質による汚染を受けている場合があるので、外科切除後は閉創前に生理食塩水などでよく洗浄することが必要である。

(3) 犬の肥満細胞腫

犬の肥満細胞腫はさまざまな形態で全身あらゆる部位に発生するが、皮膚および皮下組織での発生が最も多く、犬の皮膚悪性腫瘍で最も多いと報告されている。また、犬の肥満細胞腫はBostokによる分類をはじめさまざまな組織学的分類が試みられてきたが、現在はPatnaikにより提唱された組織学的グレード分類が一般的に使われており、悪性度に応じ3段階に分けられている。Patnaik分類では、グレードは周囲組織への浸潤度や有糸分裂指数、細胞異型性、顆粒の状態などにより決まっており、グレード3が最も悪性度が高いと定義されている。そのため、コア生検（Tru-Cut生検針など）では、周囲組織との関連性を観察できないことがあり、その場合はグレードの決定ができないこともある。以前は、犬の皮膚肥満細胞腫は発生部により予後に差があると考えられ、包皮や爪床に発生したものは予後が悪いと考えられてきた。しかし、近年はこれらの考えは否定され、予後は発生部位よりも組織学的な悪性度

表14 WHOによる犬の肥満細胞腫の臨床ステージ分類

ステージ0	組織学的に不完全切除である単一の皮膚腫瘍
ステージⅠ	皮膚に限局した単一の腫瘍で、領域リンパ節浸潤がないもの
ステージⅡ	皮膚に限局した単一の腫瘍で、領域リンパ節浸潤があるもの
ステージⅢ	領域リンパ節浸潤の有無にかかわらず、多発性の皮膚腫瘍もしくは周囲浸潤のある腫瘍
ステージⅣ	遠隔転移、骨髄浸潤があるもの
サブステージ、a：臨床症状なし　b：臨床症状あり	

表15 WHOによる飼育動物におけるリンパ腫の臨床ステージ分類システム

ステージ	基準
ステージⅠ	・単一のリンパ節または単一臓器におけるリンパ系組織（骨髄を除く）に限局
ステージⅡ	・領域内の複数のリンパ節に浸潤（扁桃を含むまたは含まない）
ステージⅢ	・全身性リンパ浸潤
ステージⅣ	・肝臓または脾臓への浸潤（ステージⅢを含むまたは含まない）
ステージⅤ	・血液、骨髄、またはその他の部位への浸潤（ステージⅠ～Ⅳを含むまたは含まない）
サブステージ	基準
サブステージa	・全身症状を伴わない
サブステージb	・全身症状を伴う

＊参考図書4より

に依存すると考えられている。犬の肥満細胞腫にはWHOが臨床ステージ（表14）を定めており、予後の指標でもあり、診断のフローチャートでもある。しかし、近年は予後が良い多発性の肥満細胞腫がパグやゴールデン・レトリーバーなどの特定犬種で報告されており、これらをステージⅢと考えるのか議論中である。

（4）猫の肥満細胞腫

猫の肥満細胞腫は皮膚、腸管、脾臓、肝臓に発生する可能性があり、発生部位により挙動が異なる。皮膚の肥満細胞腫はシャムに好発し、性差はなく、すべての年齢で発生の報告があり、時に多発である。腸管の肥満細胞腫は猫の腸管腫瘍で3番目に多く、特に小腸での発生が多い。嘔吐、食欲不振、下痢などの消化器症状を示すが、ヒスタミンによる腫瘍随伴症候群ではなく、物理的な通過障害に起因することが多い。腸間膜リンパ節などへの高率の転移を示す報告もあるが、剖検時に偶発的に無症状の病変として発見されることもあり、予後はさまざまと考えられる。猫の脾臓で最も多い腫瘍は肥満細胞腫であり、食欲不振や嘔吐などの非特異的症状で来院し、脾臓や腹水の細胞診により診断される。肝臓や腹腔内リンパ節への転移や末梢血中にも肥満細胞が認められることがある。すべての部位の猫の肥満細胞腫の診断には、細胞診などによる腫瘍確定と、探査的な胸・腹部のX線および超音波検査、末梢血の

評価による進行度の評価、腫瘍随伴症候群を含めた全身状態の評価が必要である。

3）リンパ腫

（1）犬のリンパ腫

リンパ腫はリンパ系組織（体表あるいは体腔内リンパ節、肝臓、脾臓など）から発生するが、どの部位からも起こる。ここでは、慣習的に解剖学的分類に準じて説明する。

（i）多中心型リンパ腫

体表リンパ節の全身性の腫脹を特徴とする。犬では最も発生が多い。リンパ節は大きさに対し無痛性であり、初期では下顎リンパ節、浅頸リンパ節の腫脹が多く、その後、他の体表リンパ節、肝臓、脾臓、体腔内（胸腔内、腹腔内、後腹膜腔内）リンパ節、骨髄など全身のリンパ系組織に浸潤する。WHOのステージ分類が進行度評価としてよく適応される（表15）。臨床症状は、進行度にもよるが無症状～軽度が多い。しかし、食欲不振、体重減少、嗜眠、嘔吐、下痢、削痩、呼吸困難、多飲多尿など非特異的症状がみられることもある。腫瘍随伴症候群として、免疫介在性溶血性貧血、高カルシウム血症、低血糖、DICなどが知られている。しばしば、眼病

変や肺浸潤がみられることがある。犬の多中心型リンパ腫の典型例ではB細胞型が多い。T細胞型では全身症状を認めることが多い。

（ⅱ）縦隔型リンパ腫

胸骨リンパ節、胸腺、あるいは両方の腫脹が特徴である。他のリンパ腫においても同様の所見を認めることがある。腫瘤の占拠や胸水による呼吸器症状などを示すことが多い。また、前大静脈への圧迫、浸潤による頭頸部、前肢の浮腫、いわゆる前大静脈症候群を示す場合もある。高カルシウム血症は縦隔型リンパ腫に最も多いとされており、多飲多尿がみられることがある。縦隔型リンパ腫のほとんどはT細胞型である。

（ⅲ）消化器型リンパ腫

消化管および腸間膜リンパ節に発生し、多発性であることが多い。腸間膜リンパ節、肝臓、脾臓への浸潤を認める場合もある。嘔吐、下痢、体重減少、食欲不振、低タンパク血症、吸収不良などの非特異的な消化器徴候がみられることが多い。病変は粘膜下組織や粘膜固有層全体に多病巣性、びまん性に存在し、潰瘍を伴うことがあり、また漿膜浸潤がみられることがある。組織学的にリンパ球プラズマ細胞性腸炎との鑑別が困難な場合がある（リンパ球プラズマ細胞性腸炎の一部は消化器型リンパ腫の前段階という説もある）。犬の消化器型リンパ腫はB細胞型とされてきたが、最近ではT細胞型を示唆する報告がある。

（ⅳ）皮膚型リンパ腫

皮膚に孤立性または広汎性、汎発性に発生する。上皮向性型（菌状息肉症）と非上皮向性型とに分類される。上皮向性型は、紅斑期（掻痒を伴い、湿疹・紅斑・色素沈着・脱色素・鱗屑・脱毛などさまざまな皮膚病変）、局面期（紅斑性、肥厚性、隆起性の局面）、腫瘍期（結節性病変の増加）の3つのステージをたどる。口唇・口腔粘膜でもみられる。皮膚型リンパ腫は、体表リンパ節、肝臓、脾臓、骨髄などに進行する場合もある。犬の皮膚型リンパ腫で多いのは上皮向性型でT細胞型とされている。T細胞型の皮膚型リンパ腫で、広範な皮膚浸潤とともに末梢血にも同様の異常リンパ球が認められるタイプはセザリー症候群と呼ばれる。B細胞型の皮膚型リンパ腫では、通常、表皮ではなく真皮中間層から深部にかけて病変を認める。

（ⅴ）その他、節外型リンパ腫

リンパ腫は、眼球、中枢神経系、骨、膀胱、心臓、鼻腔など、リンパ系組織以外のあらゆる部位に原発性に発生する（皮膚型リンパ腫、消化器型リンパ腫を節外型リンパ腫とする研究者もいる）。

（ⅵ）低グレード（高分化型）リンパ腫

少数であるが、典型的なリンパ腫と比較して、治療反応率は低いものの臨床経過は緩徐で生存期間が長いというリンパ腫が、多中心型リンパ腫などで知られている。これらは低グレードリンパ腫と呼ばれ、後述する組織学的分類などで診断される。治療は慢性リンパ球性白血病の治療に準じて行われることが多い。

（ⅶ）その他の詳細な分類

リンパ腫はその由来となるリンパ球の種類あるいは分化の違い（形態学的および免疫表現型の違い）で挙動が異なると考えられている。そのため、リンパ腫を詳細に分類し治療や予後と関連づけることが試みられている。臨床実用性についてはまだ検討の余地があるが、一部については診療に応用されている。この分類の重要な目的の1つは、リンパ腫を、予後が悪い中～高グレード（中等度～低分化型）リンパ腫と、予後が良い低グレード（高分化型）リン

パ腫とに区別することである。

• 免疫表現型分類

　T細胞型とB細胞型に分類する。免疫組織化学検査、リンパ球クローナリティー解析、フローサイトメトリー法などを用いる。リンパ腫によっては診断の一助となることがある（縦隔型リンパ腫：T細胞型、菌状息肉腫：T細胞型など）。T細胞型は高カルシウム血症を伴う傾向にある。また高グレードリンパ腫では、T細胞型は一般的にB細胞型より治療反応が悪く寛解期間も短い。

• 組織学的分類

　WF分類（米国立がん研究所〈NCI〉によるWorking Formulation）などが用いられている。WF分類では組織学的な浸潤パターン（濾胞性、びまん性）および細胞タイプにより、リンパ腫を最終的に、低グレード、中グレード、高グレードの3つに分類している。また近年、WHO分類が整理され、利用されてきている。WHO分類は、組織学的分類に免疫表現型分類を組み合わせている。

• 細胞診による分類

　新キール（Kiel）分類などが用いられている。新キール分類では細胞診による細胞形態および免疫表現型から、リンパ腫を最終的に、低グレード、高グレードの2つに分類している。それぞれT細胞型とB細胞型に分類されているので、4つに分類しているとも言える。この4分類はそれぞれ治療反応と予後予測が異なる。例えば、胚中心芽細胞性（centroblastic）リンパ腫は、B細胞型高グレードリンパ腫で犬の多中心型リンパ腫に最も多くみられる典型的なリンパ腫である（図10）。T領域性（T-zone）リンパ腫はT細胞型低グレードリンパ腫で多中心型リンパ腫に時折みられる予後の良いリンパ腫である（図11）。

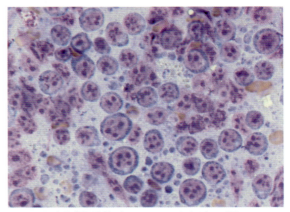

図10　胚中心芽細胞性（centroblastic）リンパ腫

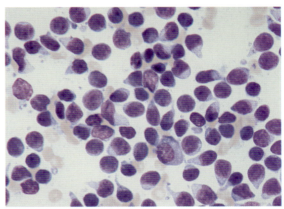

図11　T領域性（T-zone）リンパ腫

(viii) 診断

　リンパ節を含むリンパ系組織においてリンパ球の腫瘍性増殖を確認することで確定診断される。また、リンパ球が存在しない部位においてリンパ球の腫瘍性増殖を認めた場合も診断となる。リンパ腫は全身性疾患のため各臓器の評価も重要である。腫瘍随伴症候群の有無、およびリンパ腫と関連のない基礎疾患の有無はその後の治療に関連する。ステージ分類はリンパ腫の程度を定量的に評価する有用な診断アプローチ方法である。各種検査にて、ステージ分類、全身評価、確定診断を行う。

• 身体検査

　全身の触知可能なリンパ節の触診を行う。リンパ

第1章 診断学

節症との鑑別のため皮膚疾患や感染症の有無を評価する。腹部触診で各臓器や体腔内リンパ節の腫脹、聴診で胸水や肺病変などを評価する。眼球病変にも留意する。また、全身状態の評価をする。

・画像検査

X線検査では、胸骨リンパ節、胸腺、肺門リンパ節、胸水、肺浸潤、肝臓、脾臓、その他の臓器、腰下リンパ節群などを評価する。超音波検査では、前述に加え腸間膜リンパ節、腹腔内の各リンパ節、腰下リンパ節群の詳細な評価、また胃や腸管の壁構造の評価も可能である。

・CBC、血液化学検査、尿検査

腫瘍随伴症候群や基礎疾患の有無を含め全身状態の評価を行う。末梢血に腫瘍性リンパ球を認めた場合は骨髄浸潤が示唆される。

・骨髄検査

リンパ腫の骨髄浸潤の有無（ステージ分類）、貧血などの血球減少症の原因追求（リンパ腫に関連する免疫介在性貧血など）のために行われる。

・細胞診と組織検査

細胞診は体表リンパ節においては、可能であれば下顎リンパ節を避けて行う。典型例では複数あるいは大型の明瞭な核小体をもつ大型のリンパ芽球様細胞が3割以上を占めることによりリンパ腫とされるが、そうではないリンパ腫もあるため、切除生検が確定診断として一般的である。重要なのは均一な形態のリンパ球が大量に占める所見（腫瘍性増殖を示唆する）である（炎症などでは大型〜小型リンパ球、プラズマ細胞が混在）。通常は、リンパ球が存在しない部位において均一なリンパ球を大量に認めた場合にはリンパ腫が強く示唆される。

細胞診では細胞形態や細胞構成の異常は評価できるが、組織構築の異常については評価できない。新キール分類により高グレードリンパ腫や低グレードリンパ腫の典型例の診断は可能な場合があり、T細胞型、B細胞型の予測がつくこともある。しかし、低グレードリンパ腫は過形成との鑑別が困難なことが多いため、通常は組織検査が必須となる。組織検査では細胞形態の異常に加え、組織構築の異常（リンパ節構造の破壊、皮膜外への浸潤など）によりリンパ腫の確定診断を行う。確定診断も大事であるが、治療を行う上ではグレード評価もきわめて重要である。

・リンパ球クローナリティー解析

PCR法を用いたリンパ球のクローナリティー解析が利用可能である。これは、T細胞ならT細胞レセプター（TCR）、B細胞なら免疫グロブリンをコードする遺伝子の塩基配列の一部分をPCR法により増殖させ、電気泳動上でクローン性を解析するものである。クローン性をみるため、リンパ腫であることは診断できてもグレードはわからない。またこの方法では、低確率ながらも偽陽性、偽陰性がありうるため、リンパ腫の診断としては組織検査や細胞診が（実施可能であれば）優先され、リンパ球クローナリティー解析は補助診断とすべきとされている。クローン性解析以外にも、T細胞型／B細胞型の分類手段としてはきわめて有用である。

(2) 猫のリンパ腫

猫ではFeLV（猫白血病ウイルス）感染の有無により、リンパ腫の発生年齢、好発部位、予後が大きく異なる。また、FIV（猫免疫不全ウイルス）感染により、リンパ腫の発生率は増加するとされている。猫のリンパ腫の解剖学的分類は研究者によって分類がまちまちである。

(i) 消化器型リンパ腫

腸管限局あるいは腸管から腸間膜リンパ節、肝臓

へ浸潤するリンパ腫である。FeLV陰性の老齢の猫に発生する。猫に最も多いリンパ腫である（FeLV陰性ならば）。小腸、胃、回盲結腸部、結腸の順に発生が多い。腫瘍は孤立性またはびまん性に腸管の筋層、粘膜下層に存在し、最終的に環状に肥厚する。B細胞型が多いとされているが、異なる報告もある。

（ii）縦隔型リンパ腫

胸骨リンパ節、胸腺を含む縦隔部のリンパ腫である。FeLV陽性の若齢の猫に好発する。犬と異なり、高カルシウム血症はまれである。T細胞型が多い。

（iii）多中心型リンパ腫

体表リンパ節のみに限局するリンパ腫は猫ではまれである。他のリンパ腫に伴ってリンパ節病変があることが少なくない。猫では非腫瘍性のリンパ節腫大（若齢で発熱を伴う）がしばしばみられ、リンパ腫との鑑別が重要となる。

（iv）腎リンパ腫

腎臓が原発とされるが、消化器型リンパ腫に関連するとも言われている。中高齢の猫に発生するとされている（FeLV陽性率は報告によりまちまちである）。腎リンパ腫は中枢神経系への浸潤が起こることが知られている。

（v）鼻腔リンパ腫

鼻腔および副鼻腔に発生する。ほとんどが限局性だが、全身への浸潤も時折みられる。FeLV陰性の老齢猫で発生する。非ウイルス性鼻腔副鼻腔疾患のほとんどは腫瘍性疾患で、その約半数はリンパ腫と言われているため、FeLV陰性の老齢猫の鼻腔副鼻腔疾患では常に鼻のリンパ腫の可能性を考慮する。

（vi）中枢神経系のリンパ腫

FeLV陽性の猫で多いとされてきたが、最近の報

表16　猫のリンパ腫の臨床ステージ分類システム

ステージ	基準
ステージI	・胸腔内原発を含む単一の節外性の腫瘍病変、 ・単一のリンパ節病変
ステージII	・領域リンパ節浸潤を伴う単一の節外性の腫瘍病変 ・横隔膜から同側にある2つ以上のリンパ節病変 ・横隔膜から同側にある2つの節外性の腫瘍病変（領域リンパ節浸潤を伴う、伴わない） ・切除可能な原発性胃腸管腫瘍（腸間膜リンパ節浸潤を伴う、伴わない）
ステージIII	・横隔膜の両側にある2つの節外性の腫瘍病変 ・横隔膜の両側にある2つ以上のリンパ節病変 ・切除不可能なすべての広範囲腹腔内原発病変 ・他の腫瘍病変の発生部位に関係なく、すべての傍脊椎または硬膜外腫瘍病変
ステージIV	・ステージI〜IIIに加え、肝臓または脾臓あるいは両方に浸潤
ステージV	・ステージI〜IVに加え、中枢神経系または骨髄あるいは両方に浸潤

＊参考図書3を引用・改変

告では脳と脊髄のリンパ腫はFeLV陰性の老齢猫に多いとされている。原発性もあるが、腎リンパ腫などからの続発、また腎臓や骨髄への浸潤も多い。中枢神経系の腫瘍においてリンパ腫は髄膜腫に次いで多いため、猫の神経疾患においてはリンパ腫の可能性も考慮する。

（vii）診断

診断アプローチは犬に準ずる。猫ではFIV/FeLV検査は必須となる。また、消化器型リンパ腫が多いため腹部超音波検査は必須となる。リンパ節の細胞診では、猫では非腫瘍性のリンパ節腫大も多いため診断が困難なことが多く、確定診断にはリンパ節生検が必要である。また、猫では多中心型リンパ腫が少ないため、別のステージ分類システムMooney分類（Mooney, 1986）が試みられている（表16）。

4）造血器腫瘍（血液腫瘍）

（1）白血病

（i）急性リンパ芽球性白血病（ALL）

① 骨髄由来の未分化なリンパ球（リンパ芽球）の

第1章 診断学

腫瘍性増殖。
② 多くの場合、末梢血中にリンパ芽球が多数出現し、2～3系統の重度の血球減少を示す。
③ 骨髄穿刺では芽球比率がANCの30％以上を示し、骨髄系細胞への分化を伴わない。
④ 猫のALL症例では6～8割がFeLV陽性を示し、その多くがT細胞由来である。
⑤ 肝脾腫大、軽度の全身性リンパ節腫大を示す。
⑥ 化学療法に抵抗性であることが多い。

(ii) 慢性リンパ球性白血病 (CLL)

① よく分化したリンパ球（成熟リンパ球）の腫瘍性増殖。
② 末梢血中に成熟リンパ球が著しく増加する（一般的には30,000/μL以上）。
③ 骨髄穿刺では成熟リンパ球の増加（ANCの30％以上）を示すが、正常な骨髄組織もよく保たれていることが多い。
④ 脾腫を伴うことが多いため、脾臓発生の高分化型リンパ腫ステージⅤとの区別は困難である。
⑤ 一般的に症状は少なく、慢性的な経過をたどる。

(iii) 急性骨髄性白血病 (AML)

① 骨髄系細胞（顆粒球系、単球系、赤芽球系、巨核球系）の細胞分化を伴わない腫瘍性増殖。
② 多くの場合、末梢血中に幼若細胞（芽球）が多数出現し、2～3系統の重度血球減少を示す。
③ 骨髄穿刺では芽球比率が30％以上で、細胞の分化度や分化傾向によりM0～M7に分類する。
④ FeLV陽性猫に多いが、犬でもまれに認められる。
⑤ 肝脾腫大、軽度の全身性リンパ節腫大を示す。
⑥ 化学療法に抵抗性できわめて予後不良である。

(iv) 慢性骨髄増殖性疾患 (CMPD)

① 骨髄系細胞（顆粒球系、単球系、赤芽球系、巨核球系）の細胞分化を伴う腫瘍性増殖。
② よく分化した好中球（CML）、赤血球（PV）、血小板（ET）が末梢血中に著しく増加する。
③ 骨髄穿刺では芽球比率30％未満で、急性白血病とは診断されない。
④ 増殖細胞に応じて、慢性骨髄性白血病（CML）、真性赤血球増加症（PV）、本態性血小板血症（ET）に分類する。
⑤ 骨髄所見のみでは診断がつかないため、除外診断を行う必要がある。
  ・CMLでは炎症やG-CSF産生腫瘍を除外
  ・PVでは相対的多血症や二次性の絶対的多血症を除外
  ・ETでは炎症、内分泌疾患、鉄欠乏性貧血などを除外
⑥ いずれも脾腫が一般的に生じる。
⑦ 一般的に症状は少なく、慢性的な経過をたどる。

(ⅴ) 骨髄異形成症候群

① 造血幹細胞の分化・増殖異常による無効造血を主徴とした前白血病状態。
② 通常、末梢血において2系統以上の血球減少を示し、種々の血球異形成（巨赤芽球、巨大核好中球、偽ペルゲル核異常、微小巨核球、環状鉄芽球、分類不能細胞の出現など）が認められる。
③ 骨髄穿刺では芽球比率30％未満で、急性白血病とは診断されない。
④ 骨髄における芽球比率、環状鉄芽球の割合、異形細胞の種類によって、不応性貧血（RA）、環状鉄芽球を伴うRA（RARS）、芽球増加を伴うRA（RAEB）、白血病移行期にあるRAEB（RAEB-T）、慢性骨髄単球性白血病（CMMoL）に分類する。
⑤ FeLV陽性猫には赤芽球系細胞が骨髄ANCの50％以上で、赤芽球系の異形と無効造血を主徴としたMDS（MDS-Er）が多く認められる。

(2) 形質細胞腫瘍

(i) 多発性骨髄腫

① 免疫グロブリン（IgG、IgA、IgE、IgD）を産生する形質細胞の骨髄における腫瘍性増殖。
② 下記診断項目の2項目以上に合致する場合に診断。
　・モノクローナルガンモパチー
　・骨融解病変（パンチアウト像）
　・骨髄における形質細胞の増殖（20％以上）
　・ベンス・ジョーンズタンパク尿
③ 診断には血清タンパク電気泳動、骨レントゲン撮影、骨髄穿刺、ベンス・ジョーンズタンパクの検出が必要。
④ 症例の約10％では末梢血に腫瘍細胞が出現する。
⑤ 主な合併症として過粘稠度症候群が知られている。

(ii) 原発性マクログロブリン血症

① クラススイッチ前のIgMを産生する成熟リンパ球の腫瘍性増殖（リンパ形質細胞性リンパ腫）。
② 5量体の免疫グロブリンであるIgMが過剰に産生されるため、過粘稠度症候群を引き起こしやすい。
③ 骨髄よりもリンパ節、脾臓、肝臓で増殖するため、通常は骨病変を生じない。
④ 犬猫ではきわめてまれと考えられる。

(iii) 髄外性形質細胞腫

① 形質細胞の骨髄以外の場所における腫瘍性増殖。
② 主な発生部位としては皮膚（86％）、口腔および口唇（9％）、大腸（4％）などがあげられる。
③ 皮膚および口唇の髄外性形質細胞腫は通常良性であるが、消化管に発生する髄外性形質細胞腫は転移が生じる場合がある。

5) 組織球増殖性疾患

組織球は、種々の樹状細胞（抗原提示）とマクロファージ（抗原処理）に分類される。樹状細胞は、表皮にて抗原提示を行うランゲルハンス細胞、多くの器官の組織内（例えば真皮）にて抗原提示を行う間質樹状細胞などに分化している。組織球増殖性疾患はそれぞれの病態の起源となる細胞が異なるため、鑑別診断などおいてはこれら組織球の分化についての理解が必要となる。組織球増殖性疾患は、腫瘍性疾患（良性/悪性）、および免疫調節機構の異常から起こる非腫瘍性の反応性疾患（皮膚限局/全身性）に大別される。

(1) 犬の組織球増殖性疾患

犬の組織球増殖性疾患は、3つ（皮膚組織球腫、反応性組織球症、組織球性肉腫）あるいは4つ（皮膚組織球腫、皮膚組織球症、全身性組織球症、組織球性肉腫）に大別される（表17）。組織球性肉腫を限局性組織球性肉腫と播種性組織球性肉腫に分ける場合もある。これらの厳密な確定診断には組織球系のマーカーを用いた免疫組織化学検査が必要となるが、わが国で行っている施設はわずかであり、必ずしも誰もが利用可能なものではない。しかし、組織球増殖性疾患の理解には役に立つため、免疫組織化学検査についても簡潔に述べておく。

(i) 皮膚組織球腫（図12）

良性腫瘍とされ、表皮のランゲルハンス細胞由来である。3歳齢未満の若齢犬に発生するが、老齢犬にもみられることがある。肉眼的には急速増大する円形、ボタン状、ドーム状の赤色の膨隆性無毛病変が典型的で、頭部（特に耳介）、四肢などに発生する。多くは直径2.5cm以下である。組織学的には、表皮直下の真皮に表皮向性に増殖する病変を形成する。リンパ球浸潤は、自然退縮を示唆する所見である。通常は数週で自然退縮するが、数ヵ月かかることもある。多くは単発性だが、まれに多発性のこともある。

診断は通常、前述の特徴的な発生年齢や外貌など

第1章 診断学

表17 犬の組織球増殖性疾患

病態		疾患名	起源細胞
非腫瘍性		皮膚組織球症	反応性に活性化した間質樹状細胞
		全身性組織球症	
腫瘍性	良性	皮膚組織球腫	ランゲルハンス細胞
	悪性	限局性組織球性肉腫	間質樹状細胞
		播種性組織球性肉腫	
		（悪性組織球症）	
		血球貪食性組織球性肉腫	マクロファージ

の臨床徴候、臨床所見に加えて細胞診にて下される。多発性の場合などは、皮膚型リンパ腫、後述する皮膚組織球症との鑑別が必要になる場合がある。組織検査では、深部ではなく表皮への増殖であること、血管周囲性の浸潤がないことなどにより皮膚組織球症と鑑別される。免疫組織化学検査ではランゲルハンス細胞のマーカーであるE-カドヘリンが陽性で、反応性に活性化した樹状細胞のマーカーであるCD4、Thy-1が陰性であることにより、皮膚組織球症と鑑別される。

(ⅱ) 反応性組織球症

非腫瘍性で反応性病変とされている。すなわち、T細胞と樹状細胞との間の免疫調節機構の異常によって起こると考えられており、由来は活性化した間質樹状細胞である。このため、治療の主体は免疫抑制療法となる。皮膚組織球症と全身性組織球症とに分類される。

・皮膚組織球症

反応性病変で活性化した間質樹状細胞が由来である。発生年齢は皮膚組織球腫より幅広い。肉眼的には皮膚と皮下組織の多発性結節病変として発生し、プラーク形成や潰瘍形成も一般的である。領域リンパ節を越えて拡がらない。頭部（耳介、鼻鏡）、四肢、陰嚢に多くみられる。多くは直径4cm以下である。組織学的にはリンパ球や好中球を伴う真皮から皮下組織への深部の多細胞性浸潤病変で、血管周囲性増殖や血管壁への浸潤がみられる。これらの所見は非

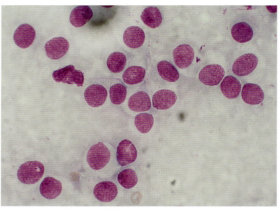

図12 犬の皮膚組織球腫の細胞診
類円形の独立円形細胞で、若干好塩基性の広めの細胞質と微細なクロマチン結節を有する円形〜類円形核が特徴。核の悪性所見は少ない。核分裂像が認められることもある（急速増大と関連）。同時にリンパ球もみられることもあるが、これは自然退縮の所見である。

腫瘍性の反応性病変を示唆し、皮膚組織球腫との組織学的な違いである。治療は免疫抑制療法が主体となる。自然退縮も報告されている。

診断においては、皮膚型リンパ腫や後述する全身性組織球症などとの鑑別のため、通常の腫瘍症例と同様に各種検査にて進行度（全身への拡がり）の評価を行う。細胞診では皮膚組織球腫や局性組織球性肉腫と区別がつかないことがあるため、通常は組織検査を行う。組織検査では深部への病変、多細胞性の血管周囲病変などにより、これらと鑑別される。免疫組織化学検査では、ランゲルハンス細胞のマーカーであるE-カドヘリンが陰性であることから皮膚組織球腫と鑑別される。また、活性化した間質樹状細胞のマーカーであるCD4、Thy-1が陽性であることから、局所性組織球性肉腫と鑑別される。

総論

・全身性組織球症

　反応性病変で、活性化した間質樹状細胞が由来である。皮膚組織球症との違いは、病変の数と同時に複数の臓器や器官に病変が存在するかどうかである。病変は、皮膚組織球症と同様の皮膚と皮下組織の結節性〜潰瘍病変（特に鼻、眼の粘膜、陰嚢）に加え、リンパ節、骨髄、脾臓、肝臓、肺などを含む他の部位にも発生する。バーニーズ・マウンテン・ドッグの家族性疾患として報告されているが、他の犬種でも発生する。発生年齢は幅広い。臨床症状は罹患部位と重症度により異なるが、元気消失、食欲不振、体重減少、結膜炎、呼吸困難は一般的である。組織学的な所見は皮膚組織球症と同様の反応性病変である。皮膚組織球症と異なり、一般的に自然退縮は起こらない。免疫抑制療法が治療の主体となるが、臨床経過は一進一退で長期化する。

　診断としては、好発犬種が重複し同じ全身性病変を呈する播種性組織球性肉腫との鑑別に留意する。通常の腫瘍性疾患と同様に、各種検査で進行度を評価する。細胞診では播種性組織球性肉腫との鑑別が困難な場合もあるため、通常は組織検査を行う。組織検査では、非腫瘍性の反応性病変の所見により播種性組織球性肉腫と鑑別される。免疫組織化学検査では、反応性に活性化された間質樹状細胞のマーカーであるCD4、Thy-1が陽性であることによって、播種性組織球性肉腫と鑑別される。

(ⅲ) 組織球性肉腫（図13）

　間質樹状細胞を由来とする悪性腫瘍である。病変が1ヵ所に限局している場合を局所性組織球性肉腫、同時に複数部位に存在している場合（あるいは同時多発的に発生した場合）を播種性組織球性肉腫と呼ぶが、1部位で起こる場合を局所性組織球性肉腫あるいは単に組織球性肉腫と呼び、領域リンパ節を越えた遠隔部位への拡がりが生じている場合を播種性組織球性肉腫と呼ぶことが多いようである。

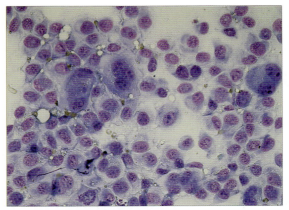

図13　犬の組織球性肉腫の細胞診
類円形の独立円形細胞であるが、多角形のこともある。好塩基性で、空胞を有する広めの細胞質と偏在する円形〜類円形核をもつ。核の大小不同、大型の核小体、複数の核小体、不整な核小体など、通常、核の悪性所見はきわめて強い。巨大細胞や異常核分裂所見がみられることもしばしばある。

・局所性組織球性肉腫

　間質樹状細胞を由来とする、単発性で急速増大する局所浸潤性の強い悪性腫瘍である。四肢の関節周囲、皮膚と皮下組織の他、脾臓、肝臓、リンパ節、肺、骨髄、脳などに限局性病変として発生する。バーニーズ・マウンテン・ドッグ、ロットワイラー、フラットコーテッド・レトリーバー、ゴールデン・レトリーバーなどが好発犬種として知られているが、他犬種でも発生する。臨床症状は罹患部位に依存する。転移性は高いとされ、早期にリンパ節や遠隔部位に波及し、播種性組織球性肉腫の病態に移行することが多い。四肢の関節周囲の限局性組織球性肉腫は外科切除を含む集学的な治療により、組織球性肉腫の中では最も予後が良いとされている。

　診断においては、各発生部位における他の腫瘍との鑑別に留意する。逆に前述の好発犬種においては、腫瘍は組織球性肉腫である可能性を常に念頭におく必要があると言える。また、組織球性肉腫の好発犬種は整形外科的な関節疾患の好発犬種でもあるため、関節周囲の限局性組織性球肉腫は整形疾患との鑑別が必要である。各種検査にて進行度を評価するが、これはすでに播種性組織球性肉腫に移行してい

第1章 診断学

ないか、播種性組織球性肉腫が隠れていないか確認するためにも重要である。細胞診では、一般的に著しい核の悪性所見が認められ、巨大細胞や異常核分裂像（例：3核）などもみられることがある。特徴的な形態や強い悪性所見が認められる場合は組織球性肉腫と診断可能な場合があるが、通常は組織検査を行う。免疫組織化学検査では、反応性に活性化した樹状細胞のマーカーであるCD4、Thy-1は陰性となる。

・播種性組織球性肉腫

間質樹状細胞を由来とする、侵襲性が高い多病巣性の悪性腫瘍である。かつて悪性組織球症と呼ばれていた疾患とされているが（悪性組織球症とは組織球を由来とする悪性腫瘍が全身性に同時多発的に発生する疾患である）、限局性組織球性肉腫が進行し全身性に拡がった場合にこう呼ぶようになってきているようである。また、限局性組織球性肉腫が全身性に播種した時点で診断された場合、悪性組織球症との区別は困難とされている。いずれにせよ両者は、全身性に急速に進行するきわめて予後不良の悪性腫瘍疾患であり、臨床的には同様の経過をたどる。好発犬種は限局性組織球性肉腫と同様で、バーニーズ・マウンテン・ドッグ、ロットワイラー、フラットコーテッド・レトリーバー、ゴールデン・レトリーバーであるが、他犬種でも発生する。病変部位は、限局性組織球性肉腫であげられたものと同一である。臨床症状は罹患部位に依存するが、多臓器の異常による非特異的な徴候を示すことも多い。治療の主体はロムスチンなどの化学療法が主体となるが、予後はきわめて不良である。

診断として他の転移性腫瘍との鑑別が重要である。前述の好発犬種で多発性病変がみられた場合には、常に播種性組織球性肉腫を念頭におく必要がある。各種検査にて進行度を評価する。血液検査の異常所見は、病変の存在部位にもよるが非特異的なことも多い。細胞診所見は限局性組織球性肉腫と同様である。組織検査では悪性腫瘍の所見で、非腫瘍性の反応性病変である全身性組織球症の所見とは異なる。免疫組織化学検査の所見も限局性組織球性肉腫と同様である。

・血球貪食性組織球性肉腫

組織球性肉腫のサブタイプで、これまでの組織球増殖性疾患とは異なり、マクロファージを由来とする悪性腫瘍である。臨床徴候や臨床所見は前述の組織球性肉腫に類似するが、血球貪食性組織球性肉腫では血球貪食による重度の再生性貧血がみられる。この貧血は免疫介在性ではないため、クームス検査は陰性となる。予後は、他の組織球性肉腫と比較してもきわめて悪い。細胞診や組織検査では血球貪食像を認めることができる。免疫組織化学検査では、前述の組織球性肉腫がCD11c陽性であるのに対し、血球貪食性組織球性肉腫ではマクロファージ由来を示唆するCD11dが陽性となることで鑑別される。

（2）猫の組織球増殖性疾患

猫では組織球系腫瘍はまれである。播種性組織球性肉腫の報告がある。

6）固形腫瘍

（1）軟部組織肉腫

①類似した病理所見および臨床学的挙動をもつ腫瘍をグループ化。
②浸潤性が強いため術後再発率は高い。
③領域リンパ節への転移はまれ。
④転移率は20％以下で、腫瘍の種類による差異はない。
⑤Kuntzらの病理組織学的グレードは、
・分化の程度
・10hpfあたりの有糸分裂像の数
・壊死の割合

の3つから3段階のスコアに分類され、転移の予後判定因子となる。

(2) 犬の骨肉腫
①大型犬に多い。
②四肢に75％、体軸骨格に25％。
③前肢には後肢の2倍の発生率。
④橈骨遠位と上腕骨近位で好発。
⑤予後因子として発生部位、年齢、悪性度、ステージ、ALPの上昇などがある。
⑥特徴的X線検査所見は以下のとおり。
- サンバースト陰影
- コッドマン三角
- 無定形結晶型の骨溶解
- 病巣は関節軟骨をまたがない

(3) メラノーマ
発現部位により挙動が異なる。

(ⅰ) 口腔メラノーマ
①局所（骨）浸潤性が強く、遠隔転移率は高い。
②小型犬に多い。
③領域リンパ節の大きさが正常でも40％で転移が認められているため、リンパ節FNAは必須。
④有糸分裂指数は重要な予後判定因子。
⑤乏色素性は1/3。

(ⅱ) 皮膚メラノーマ
①良性が多い。
②病理学的検査により、10拡大視野あたり有糸分裂像が2あるいは3以上の場合予後不良。
③爪床発生の場合、転移率は50％。

(ⅲ) 眼球メラノーマ
①角膜縁、結膜、ぶどう膜、脈絡膜に発生。
②犬では良性が多く、悪性でも転移率はきわめて低い（4％）。
③猫の悪性メラノーマでは転移率が高い。

7) その他の腫瘍
各腫瘍の臨床的特徴を学ぶには、腫瘍の挙動を理解することが必要である。腫瘍の挙動とは腫瘍が生体内でどのように進行していくかということであり、局所浸潤性、転移性、腫瘍随伴症候群を表す。

(1) 局所浸潤性
局所浸潤性とは、単純に強い・弱いということだけではなく、深部方向・横方向への浸潤傾向など、局所でどのように進行するかということを表す。例えば、肛門周囲腺腫は皮膚の皮脂腺から発生するため早期に自潰しやすいことや、四肢の骨肉腫は関節をまたいだ浸潤が少ないことなど、腫瘍の局所における病態を理解することが必要である。

また、局所浸潤を考える際は何が予後に関連しているかを知ることが重要である。例えば、乳腺腫瘍では大きさによりT分類が定められており、T分類による予後の違いが報告されている。それに対し膀胱腫瘍や消化管の粘膜に発生する腫瘍は粘膜下への浸潤度でT分類が決まっており、粘膜に限局しているものは粘膜下組織・筋層浸潤があるものよりも予後が良い。このように局所浸潤、つまりは腫瘍の局所での進行度を診断するためには、どのような所見が治療を制限し、ひいては予後に関連するのかを知る必要がある。

(2) 転移性
転移性とは、単純に転移率が高い低いということだけではなく、腫瘍がどのように転移していくかということを表す。腫瘍の転移は「腫瘍細胞の散布、定着、増殖」によって成り立つ。腫瘍細胞の散布が血行性であればその領域を支配する静脈の流入部位、リンパ行性であれば領域リンパ節が最初の好発

第1章 診断学

転移部位となる。この考え方は機械的・解剖学的理論（mechanical and anatomical theory）と言われる考え方であるが、これでは説明できない転移性を示すものがある。例えば、肥満細胞腫は発生部位にかかわらず肝臓・脾臓が好発転移部位である。このことは肥満細胞と肝臓・脾臓との細胞臓器親和性が高いためと考えられている。細胞臓器親和性を左右する因子としては腫瘍細胞が臓器に定着するための細胞接着因子や、腫瘍細胞が増殖するために必要な栄養素などが考えられているが、未解明な点が多い。また、他には体腔内播種性転移や接触による伝播などさまざまな転移様式があり、転移性を考える際には、「腫瘍細胞がどのように散布され、どのように定着・増殖していくのか」を考える必要がある。

(3) 腫瘍随伴症候群

腫瘍随伴症候群とは、腫瘍細胞がつくり出すホルモンやサイトカインなどの物質により引き起こされる全身的、局所的な病態のことである。代表的なものとしては肥満細胞腫による高ヒスタミン血症・ダリエ徴候、インスリノーマによる低血糖、リンパ腫による高カルシウム血症などがある。腫瘍随伴症候群の根本治療は腫瘍の減量（リンパ腫の高カルシウム血症に対する化学療法など）であるが、同時に対症的な治療（リンパ腫の高カルシウム血症に対する生理食塩水の点滴など）の検討も必要である。これらの症状は致命的なこともあり、腫瘍随伴症候群の治療が治療の最優先項目であることや、外科や化学療法に先立ちこれらの治療が必要な場合もある。

以上のように、腫瘍の挙動とは「腫瘍がどのように大きくなって（局所浸潤性）、どのように転移して（転移性）、生体内にどのように悪さをするか（腫瘍随伴症候群）」ということを表す。腫瘍疾患は全身あらゆる部位にさまざまな種類が発生し、中には同一の腫瘍であっても発生部位や動物種により挙動が異なる場合がある。また、発生頻度が低い腫瘍などでは挙動が明らかになっていないものもあり、すべてを把握するのは不可能である。未経験の腫瘍に遭遇した場合には、診断の方向性を決めるために腫瘍の挙動を考えることが必要である。

参考図書

1. Kuntz CA, Dernell WS, Powers BE, et al. Prognostic factors for surgical treatment of soft-tissue sarcomas in dogs: 75 cases (1986-1996). J Am Vet Med Assoc. 211(9): 1147-1151, 1997.
2. Mellor P. Histopathologic, immunohistochemical, and cytologic analysis of feline myeloma-related disorders: further evidence for primary extramedullary development in the cat. Vet Pathol. 2008 Mar；45(2)：159-73.
3. Mooney SC, Hayes AA. Lymphoma in the cat: an approach to diagnosis and management. Semin Vet Med/Surg (Small Anim). 1986; 1 :51-57.
4. Owen LN, TNM classification of tumors of domestic animals. 1st ed. Geneva, Switzerland：World Health Organization；1980
5. Withrow SJ, Vail DM. Small Animal Clinical Oncology, 4th ed. Saunders. 2007.
6. 加藤 元監訳．小動物臨床腫瘍学の実際．文永堂出版．2010.
7. 川村裕子ほか訳．BSAVA犬と猫の腫瘍学マニュアルⅡ．NEW LLL PUBLISHER．2005.
8. 信田卓男監訳．小動物の腫瘍診療指針．ファームプレス．2009.
9. 信田卓男、代田欣二．腫瘍診断・治療のQ&A 臨床編・病理編2．ファームプレス．2001.
10. 谷口直之ほか編．シリーズがん医学入門2 がんはなぜできるのか．中山書店．1996.
11. 谷口直之、大島 明、鈴木敬一郎監訳．がんのベーシックサイエンス、第3版．メディカル・サイエンス・インターナショナル．2006.
12. 日本獣医がん研究会．悪性腫瘍診断の手引き 進行度評価．1999.
13. 藤永 徹監訳．小動物のがん化学療法．学窓社．1995.
14. 松原哲舟監訳．動物の癌患者治療管理法、第1版．LLLセミナー．1996.
15. 丸尾幸嗣監訳．犬と猫のリンパ腫──診断と治療のための総合指針．インターズー．2006.
16. 三善英知、述本正彦ほか．シリーズがん医学入門1 がんとはなにか．中山書店．1996.
17. 桃井康行監訳．猫の腫瘍．インターズー．2003.
18. 桃井康行監訳．犬の腫瘍．インターズー．2008.
19. 鷲巣月美訳．犬猫のガン化学療法ハンドブック．LLLセミナー．1999.

第2章 臨床病理学

総論

はじめに

臨床病理学は、患者から得られる材料をもとに、臨床検査を行って異常を検出する診断分野である。腫瘍症例へのアプローチにおける臨床病理学とは、細胞学的診断による腫瘍の診断、生検病理学による腫瘍の診断、血液検査、尿検査、血液化学スクリーニング検査による腫瘍の検出、腫瘍随伴症候群の検出、全身状態の評価が核となるが、一次診療における症例は本来、腫瘍と診断がついて来院するものではなく、老齢動物も多いことから、その動物で起こることが予想される他疾患もすべて、診断・除外する姿勢で臨む必要がある。

1. 血液検査

1) 血液検査と検査項目

血液検査（CBC）は、腫瘍症例に限らず、大多数の病気の動物で基本となる診断的検査である。スクリーニング検査の中で真の全身状態を反映する検査はCBCと尿検査だけである。CBCを行う場合大切なことは、常に一定の方法で一定の範囲について情報を集めることで、これには赤血球系の情報、白血球系の情報、血小板の情報、血漿成分の情報が含まれる（表1）。ここでは、腫瘍症例（または腫瘍があるかもしれない症例）へのアプローチにおいてCBCで何を探すべきか、言い換えれば、全身状態の把握と、さらにどのようなメリットがあるのかを中心に述べる（表2）。

表1　CBCの検査項目

RBC	WBC
PCV	Band-N
Hb	Seg-N
MCV	Lym
MCH	Mon
MCHC	Eos
TP	Bas
II	
Plat	

表2　CBCから得られる情報と参照項目

貧血はないか、赤血球増加症はないか？	RBC、Hb、PCV
貧血がある場合その原因は？	MCV、MCHC、塗抹所見
血漿タンパクは十分あるか、多すぎないか？	TP
黄疸は？	黄疸指数（II）
血小板は十分か？	Plat
炎症はあるか？	Band-N、Mon、Eos
壊死はあるか？	Mon
過敏症はあるか？	Eos
ストレスはあるか？	Lym
白血球減少症は？	Seg-N
異常な細胞の出現は？	塗抹所見

2) 白血球系の検査

(1) 炎症の検出と炎症の分類

炎症の存在は、桿状核好中球（Band-N）の増加、単球（Mon）の増加、好酸球（Eos）の増加でみる。分葉核好中球（Seg-N）の上昇は、炎症について感度、特異度ともに乏しいため上記3項目で検出する。ただし、これらの3項目が正常範囲でも、必ずしも炎症を否定する材料にはならない。Band-Nの増加、すなわち左方移動は好中球の消費を伴う化膿

第2章 臨床病理学

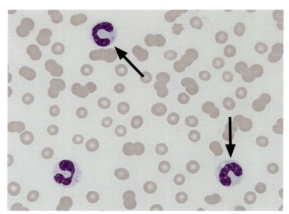

図1 中毒性変化を伴った桿状核好中球（Band-N）[矢印]の増加

性炎症の存在を示唆している（図1）。Band-Nの正常範囲は0〜300/μLであり、300/μLを超えるものではBand-Nの増加と判定できるが、Seg-Nが正常範囲または低値の場合、Band-Nが300未満でも存在していれば、これはBand-Nの増加、すなわち炎症の存在と考えておいた方がよい。Band-Nの増加があり、Seg-Nも激しく増加している場合は、急性期の炎症と慢性期の炎症が同時に存在する可能性がある。Seg-Nの数が40000/μLを超える場合には、Band-N＞1000/μLを左方移動と定義している。そのような炎症ではMonの増加もみられるはずである。Monの増加は単球性炎症または慢性炎症の存在を示唆する。ただし、Monはそれ以外にも犬のストレス反応、あるいは壊死の存在でも増加するため、それほど特異的な所見でもない。Eosの増加は好酸球性炎症、すなわちアレルギー性炎を示唆する所見である。しかし、好酸球増加は他の原因でも起こるため、これも必ずしも特異的な所見ではない。

（2）壊死の検出

Monの増加は壊死の存在を示唆する所見である。

（3）ストレス、グルココルチコイドの影響

リンパ球（Lym）の減少（＜1,500/μL）はストレス、グルココルチコイドの影響を示唆する所見である。ただし、300/μL未満のような重度の減少症では、ウイルス感染など、別の原因も考えられる。ストレスの場合、犬では軽度のSeg-Nの増加、Monの増加を伴うことが多い。Eosの減少はさまざまであるが、もともと増加症がないものでは0/μLになっていることも多い。

（4）過敏症

Eosの増加は過敏症（特にⅠ型過敏症）を示唆する所見である。ただし、好酸球増加は他の原因でも起こるため、これも必ずしも特異的な所見ではない。

（5）腫瘍に関係するかもしれないその他の変化
（i）好中球の反応

好中球増加症が起こる原因には、炎症以外にも多々あることを知っておかなければならない。すなわち、好中球増加症の原因として、興奮（エピネフリン）、ストレス/ステロイド、細菌性炎症、非細菌性炎症（免疫介在性）、貧血への反応（赤芽球系増殖のためのGM-CSFによる反応）、腫瘍性の増加がある。すなわち、このような初期の検査で、腫瘍に随伴するかもしれない炎症を検出できるのみならず、好中球増加から肺・膀胱腫瘍（G-CSF様物質の産生）やリンパ腫（インターロイキン産生異常の可能性）の存在を疑うことも可能である。

好中球減少症は、造血系腫瘍による骨髄障害を検出する最初の手がかりかもしれない。一部の急性白血病では、異常細胞が末梢血中に出現することなく、骨髄での増殖が進み、その結果好中球減少症が最初に起こる。また、圧倒的な細菌感染や抗がん剤による骨髄抑制を検出する指標としても、好中球減少症の評価は重要である。一般に、好中球数が2,000〜2,500/μLを切った症例では、骨髄抑制薬物は投与を中止するか、慎重に投与することが一般的であるが、最近ではリンパ腫の治療において、発熱を

伴わない好中球減少症であればむしろ積極的に起こさせて、より高い抗腫瘍効果を狙う考え方もある。

(ⅱ) 好酸球または好塩基球（Bas）増加症

好酸球増加症は、即時型過敏症、寄生虫病、好酸球増多症候群（好酸球性胃腸炎、好酸球増加を伴う肺浸潤、好酸球性筋炎）、猫のアレルギー性皮膚疾患（好酸球肉芽腫群）で起こることはよく知られているが、腫瘍に関連した増加はあまり注意されない。この中でも肥満細胞腫による好酸球増加症は比較的よく知られているが、その他、T細胞リンパ腫（これもおそらくインターロイキンの異常と考えられる）（図2）、卵巣、骨、および漿膜に拡がる腫瘍でも起こる。好塩基球増加症は、犬では好酸球増加と同じ要因、例えば肥満細胞腫でみられる。さらに、慢性の高脂血症でもみられる。

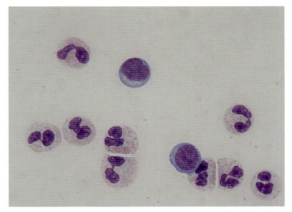

図2　T細胞リンパ腫症例の腹水中でみられた好酸球増加症

(ⅲ) リンパ球の反応

リンパ球減少症は、ストレス、クッシング症候群、リンパ系腫瘍の一部でみられることがある。また、リンパ球増加症は一般に免疫刺激で認められるが、激しい増加はリンパ系腫瘍を強く疑う所見となる。特に異型性を伴う異常リンパ球が出現していれば、リンパ球増加症がなくともリンパ腫のステージⅤや急性リンパ芽球性白血病を疑う所見となるが、成熟リンパ球の増加の場合には慢性リンパ球性白血病や高分化型リンパ腫を疑う所見となる（図3）。ただし、新WHO分類においては、成熟リンパ球の増加を特徴とするこれらの疾患は同一疾患として扱い、区分はなくなっている。

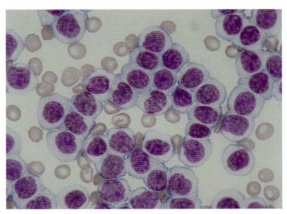

図3　慢性リンパ球性白血病や高分化型リンパ腫を疑う末梢血中の成熟リンパ球の増加

(ⅳ) 異常細胞の出現

分化の進んだ赤芽球は貧血への反応時には異常なものではないが、貧血を伴わない出現、非再生性貧血時の出現は異常所見である。まず鉛中毒を除外する必要があるが、脾臓腫瘍や骨髄の異常で、末梢血

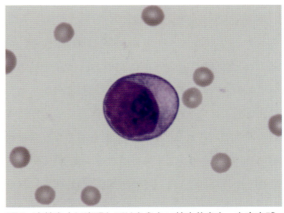

図4　末梢血中に出現してはならない核小体をもった白血球（急性骨髄性白血病）

中に出現している可能性も疑われる。核小体をもった白血球は末梢血中に出現してはならない（図4）。このような白血球が出現する場合には、骨髄由来の急性白血病（急性骨髄性白血病、急性リンパ芽球性

第2章 臨床病理学

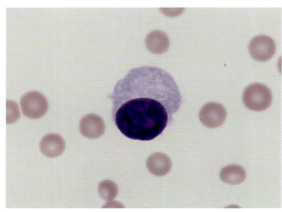

図5　多発性骨髄腫を示唆する異常なプラズマ細胞の末梢血中への出現

白血病）、リンパ腫ステージVが疑われる。肥満細胞の出現は、内臓型肥満細胞腫を示唆する所見である。高タンパク血症（高グロブリン血症）を伴ったプラズマ細胞の出現は、多発性骨髄腫（新WHO分類では末梢B細胞性腫瘍の中の「形質細胞性骨髄腫」に分類、猫では別の分類として「猫の骨髄腫関連疾患：FMRD」というものがある）を示唆する所見である（図5）。

3）赤血球系の検査

（1）赤血球増加症はあるか

ヘマトクリット（PCV）、赤血球数（RBC）、ヘモグロビン濃度（Hb）の増加があれば赤血球増加症である。これには相対的増加症としての脱水と出血性胃腸炎、二次性赤血球増加症としての心疾患や呼吸器疾患（これらの臓器の腫瘍ももちろん含まれる）、腎臓の腫瘍（エリスロポエチン産生）、そして真性赤血球増加症という慢性骨髄増殖性疾患によるものがある。

（2）貧血はあるか

PCV、RBC、Hbの低下は貧血を意味する。塗抹の観察で赤血球大小不同と多染性がなく、オプションで検査する網赤血球（Ret）の絶対数の減少があるものは、非再生性貧血である。Retは％表示で

表3　網赤血球の実数をもとにした貧血への反応評価（中等度以上は再生性）

貧血に対する再生の程度	犬の網赤血球数	猫の凝集型網赤血球数
なし	<60,000	<15,000
軽度	150,000	50,000
中等度	300,000	100,000
高度	>500,000	>200,000

表4　犬用の網赤血球生産指数（RPI）の算出式（RPI＞2が再生性）

$$RPI\,犬用 = \frac{\dfrac{網赤血球\% \times PCV}{45}}{[(45-PCV) \times 0.05]+1}$$

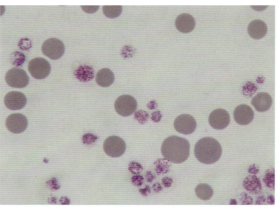

図6　赤血球の多染性を伴わない大小不同がみられたFeLV感染猫の重度の貧血

表5　MCVとMCHCを利用した貧血の分類

MCV	MCHC	分類	貧血の種類
↑	↓	大球性低色素性	再生性貧血全般
→	→	正球性正色素性	非再生性貧血一般
↓	↓	小球性低色素性	鉄欠乏性貧血
↑	→	大球性正色素性	成熟異常、腫瘍化

は評価しない。RBCにかけて実数とするか（表3）、あるいは網赤血球生産指数（表4）により評価する。また平均赤血球容積（MCV）、平均赤血球ヘモグロビン濃度（MCHC）をもとに貧血を形態的に分類することが可能であり、大球性低色素性貧血が再生性、その他正球性正色素性ならびに小球性貧血は非再生性である。大球性正色素性貧血は骨髄の異常に伴う猫の非再生性貧血でみられるが、赤芽球系の

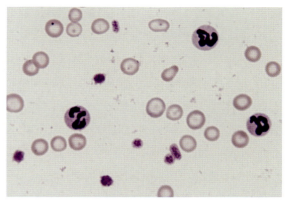

図7 鉄欠乏性貧血でみられるセントラルペーラーが拡大し、体積の減少した赤血球（小球性貧血）

腫瘍化を示唆するものと言われている（図6、表5）。ただし、実際の貧血の症例でMCVとMCHCが理論どおりになるかと言えばそうでもないので、血液塗抹の観察で確認することが重要で、さらに網赤血球数による再生性、非再生性の区別が最も信頼性が高い。軽度から中等度の非再生性貧血は、慢性炎症、甲状腺機能低下症、慢性腎臓病などで起こる非特異的所見であるが、腫瘍の場合も多くは慢性炎症を伴うため、これがみられることが多い。重度の非再生性貧血であれば、腫瘍細胞の骨髄浸潤などが十分疑われ、骨髄検査の適応となる。特に汎血球減少症の場合は腫瘍細胞浸潤による骨髄癆、あるいはセルトリ細胞腫によるエストロジェン過剰に起因する骨髄低形成も疑われる。赤血球セントラルペーラーの拡大を伴った小球性の貧血は鉄欠乏性貧血である（図7）。外部・内部寄生虫による慢性的な吸血や失血、長期にわたる消化管出血が疑われる。消化管出血はリンパ腫、肥満細胞腫、腺癌、播種性組織球性肉腫など多くの腫瘍で認められる。

4）血小板の検査

血小板減少症は、骨髄での産生低下、消費・破壊の亢進（免疫介在性破壊、腫瘍に伴う大出血など）、脾腫、高体温、門脈高血圧に起因する分布の異常（脾臓や肝臓の腫瘍など）でみられる。血小板増加症は、急性出血や悪性腫瘍で一般的にみられるが、脾臓腫瘍に伴う脾機能低下症が代表的である。骨髄の増殖性疾患の巨核芽球性白血病では、血小板数はその分化程度により減少することも著増することもある。

5）血漿成分の検査

黄疸は肝臓の異常の指標である。麻酔前検査としても重大な異常と考えられる。肝臓の炎症性疾患や腫瘍性疾患など、幅広い検査が必要となる。高脂血症は、各種内分泌疾患、代謝性疾患、肝疾患などを疑う指標となる。溶血は、免疫介在性貧血などを示唆する所見であり。高タンパク血症は、脱水が除外できれば、高グロブリン血症へのアプローチが必須で、血清タンパク電気泳動により、ポリクローナルガンモパチー、モノクローナルガンモパチーの鑑別が可能である（図22、23参照）。後者であれば多発性骨髄腫や一部のリンパ系腫瘍が強く示唆される。

2. 血液凝固系検査

1）凝固系検査の概要

止血に関係する要素は、①血管、②血小板、③血液凝固機構、④線溶機構であり、これらのいずれに障害が生じても止血機構の異常として現れる。血管に関する評価は通常の凝固系検査には含まれないので、出血傾向がみられた場合には、まず血管の異常を除外しておく必要がある。ただし獣医学領域では、血管に関する検査で応用可能なものがなく、血管に関する情報は、身体検査以外ではあまり得られない。びまん性に血管周囲の出血を示唆する変色がある場合、あるいは水腫がみられる場合などに血管障害が疑われる。すなわち、出血傾向で他の凝固系検査がすべて正常だった場合に、逆に血管の異常がクロー

第2章 臨床病理学

ズアップされる。鑑別診断としては、まれではあるがリケッチア感染、免疫介在性血管炎などが含まれる。

2) 血小板

止血異常が疑われる場合、血管に関するおおまかな評価に続き、まず行うべきことは血小板の評価である。スクリーニング的な検査としては、血液塗抹を観察し、血小板の消失や異常形態（血小板の大小不同、巨大血小板）があるかどうかを調べる。まず血小板数の概算としては、油浸レンズ1視野あたりの血小板数の平均をとるのがよい。油浸レンズ1視野に血小板が最低10個あった場合、血小板数は250,000/μLと評価される。より正確な方法としては、数ヵ所を観察して白血球1個ごとの血小板数を出し、総白血球数/μLをかけて絶対数に換算してもよい。また血球計算機を使用すれば、血小板数の直接測定が可能である。ただし、インピーダンス方式の検査機器では、赤血球と似たサイズの大型の血小板がよく出現する猫では正確な値は得られない。血小板数が50,000/μL未満の場合は十分に血小板減少症を疑ってよいが、血小板減少症による出血が通常起こるのは、20,000/μL未満になってからである。

より実用的な血小板の評価法として、活性化凝固時間（ACT）がある。これは、スクリーニング的性格の強いもので、血小板の欠陥や数の異常以外にも、凝固因子の欠損も反映する。この検査にはACT専用の活性化物質を入れた試験管が必要である。また、37℃で試験管を保温する必要があるので、通常はヒーティングブロックや温水が使用される。犬の正常ACTは2分未満（猫は65秒未満）である。Becton Dickinson社はすでに製造を中止しているが、ガラス試験管と珪質土（SiO_2）を使って自作が可能である。ガラス試験管はディスポーザブルの実験用試験管を用意し、試薬の珪質土（siliceous earth: SiO_2）を1本当たり6～10mg入れて栓をしておけば、全血1～2mL用のACTチューブとなる。

血小板減少症は正確には正常値下限（200,000/μL）以下と定義されるが、実用的には測定誤差なども考慮して100,000/μLを切ったらアプローチを開始するとよい。もちろん200,000～100,000/μLの間の場合には、フォローアップ、再評価が望ましい。そして最初に行う確認は検査エラーがないか、検体が不適ではないかの確認である。これがクリアされたら、DICを疑う病態はないか十分に考慮する。DICの原因となる疾患が考えられ、さらにDICの検査、凝固系検査が異常の場合には、DICを疑いさらに検査を進める。骨髄における産生の評価のためには骨髄検査を行う。血小板減少があっても骨髄穿刺は特に危険はない。ここで巨核球系が低形成ならば生産の減少であるが、巨核球の免疫学的破壊も含まれる。また、正あるいは過形成で、凝固系のスクリーニング検査が正常の場合には、自己免疫性血小板減少症を疑い検査を進める。

出血時間、血餅退縮能の検査は、血小板の数に加えて機能をみるための検査でもあるので、血小板数に異常がないのにこれらの検査で異常がみられた場合には、血小板機能の異常が疑われる。血小板機能の異常は、薬物、後天性、先天性の原因で起こる。薬物で血小板機能異常を起こすことが知られているものには、アスピリン、イブプロフェン、フェニルブタゾン、インドメタシン、コルチコステロイドがある。後天性の原因では、リンパ増殖性疾患、DIC、尿毒症がある。また、先天性異常としてはフォン・ヴィルブランド病（vWD）と、犬種に特有なまれな遺伝性疾患がある（バセット・ハウンド、オター・ハウンド、フォックス・ハウンド、スコティッシュ・テリア）。薬物性の障害は、通常ヒストリーから明らかで、その薬物投与を中止すると4～5日で回復することからもわかる。薬物性が除外されたならば、次に基礎疾患について検討する。また、vWDを診

断するための試験が行われる。これらすべてが除外され、特定の犬種であれば遺伝性疾患が疑われるが、確定のための検査は通常得られないので、他の凝固系因子の欠損症などを除外する方向でのみアプローチが可能であろう。

3）凝固因子スクリーニング検査

これは特定の凝固因子の欠損を診断するものでなく、内因系、外因系、共通経路からなる凝固系の特定の部分のみを検査し、欠陥または不全が起こっている箇所をみつけ出すためのものである。検査実施前に血管と血小板について検査しておくことが原則である。凝固系は内因系、外因系、共通経路からなるY字型の模式図で表される（図8）。2種類のスクリーニング検査、活性化部分トロンボプラスチン時間（APTT）とプロトロンビン時間（PT）を組み合わせ、片方が正常で片方が異常であれば、共通の部分は正常と判定し、異常がみられる側、例えばAPTTに異常があれば内因系、というように欠陥の箇所を狭めていく。凝固検査のための材料は血漿であるが、まず重要なことは、静脈穿刺を1回で失敗なく行うことである。そのためには、採血時の凝固系の活性化がないようにしておく必要がある。注射筒と試験管はプラスチック製を使用し、抗凝固剤は3.8％クエン酸ナトリウムを使用する。真空採血管を使用する場合は、クエン酸ナトリウムが入ったもの（ブルーのキャップ、4mL採血用）を使用できるが、そうでない場合には採血必要量（例えば、最終的に4mL必要ならば採血量は3.6mLとする）からその1/10量のクエン酸ナトリウム量（0.4mL）を割り出し、それを注射筒に吸って採血する。血液が容易に抜けない場合には、必ず別部位の静脈を選び、新しい注射筒と針を使用する。血液はただちに混和して、針を外し、空の新しいプラスチック試験管（遠心できるもの）に血液を移す。遠心分離は2,500～3,000rpm あるいはそれ以上で、12～15分行い、

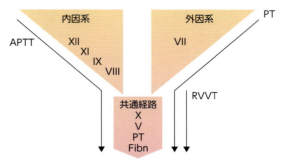

図8　血液凝固系の内因系、外因系、共通経路

分離まで採血から30分以内で終了させる。上清の血漿は、新しいプラスチックのパスツールピペットまたは新しいプラスチック製ツベルクリン注射筒で吸い取って別のプラスチック試験管に入れ、冷蔵または冷凍する。以上が正しい採材法であるが、保存、輸送法に関しては、検査を依頼する検査センターの指示に従えばよい。また、病院内で以下に示す凝固系スクリーニング検査が可能な機器も市販されていて、現在では犬や猫の正常値も示されている。

1段階プロトロンビン時間という手法が通常のPTの検査に用いられ、外因性経路と共通経路、すなわち第Ⅰ、Ⅱ、Ⅴ、Ⅶ、Ⅹ因子が評価される。ただし、先にフィブリノーゲン（第Ⅰ因子）は検査されているはずであるし、第Ⅴ、Ⅶ、Ⅹ因子はおそらく十分量がある場合が多いので、この検査はまずプロトロンビン（第Ⅱ因子）の検査と言うことができ、プロトロンビン時間（PT）と呼ばれる。殺鼠剤であるワルファリン中毒などではビタミンK拮抗作用により肝におけるビタミンK依存因子（Ⅶ、Ⅸ、Ⅹ、Ⅱ、半減期の短い順）の生産が低下する。この場合、最も半減期の短い第Ⅶ因子は速やかに減少するので、このPTの延長として検出される。またそれが続けば、共通経路の第Ⅹ因子、さらに内因系の因子も減少するので、PTに加え、後述のAPTTもあわせて延長することになる。測定の原理は、血漿にウサギ脳組織トロンボプラスチン（第Ⅲ因子）とCaを添加し、外因性経路をトロンボプラスチンによって活

性化させるものである。最終的に凝固が完成するまでの時間を測定するが、正常な犬と猫ではウサギの脳由来トロンボプラスチン使用時のPTは7～10秒である（ただし、測定系により異なるので、これはあくまでも一例である）。

活性化部分トロンボプラスチン時間（APTT）は、内因性経路と共通経路を評価する検査である。すなわち、第Ⅶ因子を除くすべての凝固因子を評価することになる。血漿にカオリンを加えて凝固系を活性化し、血小板リン脂質（PF-3）の代わりにセファリン（部分トロンボプラスチン）とCaを加え凝固するまでの時間を測定する。正常な犬と猫のAPTTの標準値の例は13～19秒である。

PT（外因性および共通凝固系）が正常で、APTT（内因性および共通凝固系）の延長がある場合には、内因性凝固系の欠陥あるいは第Ⅻ、Ⅺ、Ⅸ、Ⅷ因子の欠損が考えられる。遺伝性の欠損症として代表的なものは血友病A（第Ⅷ因子の欠如）と血友病B（第Ⅸ因子の欠如）である。逆にPTが延長して、APTTが正常の場合には、外因系特に第Ⅶ因子の欠損あるいは産生低下が疑われる。APTT、PT両方の延長の場合には、共通系、あるいはすべての部位での異常が疑われる。したがって、以下の特殊検査に進み、異常部位を特定する必要がある。

4）播種性血管内凝固（DIC）を検出するための検査

DICは凝固機構と線溶系が同時に活性化している状態で、必ず原疾患が存在して、それに二次的に起こる凝固障害である。DICの原因としては、感染（ウイルス性、細菌性）、腫瘍（脾臓や肝臓の血管肉腫など）、炎症（肝炎、胃腸炎）、広範な物理的損傷（火傷、外傷）が知られている。DICには、初期の凝固亢進状態と後期の線溶系活性化状態があり、この後期の状態を診断しても治療的介入は難しい。したがって、初期に診断し、原疾患に対する治

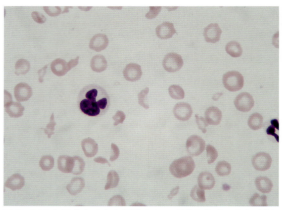

図9　DICを示唆する血小板減少と、分裂赤血球、赤血球断片の出現

療とともに、無制御な凝固を止める治療が必要である。後期では広範な微小血栓の形成と同時に線溶系も活性化し、無制御な血栓形成は特に毛細血管が密に分布している臓器に起こり、その結果急性の臓器機能不全に陥る。DICの臨床徴候は、内臓と体表に無制御な出血が起こることが特徴であるが、出血の状態は多様で、無視できる程度から、ショック、広範な出血までみられる。血液検査では、①血小板減少症、②微小血管の異常を示す赤血球形態の異常、③失血性貧血、④貧血に対する反応がみられる。特に血液塗抹標本の観察で、血小板がみられないことに加え、分裂赤血球、赤血球断片、有棘赤血球、小型球状赤血球、変形赤血球がみられることが多い（図9）。

凝固系所見は一定していないが、血小板減少症に加え、フィブリノーゲンの減少がみられる程度である。PTとAPTTは一定していないが、凝固因子の減少により延長することがある。DICの確定診断のための最も信頼性の高い検査はFDP定量とされ、あるいはDダイマーの検査も知られているが、それらの高値を待っていたのでは早期の診断はできない。FDPが40μg/mLの場合、犬ではDICと診断してよいが、10μg/mL以上の場合、すでに線溶が亢進しDICが迫っていると解釈すべきで、た

とえFDPの上昇がなくとも、DICの原因となる原疾患があり、血小板減少や赤血球破片化などの血液学的異常があれば、DICの存在を考えて、検査を進めるのがよい。初期のDICを診断するために、抗トロンビン（AT）が測定されてきたが、トロンビンに対してかなり過剰に存在するため、凝固亢進だけではなかなか低下しない。さらに、蛋白喪失性疾患などDIC以外での低下も非常に多いことを知っておく必要がある。ただし、低下していればヘパリンは効かないことがわかる。しかも、DICで低下しているものの予後はよくない。最近では、凝固活性化の指標として、トロンビン-抗トロンビン複合体（TAT）の測定が可能になっている。TATが基準値内であればDICを否定することは可能で(Rimpo K. et al. 2018. PLoSONE 13(10))、DICと診断するためには、DIC基礎疾患あり、TAT 0.4ng/mL以上に加え、血小板数の低下（＜20万/μL）、PTの25％延長、APTTの25％延長、フィブリノーゲンの減少、AT活性低下（＜95％）、FDP高値（＞5μg/mL）から4項目満たせばDIC、2～3項目満たせばpre-DICと診断できると言われている。

3. 骨髄検査

1）適応

末梢血中にみられる白血球成分のうち、リンパ球を除く各血球は骨髄で分化成熟する。赤血球も血小板も骨髄において分化成熟する。すべての血球成分は造血幹細胞からつくられるが、骨髄が血球生産の場所である。末梢血における血液成分の異常の原因が骨髄にあると思われる場合、そして末梢血の観察だけではわからない場合、骨髄の検査が行われる。CBCにおいてある血球系の減少症あるいは増加症がみられ、それが持続性、進行性であり、かつ

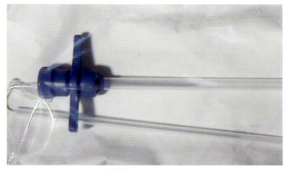

図10　ジャムシディ骨髄針

末梢血その他のデータからは原因が明らかでない場合、原因を探る意味で骨髄吸引生検（骨髄細胞診）あるいはコア生検（病理組織学的診断）が行われる。また、CBCのデータが明らかに骨髄原発の疾患を示唆する場合、例えば猫の進行性非再生性貧血でPCVが10％を切るような場合や、白血病を示唆する血液像の場合、多発性骨髄腫が疑われる場合などは骨髄検査の適応となる。さらに、リンパ増殖性疾患で末梢血に腫瘍細胞が出現している場合、リンパ腫と骨髄原発の白血病の鑑別には骨髄検査が必要である。腫瘍の化学療法を行う場合、特に白血病の治療においては、骨髄抑制の可能性のある薬物を使用するため骨髄の最初の状態を知っておくことが重要であろう。また特殊な例としては、血小板減少症の鑑別で、骨髄における生産の減少か、末梢における消費・破壊の亢進かを鑑別する意味で骨髄を検査することもある。

2）手技

猫では上腕骨頭、大腿骨近位端の転子窩、そして犬では同部位あるいは腸骨稜がよく用いられる。また、大型の動物では肋骨なども用いることができる。毛刈り、消毒の後、骨髄針で吸引あるいはコア生検を行う。生検用の針は、通常は14Gのジャムシディ骨髄針が使用される（図10）。これは吸引とコア生検の両方ができる針で、吸引でドライタップ（骨髄が吸引できない）だった場合、ただちにコア生検

第2章 臨床病理学

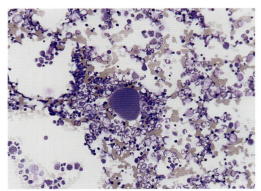

図11 充実性正常の骨髄

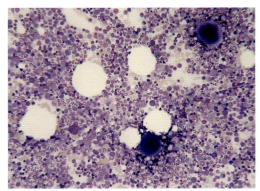

図12 充実性の高い骨髄

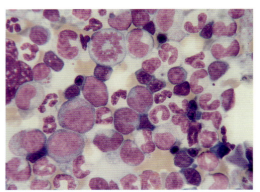

図13 骨髄球系（M）細胞

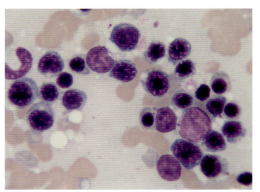

図14 赤芽球系（E）細胞

に移行できるので便利である。あるいは小型犬や幼猫の場合、もっと細い16Gや18Gを使用することもある。ただし、これらではコア生検は不可能である。骨髄腔に達したら軽く吸引し、0.5mL以上は採取しないようにする。強く引きすぎると血液で希釈された材料になる。針を刺したままでシリンジを外し、1滴をカバーグラスにとって塗抹をつくり、ニューメチレンブルーで染色して骨髄であることを確認するとよい。吸引できていなければ、再度針を進めるか、またはコア生検に移行すればよい。塗抹は通常のライト-ギムザ染色などで染めればよいが、血液に比べて長めの染色時間を要する。

3）骨髄のスクリーニング検査

まず低倍率で細胞の充実性をみる。年齢によって正常の充実性は異なるが、中年以降では脂肪と細胞の集団が半分ずつみられる程度のものが正常の充実性で（図11）、それよりも細胞成分が多いものは充実性が高いと判定する（図12）。まず骨髄球系と赤芽球系の大体の比（M/E比）をみておくとよい。通常はM/E比算出にあたって個々の細胞の同定と計数を行うことはなく、おおまかに白血球系と赤血球系に分けて、M/E比とすることが多い。骨髄球系の骨髄芽球、前骨髄球は大型の円形核をもった細胞であるが、次第に核は陥凹が入り、細くなってくるので区別しやすい（図13）。赤芽球系は、原赤芽球と前赤芽球の段階では、骨髄球系よりもやや小さく、細胞質の好塩基性が強いので鑑別は容易である。好塩基性赤芽球以降は、核が濃縮気味になり、ほぼ正円にみえるので、骨髄球系とは明らかに異なる（図14）。したがって、慣れれば400倍でもM/E比の算出はそれほど困難ではない。次に骨髄巨核球の有無、増減をみる（図15）。そして、油浸レンズで個々の細胞の形態を詳しく観察する必要のあ

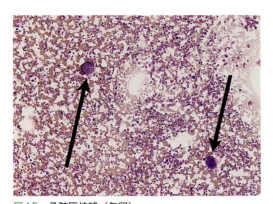

図15　骨髄巨核球（矢印）

表6　ミエログラム

細胞
Total erythroid cells　有核細胞に占める赤芽球系
Total non-erythroid blast　有核細胞に占める非赤芽球系芽球
Megakaryocyte series　巨核球系
Megakaryoblast　巨核芽球
Promegakaryocyte　前巨核球
Megakaryocyte　巨核球
Erythroid series　赤芽球系
Rubriblast　原赤芽球
Basophilic rubricyte　好塩基性赤芽球
Polychromatophilic rubricyte　多染性赤芽球
Metarubricyte　後赤芽球
Myeloid series　骨髄球系
Myeloblast　骨髄芽球
Promyelocyte　前骨髄球
Myelocyte　骨髄球
Neutrophilic myelocyte　好中性骨髄球
Eosinophilic myelocyte　好酸性骨髄球
Basophilic myelocyte　好塩基性骨髄球
Metamyelocyte　後骨髄球
Neutrophilic metamyelocyte　好中性後骨髄球
Eosinophilic metamyelocyte　好酸性後骨髄球
Basophilic metamyelocyte　好塩基性後骨髄球
Band　桿状核球
Band neutrophil　桿状核好中球
Band eosinophil　桿状核好酸球
Band basophil　桿状核好塩基球
Segmented　分葉核球
Segmented neutrophil　分葉核好中球
Segmented eosinophil　分葉核好酸球
Segmented basophil　分葉核好塩基球

る場合にはそれを行う。腫瘍化や異形成が考えられる標本では、正確な芽球比率や、増殖細胞の数を判定するために、全有核細胞の分類を行い、その結果のミエログラム（表6）を記載するが、ここに記載

表7　骨髄吸引材料評価のためのチェックリスト

1. 細胞充実性は高いか、低いか
2. 巨核球は存在するか、みられないか
3. M/E 比はどうか
4. ある系統の過形成はあるか
5. ある系統の低形成・無形成はあるか
6. 成熟分化過程は正常か
7. 最終生産物（桿状核球、多染性赤血球）は十分あるか
8. 異形成所見はあるか（分化成熟の乱れ）
9. 異型な細胞は出現していないか
10. 芽球比率は 30% を超えていないか
11. 骨髄造血系以外の細胞の増加は（マクロファージ、リンパ球、プラズマ細胞、肥満細胞など）
12. ヘモジデリンの量は多いか、少ないか
13. あってはならない細胞（腫瘍細胞など）はないか

される細胞が正常骨髄における造血系細胞である。骨髄評価のチェックリストを表7に示した。骨髄の評価は以下に述べるいずれかに当てはまるはずであり、骨髄固有の3系統のどれがどのような変化を示しているかが記載される。

　過形成とは、造血が亢進している状態である。これは血球の減少症がある場合、それに正しく反応している場合が多い。したがって芽球や幼若細胞も増えてはいるが、それにも増して分化したものの方が多くなって、いわゆる正常のピラミッド構造を形成している（図16〜18）。あるいは、最終生産物の評価なしに、単に細胞増殖がさかんな状態、または細胞充実性が高い状態で腫瘍性変化ではないものを、低倍率における所見として過形成と呼んでしまうこともある。

　腫瘍化（白血病）では、幼若細胞が圧倒的に多く、FAB分類による診断基準では、芽球比率30%以上を白血病と診断する。新WHO分類では白血病と診断できる芽球比率が20%に引き下げられたが、人間ではさまざまな染色体異常や遺伝子異常もあわせて検出可能であるためそのようになっている。芽球比率だけに頼らざるを得ない獣医学では、現状では30%以上での診断を踏襲している。一見して、分化の進んだものが少なく、円形核の幼若細胞が多い状態である。また細胞には、核の大小不同、核小

第2章 臨床病理学

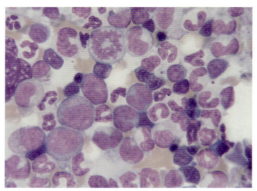

図16 骨髄球系過形成

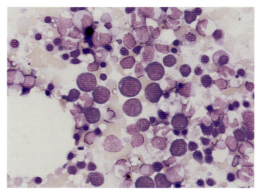

図17 赤芽球系過形成

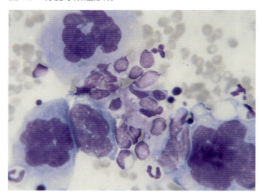

図18 巨核球系過形成

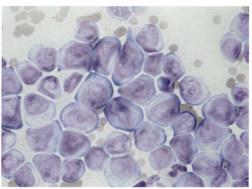

図19 骨髄癆
急性骨髄性白血病。

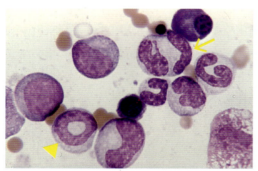

図20 骨髄球系異形成所見
輪状核（矢頭）と二倍体（矢印）。骨髄異形成症候群。

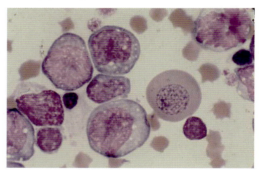

図21 赤芽球系異形成所見
巨赤芽球。骨髄異形成症候群。

体の異常、クロマチンの異常、核膜の異常、異常分裂像、核と細胞質の分化アンバランスなど多彩な悪性所見が観察されることがある。多くの場合、正常な骨髄成分は腫瘍細胞で置換される。このような状態を骨髄癆と呼ぶ（図19）。

異形成の場合、骨髄は細胞成分に富み、一見過形成にみえるが、実際にはピラミッド構造の崩壊、異常な形態などがみられ、しかも最終生産物まで分化が進まない、無効造血の所見がある（図20、21）。細胞は幼若型が多いが芽球比率は30％を超えないため、急性白血病とは判定できない（FAB分類）。

ある系統が減少している状態を低形成と呼ぶ。したがって赤芽球系低形成と言えば、骨髄中で赤芽球系細胞が少なく、造血があまりみられず、最終生産物の多染性赤血球もみられない状態である。

無形成とは、多くの場合複数あるいは全系統が

全くみられなくなった状態をさす。特に赤芽球系だけがみられない状態を赤芽球癆（pure red cell aplasia）と呼び、無形成の代わりに癆という言葉を当てている。骨髄全般の低形成や無形成が疑われる場合には、骨髄吸引が完全に行われていることが条件である。また、確認のためには生検と病理診断が必要である。病理学的には、骨髄線維症、脂肪髄、骨髄壊死などの鑑別が可能である。

その他の変化として、化膿性炎症すなわち細菌感染による化膿性骨髄炎が起こることがある。また、白血病以外の腫瘍が骨髄に転移することがある。脾臓原発の肥満細胞腫で末梢血に肥満細胞血症がみられるもので、骨髄中に肥満細胞をみるものがあるが、ここで他を押し退けて増殖している所見がないかぎり、転移性の病変と考えるのが妥当であろう。骨髄中のマクロファージの細胞質には青緑色の顆粒がみられる。これはヘモジデリンである。慢性炎症による貧血では、ヘモジデリンが増加し、逆に鉄欠乏性貧血では全く消失することがある。リンパ球、プラズマ細胞の過形成がみられることがある。もちろん異型性がある場合、芽球比率が高まっている場合、幼若プラズマ細胞が増加している場合には、腫瘍性疾患を疑わなければならない。

骨髄が吸引できない場合、コア生検と病理組織学的診断が勧められる。骨髄全体の構築、線維化、脂肪化を診断するためには病理組織学的な評価が必要である。また、吸引では細胞が得られなくとも、コアで異形成が進行している場合もある。病理組織学的診断は、転移性腫瘍の診断にも有効である。

正確な骨髄検査の結果の記述には表6に示したミエログラムが用いられる。白血病や前白血病段階と思われる症例では、正しい芽球比率を算出するため、このようなすべての細胞に対する計数（%で表示）が必要になる。

4. 血液化学検査

1）血液化学スクリーニング検査の項目

血液化学検査とは、血液中の化学成分を分析して、さまざまな臓器に関連した異常を検出しようとするものである。人医領域の平成30年度診療報酬点数の中で、検体検査実施料が規定されているが、尿・糞便等検査、血液学的検査に並んで生化学的検査（I）および（II）があり、生化学的検査（I）の下に血液化学検査として記述がある。生化学的検査（II）は内分泌学的検査、腫瘍マーカー検査、特殊分析である。したがって、生化学検査なる名称は曖昧であるため、各種臓器系に対する血液成分による検査は、血液化学検査と呼ぶのが正しい。通常はスクリーニング検査の一環として、CBC、尿検査とともに、あらかじめ決めておいた多項目の検査（表8）で、各臓器の健康状態を一括して評価することが行われる。これらに必要に応じて項目を追加することで、さらに評価可能な臓器が増え、対象とする器官系としては、タンパク、肝臓、腎臓、膵内分泌／糖代謝、腸／膵外分泌、副腎、甲状腺、筋肉、上皮小体（副甲状腺）、消化器、電解質といった幅広い評価が可能となる。腫瘍症例における血液化学スクリーニング検査の目的をまとめると表9のようになる。

2）血液化学スクリーニング検査の評価法

(1) タンパクの検査

タンパクの検査では、TP、Alb、Glob（＝TP-Alb）を読む。TPはタンパク成分が減れば低下、増えれば増加するが、その細かい増減を各成分で読む。Albの上昇は脱水であり、低下は肝臓、腎臓、腸などの疾患や出血が疑われる。この場合、Albだけの

第2章 臨床病理学

表8 血液化学スクリーニング検査の項目

TP (g/dL)	BUN (mg/dL)
Alb (g/dL)	Cre (mg/dL)
Glob (g/dL)	UN/Cr
ALT (U/L)	Ca (mg/dL)
ALP (U/L)	P (mg/dL)
GGT (U/L)	Na (mmol/L)
TCho (mg/dL)	K (mmol/L)
TBil (mg/dL)	Cl (mmol/L)
Glu (mg/dL)	Amy (U/L)（犬のみ）
	Lip (U/L)（犬のみ）

表9 腫瘍症例における血液化学検査の目的

- 腫瘍自体の検出
- 全身・多臓器疾患の検出
- 手術麻酔前検査
- 腫瘍随伴症候群の検出
- 化学療法禁忌症例の検出
- 副作用のモニタ

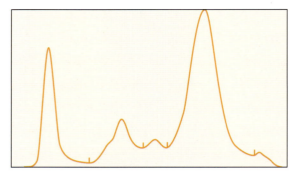

図22 ポリクローナルガンモパチー

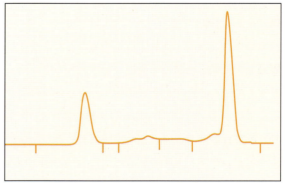

図23 モノクローナルガンモパチー

低下か、AlbとGlobの低下かを鑑別する。肝不全と腎からの漏出ではAlbだけの低下が起こり、出血、大きな滲出性病変、タンパク漏出性腸症（犬のみ）では両方の低下がみられる。Globの上昇は脱水、慢性炎症、プラズマ細胞・リンパ系腫瘍、減少は免疫異常を示唆する。Globの上昇については血清タンパク電気泳動で、ポリクローナルガンモパチー（炎症性）であるのか、モノクローナルガンモパチー（腫瘍性）であるのかを鑑別する。ポリクローナルガンモパチーでは、Albよりも幅の広い大型のピークがみられ（図22）、モノクローナルガンモパチーではAlbのベースライン幅と同等程度かそれよりも狭い、非常に尖ったピークがみられるのが特徴である（図23）。

(2) 肝臓の検査
(ⅰ) 肝細胞

ALT（肝細胞の膜透過性亢進や傷害を評価）は、障害された肝細胞の数に応じて上昇がみられる。一般に、肝細胞の障害ではALTのみあるいはALTとASTの両方が上昇するが、ASTは肝細胞障害検出においては特異性に乏しいため、特にスクリーニングに入れておかなくともよい。

(ⅱ) 胆道系

ALP、GGTといった肝酵素に加え、TBil（黄疸を評価）をみる。これらの上昇は胆道系疾患の存在を示唆する。犬のALPおよびGGTは胆道系疾患のみならずストレスやグルココルチコイドで上昇するので、必ずCBCでストレスの評価を行ってから読む。またALPは骨腫瘍を含む骨病変で上昇するが、GGTは上昇しない。ALPが著増を示す場合には通常、胆道系の異常が多く、その中には肝細胞癌や胆管癌も含まれる。その他クッシング症候群（犬のみ）が一般に疑われるが、クッシング症候群は明確な臨床徴候を伴うのが普通であり、そのような臨床徴候のないものでは考える必要はない。GGTも犬の肝臓腫瘍の39％で上昇がみられると言われている。TBilの上昇は肝性、肝前性、肝後性黄疸のい

ずれかであるので、その鑑別が必要になる。

（ⅲ）肝不全

肝不全による合成低下を評価する意味でAlb、BUN、TChoを読み、末期には貯蔵が底をつき低値を示すGluも含め、肝機能に関する項目を読む。これらに異常がみられた場合は、追加の肝機能検査として食前、食後のアンモニア（0、2、必要に応じ6時間まで）、総胆汁酸（0、2時間）の測定に進めばよい。

（ⅳ）反応性「肝障害」

肝酵素の上昇としては、他臓器の疾患に関連した反応性「肝障害」が最も多いので、肝機能の数値に異常がみられない場合には、肝生検などの肝臓系の検査に入る前に常に他の臓器系の評価も行うことが大切である。反応性「肝障害」の特徴は、ALTの軽度の増加、ALPの3〜4倍の増加で、総胆汁酸の高値がみられず、Alb、BUN、TCho、Gluといった血液化学スクリーニング検査項目の中の肝機能に関する項目に低値がみられないことである。この原因となる疾患としては、肝外腫瘍、副腎の異常、消化器疾患、腎疾患、皮膚疾患、自己免疫疾患、歯科疾患、心疾患、感染症など多岐にわたる疾患がリストアップされている。

（3）腎臓の検査
（ⅰ）腎機能障害、腎不全

BUN、Cre（ともに腎疾患により上昇）、P（窒素血症より遅れて上昇する腎不全の指標）を読む。これらの検査項目は、腫瘍の検出というよりも、麻酔前の検査、あるいは薬物療法前の評価としての意義がある。もちろん腎臓の腫大があり、腎臓の異常が検出されれば、腎臓における腫瘍の可能性も浮上する。BUNの評価には、腎機能に無関係な増加も考慮する必要がある。このため、腎機能以外で影響されにくいCreとの同時評価が大切である。BUN、Creの同時評価のためにはBUN/Cre比を利用する。正常では10〜20であり、この範囲で窒素血症は正しく評価可能である。また、尿検査との同時評価が必要で、特に尿比重が、脱水がありながら低比重、常に等張尿または低張尿であれば異常所見である。そして、尿比重の低下と窒素血症があれば、腎性の腎不全が考えられる。これらに異常がみられる場合には、次にNa（遠位尿細管の再吸収不全により低下）、Cl（血清Na濃度と正比例して変動）、K（乏尿性腎臓病、慢性腎臓病末期に上昇）を評価する。また、腎性二次性副甲状腺機能亢進症の評価項目としてCaがある。

BUNあるいはCreが基準値内にあっても腎臓病の存在を否定することは難しい。なぜならばこれらの窒素血症を示す項目は、腎機能すなわち糸球体濾過率（GFR）がかなり低下しないと上昇をみないからである。そして窒素血症発現以前に腎臓病が進行していることはあり得る。現在ではsymmetric dimethylarginine（SDMA）と呼ばれるL-arginineが細胞の核内でメチル基付加された物質が尿中への排泄により血中から消失する事実を利用して、腎機能障害のより早期の検出のため利用されるようになってきている。猫ではGFR40％の減少で上昇し、Creの変化より平均17ヵ月早いと言われており、犬においてもCreが上昇するよりも平均9.5ヵ月早く上昇をみる。1歳以上の動物ではSDMAが15μg/dL以上になった時点でGFRの低下を疑う。

（ⅱ）ネフローゼ症候群

Alb（ネフローゼ症候群で下降）、TCho（ネフローゼ症候群で上昇）を評価する。さらに、尿タンパクの存在を尿検査で確認する。

（4）副腎の検査

（ⅰ）副腎皮質機能亢進症

　自然発生のものは、下垂体あるいは副腎の腫瘍性疾患である。確定診断には内分泌検査が適応となるが、特殊検査に入る前のスクリーニングとして副腎の項目を評価する。犬で亢進症を疑うための項目として、ALP、GGTがある。どちらもコルチコステロイドの影響で上昇し、あわせてCBC上ではリンパ球数の低下を伴う。さらにTChoの上昇もみられる。同時に、胆管系の問題を除外するために、TBilを評価しておく。ALPやTChoの上昇があっても顕著な黄疸がないことが、副腎皮質機能亢進症の特徴である。また、糖尿病の併発を評価するため、Gluの増加がないかもみておくとよい。ここまでで十分な疑いがある場合には、低用量デキサメタゾン抑制試験に進む。

（ⅱ）副腎皮質機能低下症

　副腎皮質機能低下症の検出のための項目としては、Naの低下とKの上昇をみる。Na/K比は、正常は33：1で、副腎不全では＜25：1となる。また脱水により腎前性窒素血症が起こるので、BUN、Creを評価しておく。一部の症例ではGluの低下も伴うのでみておく必要がある。追加検査としては、ステロイド投薬前にACTH刺激試験を行う必要がある。

（5）甲状腺の検査

（ⅰ）犬の甲状腺機能低下症

　犬では甲状腺機能低下症を見逃して麻酔を行うと、粘液水腫昏睡という危険な状態に陥ることがあるため、麻酔前検査として重要である。また、甲状腺癌の症例では機能低下症がみられることもある。実際の検出には内分泌検査が必要となるが、それ以前のスクリーニングとしてTChoをみる。甲状腺機能低下症ではしばしば重大な高値がみられる。確認のために測定するT4は、ほとんどすべての非甲状腺疾患の存在で低値を示すことがある。したがって、CBCや血液化学スクリーニング検査などで他の疾患を正しく診断すること、除外することが大切である。確定のための追加検査としては、T4、遊離T4（fT4）、甲状腺刺激ホルモン（TSH）の測定がある。

（ⅱ）猫の甲状腺機能亢進症

　10歳以上の老齢猫では腫瘍性疾患のアプローチを行うことも多いが、同時に甲状腺機能亢進症が多いので評価が必須である。血液化学スクリーニング検査の中では、ALTやALPの軽度上昇が疾患を示唆する指標となる。追加検査としてはT4の測定がよい。犬と同様、T4は併発疾患の存在で低値となることがあり、亢進症がありながらもT4が正常範囲内であることもしばしば経験される。最も大切なのは、亢進症に合致する臨床徴候があるかどうかである。猫のfT4は、亢進症が存在しないにもかかわらず、併発疾患の存在により高値を示すことがある。

（6）副甲状腺の検査

　腫瘍随伴症候群の高Ca血症を検出することは腫瘍症例におけるアプローチで重要である。また、甲状腺癌に二次的な、あるいは原発性の副甲状腺機能低下症では低Caがみられ、どちらも全身状態の評価としてはきわめて重要である。さらに多飲多尿の鑑別を行う際にも、必ず評価しなければならない項目である。Caは必ずAlbやPと同時評価する。これらの項目の上下でCaは変化するからである。また腎臓が悪くてもCaは変動するので、同時に腎臓の項目も評価する。Ca上昇を伴う腫瘍性疾患には、リンパ系腫瘍、肛門嚢腺癌、扁平上皮癌以外にも多くのものが知られている。Caの異常がみられた場合には、追加検査として副甲状腺ホルモン（PTH）の検査が勧められる。副甲状腺機能亢進症や低下症を検出するPTHに加え、悪性腫瘍の高Ca血症で増加することがあるPTH関連ペプチド（PTH-rP）

が外注検査で測定可能である。

(7) 消化器系の検査

消化器症状がみられる症例では、消化器系の検査として、Na、K、Cl、TP、Alb、Globを評価する。Alb、Glob両方の減少がみられる場合には、犬ではタンパク漏出性腸症も疑われる。タンパク漏出性腸症は、炎症性腸疾患、腸壁に浸潤する腫瘍、リンパ管拡張症を含む。

(8) 膵臓の検査（犬のみ）

犬ではAmy、Lipが膵炎で上昇することがある。しかしながら、BUN、Creの上昇があれば、あるいは腸疾患などでも上昇がみられるので注意が必要である。さらに、TChoの高値もみられる。Ca低値は犬の膵炎ではまれであるが、猫ではみることが多い。犬では高Ca血症が膵炎を引き起こすことがある。膵炎を特異的に検出できる検査としては、犬および猫の膵特異的リパーゼ（c-PLIおよびf-PLI）がある。

(9) 神経徴候がある動物

神経徴候がある動物では、代謝性の要因を最初に評価して、頭蓋外疾患を除外する必要がある。すなわち、低血糖、高K、低Ca、高アンモニアがないかどうかを確認する。頭蓋外疾患が除外されて、初めて頭蓋内の評価に進む。

(10) 腫瘍と直接関連のある血液化学検査項目

腫瘍自体の検出としては、ALP上昇から肝胆道系腫瘍、骨系腫瘍を疑うことがある。肝胆道系腫瘍と骨系腫瘍はGGTで鑑別可能である。高Ca血症の存在からは前述の各種腫瘍が疑われる。高タンパク血症がみられた場合には、多発性骨髄腫を疑う。血液化学検査で検出可能な腫瘍随伴症候群は、高Ca血症、高タンパク血症、低血糖である。化学療法を計画する際の代謝・排泄臓器の検討としては、腎臓と肝臓の評価が必要である。排泄に腎臓が関係する薬物としては、ブレオマイシン、ブサルファン、シスプラチン、ダカルバジン、メトトレキサート、シタラビンがある。排泄に肝臓が関係する薬物には、クロラムブシル、ダカルバジン、ドキソルビシン、ミトキサントロン、ビンクリスチンがある。肝障害・胆汁うっ滞がある場合には、特にドキソルビシン、ビンクリスチン（排泄）、シクロホスファミド（代謝）の投与は禁忌または要注意である。また、L-アスパラギナーゼは膵炎を起こすことが知られているので、膵炎をもつ症例での使用は控えるべきである。副作用のモニタとしては、膵炎に加え、プレドニゾロン投与症例では医原性クッシング症候群の評価、L-アスパラギナーゼ、クロラムブシル、シタラビン、メトトレキサート投与症例で肝障害に関する評価、シスプラチン、シタラビン、ドキソルビシン（猫）、メトトレキサート投与症例で腎障害の評価が必要である。大型のリンパ系腫瘍などに対して化学療法を適用する際には、腫瘍崩壊（融解）症候群に注意する。腫瘍組織の壊死が起これば、PやK、尿酸の高値がみられる。この予防のためには乳酸リンゲルなどによる静脈内点滴が効果的である。

5. 尿検査

1）尿検査の適応

尿検査は、泌尿器系疾患だけではなく、全身性疾患のスクリーニングとして貴重な情報を提供するもので、CBC、血液化学スクリーニング検査とともにスクリーニングの中では重要な位置を占めている。全身状態の把握が必要な場合には常に行うべき検査である。尿検査は比較的簡単な手技で行えるが、一

第2章 臨床病理学

表10 尿検査項目

理学的性状
色、清濁、臭気、尿比重
化学的性状（マルチスティック）
pH、タンパク、グルコース、ケトン、潜血、ビリルビン
尿沈渣
円柱、結晶、赤血球、白血球、上皮、細菌、精子など

定の方法に従って、決められた項目を同時に検査、評価することが重要である。

2）尿検査の方法

（1）材料

自然排尿によるもの、カテーテル尿、膀胱穿刺尿が利用可能であるが、ベストは膀胱穿刺尿である。通常は自然排尿で時間が経っていないもので検査が行われることが多いが、特に異常所見がみられない場合はこの結果を採用してよい。しかし異常所見が認められたら、穿刺尿あるいはカテーテル尿で再確認を要する。カテーテル尿は細胞成分、細菌の混入が避けられないので診断的価値は若干制限されるが、混入する細菌数自体は自然排尿や圧迫排尿よりもはるかに少ない。大切なことは、尿検査の記録に、必ず採尿方法を記載することである。採尿後冷蔵すれば6時間までは検査可能である。しかし、冷却による結晶析出はありうる。尿検査項目を**表10**に示した。

（2）理学的性状

色、清濁、臭気について視覚、嗅覚により検査する。黄色の濃さは尿の濃縮に関連している。脱水があれば尿は濃くなり、多飲多尿の場合などでは色が薄くなる。赤色尿は出血または溶血（またはミオグロビン尿）を示唆している。出血の場合は溶血に比べて混濁しているはずである。ビリルビンの増加により若干緑色を帯びるようになる。白濁は、膿尿、結晶、脂肪など異常な成分の増加を示している。臭気自体は診断的な情報ではないが、膿尿のように悪臭がするものでは明らかな異常が感知される。

（3）尿比重

次に、屈折計を利用して比重を測定する。屈折計による比重測定は混濁尿では正確ではない。遠心分離で上清が透明になる場合にはそれで測定し、その旨を明記しておく。また、タンパクや糖など溶質が増えれば若干ではあるが増加する。したがって、後に述べる尿の化学検査、沈渣の検査とともに尿比重は解釈すべきである。また、尿比重の低下がみられた場合には、腎機能に関する血液化学検査と同時に評価する必要がある。

わが国でこれまで入手可能であった屈折計（比重計）には人間の尿比重用の目盛りがつけられていて、犬や猫の尿比重の測定には向いていないと言われてきた。さらに、海外で市販されているものに比べて、高値が記録される傾向にあった。しかし、国内メーカー大手のアタゴが米国Heska社用にOEM生産している屈折計には、犬と猫それぞれの尿比重目盛りが設定されていて正確な測定が可能である（Heska社のウェブサイト：http://www.heska.com）。さらにアタゴからは、犬と猫の尿比重に特化したデジタル比重計が国内で発売された（http://www.atago.net）。

一般に尿比重は動物の水和状態、腎の尿濃縮あるいは希釈能力を判定するのに重要な項目である。特に健康診断で早期に腎機能の低下を検出するものとして重要である。犬で1.030以上、猫で1.035以上が正常な濃縮を示す比重である。脱水などで尿の濃縮が起こるが、犬で1.050以上、猫で1.060以上は異常な高値である。比重1.008〜1.012は原尿の値であり、これが常にみられるようならば腎は濃縮も希釈もしていないことになる。これは慢性腎臓病に特徴的な尿比重で、この比重が持続的にみられる場合等張尿、または固定尿と表現される。このよう

な低値に至らないまでも、上記の正常な濃縮を示す値からいつも低下しているようになったら、すぐに腎疾患に関する追及を始めなくてはならない。すなわち犬で1.013～1.029、猫で1.013～1.034は濃縮があるが十分ではないと判定される。また1.007以下の低比重尿の場合には、腎は希釈という機能を果たしていると解釈される。しかしそのような場合、なぜ動物は希釈尿を出さなくてはならないのか、究明する必要がある。

(4) 化学的性状

マルチスティックと呼ばれる尿検査用試験紙を利用して多項目の半定量試験を行う。尿の中にスティックをつけて検査するのが正しい検査法である。したがって、尿を試験紙の上に満載して反応させてはならない。また定量試験であり、多項目を別々に呈色反応で検査する性格上、絶対にスティックを半分に切ったりしてはならない。ストップウォッチを使用して判定時間を精密にコントロールする必要がある。試験紙を尿中に1回浸し、すぐ引き上げ余分の尿を振ってはらう。次に正確な時間で色調表と合わせて判定する。

(5) マルチスティックの検査項目

(ⅰ) pH

高タンパクの穀物、または動物性タンパクを食べている動物の尿は、酸性である。犬・猫の尿pHの正常範囲は6～7である。病的に酸性度が高まる原因としては、アシドーシス、飢餓、発熱などがある。その他生理的なものとして持続的な筋運動、医原性のものとして酸性塩（塩化アンモニウム、塩化カルシウムなど）の投与がある。アルカリ尿の原因としては、肉食動物でも植物成分を多くとっているもの、尿閉時の膀胱貯留尿、細菌性膀胱炎（尿素の分解でアンモニア産生）、アルカローシス、アルカリ塩（乳酸ナトリウム、重炭酸ナトリウム、クエン酸ナトリウムなど）投与がある。さらに犬・猫では、食後の一過性の尿のアルカリ化（といってもpH7に近づく程度のものが多い）がみられるが、胃からの塩酸分泌に関連したものと考えられている。特に猫の尿石症では、尿のアルカリ化に伴って結晶化するストルバイトが重要で、このため尿を酸性に保つ食事療法が重要な意味をもっている。

(ⅱ) タンパク

タンパクの1＋は30mg/dL、2＋は100mg/dL、3＋は300mg/dL、4＋は＞2,000mg/dLである。通常の尿比重においては、陰性が正常であるが、1.050以上の濃縮尿では痕跡から1＋がみられても必ずしも異常ではない。さらに、筋運動の亢進、癲癇発作時などでは一過性のタンパク尿がみられることがある。陽性反応がみられた場合には、採尿方法、尿比重、炎症、出血、細胞成分、精子の有無などを必ず検討する。小量のタンパクがみられた場合には、低比重尿では高比重尿の場合より重大かもしれない。尿中の細菌や細胞成分の増加による、腎後性のタンパク尿が除外できる場合には、糸球体から過剰にアルブミンが漏出しているか、尿細管での再吸収異常が疑われるので、後述の方法で尿タンパク/クレアチニン比を算出し、有意なタンパクの増加かどうか判定する必要がある。腎前性の要因として、低分子量タンパクの増加の結果、糸球体を通過してタンパク尿となるものがある。代表的なものはプラズマ細胞腫瘍で産生される免疫グロブリンの軽鎖であるが、スティックでは通常陰性のことが多い。したがって、他の所見からプラズマ細胞腫瘍（多発性骨髄腫またはマクログロブリン血症）が疑われる場合には、他の方法によるタンパクの検出が必要である。

(ⅲ) グルコース

痕跡の100mg/dLから1＋250mg/dL、2＋

500mg/dL、3＋1,000mg/dL、4＋＞2,000mg/dLまで測定可能である。尿糖の出現は、高血糖、あるいは腎尿細管の再吸収異常を示唆するものである。しかし、陽性の場合必ず沈渣を評価して、出血など腎より後の要因で尿中に糖が出現していないかチェックする必要がある。尿糖がみられた場合には、必ず血糖値を評価する。逆に血糖値が高いからといって必ずしも尿糖がみられるとはかぎらない。猫で多い興奮による一過性高血糖では、普通尿糖は出現しない。高血糖を伴わない尿糖の出現は、腎性糖尿の可能性を示唆している。これは糸球体で濾過された糖を尿細管が再吸収できない状態である。試験紙による尿糖の検出は、アスコルビン酸の存在で阻害される。アスコルビン酸を投与している動物では注意が必要である。アスコルビン酸のような還元物質を検出する試薬もある。

（iv）ケトン

マルチスティックでは、尿中のケトン体のうちアセト酢酸が主に検出され、アセトンもわずかに検出される。しかし、ベータヒドロキシ酪酸は全く検出されない。ケトン尿がみられるということは、脂質の分解が起こってアセチルCoAが蓄積し、それが脂質合成系あるいはクエン酸回路で使われずにケトン体になって血中に増加しているということである。すなわち、エネルギー源として脂肪酸を過剰に酸化している異常な状態である。血中のケトン体の増加に伴って尿中に検出されるわけであるが、ケトアシドーシスの程度と尿中濃度はそれほど一致しない。犬・猫の尿は、ケトン陰性が正常である。偽陽性反応はまれであるが、尿の色が強いとみられることがある。BSPやPSPなどの色素でも偽陽性反応がみられる。薬物投与に伴い陽性反応がみられることもある。イノシトール、メチオニン、過剰のアスピリンなどがその例である。

犬と猫における真のケトン尿の原因は、糖尿病、飢餓、絶食であり、このうち臨床的に意味のあるのは糖尿病だけである。したがって、ケトン尿がみられた場合のアプローチとしては、尿糖、血糖を調べ、糖尿病ではなくヒストリーから食欲廃絶がみられていた場合などはそれ以上の追究は必要ない。高熱や飢餓でケトン尿がみられるのは幼若動物が多い。

（v）潜血

陰性が正常であるが、陽性反応は、赤血球、ヘモグロビン、ミオグロビンのいずれかの存在を示唆している。したがって、この検査から尿路系出血、急性溶血性疾患あるいは筋肉疾患が検出可能である。陽性反応がみられたならば、必ず尿沈渣の評価も一緒に行う。遠心前の尿が陽性で、遠心後の上清が陰性で、沈渣に赤血球またはゴーストがみられたならば、出血による赤血球と考えられる。出血が考えられたならば、採尿時の混入、生殖器からの混入を最初に除外する。犬の血尿で最も多い原因は尿路感染症であろう。したがって、膿尿などがみられなくとも細菌培養は行った方がよい。また、猫で最も多い原因は尿石症である。これらの疾患が除外されるか、CBC上で激しい出血を示唆する所見があれば、凝固系の検査が必要であろう。凝固系の異常が除外できたなら、次に、腎や尿管、膀胱、尿道からの出血を考え、画像診断を行う。原因がわからない場合には、開腹による出血巣の探索、腎生検が必要である。

遠心後の尿の上清が潜血陽性で、沈渣に赤血球がみられないならば、ヘモグロビンまたはミオグロビンの存在が示唆される。この場合、再検査でヘモグロビン尿がみられなければ一度目の結果は無視してよいだろう。ヘモグロビン尿ならば、血漿の色が赤く、さらに溶血性貧血の所見がCBCでみられることが多い。ただし、ヘモグロビン血症が肉眼的にみえない場合にも溶血は決して除外できない。

ヘモグロビン血症が除外できた場合にはミオグロビン血症を考える必要がある。ヘモグロビンとミオ

グロビンの簡便な鑑別には、5mLの尿に2.8gの硫酸アンモニウムを混ぜて遠心する。上清が無色ならばヘモグロビン尿で、暗色（赤褐色）のままであればミオグロビンの可能性があるので、血清中クレアチニンキナーゼ（CK）など筋肉系の検査が勧められる。

（vi）ビリルビン

犬の尿は比重1.020以上に濃縮されている場合、特に雄では、ビリルビンが小量（1＋）検出されても正常である。尿中に出現するビリルビンは抱合型であるが、犬の腎はビリルビンの閾値が低いこと、さらに腎で抱合が起こる可能性が示唆されている。1.020以上に濃縮された尿で、3＋以上のビリルビンがみられたときには、第一に肝胆道系疾患が示唆される。ビリルビン尿は臨床的な黄疸に先立ち起こるので、そのような場合、血中のビリルビンをみるだけでなく鋭敏な肝機能検査を行う必要がある。猫の場合、1＋でもみられれば異常所見である。

溶血に伴うヘモグロビン血症で、非抱合型ビリルビンが増加するが、この場合にも尿にビリルビンが出現することがある。第一に、肝における抱合が行われれば抱合型ビリルビンが増加する。そして犬の場合、腎の閾値が低いので、尿には容易に出現する。また腎で抱合が起こるとすれば、血中に増加しているのが非抱合型だったとしても、尿への出現は可能である。したがって、尿ビリルビンの存在から、溶血性貧血を除外することはできない。

（vii）ウロビリノーゲン

この項目は、現在では犬・猫において意義が薄いとされているので評価しない。正常値は0.1〜1.0 Ehrlich unitであり、完全に消失したとすると胆管完全閉塞などの異常が疑われると考えられてきたが、マルチスティック法では、完全消失を検出できる感度ではない。さらに、胆管の完全閉塞があってもウ

表11　尿沈渣中赤血球および白血球の結果表記基準

赤血球	×400 視野（HPF）	白血球	×400 視野（HPF）
−	0/HPF	−	0/HPF
±	<4/HPF	±	<5/HPF
＋	4〜8/HPF	＋	5〜20/HPF
2＋	8〜30/HPF	2＋	20〜50/HPF
3＋	>30/HPF	3＋	>50/HPF
4＋	視野を埋めつくす	4＋	視野を埋めつくす

ロビリノーゲンが完全に消失しない場合もあるので評価は困難である。

（6）尿沈渣の顕微鏡検査

（i）尿沈渣の検査法

尿を遠心した後の沈渣をスライドグラスに小量とり、カバーグラスをかけ、顕微鏡のコンデンサーを絞り鏡検する。このように、できるかぎりの鏡検を無染色で行った方が、アーチファクトの解釈に悩むよりよい。そして、無染色の所見が何かあれば、さらに確認が必要ならば、ニューメチレンブルーを用いたウェットマウントでみればよい。

100倍（対物レンズ10倍）の低倍率では、沈渣に何があるか検索し、円柱があれば数を記録する。400倍（対物レンズ40倍）の高倍率では、円柱の種類を確認し、赤血球、白血球、上皮などの種類と数を記録する。

（ii）赤血球

血色素尿と血尿の鑑別に重要である。顕微鏡倍率は400倍で数を評価し、高倍率視野（HPF）あたりの数として、通常は＋や−で記載する。0/HPFを−として、±は<4/HPF、＋は4〜8/HPF、2＋は8〜30/HPF、3＋は>30/HPF、4＋は視野を埋めつくすものである（表11）。普通の赤血球の他、溶血してゴーストとなったもの、収縮して金平糖状になったものもみられることがある。赤血球の観察には、染色は全く不要である。

(ⅲ) 白血球

　白血球の出現は、炎症によるもの、出血によるものがある。したがって、赤血球の出現があるか、赤血球の数と白血球の数が通常の血液中での比と大体同じか、有意に白血球が増加しているか、あるいは血液中の白血球の成分と若干異なるかどうかなどを考える。顕微鏡倍率は400倍で、出現が非常にまれな場合は数視野あるいは全視野でどれだけかを記録するが、多い場合にはHPFあたりで赤血球同様に評価する。0/HPFを−として、±は＜5/HPF、＋は5〜20/HPF、2＋は20〜50/HPF、3＋は＞50/HPF、4＋は視野を埋めつくすものである**(表11)**。白血球の増加は明らかに炎症性変化を示唆している。ニューメチレンブルーで沈渣塗抹を染色すれば、細胞の種類、好中球の変性、単球系や好中球の菌の貪食などが観察できる。

(ⅳ) 円柱

　円柱は、腎の尿細管の中で起こっている病理学的変化を表している。腎の中で円柱が形成されるのは主に遠位尿細管、ヘンレ係蹄の上行脚、および集合管である。円柱がみられたら、その数と種類を記載するが、量によって顕微鏡倍率は100倍または400倍で、全視野あたり、低倍率視野（LPF）あたり、あるいはHPFあたりとして記載する。2〜4個/LPFが正常と異常のボーダーラインである。さらに、評価にあたっては尿比重も考慮する。低比重自体腎疾患を示唆する所見であるが、低比重尿で2〜4個/LPFの円柱がみられた場合には、高比重尿で同数みられたときよりも重大と考えるべきであろう。多数みられた場合には、常に腎疾患が示唆されるが、出現が持続性か一過性かということは重要である。一過性の障害や血行障害などが腎に加わって、かなりの数の円柱を認めることがある。乏尿があった動物で尿排泄とともに多量の円柱が出現するのは、腎が機能し始めた現れであろう。

(ⅴ) 円柱の種類

硝子円柱

　タンパクおよびムコタンパクからなる円柱である。やや透明感のある、無色、均一無構造の円柱として観察される。ごく小数の出現は意味が薄いが、大量に出現していれば腎障害が示唆される。

顆粒円柱

　硝子円柱の中に顆粒が大量にみられるものである。顆粒は尿細管上皮の変性産物または血清タンパクの凝集物である。したがって、細胞を含む円柱が最初に形成されて後に変性して顆粒円柱になる場合と、最初からタンパク由来の顆粒をもって形成される場合がある。この円柱の出現は、必ずしも腎病変の激しさを表す指標ではないが、尿細管を中心にかなりの病変が存在することが示唆される。

鑞様円柱

　硝子円柱と似ているが、わずかに顆粒をもったり、やや濁りがみられ、さらに端が折れたような形態をとるものが多い。一般に尿細管上皮の変性性変化に伴って出現するものであるが、アミロイド症でも出現することがある。顆粒円柱の変性の結果生成されるという説がある。

上皮細胞円柱

　剥離した尿細管上皮から形成される円柱である。上皮細胞はさまざまな程度の変性を示しているので、その形態は多様である。白血球との鑑別が困難な場合には、単に細胞円柱と記載する。急性の尿細管壊死などに伴って出現する。

脂肪円柱

　球形の脂肪滴を含む円柱で、尿細管上皮の脂肪変性で出現する。猫ではもともと尿細管に脂肪が多く、腎不全の際にはよくこの円柱が出現する。犬で糖尿

病の際の腎障害に伴ってみられることがある。

赤血球円柱

赤血球を含む円柱の存在は腎性の血尿を示すものであり、常に病的なものと考えられる。その形態は、タンパクのマトリックス内にわずかに赤血球がみられるものから、赤血球がぎっしりとパックされたもの、さらに赤血球は変性して赤い色だけはっきりみえるものまでさまざまである。赤血球輪郭のはっきりしないものは赤茶色顆粒円柱と呼ばれる。出血の部位は糸球体から尿細管に至る経路である。動物ではあまりみられることはなく、通常は腎損傷が疑われるが、人では糸球体の重篤な病変、腎梗塞、細菌性心内膜炎、うっ血性右心不全、腎静脈血栓症などでも出現する。

白血球円柱

円柱の中に好中球主体の炎症細胞がみられるものである。好中球の変性が進むと顆粒円柱に変化する。白血球の存在は化膿性炎症を示唆するが、その原因としては細菌性、非細菌性の両方がある。通常は急性腎盂腎炎などに伴って出現するが、間質性腎炎、糸球体腎炎などでも出現することがある。

（vi）上皮細胞

顕微鏡倍率100倍または400倍で鏡検し、HPFあたり、数視野あたり、または全視野あたりの数を記載する。記載にあたっては、種類が重要である。種類としては、扁平上皮細胞、移行上皮細胞、尿細管上皮細胞など同定可能なものはそのように記載する。どのくらいの数が出現していれば疾患が示唆されるという指標は動物でははっきり存在しないが、特に膀胱、腎由来の細胞が多量に出現していれば、該当部位における上皮の変化が示唆される。

扁平上皮細胞

主に尿道、膣より出現する大型で扁平な、不規則な輪郭をもった上皮細胞で、広い細胞質に濃縮した小型の円形核をもつ。雌の材料で扁平上皮があまり多いものは、生殖器系からの混入と考えた方がよいかもしれない。

移行上皮細胞

腎盂から尿管、膀胱と尿道の上部を覆う細胞で、形態は白血球の2〜4倍の大きさで、輪郭は丸みを帯びている。卵円形、洋梨形、有尾のものなどが多い。比較的大きな核が中央にみられる。

腎尿細管由来

より小型で、円形から多角形である。白血球よりも若干大きい程度で、核の占める比率は高い。これが増加すれば尿細管の変性が示唆される。猫の尿細管上皮には油滴を含むものがよくみられる。円柱とともに尿細管上皮が多量に出現していれば、急性尿細管変性壊死が示唆される。

（vii）悪性細胞

老齢犬では、膀胱移行上皮癌、前立腺癌、前立腺移行上皮癌が比較的多い尿路系の腫瘍で、尿検査で診断が可能なことも多い。腫瘍細胞かどうかの判定には、複数の指標を考慮して、最終的には核の悪性所見を満たしているかどうかを評価する。一般的な指標として、細胞の大きさ、大小不同、奇怪な形状、集塊性をみる。次に核の悪性所見として、核の大小不同、N/C比のばらつき、核形（核膜）の不整、大型の核小体、核小体の形状不整、複数の核小体、異常なクロマチンパターン、異常分裂像を探す。核の悪性所見のうち4個以上認められれば、悪性細胞の可能性が高い。

(viii) 結晶

顕微鏡倍率100倍または400倍で鏡検し、＋あるいは－、さらに多いときには＋＋として、種類とあわせて記載する。犬・猫の尿で検出される結晶は、アルカリ性尿では、リン酸アンモニウムマグネシウム（ストルバイト）、尿酸アンモニウム、リン酸カルシウム・リン酸塩であり、また酸性尿では尿酸・尿酸塩、シュウ酸カルシウムである。単に尿中に多量の溶質が存在して、排尿後に結晶化する場合も、あるいは腎や膀胱内で結石をつくることも、また代謝疾患に伴って病的結晶が産生されることもあり、その評価は多様である。

ストルバイトは猫の下部尿路疾患（LUTD）の原因として注目されてきたが、これは中性からアルカリ性の尿でみられても、それ自体は疾患を示唆するものではない。尿酸アンモニウムは肝不全に伴って出現すると言われているが、ダルメシアンでは正常時にも出現する。リン酸カルシウム・リン酸塩は、正常時に結石に関連しても出現する。炭酸カルシウムはアルカリ尿で出現するものであるが、犬・猫ではまれである。尿酸・尿酸塩はダルメシアンではよくみられるが他の犬でも正常時に出現する。シュウ酸カルシウムはエチレングリコール中毒による急性尿細管壊死（ネフローシス）で出現するが、また正常時にも出現するものである。

その他病的結晶としては、代謝性疾患に関連したものとしてシスチン、チロシン、ロイシン、コレステロールなどがある。また、ビリルビン尿がある場合にはビリルビン結晶がみられることがあるが、犬では濃縮尿で正常でもみられることはある。サルファ剤投与時には、スルホンアミド結晶がみられることがある。

(ix) 細菌・真菌

顕微鏡倍率100倍または400倍で鏡検し、＋あるいは－、多いときには＋＋で記載する。あわせて種類も記載する。細菌の種類としては桿菌か球菌か、真菌としては酵母様真菌、糸状菌の区別がわかればよい。細菌の存在は尿路感染症を示唆するものであるが、室温に放置された尿では意味がない。酵母様真菌による尿路感染症はきわめてまれであるため、通常は混入と解釈される。糸状菌についても同様である。原虫がみられることも時にあるが、糞便からの混入が多い。

(x) 精子・寄生虫卵・その他

顕微鏡倍率100倍または400倍で鏡検し、必要があれば記載する。精子は雄ではみられることが多いが、交配後の雌の膀胱穿刺尿でもみられることはある。尿中に認められる虫卵としては、腎虫、膀胱毛細線虫がある。

(7) 尿特殊検査

(i) ベンス・ジョーンズタンパク

多発性骨髄腫で尿中にグロブリンの一部（軽鎖モノマーまたはポリマー）が出現することがある。これをベンス・ジョーンズタンパク（Bence Jones protein）と呼ぶが、通常のタンパクとしては検出できないことが多いので加熱試験が行われる。遠心後の透明尿4mLに2M酢酸緩衝液（pH 4.9）1mLを加え、pH 4.9±0.1とする。56℃の水浴中に15分間入れ、混濁して沈澱がみられたら沸騰水中で3分間加熱する。混濁が減少すればベンス・ジョーンズタンパク陽性で、混濁が増加する場合には他のタンパクの共存が考えられる。その場合は速やかに濾過し、濾液が初め透明で冷えると混濁し、さらに室温で再び透明になればベンス・ジョーンズタンパクと言える。

(ii) 尿タンパク／クレアチニン比（UPC）

尿中のタンパクが有意に高いかどうかを調べる方法には、尿タンパク／クレアチニン比の測定がある。

これは、穿刺で膀胱尿を3mL採取し、検査センターでタンパクとクレアチニンの定量を行う。タンパク（mg/dL）をクレアチニン（mg/dL）で割った比の正常値は0.2～0.3未満である。特に1.0を超えた場合には、尿中のタンパクが激しく増加していると判定される。この方法は、1日の全尿量の中でタンパクを定量する方法に代わり、簡便にタンパクを評価できるものである。

6. 貯留液の検査

1）診断法

胸水貯留は、浅速呼吸困難の存在、胸部打診による濁音の存在、気管支肺胞音減弱により診断できる。呼吸困難の症例にいきなりX線検査を行うと、呼吸困難が増悪することがあるので注意が必要である。この場合は、立位あるいは座位で超音波検査を行うのがよい。心膜滲出は、微弱な心音、X線検査における心陰影のボール状拡大、超音波検査で診断可能である。腹水は、波動感のある腹部膨満の存在、X線検査、超音波検査で診断可能である。関節液は、関節の異常な腫脹から疑われる。

2）胸水

胸水があれば、抜くことが治療となる。抜く場合は、小型動物では23G翼状針に三方活栓をつけて注射筒で吸引する。大型動物では、留置針のサイドに穴を開けて挿入すればよく液体が抜ける。超音波ガイド下で心臓を避けてゆっくり吸引する。

採取された胸水で同時に診断アプローチが可能である。一般に貯留液は物理的性状と細胞診により正確に分類可能である（表12）。TP、比重、細胞数といった物理的性状で貯留液を、漏出液、変性漏出液、滲出液に分類できる（表13）。

表12　貯留液のスクリーニング検査項目

色
混濁度
比重
TP
細胞数
細胞の種類

表13　貯留液のスクリーニング検査による分類

	漏出液	変性漏出液	滲出液
比重	<1.017	1.017～1.025	>1.025
TP g/dL	<2.5	2.5～5.0	>3.0
細胞数/μL	<1,000	<5,000	>5,000
主細胞成分	単核球、中皮	単核球、中皮血液由来細胞も含む	好中球、単核球血液由来細胞も含む

低TP、低比重、低細胞数が特徴の漏出液胸水は、通常低アルブミン血症が原因である。TP、比重、細胞数が中等度で、炎症性滲出ではなく静脈圧の上昇で水分が漏れ出たものが変性漏出液である。猫の右心不全では変性漏出液胸水がしばしばみられる。

そして、その他のものはすべてTP、比重、細胞数が高い滲出液に分類されるが、この中には炎症性のみならず、乳び、血液、出血なども含まれる。したがって、直接塗抹および沈渣塗抹について細胞診でさらに分類を行うのがよい。さらに、乳びを検出するためにはTGの測定が有用である。小リンパ球主体でTGを多く含み、貯留の期間によっては慢性化膿性炎症も伴うのが乳びの特徴であり、また好中球主体で好中球に変性像がみられるものが細菌性炎症性胸水である。特に猫では膿胸が比較的多くみられ、これには活発な菌の貪食像と好中球の変性が強い急性の膿胸と、好中球の変性が弱く菌も出現せずに、炎症巣が前縦隔の深部に限局した慢性の膿胸がある。好中球主体で好中球に変性像が全くみられないものが非細菌性炎症性胸水（FIPなど）である。

非細菌性炎症性胸水で悪性細胞の出現があるものはがん性胸膜炎の滲出液である。リンパ腫に伴う胸水では、リンパ管の閉塞による乳びの所見がみられ

第2章 臨床病理学

る場合と、変性漏出液の所見がみられる場合があるが、どちらも幼若なリンパ系細胞が増加していれば、診断的となる。胸腔内に腫瘍病変が全くなく、それでがん性胸膜炎の像がみられて、出現している細胞が中皮細胞を思わせるものであれば、悪性中皮腫が考えられる。

3）心膜滲出

可能であれば抜くことで心不全の状態を改善することができ、液体を胸水の場合と同様に検査することで原因の究明に役立つことが多い。抜き方は胸水の場合と同様であるが、超音波ガイド下で行う。心臓に対する穿刺のため、不整脈に注意する。

循環障害による変性漏出液は犬のフィラリア症などの右心不全でみられることがある。この場合は変性漏出液腹水も同時にみられる。血様心膜滲出は右心耳の血管肉腫などで出現するが、腫瘍細胞がみられる場合とみられない場合がある。いずれの場合も、血液と同等のPCVが診断的所見である。また、さまざまな原因によるリンパ管循環障害で乳び液体がみられる場合もある。この場合は特発性のこともあるが、常にリンパ腫は疑っておくべきである。ごくまれに、腫瘍細胞が出現することがある。これは悪性中皮腫に伴うもの、肺の原発あるいは転移性悪性腫瘍、右心房血管肉腫の場合がある。さらにまれな病態として、細菌性心外膜炎がある。この場合は、変性を伴った化膿性炎症像と細菌の出現が特徴である。

4）腹水

超音波検査などで腹水の存在が確認された場合、それが貯留液なのか出血なのかはまだわからない。したがって、腹水は必ず検査のために少量抜く必要がある。横隔膜圧迫で呼吸に障害がある場合と、腎臓圧迫で尿量が低下している場合を除き、すべてを抜くことは通常ない。胸水の場合同様に、物理的性状と細胞診により正確に分類可能である。

漏出液胸水は、通常低アルブミン血症が原因である。しかし腹水の場合は、漏出液の鑑別診断にはもう1つ、門脈高血圧がある。したがって血液化学スクリーニング検査で、Albの低値（＜1.5g/dL）がみられない場合、常に門脈高血圧を疑うべきである。幼若動物でみられた場合には先天的な門脈血管異常、老齢動物でみられた場合には、通常肝硬変などによる循環状態の変化を疑う。また、膀胱や尿管の破裂で尿が漏出した場合、漏出液あるいは細胞成分の少ない変性漏出液にみえるので、少しでも疑いがある場合には、Creを測定し血清中の濃度と比べるべきである。血清中濃度よりもCreが高ければ、尿の漏出と診断される。

TP、比重、細胞数が中等度で、炎症性滲出ではなく静脈圧の上昇で水分が漏れ出たものが変性漏出液である。右心不全を最初に除外するのがよい。これは身体検査における頸静脈の怒張所見、X線検査における後大静脈の拡張、肝腫大所見が重要である。右心不全による変性漏出液腹水は、肝臓のうっ血により肝臓表面から漏れ出すために、炎症性滲出と間違えるほどTP、比重が高めである。しかし積極的な炎症所見はなく、血液成分としての赤血球、白血球がみられるのが特徴である。ただし、長期貯留により中皮細胞の反応性変化が起こり、液体中に反応性中皮細胞を多数認めるようになる。これは一見すると悪性細胞と間違いやすいので注意が必要である。右心不全がなく、しかも変性漏出液であれば、通常は門脈以外の静脈の内圧変化を考える。すなわち、腫瘍病変を第一に探す。画像診断で腫瘍病変がみつからなければ、開腹と肝、リンパ節、脾、腸の生検が必要となる。

TP、比重、細胞数が高い滲出液には炎症性のみならず、血液、出血、さらには尿の漏出で炎症を伴っている場合なども含まれる（まれに乳び）。したがって、直接塗抹および沈渣塗抹について細胞診で

さらに分類を行うのがよい。好中球主体で好中球に変性像がみられるものが細菌性炎症性腹水で、常に腸の穿孔が考えられる。菌も出現せずに好中球の変性が弱い場合は、腸管のピンホールが考えられる。猫の非細菌性炎症でTPが高く、細胞数が少ない場合は、FIPを考える必要がある。FIPの滲出液は、粘稠、透明、むぎわら色で、TP＞3.0g/dL、SG＞1.017で、細胞数が少なく（＜15,000/μL）、無菌で細胞成分はミックス（好中球、リンパ球、マクロファージ）、バックグラウンドは微細顆粒状が特徴である。血様腹水の場合には出血の可能性を考える。液体のPCV、TPを評価し、血液と比較する。細胞診で血小板を探し、血小板が存在する場合は新鮮出血を考える。貯留血液は普通凝固しないが、ただちに凝固すれば穿刺時の出血を考える。もちろん凝固系障害、DICの存在については事前に検査しておく。急性出血では、腫瘍からの出血、凝固障害、創傷などが可能性として考えられる。慢性出血ではマクロファージによる赤血球貪食所見が認められる。腫瘍からのわずかな出血、急性出血の古くなったものを考慮するが、血管肉腫、肝細胞癌が重大な鑑別診断となる。

悪性腫瘍性の貯留液には、最初に腫瘍による血圧や血管の異常が起こり、変性漏出液が発現する場合や腫瘍増殖が漿膜などに及び非細菌性炎症性滲出液となる場合がある。さらに、消化管の穿孔などを伴う場合には細菌性炎症性滲出液となる。したがって、腫瘍細胞が液体中にみられない場合でも、腫瘤の探索や炎症の原因を探す努力が必要である。卵巣の腫瘍、漿膜に播種した腫瘍では、好酸球性の炎症所見がみられることがある。

5）関節液

正常では、関節液は粘稠で、ムチンに富んでいる。ムチンの希釈がある場合、炎症性滲出を考える。重大な鑑別は細菌性、非細菌性である。細菌性炎症では、変性好中球が主体となる。非細菌性炎症は免疫介在性疾患を示唆する所見であり、非変性好中球、マクロファージなどが出現する。マクロファージに貪食所見があれば、関節面のびらんの存在が考えられる。前十字靭帯の断裂など創傷時には、出血とマクロファージ性炎症からなる関節液がみられることがある。

第2章 臨床病理学

各論

1. 腫瘍随伴症候群および腫瘍に関連した臨床病理学的異常

1) 定義

　腫瘍随伴症候群とは、「悪性腫瘍の存在が原因で、腫瘍の発生部位から離れたところに発現する全身性疾患であり、腫瘍のサイズ、発生部位、転移の有無や、発生母地の生理的機能には無関係に起こるもの」と定義される。すなわち、腫瘍細胞の代謝産物などが、腫瘍の発生母地以外の組織あるいは全身に対してさまざまな疾患を引き起こすもので、腫瘍化した細胞が、正常細胞にはない物質を産生したり、あるいは正常細胞が産生するレベルを超えて産生がみられたりすることが直接の原因である。

　また、腫瘍に対する生体の反応として、自己免疫疾患、免疫複合体病、免疫不全の発生、腫瘍壊死因子（TNF）の産生によるがん性悪液質がある。腫瘍に関連した臨床病理学的異常を正しく把握することで、腫瘍の存在を疑い、そして患者に起こっているさまざまな異常を検出し、早期の診断と治療に結びつけることが可能である。腫瘍随伴症候群を正しく認識して治療することは、QOLを重視した悪性腫瘍の治療の一環として大切である。さらに、それが悪性腫瘍の発生に先駆けてみられることもあり、その検出が腫瘍を探すための諸検査につながることもある。治療後に腫瘍随伴症候群が軽快せず、腫瘍の残りがわかることもあるし、腫瘍随伴症候群をモニタすることで再発のモニタにつながることもある。

2) 貧血

　悪性腫瘍をもつ動物では一般的に慢性疾患の貧血、すなわち軽度から中等度の非再生性貧血がみられる。さらに、リンパ腫に関連して二次性の免疫介在性貧血（IHA）、あるいは血液関連腫瘍の骨髄浸潤による赤芽球系抑制、あるいは消化器型肥満細胞腫や組織球性肉腫に関連した消化管出血に起因する急性失血性貧血または鉄欠乏性貧血も起こりうる。したがって、貧血の原因は複数あるため、原因の追及が必要である。免疫介在性の貧血がみられる場合には、リンパ腫の治療が原因の治療と免疫抑制の両方の効果をもつ。

3) 赤血球増加症

　赤血球系の3つのパラメータ（RBC、PCV、Hb）の上昇がある場合には、赤血球増加症と評価されるが、これには相対的増加症と絶対的増加症がある。相対的増加症は血液濃縮によるもので、一般に血漿タンパク濃度（TP）の上昇を伴う高PCVがみられ、臨床的にも脱水を示唆する所見が得られる。また、犬の出血性胃腸炎では臨床的な脱水所見はなしに血管内での血液濃縮が起こり、高PCVがみられる。

　絶対的赤血球増加症には二次性と真性がある。二次性赤血球増加症は、エリスロポエチン濃度の増加による赤血球生産の亢進が原因である。心疾患・呼吸器疾患（心臓や肺の腫瘍など）、あるいは高地居住による慢性的な酸素不足に関連したエリスロポエチン産生、腎における腫瘍に関連したエリスロポエチン産生（腫瘍が産生する場合と、腫瘍による低酸素で産生される場合がある）が含まれる。これらの疾患の除外のための検査としては、血中のエリスロポエチン濃度の測定がある。

　真性赤血球増加症は、腫瘍性の増加であり、腫瘍随伴症候群というより、そもそも赤芽球系の腫瘍化の直接的な結果である。真性赤血球増加症は慢性骨

髄増殖性疾患に分類される赤芽球系の腫瘍性増殖であるが、分化成熟過程に形態学的な異型性を伴わないので、骨髄の形態学的検査によっても確定することが非常に困難である。したがって、他の疾患をすべて除外し、骨髄の赤芽球系が正～過形成であることで診断する。

4）好中球増加症

膀胱癌や肺腫瘍でG(M)-CSF様物質が放出されて骨髄での顆粒球生産が高まる結果、末梢での好中球増加症が起こるのではないかとされている。一部の例では腫瘍を切除することで、好中球増加症が消失したと報告されている。また、リンパ腫の検出に先立ち、著明な好中球増加症がみられる例があるが、これが腫瘍細胞の産生するサイトカインに関連したものかどうかははっきりわからない。

腫瘍症例において好中球減少症をみることもあるが、腫瘍随伴症候群というよりも、腫瘍の増殖部位における直接的な影響である。血液関連腫瘍の骨髄浸潤が起こると、最初に減少するものは、血中での滞在時間が短い好中球である。また、リンパ系腫瘍に二次性にみられる免疫介在性好中球減少症も知られている。さらに、消化管の腫瘍で穿孔が起こった場合など、急性期であれば敗血症に関連した好中球減少症がみられ、病変が慢性化した場合には好中球増加症がみられる。

5）汎血球減少症

精巣腫瘍に関連した腫瘍随伴症候群として、セルトリ細胞腫に由来した高エストロジェン血症による二次性再生不良性貧血が知られている。診断には、血清中エストラジオールやテストステロンの定量ならびに骨髄検査（コア生検が必要）が行われる。過剰なエストロジェンは胸腺間質細胞に働き、骨髄抑制物質を産生させる。血球減少症は顆粒球減少症から始まるが、急速に多能性幹細胞の消失が起こり、汎血球減少症へと進行する。特徴的な末梢血所見は、著明な好中球減少、血小板減少、非再生性貧血である。骨髄無形成はしばしば非可逆性である。幹細胞の消失がある場合にはG-CSF療法は無効である。

6）好酸球増加症

好酸球増加症はT細胞性リンパ腫および肥満細胞腫に関連してみられる。T細胞性リンパ腫によるものは、おそらくTh2細胞系が腫瘍化した場合に、それが産生するサイトカインであるIL-5、6、10のいずれかが関与している可能性がある。人では、T細胞性リンパ腫に伴う好酸球増多症候群（HES）としての好酸球性肺炎や好酸球性皮膚炎の存在が知られている。肥満細胞腫に関連する好酸球増加症は、過剰に生産されるヒスタミンへの反応と思われる。卵巣、骨、および漿膜に広がる腫瘍でも末梢血好酸球増加症や、好酸球増加を伴った腹水などがみられることがある。

7）血小板減少症

血小板数は一般に腫瘍性疾患では多めになる。また、脾臓の悪性疾患に伴い脾機能低下症が起こると、血小板数は増加する。真の腫瘍随伴症候群としての血小板減少症はDICに関連するものであり、その他脾臓腫瘍に直接関連した脾機能亢進症や、腫瘍に二次性に起こる免疫介在性血小板減少症がある。さらに、血液腫瘍細胞の骨髄浸潤で、好中球より遅れて血小板減少症が起こる。

8）播種性血管内凝固（DIC）

DICの原因は、血管内皮の激しい傷害、多数の細胞の壊死など、悪性腫瘍に関連したものが数多くある。例えば、血管内皮の激しい傷害と血小板の活性化が起こる代表的な腫瘍性疾患は脾臓などの血管肉腫である。また、リンパ腫やがんで腫瘍細胞のアポトーシスや壊死が広範に起こった場合、組織因子

が放出されて外因系の凝固経路が活性化する。DICは起こってから発見しても手遅れであるため、DICが起こりやすい症例ではあらかじめその発生を予想しておく必要がある。

9）高Ca血症

高Ca血症の鑑別診断には多くの疾患があげられるが、犬で最も多いのは悪性腫瘍による高Ca血症である。猫においても特発性に次いで多い。したがって、獣医学領域の腫瘍随伴症候群としては高Ca血症が圧倒的に多い。高Caを引き起こす悪性疾患には骨病変を伴うもの、伴わないものがある（表14）。犬で最も多いものはリンパ腫であり、続いて肛門嚢腺癌、多発性骨髄腫があげられる。猫では、頭部の扁平上皮癌とリンパ腫が高Ca血症を引き起こす悪性腫瘍として多い。

腫瘍細胞から出るさまざまな物質により高Ca血症が起こっているものと推測されるが、この中で犬と猫で測定ができるものとしては、PTH、PTH-rP程度しかない。ビタミンDの定量も可能かもしれないが、同様に原因の1つと考えられる破骨細胞活性化因子（OAF）は測定できない。臨床の現場ではPTH-rPの測定がよく行われるが、陽性結果は腫瘍を示唆する所見であるものの、陰性結果は悪性腫瘍による高Ca血症を否定する材料にはならない。すなわち、測定できない他の因子が腫瘍細胞から放出されている可能性は常にある。PTH、PTH-rPはどちらもintactで測定するが、高Ca血症時のサンプルを提出する。その際のCa濃度は記録しておいて、必ずCa濃度に照らし合わせてPTH、PTH-rPの測定値を評価する。PTH-rPの高値、PTHの低値が悪性腫瘍の高Ca血症に合致する所見である。

悪性腫瘍の高Ca血症は、悪性腫瘍自体をコントロールしないかぎり、治療効果を期待することは無理である。Ca濃度＞18mg/dLの症例や、筋肉、神経に対する高Caの影響が強く出ている症例では

表14　Ca上昇を伴う腫瘍性疾患

血液腫瘍	骨原発腫瘍
リンパ腫	骨肉腫
リンパ性白血病	骨転移を伴わない固形腫瘍
骨髄の増殖性疾患	肛門嚢腺癌
多発性骨髄腫	間細胞腫
骨転移を伴う固形腫瘍	扁平上皮癌
乳腺癌	甲状腺癌
鼻腺癌	肺癌
膵臓癌	膵臓癌
肺癌	線維肉腫
その他の上皮性腫瘍	乳腺混合腫瘍

補助的な治療を行うことはある。コルチコステロイドは確かに効果的ではあるが、リンパ腫の診断がついていないものでは1mg/kg bid までの低用量を除き、使用しない。生食利尿を重点的に行い、その他の治療としてはフロセミド、ビスフォスフォネートの使用がある。

10）低血糖

腫瘍に関連した低血糖（＜60mg/dL）は、腫瘍細胞が産生するインスリンやインスリン様成長因子（IGF）が原因で起こり、さらに活性の高い腫瘍細胞が多量の糖を消費することも関連している。低血糖を起こす腫瘍性疾患の鑑別診断リストには、インスリン分泌腫瘍（膵島β細胞癌）、およびインスリン非分泌腫瘍として、肝細胞癌、リンパ腫、血管肉腫、平滑筋肉腫、平滑筋腫、口腔内黒色腫、形質細胞腫、多発性骨髄腫、唾液腺腫瘍が知られている。治療には腫瘍自体の減量が必要である。

11）原因不明発熱（不明熱）

人の悪性腫瘍患者の40％にみられると言われている。獣医学領域では、免疫疾患によるものが多く経験されるが、実際にリンパ腫その他の悪性腫瘍で発熱が経験されることもある。不明熱の原因の約1割が悪性腫瘍に起因するものであったと報告されている。

12）悪液質

悪液質とは正常なカロリー栄養素の摂取にもかかわらず著明な体重減少が続くことをさし、悪性腫瘍の存在により代謝異常が起こるためと解釈されている。人のがん患者では悪性腫瘍に伴う悪液質は多くみられるが、獣医学領域ではがんをもつ動物を調べるとむしろ肥満の方が多く、悪液質は4％しかみられなかったとの報告もある。悪液質がみられる場合には、一般的な理論として、高脂肪（ω3脂肪酸増量）、低炭水化物の食事を与え、腫瘍細胞の栄養になりにくいものを供給するのがよい。

13）高ガンマグロブリン血症

モノクローナルガンモパチーによる高ガンマグロブリン血症が多発性骨髄腫で発生することが知られているが、リンパ腫および慢性リンパ球性白血病の一部でも認められる。診断は血清タンパク電気泳動によるモノクローナルのグロブリン分画のスパイク検出である。臨床的な影響としては、血漿過粘稠症候群による循環不全や血小板機能の阻害がある。治療については、原因疾患の治療しかない。

14）低タンパク血症

低タンパク血症はAlbまたはGlobの減少、あるいは両方の減少で起こる。Albだけの減少は、肝不全、タンパク漏出性腎疾患でみられるが、それぞれ肝臓腫瘍に関連した肝不全、腫瘍全般に関連した免疫複合体性糸球体腎炎でみられることがある。Globの減少は、リンパ系腫瘍に関連した正常リンパ球集団の減少で起こる可能性がある。また、Alb、Glob両方の減少は腫瘍による直接的な影響として、消化管病変における出血またはタンパク漏出性腸症（犬の疾患）の結果発現することがある。

15）異所性ホルモン産生

副腎腫瘍、精巣腫瘍、卵巣腫瘍などの転移巣でホルモン産生がみられることがある。また、去勢手術を行った犬で、新たに異所性に精巣腫瘍が発生する例もわずかながら報告がある。甲状腺組織は胸腔内などにも異所性にみられることがあり、猫で甲状腺摘出後に異所性の増殖が起こり、再度甲状腺機能亢進症が起こることも知られている。

2. 腫瘍崩壊（融解）症候群

化学療法実施時には、真の薬物副作用ではない臨床病理学的・臨床的異常として腫瘍崩壊症候群が発現することがある。これが起こるのはリンパ腫の寛解導入療法の際が最も多い。その理由として、大型の腫瘍が存在する場合、化学療法でこれを治療するのは、通常リンパ腫しかあり得ないためである。L-アスパラギナーゼなどの急速に効果を発揮する薬物で多量の腫瘍細胞が壊死すると、血中にPやK、尿酸が多量に出現し、腎不全や不整脈が起こる。リンパ腫寛解導入治療時には最低でも2日程度入院させて、静脈内点滴とともにモニタを行うのがよい。輸液は、代謝が嫌気性になりやすいリンパ腫例では、できれば乳酸リンゲルやブドウ糖は避けたい（5％ブドウ糖はNaClの使用が禁忌のカルボプラチンの静脈内投与などでは使用する）。

3. 化学療法により発現する臨床病理学的変化

1）消化器障害

化学療法の副作用の中で多いものには嘔吐や消化器障害がある。これらは、脱水によるタンパク濃度、

第2章 臨床病理学

PCVの変化や電解質異常を引き起こす。催吐作用が重度の薬剤としては、ダカルバジン、プロカルバジン、マスタージェン、シスプラチンがあり、中等度の薬剤として、カルボプラチン、シクロホスファミド、ドキソルビシン、メトトレキサート、ダウノルビシンがある。これらの催吐作用の機序としては、化学受容器トリガーゾーン（CTZ）の刺激、消化管粘膜の損傷による末梢レセプターの刺激、大脳皮質の刺激がある。化学療法薬投与直後に嘔吐が引き起こされることはまれで、早いもので4〜6時間、遅いものは数日で起こるが、例外はシスプラチンで、これは投与後1時間で嘔吐がみられることがある。

2）骨髄抑制

骨髄抑制もよくみられる副作用であるが、末梢血内での滞在時間に関連して、それが最も短い（数時間）好中球から低下する。好中球減少を見逃して化学療法を続けると、血小板まで減少するようになる。化学療法薬により好中球数の最下点は異なるが、多くのものでは7日前後であるため、週1回のCBCモニタを行い、白血球減少症（好中球数＜2,500/μL）を検出するようにしておけば非可逆性の障害をつくり出す可能性はきわめて低い。CCNUは通常3〜4週間隔での投与が行われるが、好中球数の最下点は予想できないため、毎週1回の検査が必要である。その他、シスプラチンやカルボプラチンも好中球数の最下点は予想しにくい。骨髄抑制を起こしやすい化学療法薬は、ドキソルビシン、シクロホスファミド、ビンブラスチン、カルボプラチン、CCNUである。また、ビンクリスチンやL-アスパラギナーゼは単独では骨髄抑制を起こさないが、一緒に使用した際に重度の好中球減少症をみることがある。好中球減少症の結果は、臨床徴候を伴う場合と伴わない場合があり、後者では敗血症の発現が考えられるが、早期に治療介入を行うためにもモニタは必須である。敗血症の定義は、感染によって引き起こされた全身性炎症反応症候群（SIRS）であるが、体温、心拍数、呼吸数の変化で検出が可能であるため、投薬中の動物は常に家庭でもモニタを行うのがよい。すなわち、体温の低下や上昇、心拍数の増加（犬で毎分160以上、猫で250以上）、呼吸数の増加（毎分20回以上）は早期の微候である。化学療法薬の使用に際しては、代謝、排泄（肝臓および腎臓）、あるいは副作用に関与する臓器（膵臓）のモニタが必須である。それらに障害がある場合には、影響の少ない化学療法を代替で行う。

3）P糖タンパク

副作用が起こりやすい要因として、P糖タンパクに関連したものが知られている。P糖タンパクは、生物が自然界の毒物から自らを守るために発達させた防御機構と考えられる、血管内皮や腸、腎臓などの上皮細胞表面のポンプ機構であり、これによって急速に細胞から毒物を排除する役割をもつ。P糖タンパクで排泄される薬物には植物由来、菌由来のものが多い。例えば、植物由来のビンクリスチン、真菌由来のドキソルビシンなどがよく知られている。真菌由来のイベルメクチンをコリーやボーダー・コリーに大量に投与すると神経毒性が発現することはよく知られているが、この毒性の発現も血液脳関門の血管内皮細胞におけるP糖タンパクの欠損が原因である。P糖タンパクで排泄される薬物は、その頭文字からDVM ATE DVM＋Pと覚える（表15）。コリーやボーダー・コリーでは高率に（90％近く）P糖タンパクをつくる*MDR-1*遺伝子が突然変異で欠損している。その他の近縁の犬種ではコリーほど頻度は高くないが、やはり欠損しているものがある。日本のシェルティーではそれほど欠損はみられないようであるが、おそらく5％未満の低頻度で欠損がみられる。遺伝子が欠損するとP糖タンパクの合成は10％未満となり、しかもタンパクは機能しない。そうすると、P糖タンパクで排泄される化学療法薬

表15 DVM ATE DVM＋Pで覚えるP糖タンパク依存排泄薬物

D :	Doxorubicin（ドキソルビシン）
V :	Vincristine（ビンクリスチン）
M :	Mitoxantrone（ミトキサントロン）
A :	Actinomycin-D（アクチノマイシンD）
T :	Taxol（タキソール）
E :	Etoposide（エトポシド）
D :	Daunorubicin（ダウノルビシン）
V :	Vinblastine（ビンブラスチン）
M :	Mitomycin-C（マイトマイシンC）
P :	Prednisolone（プレドニゾロン）

は、すべて毒性を発揮する可能性がある。その場合、経口投与により薬物の吸収が非常によく、肝臓や腎臓からの排泄が遅延する。疑わしい犬種については、化学療法実施前に*MDR-1*遺伝子欠損のPCR検査を行うのがよい。

4. 血液／骨髄の腫瘍

1) リンパ腫

(1) ホジキンリンパ腫と非ホジキンリンパ腫

リンパ腫はリンパ系細胞の悪性増殖性疾患である。人のリンパ腫はホジキンリンパ腫と非ホジキンリンパ腫に大別される。ホジキンリンパ腫は、リンパ球系、組織球、類上皮細胞、プラズマ細胞などの混合増殖からなり、腫瘍と炎症の境界的所見が認められる疾患である。新WHO分類ではリンパ球減少型、リンパ球優位型、結節硬化型、混合細胞型の4種類があり、異型組織球様細胞である核小体の明瞭な大型ホジキン細胞と、それが多核巨細胞化したReed-Sternberg細胞の出現を特徴とする。ホジキン様リンパ腫は動物では猫にまれにみられるが、その診断基準もはっきりせず、症例数が少ないため化学療法への反応や予後は不明である。犬と猫で、臨床的に遭遇するリンパ腫はほとんどすべてが非ホジキンリンパ腫と考えてよい。ホジキンリンパ腫としての特徴を備えず、リンパ腫の診断基準を満たすものは、すべて非ホジキンリンパ腫に分類される。ただし、光学顕微鏡レベルで顆粒が検出できない肥満細胞腫もあるため、今後は免疫染色やPCR検査など、正確な診断に基づく鑑別が重要である。

(2) 発生頻度

犬のリンパ腫は、犬の全腫瘍中7〜24％、あるいは犬の造血系悪性腫瘍の83％を占める疾患である。年間発生率は、10万頭あたり13〜24例とされているが、これは人の約2倍の発生頻度である。発生は老齢に多く、1歳未満で1.5/100,000、10〜11歳で84/100,000である。

猫の腫瘍の1/3は造血系に発生する。そして、造血系腫瘍の50〜90％がリンパ腫である。猫のリンパ腫の年間発生率は10万頭あたり200例と高い。かつては猫白血病ウイルス（FeLV）が腫瘍発生に大きくかかわっていたため、年齢別の発生頻度では、FeLVが関与する若齢のものと、FeLVに無関係に発生する老齢のものに、二相性のピークがあったが、現在では老齢発症が一般に多い。

(3) 解剖学的分類

解剖学的分類は病変の形成部位による分類で、その臨床的意義は、臨床的に侵される部位を予測すること、生物学的挙動を予測することにある。犬のリンパ腫の解剖学的分類と発生頻度を表16に示した。また、FeLV感染が多かった時代の猫のリンパ腫の解剖学的分類と発生頻度、発生平均年齢、FeLV感染の頻度を表17に示した。

(4) 犬のリンパ腫の特徴

好発年齢中央値は6〜9歳で、発生の年齢範囲は6ヵ月〜15歳齢である。性差は特にない。ハイリスクの犬種は、ボクサー、バセット・ハウンド、セント・バーナード、スコティッシュ・テリア、エアデー

第2章 臨床病理学

表16 犬のリンパ腫の解剖学的分類

解剖学的分類	頻度
多中心型	80%*
胸腺型（前縦隔型）	5%
消化器型	5〜7%
皮膚型	まれ
その他の節外性	まれ
眼、中枢神経系	
骨、精巣、鼻腔	

* 多中心型の20%は前縦隔の病変を伴うが、前縦隔原発と考えられるものだけを胸腺型としている。

Vail DM, MacEwen EG, Young KM. Hematopoietic tumors. B. Canine lymphoma and lymphoid leukemias. In Withrow SJ, MacEwen EG, (eds): Small Animal Clinical Oncology, 3rd ed. WB Saunders. Philadelphia. 2001, pp558-590.

表17 FeLV感染が多くみられた時代の猫のリンパ腫の解剖学的分類

解剖学的分類*	頻度（%）	平均年齢	FeLV陽性率（%）
前縦隔型	20〜50	2〜3y	80
多中心型	20〜40	4	80
中枢神経型	5〜10	3〜4	80
消化器型	15〜45	8	30
皮膚型	<5	8〜10	<10
腎孤立型	不明	7	50

* 猫ではFeLV感染を伴う急性リンパ芽球性白血病も3歳程度の若齢猫にかつては比較的多くみられていた。

Cotter SM, Hardy WD Jr, Essex M. Association of feline leukemia virus with lymphosarcoma and other disorders in the cat. J Am Vet Med Assoc. 166: 449-454, 1975.

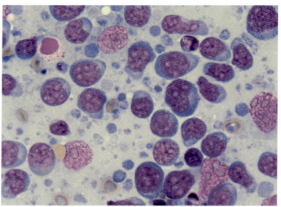

図24 B細胞high gradeタイプの典型的な腫瘍性リンパ球

ル・テリア、ブルドッグで、ローリスク犬種は、ダックスフンド、ポメラニアンである。しかしながら、日本においては、若齢のミニチュア・ダックスフンドに消化器型リンパ腫が比較的多くみられていて無差別な近親交配も原因として考えられていたが、現在ではほとんどみられなくなってきている。犬のリンパ腫の病因は未確定で、レトロウイルスの分離は成功していない。一部の発生報告で、除草剤（2,4-D）散布との関係が示唆されている。臨床所見は、病期進行や病変の解剖学的部位で異なる。犬では多中心型が多いため、全身のリンパ節の無痛性腫大、肝脾腫大が発見される例が多い。その他の非特異的徴候としては、食欲不振、体重減少、発熱、嘔吐、下痢、削痩、腹水、呼吸困難、多飲多尿がある。

　多中心型リンパ腫は、犬のリンパ腫の中では非常に多いタイプ（約80%）で、1個あるいは複数の体表リンパ節の腫大を伴って来院することが多い。初期病変は下顎、肩前、膝窩などに形成されることが多い。20〜40%は体重減少、発熱、元気消失、食欲不振の全身症状を伴っている。また、60〜75%は胸部X線に異常所見があると言われている。すなわち、肺浸潤が27〜34%にみられ、前縦隔の異常は20%にみられる。さらに2/3は前縦隔、胸骨リンパ節いずれかに病変がみられるとされている。腹腔内病変を示すものは50%で、肝・脾腫大、腰下リンパ節肥大がみられる。多くがB細胞high gradeタイプ（低分化型）であるが、化学療法への反応は比較的よく、1〜2年の生存が可能である（図24）。

　消化器型リンパ腫は、犬のリンパ腫の中では頻度は少ない（5〜7%）。人同様に雌より雄に多い。臨床徴候は慢性消化器疾患に一致するもので、嘔吐、下痢の他、体重減少、食欲不振、低タンパク血症などがみられる。B細胞タイプが主体であるが、T細胞タイプもある（図25）。化学療法への反応は、同じhigh gradeタイプであっても、多中心型と比較して悪い。若齢のミニチュア・ダックスフンドにみられる消化器型リンパ腫はそれほど悪性度の強いものではなく、比較的化学療法への反応もよいもの

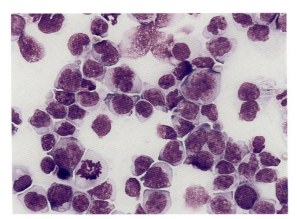

図25　T細胞high gradeタイプの典型的な腫瘍性リンパ球

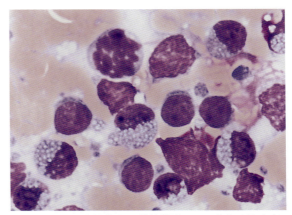

図26　粗面小胞体由来の袋状構造にIgMをため込んだMott小体をもつ異常なプラズマ細胞の腫瘍、Mott cell lymphoma

が多い。しかし、明らかにhigh gradeタイプと考えられるもの、あるいはlow gradeタイプ（高分化型）でMott cell lymphomaと呼ばれる異常なプラズマ細胞の増殖をみるもので、化学療法への反応が悪く、早期に死亡するタイプもある（図26）。

　原発性の前縦隔型は、犬のリンパ腫の5％ときわめて少ない。多中心型の多くは胸腔内にも病変がみられ、体表リンパ節や肝脾腫大を伴っているものは、多中心型に分類する。前縦隔型では、high gradeタイプで高Ca血症を伴うものが多いとされている。臨床徴候は呼吸困難、多飲多尿などである。T細胞タイプが多いが治療への反応はよくわかっていない。

　皮膚型リンパ腫は、単独あるいは全身性の皮膚疾患で、口腔粘膜に発生するものもこのカテゴリーに分類される。上皮向性のもの（T細胞タイプ）と上皮非向性のもの（B細胞タイプがある）。菌状息肉症（mycosis fungoides）はT細胞タイプの皮膚型リンパ腫を表す病名で、真皮上層における分化程度の比較的高い腫瘍性リンパ球の浸潤性増殖と、表皮向性を示し、表皮内にPautrier微小膿瘍の形成を特徴とする（図27）。核の分葉した大型のmycosis細胞がみられることがある。この細胞が末梢血に出現するものはセザリー症候群と呼ばれる。まれにリンパ節や肝脾への転移もある。化学療法への反応はきわめて悪い。

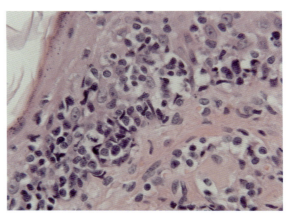

図27　皮膚型表皮向性T細胞型リンパ腫に特徴的な表皮内Pautrier微小膿瘍

(5) 猫のリンパ腫の特徴

　かつては幼猫でのFeLV感染に起因すると考えられる前縦隔型（図28）、さらにさまざまな部位に病変が形成される多中心型や中枢神経型が、2歳から4歳にかけて若齢発症のピークをつくっていた。前縦隔型の臨床所見は、胸水、呼吸困難で、高グレードタイプである。体表リンパ節の腫大を主訴に来院するものは比較的少なく、非特異的徴候と肝脾腫大がみられる。中枢神経型では麻痺や痙攣発作がみられる。

　最近では、FeLV感染も減少し、老齢発症の消化器型リンパ腫が猫のリンパ腫では最も多くみられるようになっている。これは、慢性の嘔吐、下痢で来

第2章 臨床病理学

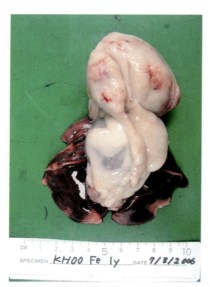

図28 FeLV陽性若齢猫にみられた前縦隔型リンパ腫

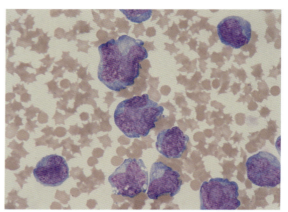

図29 猫のT細胞 high grade の消化器型リンパ腫

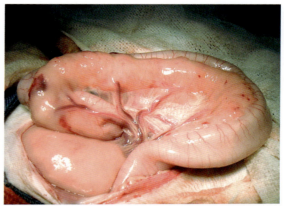

図30 著明な消化管肥厚を伴った猫の高分化型消化器型リンパ腫

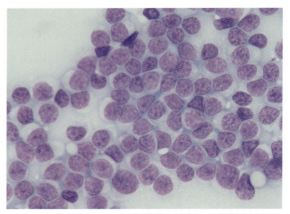

図31 高分化型リンパ腫の細胞診では小リンパ球ばかりの不自然に均一な集団がみられる

院することが多く、検査により腹腔内腫瘤が検出されることが多い。また腹水を伴う例も多い。腫瘤形成が顕著なものは high grade タイプが多く（図29）、low grade タイプは消化管の肥厚を伴うものが多い（図30、31）。皮膚型や腎孤立型（図32、33）はきわめてまれである。これらは FeLV 陰性であることが多いが、過去の FeLV 感染に関連するものも中にはあるようである。また、年齢が進んだ猫免疫不全ウイルス（FIV）感染猫の AIDS 期に、消化器型リンパ腫が比較的多くみられる。老齢猫の消化器型/内臓型リンパ腫として特殊な細胞のタイプがみられる。これはアズール好性の顆粒をもった大顆粒リンパ球（LGL）が消化器、肝臓、脾臓で増殖するもので、腫瘍細胞が細胞障害性タンパクをもつため組織壊死が激しいのが特徴である。これらの多くは胸腺外分化T細胞でγδTCRをもつリンパ球の腫瘍で、昔の文献では globule leukocyte（GL）腫瘍として記載されていた（図34）。細胞学的に high grade でも low grade でも診断後早期に死亡するものが多く、化学療法への反応は悪い。

(6) 新 Kiel 分類と新 WHO 分類

これまで獣医学領域ではデータの蓄積のある新 Kiel 分類によって特に犬のリンパ腫を分類し、予後

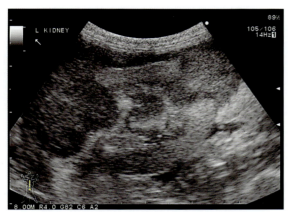

図32 腎臓に不整な低エコー部がみられた猫の腎リンパ腫

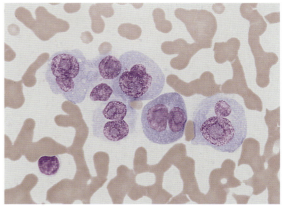

図33 猫の腎リンパ腫にみられた多形性の強い未分化型細胞（B細胞）

表18 新Kiel分類に基づいた犬のリンパ腫の分類（Raskin, 2000）

B細胞	high grade*	59%
B細胞	low grade**	9%
T細胞	high grade*	21%
T細胞	low grade**	12%

*high grade：低分化型、**low grade：高分化型
Raskin RE. Lymphoid system. In Raskin RE, Meyer DJ, (eds): Atlas of Canine and Feline Cytology, 1st ed. WB Saunders. Philadelphia. 2001, pp93-134.

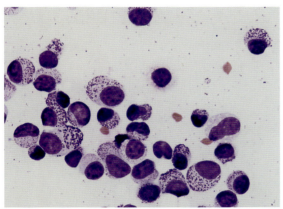

図34 大型のアズール好性細胞質内顆粒をもった猫のLGLリンパ腫

判定と治療方法の選択の参考としてきた。新Kiel分類は、リンパ腫をT細胞タイプ、B細胞タイプ、high gradeおよびlow gradeの4つに分け、high gradeタイプではT細胞タイプの方がB細胞タイプよりも化学療法への反応が悪く、予後も悪いとされてきた（表18）。

しかし、実際にはT細胞high gradeでも必ずしも予後は悪くないものもあり、あるいは非T非Bのリンパ腫も存在することがわかり、人医療領域で利用されているさらに詳しい分類法も必要となってきた。これが新WHO分類で、病理組織診断に加えさまざまなマーカーを加味して詳細な分類が可能であるが、すぐにこの分類法すべてを獣医学の症例に適応することには無理がある。ただし、TB分類ならびに組織学的な分類は現在でも可能であるため、今後は新WHO分類で診断し、予後調査データを蓄積する必要があるだろう。新WHO分類（表19）の特徴は、リンパ腫（リンパ増殖性疾患）の増殖細胞をまずB細胞、Tおよび非T非Bの2グループに大別し、それぞれのグループ内で、前駆細胞性腫瘍と末梢細胞性腫瘍に分けていることである。これにより、リンパ系細胞の増殖性疾患として、リンパ腫とリンパ性白血病の区別がなくなり、あくまでも増殖細胞による分類となっている。すなわちBおよびT（または非T非B）の前駆細胞性腫瘍には、急性リンパ芽球性白血病とリンパ芽球性リンパ腫が同じ疾患として含まれる。リンパ芽球とは、リンパ系の幼若細胞全般をさすものではなく、骨髄から発生するリンパ球系の前駆細胞であり、小リンパ球よりやや大きいが全般に小型から中型の細胞で、細胞質も狭く、核クロマチンは幼若ではっきりしない核

第2章 臨床病理学

表19 新WHO分類による人のリンパ腫の分類

- B細胞性リンパ腫
  - 前駆B細胞性腫瘍
    - リンパ芽球性白血病/リンパ腫
  - 末梢B細胞性腫瘍
    - 慢性リンパ球性白血病/小リンパ球性リンパ腫
    - 前リンパ球性リンパ性白血病
    - リンパ形質細胞性リンパ腫
    - マントル細胞リンパ腫
    - 濾胞性リンパ腫
    - MALT随伴性辺縁帯リンパ腫
    - 節性辺縁帯リンパ腫
    - 脾濾胞辺縁帯リンパ腫
    - 有毛細胞白血病
    - びまん性大細胞リンパ腫
    - バーキットリンパ腫
    - 形質細胞腫
    - 形質細胞性骨髄腫
- T細胞性リンパ腫
  - 前駆T細胞性腫瘍
    - T細胞性リンパ芽球性白血病/リンパ腫
  - 末梢T細胞性腫瘍・NK細胞腫瘍
    - T細胞前リンパ球性白血病
    - T細胞大顆粒リンパ球性白血病
    - NK細胞性白血病
    - 鼻ならびに鼻型NK/T細胞リンパ腫
    - 菌状息肉腫
    - セザリー症候群
    - 血管免疫芽球T細胞リンパ腫
    - 末梢T細胞リンパ腫
    - 成人T細胞白血病/リンパ腫
    - 未分化大細胞リンパ腫
    - 原発性皮膚未分化大細胞リンパ腫
    - 皮下蜂窩織炎様T細胞リンパ腫
    - 腸管症型T細胞リンパ腫
    - 肝脾γδT細胞リンパ腫

Swerdlow SH, Campo E, Harris NL, et al. WHO Classification of Tumours of Haematopoietic and Lymphoid Tissues (ed 4th). Lyon, France: IARC Press, 2008.

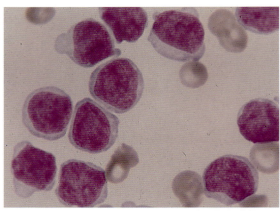

図35 リンパ芽球は小型から中型で、核小体ははっきりしない

表20 犬と猫で確認されているリンパ系腫瘍

- B細胞性腫瘍
  - 前駆細胞性
    - リンパ芽球性リンパ腫
  - 末梢細胞性
    - びまん性大細胞型B細胞性リンパ腫
      - 胚中心芽細胞性
      - 免疫芽細胞性
      - 低分化型
    - T細胞/組織球優位大細胞型B細胞性リンパ腫
    - 辺縁帯リンパ腫
    - 濾胞性リンパ腫
    - マントル細胞リンパ腫
    - 髄外性形質細胞腫
    - 多発性骨髄腫
    - バーキット様リンパ腫
    - リンパ腫様肉芽腫症（議論中）
- T細胞性腫瘍
  - 前駆細胞性
    - リンパ芽球性リンパ腫
  - 末梢細胞性（不明なものが多い）
    - 未分化大型T細胞性リンパ腫
    - 腸管症関連T細胞性リンパ腫
    - 菌状息肉腫/セザリー症候群
    - 肝脾T細胞性リンパ腫
    - 皮下脂肪織炎様T細胞性リンパ腫

小体をもつ（図35）。末梢細胞性腫瘍にも、B細胞前リンパ球性リンパ性白血病、T細胞前リンパ球性白血病、T細胞大顆粒リンパ球性白血病、NK細胞性白血病などのこれまで白血病として扱われてきた疾患が含まれる。さらに、慢性リンパ球性白血病/小リンパ球性リンパ腫も同一の疾患として分類される。そして形質細胞の増殖性疾患も、形質細胞腫、形質細胞性骨髄腫としてB細胞末梢細胞性腫瘍の中に含まれている。

米国獣医病理学会（ACVP）を中心に、犬と猫のリンパ腫の診断を新WHO分類に基づいて行う作業が進められており（表20）、発生頻度の比較的低い末梢性T細胞リンパ腫を除き、人における分類のほとんどが確認されている。犬のリンパ腫で最も多いタイプの多中心型でよくみられる胚中心芽細胞（図36）が増殖するタイプは、末梢B細胞性腫瘍

の中のびまん性大細胞リンパ腫に相当する。免疫芽細胞は大型の核小体を1個核の中心にもつ大型細胞であるが、これが胚中心芽細胞と同時に出現している場合はB細胞性high gradeと考え、均一な集団でみられた場合にはT細胞性の可能性もあるので形態からは鑑別できない（図37）。新Kiel分類では同じB細胞性high gradeに分類される胚中心細胞様芽球サブタイプ（図38）は、細胞診上では明瞭な核小体を1個もつ中型のMMCが多くみられるため、high gradeタイプにもみえてしまうが、実は増殖は緩徐で、新WHO分類では辺縁帯リンパ腫（MZL）として分類され、びまん性大細胞リンパ腫とは区別される。ただし、MZLは犬の脾臓に発生した場合には、早期の脾摘出により予後は良好であるが、体表リンパ節から発生したものは、次第にびまん性大細胞リンパ腫に進行し、予後は必ずしもよくない。また、high grade用化学療法は必要のない増殖が緩徐なT領域リンパ腫（TZL）や濾胞性リンパ腫、過形成との区別が困難で予後が比較的悪いリンパ腫など、今後の化学療法プロトコールの選択に重大な影響を及ぼす知見も集積されつつある。

(7) 形質細胞の腫瘍

(i) 多発性骨髄腫とマクログロブリン血症

　新WHO分類ではB細胞性リンパ腫の中の1つの病型として形質細胞性骨髄腫が分類されているが、臨床的にはこれまでリンパ腫と別に扱われてきており、単クローン性タンパク（Mタンパク）を産生し、腫瘍随伴症候群としての血漿過粘稠症候群が発生しやすいことから、別に記載する意義は十分ある。B細胞性リンパ腫で形質細胞（プラズマ細胞）への分化を伴うもので、異常なγグロブリンを産生するもののうち、歴史的にはIgGとIgAを産生するものを多発性骨髄腫と診断し、IgMを産生するものはマクログロブリン血症として別に記載されてきた。これは、γグロブリンのクラスにより分子量が異な

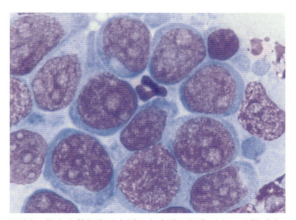

図36　胚中心芽細胞は中型から大型の細胞で2～4個（時に5個）の明瞭な核小体を核周辺にもつ

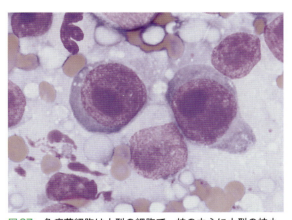

図37　免疫芽細胞は大型の細胞で、核の中心に大型の核小体を1個もつ

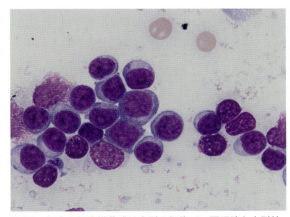

図38　胚中心細胞様芽球は中型の細胞で、不明瞭な小型核小体を複数もつもの、核の中心に1個の明瞭な核小体をもつもの（MMC）が含まれる

り、血漿粘稠度への影響が異なるためである。IgGと、分子量がその約2倍であるIgAを産生するもの

は、比較的血漿粘稠度は高くならず、IgMは分子量がIgGの約5倍あることから血漿粘稠度が非常に高くなる。このような理由から、IgMを産生するものはマクログロブリン血症として別の診断名を与えていた。ただし、多発性骨髄腫の中でも、IgG型に比べるとIgA型は血漿粘稠度が高くなりやく、またIgMを産生するタイプはきわめてまれである。したがって、犬と猫でみられる血漿過粘稠症候群はIgA型多発性骨髄腫によるものがほとんどであり、猫ではIgA型もきわめてまれである。免疫グロブリンクラスの特定には免疫電気泳動（図39）や放射免疫拡散法が用いられるが、動物種に特異的な抗体を入手できないと検査は行えないため、日本の検査センターでの検査は行われていない。

診断には、骨髄における形質細胞の腫瘍性増殖の検出（図40）、血清タンパク電気泳動によるモノクローナルガンモパチーの証明、ベンス・ジョーンズタンパク尿、骨のパンチアウト像のうち2つを検出すればよいとされているが、腫瘍の診断である以上、腫瘍細胞の増殖を検出することは必須と思われ、モノクローナルガンモパチーを検出することで腫瘍性増殖であることが間接的に証明できるため、この2つを常に診断所見として採用すべきである。ベンス・ジョーンズタンパク尿とは、尿中に比較的低分子の免疫グロブリンの軽鎖のみが出現するオーバーロードタンパク尿の一種であり、定性検査は可能である。定量検査は動物種に特異的な抗体を使用して免疫学的に行う必要があり、獣医学領域での検査には日本の検査センターは対応していない。

（ii）髄外性形質細胞腫

骨髄以外の場所で形質細胞が腫瘍性増殖を示すものを形質細胞腫あるいは髄外性形質細胞腫と呼ぶ。これには、脾臓などを主な増殖巣としてMタンパクの生産が顕著で多発性骨髄腫と区別が難しいものがある。通常はすべての骨髄を生検することは不可

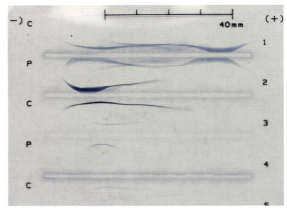

図39　猫のIgG型多発性骨髄腫の血清タンパク免疫電気泳動　2のウェル（anti-cat IgG）の上にみられる濃い沈降線がIgGミエローマタンパク。

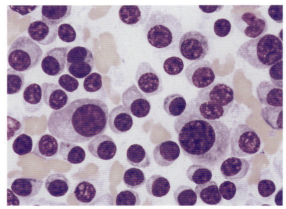

図40　猫のIgG型多発性骨髄腫の骨髄における腫瘍性プラズマ細胞の増殖

能であるため、1ヵ所の骨髄検査で腫瘍細胞の顕著な増殖を認めることができなくとも、他の部位の骨髄で増殖している可能性は残るため、正確には区別は難しい。それに対して、皮膚、耳道内、口腔内に発生する腫瘤形成性病変で、血漿タンパク濃度の増加やモノクローナルガンモパチーがみられないものがある。このようなものが本来、髄外性形質細胞腫と呼ばれるものであろう。また、形質細胞腫は多くの場合分化型の細胞の増殖であり、それを過形成性病変と鑑別することは、特に細胞診のみで評価を行おうとすると、決して容易ではない。

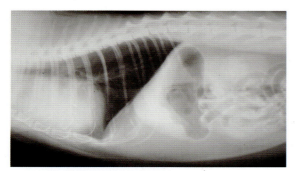

図41 猫の胸腺腫の胸部X線所見

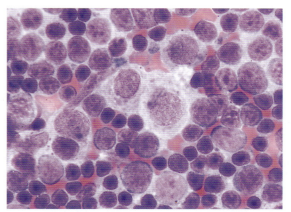

図42 犬の胸腺腫の細胞診でみられた大型の胸腺上皮細胞と反応性の小リンパ球

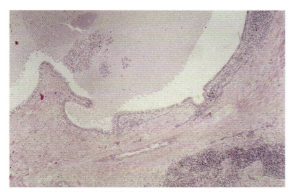

図43 胸腺嚢胞では嚢胞を裏打ちする上皮細胞を検出することが重要である（この例では繊毛上皮）

(8) 胸腺腫

　胸腺腫はリンパ系腫瘍ではなく、胸腺上皮の増殖とリンパ球の反応性増生からなる腫瘍である（図41、42）。リンパ球が優位なタイプと少ないタイプがある。主に老齢動物で前縦隔腫瘤として現れるため、リンパ腫と間違えられやすい。老齢動物に前縦隔腫瘤がみられた場合、リンパ腫に加え、胸腺腫、胸腺嚢胞が鑑別診断としてあげられる。胸腺のリンパ腫は高グレードタイプが主にみられるが、低グレードタイプのリンパ腫であった場合、細胞診上はリンパ球優位型の胸腺腫とは区別がつきにくい。胸腺嚢胞は先天性、後天性のものがあり、いかなる年齢でも発生するが、胸腺内での上皮細胞に裏打ちされたシストを含む病変で（図43）、上皮は繊毛上皮、扁平上皮、腺上皮などからなる奇形腫、あるいは反応性病変と考えられる。ただし、胸腺腫も嚢胞性を呈することはあるため、上皮に裏打ちされたシストが存在するかどうかが鑑別上の手がかりとなる。

2）白血病

(1) 発生頻度

　白血病とは、骨髄由来の細胞（白血球、赤血球、リンパ球、血小板）の骨髄における腫瘍性増殖を特徴とする悪性疾患である。猫では猫白血病ウイルス感染による白血病や前白血病段階（骨髄異形成症候群）の発生がみられるが、リンパ腫の発生頻度に比べるとはるかに少ない。犬では慢性リンパ球性白血病（現在の新WHO分類ではリンパ腫の中に含まれる）以外の発生はきわめてまれである。

(2) 診断アプローチ

　臨床徴候として肝脾の腫大、リンパ節腫大、食欲不振、元気消失、可視粘膜蒼白、時に点状出血がみられ、発熱や嘔吐・下痢を伴うこともある。血液塗抹上に異常な白血病細胞が認められることがあるが、形態的には腫瘍性リンパ球との識別が困難な場合が多い。その場合、ペルオキシダーゼ染色などによる細胞化学染色、リンパ球表面・細胞質抗原検索を補助的に利用する。末梢血中には腫瘍細胞がわずかしか出現しない亜白血性の疾患、あるいは全く出現しない非白血性疾患もあるが、そのような場合も末梢

第2章 臨床病理学

表21 急性骨髄性白血病および骨髄異形成症候群診断のためのFAB分類アルゴリズム

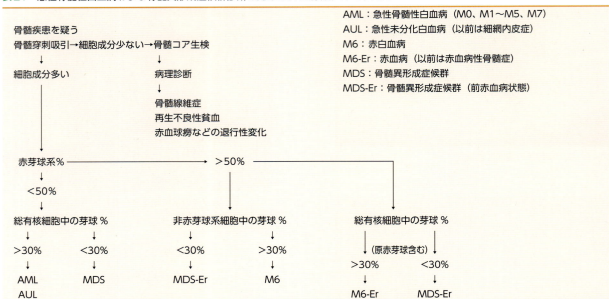

Jain NC, Blue JT, Grindem CB, et al. Proposed criteria for classification of acute myeloid leukemia in dogs and cats. Vet Clin Pathol. 20:63-82, 1991.

血における血球減少症がみられるので、骨髄検査を行い、診断を確定する。犬と猫の急性骨髄性白血病は、人同様にFAB分類によるアプローチでこれまで診断されてきた。高度の貧血や、2系統、3系統の減少症がある場合、または白血病を示唆する血液像がみられた場合、骨髄へのアプローチは必須である。表21に骨髄へのアプローチと、骨髄所見による疾患の分類のアルゴリズムを示す。このFAB分類は、フランス、アメリカ、イギリスの血液学者が集まって提唱した急性骨髄性白血病（表22）診断のための合理的な基準であり、現在獣医領域の白血病診断もこの基準に準拠して行われている。この分類では染色として一般染色はライト、ライト-ギムザのようなスタンダードなものを用い、特殊染色としてもあまり特殊なものを使わずに、最小限のペルオキシダーゼ（PO）、スダンブラックB（SBB）、非特異エステラーゼ（NSE：ANAE、ANBE）、アルカリフォスファターゼ（ALP）、クロロアセテートエステラーゼ（CAE）程度で鑑別ができるよう

表22 骨髄の増殖性疾患の分類（前白血病段階を含む）

骨髄の増殖性疾患（急性骨髄性白血病）
急性未分化白血病（AUL）
微分化型骨髄性白血病（M0）
低分化型骨髄芽球性白血病（M1）
分化型骨髄芽球性白血病（M2）
前骨髄球性白血病（M3）
骨髄単球性白血病（M4）
単球性白血病（M5）
赤白血病（M6）
赤血病（M6-Er）
巨核芽球性白血病（M7）
骨髄異形成症候群（MDS）

Jain NC, Blue JT, Grindem CB, et al. Proposed criteria for classification of acute myeloid leukemia in dogs and cats. Vet Clin Pathol. 20:63-82, 1991.

に考案されている。

ただし、近年になって提唱された人のWHO分類は染色体異常、遺伝子変異などの病因的な因子も取り入れるようになっている。大きな相違点としては、急性白血病の診断基準がFAB分類では骨髄中の芽球比率が30％以上とされていたものが、WHO分類では20％に引き下げられていることである。しかし、獣医学領域では遺伝子異常をマーカーとして使用することはできないため、診断基準とな

る芽球比率を引き下げ、他の異常をもって診断することは現状では不可能である。

FAB分類において白血病と診断するための第一の基準は骨髄における芽球比率である。芽球の定義に含まれるものは、骨髄性白血病の場合、Ⅰ型骨髄芽球(正規の骨髄芽球)、Ⅱ型骨髄芽球(細かいアズール顆粒＜15)、Ⅲ型骨髄芽球（アズール顆粒多い、前骨髄球のようなゴルジ野なし、ただし動物ではみられない）、腫瘍性前骨髄球、単芽球、巨核芽球である。赤血球系のみの腫瘍（赤血病）の診断を除き、原赤芽球は含まない。芽球比率は、骨髄の全体あるいは赤芽球系を除いた集団で算定する。総有核細胞（ANC）とは、リンパ球、プラズマ細胞、マクロファージ、肥満細胞を除くすべての骨髄細胞であり、非赤芽球系細胞（NEC）とはANCから赤芽球系を除いたものである。

骨髄内で赤芽球系が＜50％で、芽球数がANCの＞30％ならば急性白血病、芽球数がANCの＜30％で特定の形態異常を伴うならば骨髄異形成症候群（MDS）と判定する。また、骨髄内で赤芽球系が＞50％の場合には、NECの中で芽球数＞30％の場合赤白血病（M6）、芽球数＜30％で特定の形態異常を伴うならばMDS-Erとする。

獣医学領域では、特に猫で赤芽球系の異常を示すものが多いため、特に赤芽球系＞50％の場合をもう1つ設け、ANCの中で原赤芽球を含む芽球の評価ができるようにされている。ここで芽球が＞30％の場合赤白血病（以前は赤血病性骨髄症と呼ばれていた）、芽球が＜30％で形態異常がみられる場合をMDS-Er（赤芽球系骨髄異形成症候群）とする。また特殊染色による分類では、PO陽性あるいはSBB陽性が芽球の3％以上の場合骨髄性白血病（AML）として、NSE陽性が芽球の＞20％の場合単球性白血病とする。また、骨髄原発のリンパ系の白血病は別に分類があり、光学顕微鏡観察でのPO陽性細胞が芽球の3％未満の場合リンパ系の診断を進める。リンパ系腫瘍の診断は、形態的な特徴によるところが大きいが、最近ではフローサイトメトリーによるリンパ球マーカーの検索も可能になっている。また、光学顕微鏡観察でのPO染色陰性の白血病には、特殊なものとして急性未分化白血病（AUL）、微分化型骨髄性白血病（M0）がある。AULの診断には電顕的PO染色陰性、リンパ球マーカー陰性、リンパ球特異遺伝子（TCRおよびIg遺伝子）再構成の不在を証明する必要があり、M0の診断には電顕的PO染色陽性所見が必要である。

(3) 急性骨髄性白血病（AML）の細分類
(ⅰ) AUL：急性未分化白血病

猫にみられる白血病で、これまで獣医学領域では細網内皮症と呼ばれていたものが相当すると言われているが、光学顕微鏡的にPO陰性で、電顕的に陽性のM0という未分化な骨髄性白血病も形態的にきわめて類似した細胞の増殖からなるため、AULと診断するためには電顕的PO陰性、リンパ球マーカー陰性を証明しなくてはならない。このタイプの白血病では、末梢血は激しい貧血を示し、またよく偽足をもった分類不能あるいはリンパ系の形態を示す芽球が少数みられることが多い。核は類円形でクロマチン結節に乏しく、偏在している。細胞質はやや広く、あまり好塩基性は強くない。この細胞はALP強陽性と言われている。骨髄は芽球100％に近く、形態、細胞化学染色では分類不能のものである（図44）。由来が骨髄性かどうかも不明であるが、非リンパ系ということで、便宜的にここに分類する。

(ⅱ) M0：微分化型骨髄性白血病

光学顕微鏡所見はほぼAULと同じであり、通常のPO染色は陰性であるが、電顕的POは陽性であり（図45、46）、リンパ球マーカーは陰性である。非常に未分化な骨髄芽球の白血病と考えられる。まれであるが、猫で発生がある。

第2章 臨床病理学

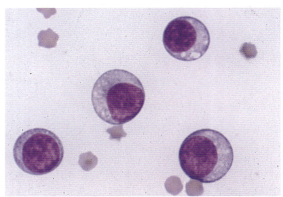

図44　ALP以外いかなるマーカーも陰性の急性未分化白血病（AUL）

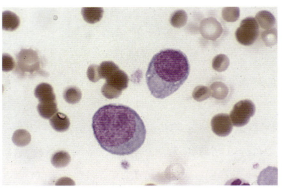

図45　形態的には図44と同一にみえる未分化型細胞で、ペルオキシダーゼ陰性であったが、電顕ペルオキシダーゼは陽性であったため微分化型骨髄性白血病（M0）と診断された

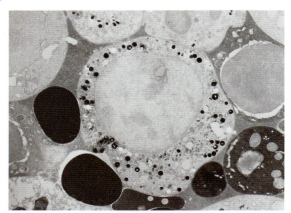

図46　骨髄内の腫瘍性芽球にみられた電顕ペルオキシダーゼ陽性所見（M0）
（長江秀之原図）

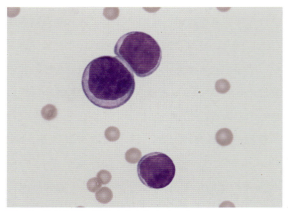

図47　低分化型骨髄芽球性白血病（M1）
Ⅰ型芽球が主体で、Ⅱ型芽球は少ない。芽球合計でNECの90％以上を占める。

（ⅲ）M1：低分化型骨髄芽球性白血病

　Ⅰ型芽球が主体で、Ⅱ型芽球は少ない。Ⅰ型、Ⅱ型芽球合計でNECの90％以上を占める（図47）。したがってリンパ芽球との鑑別はやや難しいが、アズール顆粒をわずかにもったⅡ型芽球がみられれば骨髄性との診断は可能で、しかもPOまたはSBB陽性細胞は芽球の3％以上となる（図48）。分化した顆粒球（前骨髄球から分葉核好中球、好酸球）はNECの10％未満である。まれに巨赤芽球を認めることがある。

（ⅳ）M2：分化型骨髄芽球性白血病

　骨髄芽球がNECの30％以上90％未満である。

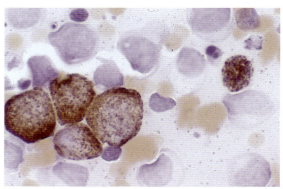

図48　骨髄性白血病の特徴はペルオキシダーゼ陽性の芽球が3％以上みられることである

Ⅱ型芽球への分化が認められ、その数はさまざまである（図49）。分化した顆粒球はNECの＞10％みられるが、通常少ない（M1に比べて前骨髄球が多い、あるいはピラミッド分布異常がみられる）。単

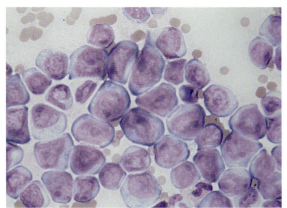

図49 分化型骨髄芽球性白血病（M2）
骨髄芽球がNECの30％以上90％未満である。Ⅱ型芽球への分化が認められ、その数はさまざまである。

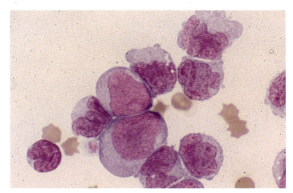

図50 骨髄単球性白血病（M4）
骨髄芽球および単芽球合計でNECの30％以上を占める。分化した顆粒球および単球もNECの20％以上みられる。NSE陽性細胞が骨髄の＞20％を占める。

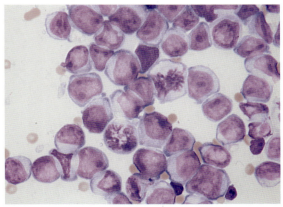

図51 単球性白血病（M5a）
単芽球および前単球がNECの80％以上で、NSE陽性が強い。芽球はM5bよりもゴルジ野がはっきりしている。

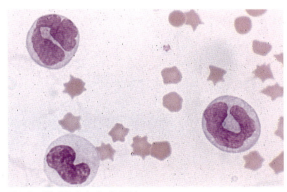

図52 単球性白血病（M5b）
単芽球および前単球がNECの80％未満30％以上で、単球への分化傾向が強い。

球系はNECの20％未満である。

（ⅴ）M3：前骨髄球性白血病

芽球がNECの30％以上であり、アズール顆粒の多い、または少ない異常な前骨髄球が主体である。核は変形したもの、折り重ねのあるものがあり、異型性が強い。ただし、伴侶動物では報告がない。

（ⅵ）M4：骨髄単球性白血病

骨髄芽球および単芽球合計でNECの30％以上を占める（図50）。分化した顆粒球および単球もNECの20％以上みられる。NSE陽性細胞が骨髄の20％以上を占める。末梢血単球数は5,000/μL以上である。

（ⅶ）M5：単球性白血病

M5a：単芽球および前単球がNECの80％以上で、NSE陽性が強い。芽球はM5bよりもゴルジ野がはっきりしている（図51）。顆粒球成分は20％未満である。

M5b：単芽球および前単球がNECの80％未満30％以上で、単球への分化傾向が強い（図52）。顆粒球成分は20％未満である。巨赤芽球を伴った赤芽球系の形成障害がみられることもある。

第2章 臨床病理学

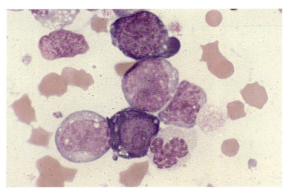

図53 赤白血病（M6）
赤芽球系が50％以上あり、赤芽球系の芽球、骨髄球系の芽球の両方が増えている。

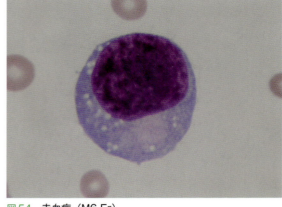

図54 赤血病（M6-Er）
原赤芽球や前赤芽球が増殖の主体である。

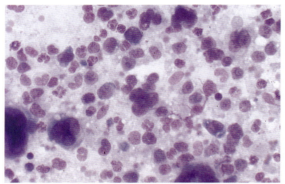

図55 巨核芽球性白血病（M7）
巨核芽球の増加が顕著である。

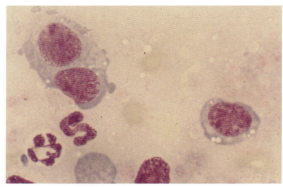

図56 巨核芽球性白血病（M7）
末梢血中に異常な血小板や巨核芽球が出現することもある。

（viii）M6：赤白血病および赤血病

赤芽球系が50％以上あり、骨髄芽球および単芽球合計でANCの30％未満（血液細胞の30％未満）であるが、NEC中では骨髄芽球および単芽球合計で30％以上を占める（図53）。なお、原赤芽球を含む芽球がANCの30％以上の場合にはM6-Er（赤血病）と診断する（図54）。

（ix）M7：巨核芽球性白血病

巨核芽球がANCまたはNECの30％以上を占める（図55、56）。骨髄線維症を伴うこともある。異常巨核芽球の血中出現や、血小板数の著明な上昇または減少をみることがある。

（4）骨髄異形成症候群（MDS）
（i）定義

異形成とは病理学的用語で、前がん状態を示すものである。骨髄異形成症候群では1系統、2系統、または3系統の造血異常がみられるが、芽球比率が30％に満たないため白血病とは診断できない。まずM/E比をみて、赤芽球過形成のない場合は総骨髄細胞の中で芽球比率を算定する。すなわち、赤芽球系は50％以下の場合、芽球はANCの30％以下であれば骨髄異形成症候群と診断される。また、赤芽球過形成の場合は骨髄系細胞の中で、あるいは全体の中で芽球比率を算定する。すなわち、芽球がNECまたはANCの30％以下であり、以下に示す

異形成所見と呼ばれる形態異常があれば、骨髄異形成症候群と判定される。

(ⅱ) 骨髄異形成症候群の細分類
RA：不応性貧血
　非再生性貧血があり、赤芽球系に異形成所見、時に顆粒球系異形成所見も認められるものである。芽球は骨髄で5％以下、末梢血で1％以下である。また鉄染色による環状鉄芽球はANCの15％以下でしかない。

RARS：環状鉄芽球を伴うRA
　非再生性貧血があり、赤芽球系に異形成所見、時に顆粒球系異形成所見も認められるものである。芽球は骨髄で5％以下、末梢血で1％以下である。また、鉄染色による環状鉄芽球はANCの15％以上認められる。鉄代謝異常、赤血球無効造血が顕著である。

RAEB：骨髄で芽球増加を伴うRA
　非再生性貧血があり、赤芽球系に異形成所見、時に顆粒球系異形成所見も認められるものである。芽球（骨髄系だけではない）は増加して、骨髄で5～19％、末梢血で5％以下みられる。血球減少、血球異形成はRAやRARSより高度であり、より白血病に近い状態と考えられる。

RAEB-t：急性白血病への移行期にあるRAEB
　非再生性貧血があり、赤芽球系に異形成所見、時に顆粒球系異形成所見も認められるものである。芽球（骨髄系だけではない）は激しく増加して、骨髄で20～29％、末梢血で5％以上みられる。血球減少、血球異形成はさらに高度であり、急性白血病への移行期と考えられる。

CMMoL：慢性骨髄単球性白血病
　白血病という名称が使われているが、芽球はANCの30％以下であるため、骨髄異形成症候群の範疇に入る。末梢血単球1,000/μL以上、成熟顆粒球増加が特徴である。赤芽球は骨髄で50％以下である。

(5) 急性リンパ芽球性白血病（ALL）
　骨髄における芽球の腫瘍性増殖を伴うリンパ系腫瘍を総称してリンパ性白血病と呼ばれていたが、出現する細胞の形態や分化程度により、急性リンパ芽球性白血病と慢性リンパ球性白血病に分けられてきた。また、リンパ芽球よりも若干分化が進んだ前リンパ球が中心に出現するものに対して前リンパ球性白血病という名称を用いることもある。これらはすべて、新WHO分類でリンパ腫の中に現在では組み込まれている。骨髄所見としては、赤芽球系50％未満で、芽球数がANC（この場合にはもちろんリンパ系を含む）の30％以上、芽球中PO陽性細胞が3％以下ならば急性リンパ芽球性白血病（ALL）に分類される（図57、58）。ボストンのエンジェル・メモリアル・ホスピタルからの報告では、猫のリンパ増殖性疾患144例中66例（46％）が真の白血病であったとされているが、これはむしろ特殊な例で、その他の報告では白血病はまれと言われている。症例の多くは末梢血リンパ球数の著明な増加と、異型細胞の出現を伴っているが、一部では非白血性または亜白血性のものも経験されている。

(6) 慢性リンパ球性白血病（CLL）
　腫瘍化したリンパ系前駆細胞が骨髄内で高度の分化傾向を示し、末梢血には分化型の細胞が多数出現する腫瘍性疾患である（図59）。高分化型リンパ腫の1つの病型と考えられる。犬では報告は比較的多いが、猫における発生はきわめてまれである。骨髄における腫瘍細胞浸潤は、ALLに比べて軽度であり、骨髄ならびに末梢血中の血球減少症も普通は軽度である。診断には末梢血における成熟リンパ球

第2章 臨床病理学

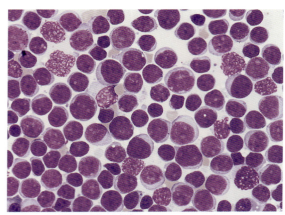

図57　骨髄でリンパ系の芽球が30％を超えて増殖したものが急性リンパ芽球性白血病である

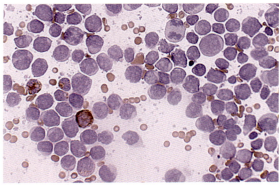

図58　リンパ系の芽球はペルオキシダーゼ染色で陰性を示す

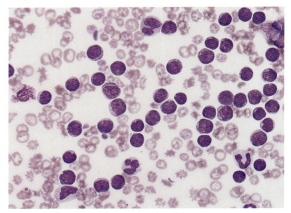

図59　慢性リンパ球性白血病（CLL）
末梢血に分化型のリンパ球が多数出現する。

表23　人医療領域におけるAMLのWHO分類

1. 特定の染色体異常を伴うAML*
    t(8;21)（またはAML1-ETO融合RNA）
    APLt(15;17)またはPML-RARα融合mRNAを伴う）
    異常好酸球増多（inv(16)、t(16;16)または
    CBFβ-MYH11融合mRNAを伴う）
    11q23異常
2. 多系統の形態異常を伴うAML
    骨髄異形成症候群から移行したAML
    多系統の形態異常を伴う初発AML
3. 治療関連AML（または骨髄異形成症候群）
    アルキル化剤関連AML
    トポイソメラーゼⅡ関連AML
    その他の治療関連AML
4. 以上に該当しないAML
    最未分化型AML（FABのM0相当）
    未分化型AML（FABのM1相当）
    分化型AML（FABのM2相当）
    急性骨髄単球性白血病（FABのM4相当）
    急性単球性白血病（FABのM5相当）
    急性赤白血病（FABのM6相当）
    急性巨核球性白血病（FABのM7相当）
    急性好塩基球性白血病
    骨髄線維化を伴う急性汎骨髄症
    腫瘤形成性AML（骨髄肉腫）

JSHCT monograph Vol. 19. 造血細胞移植ガイドライン．急性骨髄性白血病．
http://www.jshct.com/guideline/pdf/2009AML.pdf.

*2008年版では以下の染色体異常が追加された。
・t(6;9)(p23;q34)またはDEK-NUP214融合mRNAを伴うAML
・inv(3)(q21;q26.2)またはt(3;3)(q21;q26.2)またはRPN1-EVI1融合mRNAを伴うAML
・t(1;22)(p13;q13)またはRBM15-MKL1融合mRNAを伴うAML

行うために、血清タンパク免疫電気泳動（モノクローナルガンモパチー）、PCRによるTCRまたはIg遺伝子再構成の検査、さらにリンパ球細胞質・表面抗原の染色などを行う。

(7) WHO分類の今後

現在リンパ腫の診断で参照するようになった新WHO分類では、リンパ系腫瘍のみならず、血液腫瘍全般の統合的な診断基準づくりをめざしている。したがって、今後動物の白血病診断もWHO分類の方向にシフトすることは明らかであるが、染色体

の高度の増加と、骨髄検査における成熟リンパ球の増加（総有核細胞の30％以上）を検出することが必要で、その後、リンパ球単一クローン性の証明を

異常や遺伝子異常が検出できなかったり全く異なるものであったりするため、診断基準の精度が増すほど、動物への応用は難しくなるようである。WHO分類の白血病診断（表23）では、ANC中の芽球比率が20%以上ある場合に急性白血病と診断し、ANC中の赤芽球＞50%の場合はNEC中の芽球＞20%をもって赤白血病と診断する。また、染色体t（8;21）転座など特定の染色体異常を伴う場合は、芽球比率がANCの＜20%でもAMLと診断されるようになった。2008年の改訂では、特定の染色体異常と遺伝子異常を有するAMLが追加された。

(8) 治療

急性骨髄性白血病に対する化学療法の効果は確立されていない。輸血のみが可能な延命処置と考えられる。骨髄異形成症候群においては、低用量化学療法薬やビタミンK_2による分化誘導も試され、一定の効果はみられるようである。

5. 腫瘍関連ウイルス

1) 猫白血病ウイルス

(1) ウイルス学

猫白血病ウイルス（Feline leukemia virus: FeLV）は、レトロウイルス科、ガンマレトロウイルス属、ほ乳類ウイルス群に属する病原体で、このウイルスが猫に持続感染することにより、さまざまな病気が発生する。レトロウイルスは遺伝情報をRNAのかたちで粒子内に保有するが、そのRNAからDNAへ逆転写を行い、遺伝情報をDNAに変換して宿主ゲノム内に保存する。逆転写酵素（reverse transcriptase: RT）を保有するウイルス群がレトロウイルスと呼ばれ、マウスの白血病ウイルスや人のエイズウイルスなど、さまざまなウイルスがこの

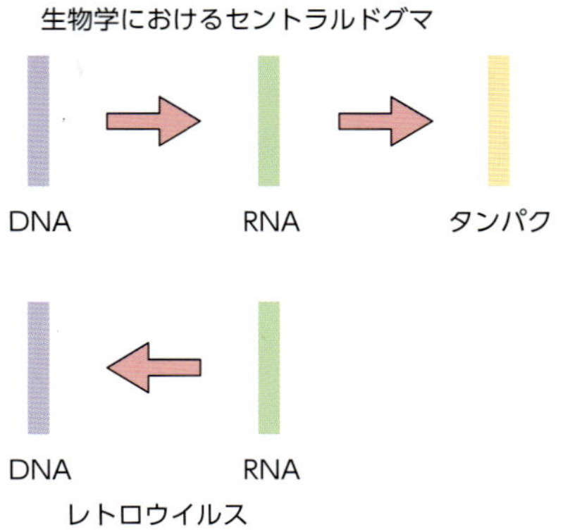

図60 生物の遺伝情報は通常、DNA－RNA－タンパクの順に伝えられるが、レトロウイルスはRNAを遺伝情報としてもち、逆転写酵素の働きでRNAからDNAのコピーをつくり、宿主DNA中にプロウイルスとして入り込む

グループに含まれる。侵入した宿主細胞の細胞質内で自身のRNAを鋳型にマイナス鎖DNAを合成し、そのマイナス鎖DNAを鋳型にしてプラス鎖DANが合成され2本鎖DNAとなる。このようなDNAはプロウイルスと呼ばれ、その後核内に移行し、その両端にあるLTRと呼ばれる末端反復配列の働きで宿主ゲノムDNAに組み込まれる（図60）。これが真の感染の成立であり、ウイルスの遺伝情報は宿主DNAの一部としてきわめて安定な状態で存続するため、免疫機構からの攻撃も避けることができ、多くの場合、終生持続感染がみられるようになる。

(2) 疫学

FeLV感染症は世界中の家猫でみられるが、各地で感染率に差がある。猫の密度と飼育形態を反映しているようで、どちらかと言えば外猫の間での感染よりも、ストレスのある集団飼育内での感染が多いと言われてきた。欧米諸国では後述のワクチンの導入、検査と隔離の徹底により、最近では減少傾向にある。しかし、わが国では都市部を除くと以前とあまり変わらない発生率である。わが国の中でも地域差が大きくあるが、猫の密度、感染猫との接触の頻度に依存する。外猫の密度が高く、感染猫との接触

第2章 臨床病理学

が頻繁にある地域では、依然として外に出る猫の集団でも高い感染率がみられている。病院来院集団での感染率は、集団に偏りがあり、あまり疫学的に意味のある数字ではないが、1〜5%程度と思われる。都市の野良猫の調査では、ほとんどの個体で早期に感染した証拠がみられ、発症がみられる比較的若い猫でFeLV陽性もみられるが、健康で生き残っているものはほぼすべてがFeLV陰性である。

(3) 感染と免疫

感染猫の血中にはウイルスが存在し、ウイルスが唾液、涙、糞便中に放出され、それが経口・経鼻感染、あるいは傷口からの感染を起こすが、同居による濃厚接触および咬傷が感染の主な原因である。FeLVに対する免疫のない猫とFeLVが接触した場合、約30%の猫は「自然抵抗性」、あるいは曝露ウイルスが少ない、あるいは感染しにくいウイルスであるなどの理由で、感染が成立しない。また、咬傷や血液を介した医原性感染を除き、ウイルスへの曝露は単発では感染が成立しにくく、それに対して少量で繰り返し曝露する、感染猫との同居による濃厚接触は感染効率が高い。

ウイルス曝露が起こった猫の約70%で感染が進行する。ウイルスは粘膜細胞から扁桃や末梢リンパ節といったリンパ組織へ、次に骨髄や他のリンパ組織へと広がる。局所リンパ節などで増えたウイルスは血流中に一時的に出現するため、感染からおよそ4週間程度で一過性のウイルス血症は検出される。このような猫の約60%では免疫応答により回復がみられる。感染1週間ほどで出現する細胞性免疫(細胞傷害性Tリンパ球)や6週間ほど経って出現する抗体反応(中和抗体)により、骨髄感染が完全に成立する前に回復する。この時期に急性期の疾患がみられるものが多い。急性期の疾患は1〜16週間程度持続し、発熱、元気・食欲消失、リンパ節腫大、免疫介在性の血球減少症がみられ、まれに敗血症・貧血などで死亡することもある。猫の年齢と感受性の間には明確な関係があり、感染後に持続性ウイルス血症がみられる頻度は、新生子で70〜100%、8〜12週齢で30〜50%、成猫で<10〜20%である。

残りの猫はウイルスの免疫学的排除ができずに、感染は最終標的臓器である骨髄へと進行する。その後、ほとんどの猫は骨髄細胞の持続感染の結果、末梢血中にウイルス(抗原)が出現する持続性ウイルス血症を呈するようになる。ウイルスはさらに他のリンパ節、口腔や鼻腔あるいは他の粘膜上皮へと広がる。また、唾液などの体液中にウイルスが出現し新たな感染源となる。しかしその後、かなり長期間にわたって猫は無症候であることが多い(潜伏期)。

骨髄細胞にFeLVが感染してもごくわずかな猫では潜伏感染でとどまり、あるいは回復する場合がある。潜伏感染では末梢血でFeLVとその抗原は検出できない。これはウイルスが骨髄細胞内に潜伏しているだけでウイルスを産生していないためと考えられる。

骨髄における感染の状態は、リアルタイムPCRを用いた研究で、abortive(流産感染:抗原もプロウイルスも陰性の非感染状態)、regressive(退行性感染:抗原陰性、プロウイルスは少量で感染から回復していく過程)、latent(潜伏感染:抗原が陽性から陰転したものの、末梢血細胞や骨髄細胞中にはプロウイルスが中程度に存在する)、progressive(進行性感染:抗原も陽性、プロウイルスも多量に検出される)の4型に分けられている。

都市の野良猫の調査からも、感染率は非常に高いが、生後すぐに感染しないかぎり持続感染となるものは非常に少ないと考えられる。それに対して、多頭飼育家庭では、猫の年齢にかかわらず、1頭陽性が存在すると残りの1/3は陽性であると言われ、そのような環境では猫に強いストレスが加わっており、効果的な免疫が発動しない可能性が考えられる。

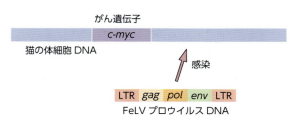

図61 細胞側がん遺伝子の下流側にプロウイルスDNAが挿入されることで発がんが起こる

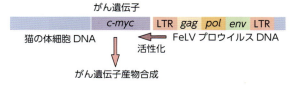

図62 FeLV遺伝子の両端にあるLTRが、下流側から上流側に向けて*c-myc*を持続的に活性化し、その結果この遺伝子産物が合成されてその細胞は無限に増殖する腫瘍細胞になる

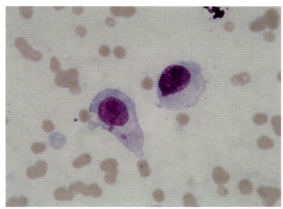

図63 若齢猫にみられた線維肉腫
強い異型性をもった大型の紡錘形から多形の細胞がみられる。

(4) FeLV関連疾患

持続感染期の病気は、表面的な健康状態がしばらく続いた後、2～3年でみられ、持続感染猫の致命率は年間約50％、または2年で63％、3.5年で83％と言われている。感染する細胞の多様性、さらにウイルスによる直接的影響と間接的影響があるため、さまざまな疾患が観察される。

ウイルスによる直接的影響としては感染細胞における増殖性変化（腫瘍性疾患）と増殖抑制性変化（非再生性貧血など）がみられる。これは腫瘍を含め遺伝子機構で説明可能であるが、一般に増殖促進遺伝子の隣にプロウイルスDNAが挿入されれば細胞の増殖性変化が起こり、増殖抑制遺伝子の隣に入れば増殖抑制が起こると考えられている。2～3歳のFeLV感染猫にみられる（わずかに1歳未満でみられることもある）前縦隔型リンパ腫が腫瘍性疾患の典型例である。ウイルスは一般に分裂増殖のさかんな細胞で増殖しやすいため、若齢動物で多くの活性化したリンパ球をもつ大型の組織である胸腺で、多数のリンパ球に対して多数のウイルス粒子が感染することで、ある一定の確率で細胞側がん遺伝子の下流側にプロウイルスDNAが挿入されることがある（図61）。細胞のがん遺伝子（一般に*c-onc*と記載される）は、最初に腫瘍細胞で発見されたためそのような名称を与えられているが、その本質は細胞をがん化させる遺伝子ではなく、細胞の増殖を促進する遺伝子である。前縦隔型リンパ腫では*c-myc*と命名されている遺伝子の下流にFeLVプロウイルスDNAが挿入されているものが発見され、FeLV遺伝子の両端にあるLTRが、下流側から上流側に向けて*c-myc*を持続的に活性化し、その結果この遺伝子産物が合成されてその細胞は無限に増殖する腫瘍細胞になると考えられている（図62）。

FeLVが感染する細胞は多様で、骨髄のすべての系統、リンパ球、線維芽細胞、骨芽細胞などがあり、腫瘍性疾患としては、それぞれ急性骨髄性白血病（赤血病、赤白血病、骨髄異形成症候群を含む）、リンパ腫、線維肉腫（図63）、骨軟骨腫症（図64、65）が知られている。その他、増殖停止を示す代表的な疾患として、赤芽球系低形成による貧血がある。

現在、欧米では、FeLV感染猫の減少に伴い、猫のリンパ腫の85～90％がFeLV陰性で、代わりに老年発症のFeLV陰性の消化器型が増加している。これらはFeLV感染に無関係に発生するものではあるが、一部の猫ではすでに陰転した以前のFeLV感

第2章 臨床病理学

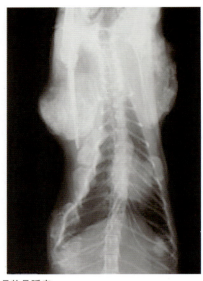

図64　骨軟骨腫症
まれなFeLV関連疾患として、FeLV感染の雄猫にみられる。異常な軟骨や骨が多発性につくられる。

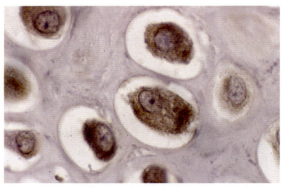

図65　腫瘍性の軟骨内には免疫染色でFeLV p27抗原が検出され（褐色）、この軟骨がFeLVを生産していることがわかる。

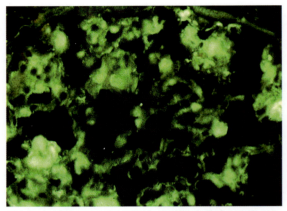

図66　ほぼすべてのFeLV持続感染猫にはFeLV抗原p27と抗体の免疫複合体による糸球体腎炎がみられる。糸球体には免疫複合体の顆粒状沈着を示すIgGが証明される。

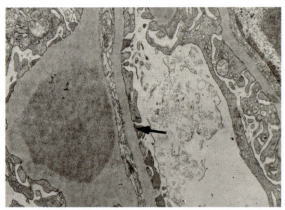

図67　透過型電子顕微鏡観察では、糸球体基底膜の結節状肥厚と電子密度の高い物質（黒色）の沈着がみられ、これが免疫複合体と思われる。

染との関連も示唆されるものもある。

　ウイルスによる間接的影響としては、免疫抑制に関連した二次感染症、免疫異常に関連した免疫介在性疾患などがあげられる。代表的な疾患として、免疫系（特にTリンパ球）の抑制によるウイルス二次感染（FIP、Herpes virus、Parvovirus）、真菌感染（*Cryptococcus*、*Aspergillus*、皮膚糸状菌）、原虫症（*Toxoplasma*、*Cryptosporidium*）、細菌/*Mycoplasma*感染（*M. haemofelis*、*M. haemominutum*）、その他細菌感染による歯齦炎、歯根膜炎、口内炎、鼻炎、副鼻腔炎、肺炎、膿胸、Salmonella、Campylobacter、膿皮症、難治性皮膚病、膿瘍、排膿を伴う瘻管などがある。二次性の免疫介在性疾患としては、免疫介在性溶血性貧血、免疫介在性血小板減少症、免疫複合体糸球体腎炎（図66、67）、免疫性進行性多発性関節炎、全身性紅斑性狼瘡（SLE）などがある。ただし、ほとんどのFeLV感染猫では抗核抗体（ANA）が陽性となるため、SLEの診断には注意が必要である。

(5) FeLV感染の診断と解釈

　現在臨床的に広く応用されているFeLVの検出法

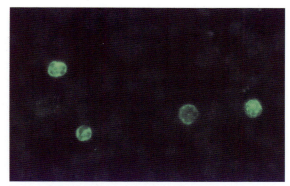

図68 末梢血白血球をFeLVp27に対する抗体を使用した免疫蛍光法で染色して白血球に特異蛍光が認められた場合には、骨髄中でウイルスを生産する持続感染であることがわかる。

として、FeLV p27に対するモノクローナル抗体を利用したELISAの院内検査用キットがあり、これは感度、特異性ともに高い。また、検査施設での検査法として、末梢血塗抹標本上の白血球、血小板内のウイルス抗原を検出する蛍光抗体法がある。白血球、血小板内に抗原が検出されれば骨髄持続感染と判定され、陽性結果はウイルス分離とほぼ100％一致するため、簡便な骨髄持続感染の判定法として利用されている（図68）。その他、リアルタイムPCRも利用できる。

ELISA検査は、いずれの年齢においても検査が可能であるが、最終判定は曝露の可能性があった最後の日から28日経ってから行う。これは、大部分の猫でELISA検査が曝露後28日以内に検査陽性となるためである。ELISA検査では血清または血漿で検査し、唾液または涙液の検査は陰性の場合の判定が難しいため（非感染猫とは言い切れないため）推奨されない。

ELISA陽性と判定されたら通常は1ヵ月後に再検査を行うのがよい。1ヵ月後に陰転した場合はさらに1ヵ月後に検査し、2回連続で陰性ならば感染は終結したと考えてよい。最初の陽性から4ヵ月後も陽性ならば持続感染と診断してよい。

蛍光抗体法陽性のものは、ELISAも陽性となるが、ELISA陽性がすべて蛍光抗体法陽性とはかぎらない。これは、ELISAが必ずしも骨髄持続感染だけを検出しているわけではないためである。ELISA陽性で蛍光抗体法陰性のものは、ELISA検査結果が偽の陽性であるか、一過性感染でウイルス抗原は血中にあるが骨髄細胞の中にウイルスが完全に定着していないか、あるいは骨髄以外での持続感染があってウイルス抗原は血中に出現しているかのいずれかである。検査結果の不一致がみられた場合には、感染の可能性があると考えておき、60日目に両検査を再度実施し、結果が一致するまで年1回検査を行う必要がある。

いかなる条件下でも常に100％正確な検査はないことを理解した上で、検査結果はすべて患者の健康状態および過去の感染可能性を考慮して解釈すべきである。FeLVに感染した猫は長期間生存する可能性もあるし、猫に起こっている病気がすべてFeLVによるものともかぎらない。

(6) 治療

ウイルスを排除する治療はないため、個々の疾患に対する特異的治療あるいは対症療法が行われる。急性期の疾患に対しては、免疫介在性のウイルス排除が進行中である可能性を考慮して、できるかぎりステロイドの使用は避けた方がよい。血球減少症に対しては輸血で対処し、あわせて猫インターフェロンを投与する。持続感染期の疾患に対しては、それぞれの疾患に対する特異的治療を行う。例えばFeLV陽性の前縦隔型リンパ腫に対しては、多剤併用化学療法を行い、その治療成績は、FeLV陰性の同様の疾患と変わりはない。ただし、長期予後に関しては、FeLV感染の影響がその先に出ることも多く、非感染猫に比べて悪い。

(7) 予防
(i) 環境

FeLVは猫の体外では非常に不安定であり、室温

第2章 臨床病理学

では数分から数時間で感染性を失う。太陽光線、紫外線照射、熱などにより容易に不活化され、56℃では数分で感染性を失う。ほとんどの消毒薬に感受性であり、次亜塩素酸ナトリウム、ホルマリンをはじめ、アルコール、洗剤、第4級アンモニウム塩などで失活する。院内感染や家庭内での環境中ウイルスからの感染の可能性はきわめて低いが、手を洗い人がウイルスを運ばないようにすること、感染猫の使用した敷物などは廃棄したり洗濯すること、次亜塩素酸ナトリウムまたはホルマリンを使用して消毒することが有効である。

(ⅱ) 感染猫

最良の感染防御は、感染猫との接触を断つことである。感染猫との接触を絶つために室内飼育を徹底し、猫を新規に導入する際には検査を行うことが最も効果的と思われる。

(ⅲ) ワクチン

不活化ワクチンが認可されているが、猫の年齢と曝露の危険に基づいて、必要と思われる個体に接種する。FeLVワクチンに関連する副作用として、ワクチン接種部位の肉芽腫形成ならびにワクチン関連肉腫が報告されているが、これは他のワクチンでも注射製剤でも起こる事象であり、FeLVワクチンだけの問題ではない。猫の注射は、いかなる場合にも肩甲間は避け、体幹皮筋のある場所に行うべきである。ワクチンで腫脹や結節ができた場合には、2ヵ月以内に水平、深部方向とも3cmの十分なマージンで切除して、病理組織学的検査を行う。深部については浸潤のない筋層の切除が3cmに相当する(図69、70)。

米国猫臨床医協会・猫内科学会によるガイドラインによれば、FeLVワクチンは8週齢以降に第1回接種、3〜4週間隔でもう1回接種、追加が必要なものでは年1回とされている。このワクチンは、持

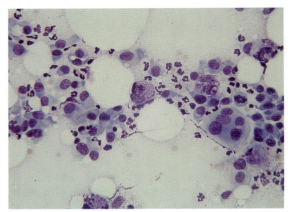

図69　ワクチン接種部位に形成された肉芽腫の細胞診所見

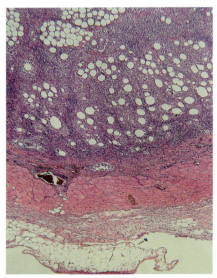

図70　体幹皮筋より深部まで切除した肉芽腫病変
筋層に若干の浸潤がみられる。

続感染の成立は防御すると言われているが、完全な感染防御効果を示すものでもなく、その効果は成猫の年齢依存性の自然防御能と同程度である。一過性感染すら起こさせないためにはウイルスとの接触をゼロにする努力が最も効果的である。多頭飼育の汚染環境などで飼育されている、ストレスがかかり感染の危険のある猫では勧められるが、年齢依存の抵抗性を考慮すると16週齢までが最も重要と考えられている。

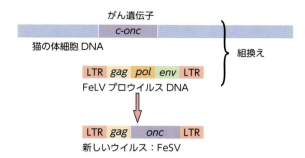

図71 FeSVは、細胞に感染したFeLVが、細胞側のがん遺伝子と組換えを起こして、がん遺伝子をもった新しいウイルスとして生まれたものである

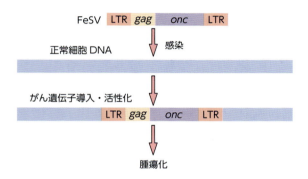

図72 FeSVは正常細胞にがん遺伝子を導入することで、細胞を腫瘍化させる

2）猫肉腫ウイルス

猫には線維肉腫の2つの病型がみられ、老齢猫にみられる単発の線維肉腫と、若齢のFeLV感染猫にみられる多発性の線維肉腫がある。後者はFeLV感染に関連したウイルス発がんによるもので、発生例ではFeLVとともに猫肉腫ウイルス（Feline sarcoma virus: FeSV）が発見されている。FeSVはFeLVの組換えウイルスで、自身では増殖能はないが、必ずFeLVがヘルパーウイルスとして共在して、FeSV特有のRNAを中に入れたウイルス粒子がつくられる。このウイルスは、免疫の弱いラットや子犬に感染させると高率に肉腫を引き起こすことがわかり、遺伝子の検査により、がん遺伝子をもったレトロウイルスであることがわかった。すなわち、細胞に感染したFeLVが、細胞側のがん遺伝子と組換えを起こして、がん遺伝子をもった新しいウイルスとして生まれたものである（図71）。組換えの際に増殖に必要な遺伝子を失い、自己増殖能はないが、常にFeLVも一緒にいるため、増殖やウイルス粒子の生産は可能である。その結果、正常細胞にがん遺伝子を導入することになり、細胞は無限に増殖する腫瘍細胞となる（図72）。しかしながら、FeSVが猫から猫へ伝播するという証拠は今まで得られていない。肉腫の細胞で発見されたがん遺伝子は当初、肉腫（sarcoma）のがん遺伝子ということでc-srcと呼ばれてきたが、さまざまなFeSVの分離株の調査により、新たながん遺伝子が多数発見されている。細胞側のがん遺伝子は細胞を意味するc-をつけて表記されるが、ウイルスに組み込まれた遺伝子はウイルスを意味するv-がつけられる。これまでに知られている遺伝子は、v-fes、v-fms、v-fgr、v-kit、v-sisなどで、猫固有の遺伝子というよりは、広く他の動物の肉腫でも発見されている遺伝子やその類似のものである。

3）猫免疫不全ウイルス

(1) ウイルス学

猫の免疫不全症様疾患から分離されたウイルスは、レトロウイルス科、レンチウイルス属ではあるが、ヒト免疫不全ウイルス（HIV）とも他の動物レンチウイルスとも異なることが確認され、1987年に猫Tリンパ球親和性レンチウイルス（FTLV）として報告された。その後、免疫不全レンチウイルス命名法に関するWHOの勧告に従い、猫レンチウイルス群の猫免疫不全ウイルス（Feline immunodeficiency virus: FIV）と再命名された。その後の研究で、ピューマ、チーター、ライオンを含む野生のネコ科においても、近縁のレンチウイルスが発見されている。レンチウイルスはその宿主とともに進化するもので、一般にはある自然宿主と長くかかわるほど、病原性は低下する傾向がある。大

第2章 臨床病理学

型の野生ネコ科動物のFIVグループは病原性を示さないようである、家猫のFIVはかつては病原性が強いと考えられてきたが、感染率は変わらないものの、最近では明らかなエイズを発症するものは減少傾向にあり、病原性は低下していると考えられる。一度感染すると、まず回復する個体はなく、全例が持続感染となる点は変わっていない。FIVには発がん性はないと考えられるが、FIV感染と消化器型リンパ腫の発生には相関が認められる。また、一般に老齢で発生する悪性腫瘍も、5～6歳の猫でみられるエイズ期においては多くみられる。したがって、間接的には腫瘍発生にかかわるウイルスであると考えられる。

　FIVには、A、B、C、D、E、5つのサブタイプが存在する。主要なFIVのサブタイプはA（原株はPetaluma株）とB（原株はTM2株）である。これまでの知見では、米国の東海岸と中部地域はA、西海岸はBが主である。カナダ（オンタリオ州）はAが主で、Bがそれに次ぐ。ヨーロッパでは北部がAで、中央部はAとB、南部ではBがよく認められる。オーストラリアはほとんどAで、Bも例外的にみつかる。Cはカナダ、ベトナム、台湾、ヨーロッパでみつかっている。Eはこれまでアルゼンチンの猫にしか発見されていない。日本ではA～Dの4サブタイプがみつかっている。東日本を中心にBが主なサブタイプで、西日本にはDが分布している。Aは全国的に散在し、Cは東海地域に限定している。ウイルス粒子エンベロープにある糖タンパク（Env：FIVの場合はgp130）は*env*遺伝子にコードされているが、この部分は常に宿主の免疫に曝されているため変異が起こりやすいとされている。FIVの*env*遺伝子には9ヵ所の変異性領域（V1～V9）が存在し、その中でも変異が激しいV3～V5の領域の塩基配列の違いに基づいてサブタイプが分類されている。感染防御免疫とこのサブタイプが関係するのかどうか不明である。AとCは他のものに比べ病原性が高いとも言われているが、むしろどの病期で分離されたウイルスであるかが、病原性の強さに関係するようである。無症状の感染猫から分離されたウイルスは、発症期に分離されたウイルスよりも強毒である可能性が高い。

(2) 疫学

　FIV感染は1986年に米国で最初に発見された後、世界中の家猫でみられることがわかった。過去の保存血清における抗体陽性例は米国/日本における保存例で1968年までしかさかのぼることはできないが、近縁のレンチウイルスが多くの大型猫科動物にも認められていることから、猫科動物が犬、猫の共通の祖先から別れた直後から存在していたものと思われる。猫の一般集団（健康猫）におけるFIV感染率は、野外における猫の密度に比例し、密度の高い地域では非常に高い。世界中で最も陽性率が高いのは、日本およびイタリアで12％にも及ぶ。FeLV感染症と比べ、陽性率がこれほど高率である理由は、ウイルスが咬傷などで容易に感染すること、ひとたび感染すると、猫は長期間死亡することなく生き続け、また感染も消失しないことと関係するのだろう。陽性例で外猫と内猫の比をみると、日本では19：1と圧倒的に外猫に多く、雄猫の感染は雌の2倍以上あることから、感染は屋外で猫の喧嘩を通じて起こる可能性が最も高い。

(3) 感染と免疫

　感染猫の血中および脳脊髄液、唾液には感染性ウイルスが存在し、主に咬傷を通じて唾液による感染が起こると考えられている。接触水平感染はないわけではないが、FeLVなど他のウイルスに比べ伝播の効率は悪いようである。室内飼育の喧嘩をしない群で同居感染が起こることも報告されているが、疫学データをみるかぎり屋内での感染は少ないようである。交尾による異性への感染も報告はあるがきわ

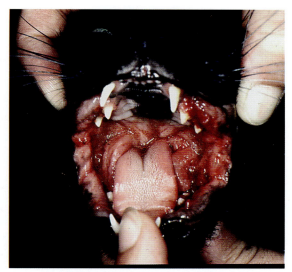

図73　FIV感染発症期の猫の約半数には慢性口内炎がみられる

めて少ない。あわせて新生子の感染はまれとされている。咬傷などで皮膚から侵入したFIVは、皮膚樹状細胞での増殖を介して、リンパ節のリンパ球に感染する。感染から1～2ヵ月で、抗体が陽転する。その後持続感染となり、終生ウイルスと抗体を保有し続ける。

(4) 病理発生

(i) 急性期

感染後2週以降にみられ、通常は1～2ヵ月の持続期間であるが、最長で1年程度持続するものもある。この時期に合わせて抗体が陽転する。発熱、リンパ節腫大、下痢、周期性白血球減少症などが現れるが、あまりはっきりしないこともある。幼若動物の感染例では、細菌性過急性腸炎や細菌性肺炎で死亡することもあるが、成猫の場合は自然に終息し、無症状となる。

(ii) 無症候性キャリア

この時期は、急性期の変化がみられた後に臨床症状が消失する時期である。持続的に抗体は陽性でウイルス分離も陽性である。持続期間は平均で2～4年位であるが、それ以上持続する場合もある。無症状期の猫を個別飼育して観察すると、2年間で36%ほどが発症することがわかった。

(iii) 持続性全身性リンパ節腫大（PGL）

無症状期から発症期に向かう過程で、全身のリンパ節の腫脹がみられる時期がある。その持続期間は2～4ヵ月と短く、すぐに明確な発症期に入るため、この時期を見逃すことは多い。

(iv) AIDS関連症候群（ARC）

PGL期に引き続き起こる発症期である。発症猫の平均年齢は約5歳であり、FeLV感染の発症より遅れてみられるのが特徴である。PGLに加え、原因不明発熱、体重減少、慢性口内炎（図73）、慢性上部気道疾患、慢性化膿性皮膚疾患などさまざまな慢性疾患がみられ、検査では軽度から中等度の貧血と高ガンマグロブリン血症がみられることが多い。リンパ球数の減少は特にみられず、B細胞系はむしろ異常に活性化しているように思われる。しかし、ヘルパーT細胞は減少を始めており、CD4＋/CD8＋比は低下している。この時期の持続期間は通常は1年程度であり、その後、後天性免疫不全症候群（AIDS）に移行するものが多いが、ARC期のままで、長期間生存するものもある。

(v) 後天性免疫不全症候群（AIDS）

ARC期からそのまま移行する時期である。この病期の特徴は、著明な削痩、貧血、あるいは汎血球減少症に加え、細胞性免疫不全を示唆する日和見感染または腫瘍の存在である（図74）。リンパ球数も著明に低下し、CD4＋T細胞は著明な減少（200/μL未満）を示す。あわせて、CD8＋T細胞数も低下する。

第2章 臨床病理学

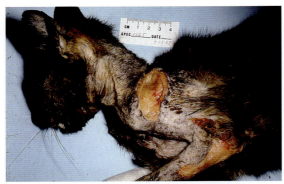

図74 重度の削痩を示すAIDS期の猫の皮膚にみられたクリプトコッカス感染(日和見感染)

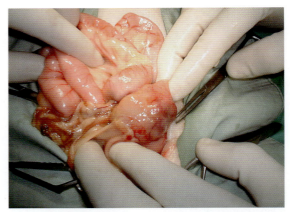

図75 AIDS期の猫にみられた腸間膜リンパ節の腫大が顕著な消化器型リンパ腫

(vi) 関連疾患

FIV感染猫にみられる疾患で特徴的なものは、発症例の約半数で認められる口腔内、特に歯肉、歯周組織、頬、口峡部または舌の慢性進行性感染と炎症である。その他、慢性呼吸器感染症、皮膚および外耳道の慢性感染症、慢性腸炎、膀胱炎、尿路感染症などもみられる。デモデックス症、疥癬症などや、回虫の濃厚寄生もみられる。神経症状は発症猫の約5％でみられるのみであるが、おびえる、隠れるなどの性格の変化が主体である。日和見感染症としては、口腔内常在菌による口腔内感染あるいは肺炎や膿胸、クリプトコッカス症、ノカルジア症などがみられる。トキソプラズマ症は、非感染猫に比較して特に多いわけではない。非感染猫に比べ、FIPが起こりやすい可能性が示唆されている。腫瘍性疾患としては、消化器型リンパ腫とのなんらかの関連が示唆され、AIDS期に先立つリンパ球の活性化も関係するかもしれないが、FIVが直接的にがん化を起こす証拠はない(図75)。多くの悪性腫瘍が認められているが、いわゆる腫瘍年齢に達していない猫で悪性腫瘍が多くみられるのは、おそらく細胞性免疫不全に関係すると思われる。

(5) FIV感染の診断と解釈

FIV感染症の診断は抗体の検出により行われている。ELISAによる抗体検出キットが市販されており、病院内で迅速診断が可能である。FIVはレンチウイルスの仲間であることから、抗体の検出と感染の間には高い相関性がある(6ヵ月齢以上の猫)。最終判定は曝露の可能性があった最後の日から60日経ってから行うのがよい。ELISA検査は血清または血漿で行う。ELISA陽性と判定されたら通常は1ヵ月後に再検査を行うのがよい。ELISA検査は大部分の猫で曝露後60日以内に検査陽性となる。しかし、6ヵ月齢未満の子猫では移行抗体の可能性もあり、しかも感染の機会はそれほどないと思われるため、結果の解釈には慎重を要する。また、FIVワクチン接種により陽性結果が出る。一部の検査施設・研究施設においてはウエスタンブロット法、PCRが用意されている。

(6) 治療

FIVに対する特異的治療は存在しない。人の抗レトロウイルス薬の使用も検討されたが、副作用の問題や抵抗性ウイルス発現の問題は解決していない。すべての治療は二次感染や腫瘍など、現在起こっている疾患に対して行われる。FIV感染発

症猫に対する低用量インターフェロン療法として、Human IFN-α 10U/kg PO sid×7d 隔週治療で、発症の軽減、発症猫の有意な生存（16ヵ月）がみられたという報告があにる。また二重盲検試験で、FeLV感染猫、FeLV/FIV感染猫に対してrFeIFN-omega（インターキャット）1MU/kg SC sid×5dを3回シリーズ投与して、1年間の観察期間中の臨床徴候、致死率において、インターフェロン投与群に良好な成績が認められている。

(7) 予防
(i) 環境
　FIVは猫の体外では非常に不安定であり、室温では数分から数時間で感染性を失う。太陽光線、紫外線照射、熱などにより容易に不活化され、56℃では数分で感染性を失う。ほとんどの消毒薬に感受性であり、次亜塩素酸ナトリウム、ホルマリンをはじめ、アルコール、洗剤、第4級アンモニウム塩などで失活する。院内感染や家庭内での感染の可能性はきわめて低いが、手を洗い人がウイルスを運ばないようにすること、感染猫の使用した敷物などは廃棄したり洗濯すること、次亜塩素酸ナトリウムまたはホルマリンを使用して消毒することが有効である。

(ii) 感染猫
　最大の予防法は、感染源との接触を断つことである。このためには、検査による抗体陽性猫の検出と隔離が、最も効果的であることがわかっている。したがって、ウイルス陰性の猫だけで室内生活をしていれば、感染の危険は全くないと言える。

(iii) ワクチン
　米国ではFIVのサブタイプAおよびDを含んだワクチンが市販されている。しかし、その防御効果については評価がさまざまである。USDA承認のための試験で効果は82％、その後の実験では効果は100％から0％までさまざまである。同じサブタイプAの野外株グラスゴー8による感染を防御しないことから、すべての野外株による感染に対して防御をもたらすものではないと考えられる。ワクチンを接種すると抗体検査が陽性になり、迷い猫では安楽死の危険があると言われている。

第3章 細胞診断学

総論

1. 細胞診の目的（診断的意義・限界）

血液検査などの他の検体検査法と異なり、生検は病変部位の組織もしくは細胞を直接採取して観察する方法であるため、病変部位に関して得られる情報がきわめて多く、特に腫瘍性疾患の診断・ステージングには必要不可欠の検査方法として位置づけられる。一般に生検によって得られる情報量は、生検サンプル内に含まれる病変組織の容積に大きく依存する。最も多くの情報を得られる生検法は切除生検であり、次いで部分生検、コア生検、針吸引生検の順に得られる情報量は少なくなる。しかし、動物の腫瘍患者はしばしば病期の進行した段階で来院するため、外科的切除不能の場合や、麻酔もかけられないような状態であることが少なくない。また、患者に与える苦痛、施術の難易度、さらには経済性を考えると、診断精度は落ちるものの無麻酔で実施可能であり、疼痛が少なく、安全かつ容易に実施できるコア生検や針吸引生検が必要となる場面は多い。

生検で得られた組織の評価法としては、組織学的評価（組織診）と細胞学的評価（細胞診）の2つの評価法があげられる。組織診では細胞形態や細胞構成以外にも組織構築を評価できることが最大のメリットであるが、組織固定、切り出し、パラフィン包埋、薄切、脱パラフィン、染色など数日に及ぶ工程を経なければ観察することができない。一方、細胞診では組織構築を評価できないが、特別な装置や技術を要さずサンプル採取から数分で標本を作製して観察できることが最大のメリットである。

細胞診の適応は多岐にわたり、一般的な腫瘍の穿刺吸引標本以外にも、血液塗抹、糞便直接標本、尿沈渣標本の観察も広義の細胞診に含まれる（図1）。その目的は、診断や治療の方向性を決定するための情報を得ることであり、確定診断を得ることが目的ではない。具体的には、病変を大きく炎症性病変と腫瘍性病変に分類し、腫瘍性病変である場合には上皮性なのか非上皮性なのか、もしくは悪性なのか良性なのかを、可能性の高い順に安全かつ迅速にリストアップすることが目的となる。このことは細胞診断医の検査結果をみかえしてみればわかりやすい。細胞診断医の所見には「～の疑いがある」とか「～が鑑別診断に含まれる」といったようなまわりくどい言葉が多用されていると思うが、これは細胞診断医が細胞診の限界に鑑み、「確定診断ではなく、あくまで可能性の一つである」という意味合いを込めて使用している言葉である。細胞診の限界を超えて診断を無理につけてしまうと、over diagnosisやunder diagnosisが頻発し、正しい治療に結びつかなくなるおそれが多分にあるためである。

ただし、細胞鑑別を行う上で細胞診が組織診より優れる場合もまれにある。組織診標本はよくゆで卵

- 血液
- 骨髄
- 尿沈渣
- 膣粘膜
- 各種貯留液
  　胸水、腹水、心嚢水
- 分泌物
  　喀痰、鼻汁、膿汁
- 皮膚病変
- リンパ節吸引
- シスト内容物
- 腫瘤形成病変
- 気管または肺胞洗浄液
- 内視鏡生検材料、など

細胞がとれるものなら何でも応用可能

図1　細胞診の適応範囲

第3章 細胞診断学

の輪切りに例えられるが、固定した組織を薄切して標本を作製するため、細胞形態は小さく、細胞質の特徴や核クロマチンの分布パターンを識別しにくい性質がある。一方、細胞診はよく目玉焼きにたとえられ、細胞を薄くスライドグラス上に広げてから固定するので、細胞質がよく広がり、細胞質の特徴や核クロマチンの分布パターンを識別しやすい。この特性から、特に造血器腫瘍（白血病、リンパ腫、その他の独立円形細胞腫瘍）のように組織構築が診断上それほど重要でない腫瘍に限っては、細胞診標本の方が鑑別しやすい傾向がある。

　以上のように、細胞診は組織診の代わりになる検査ではないが、病態に関しての多くの情報をもたらし、臨床所見と併せて考えることで正しい診断・治療に導くことができる、非常に有用な検査法である。しかし方法を間違えれば、時間と費用の浪費につながり、時として動物に害を与える検査法でもある。少しでも安全に多くの情報を得られるように、正しい手順を踏み、正しい解釈法を知ることが必要であろう。

2. 採材方法

1）スタンプ（押捺）法

　スタンプ（押捺）法による細胞採取は、皮膚の表在性病変や手術や剖検で摘出した組織に対して行われる。皮膚の表在性腫瘍では、表皮が失われたびらん・潰瘍部位でないと腫瘍細胞が出現する可能性は低い。また、そのようなびらん・潰瘍部位ではほぼ全例で感染や壊死を伴っているため、二次的な炎症所見（化膿性炎症像）が得られる可能性が高い。したがって、スタンプ法により表在性腫瘍病変の細胞診標本を作製した場合には、腫瘍細胞が採取されにくいことと、二次的な炎症像が存在することを前

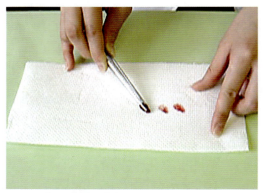

図2　スタンプ標本の作製
ペーパータオルなどで割面に存在する余分な血液や組織液を吸収させてから、スライドグラスに組織を押捺する。

提に観察しなければならない。腫瘤表面に痂皮が形成されている場合には、それを剥がし、ガーゼなどで出血を抑えてから病変部に清潔なスライドグラスを押捺し、標本を作製するとよい。

　手術や剖検で摘出した組織から細胞診標本を作製する場合は、メスなどで新鮮な割面を作製してスタンプ標本を作製する。新鮮な割面からは血液や組織液が滲出するので、ペーパータオルなどで割面に存在する余分な血液や組織液を吸収（ブロッティング）してから、スライドグラスに組織を押捺する（図2）。スタンプ法では上皮性腫瘍や独立円形細胞腫瘍の腫瘍細胞を比較的大量に得ることが可能であり、さらに細胞変性が少ないきれいな標本を作製することができる。また、割面とスライドグラスに押捺された部位を対応させることで、組織内での細胞分布をある程度把握することができることもスタンプ法のメリットの一つである。ただし、非上皮性腫瘍では細胞が採取されにくいため、スタンプ法で細胞が採取されない場合には、次項のスクラッチ法を用いるとよい。

2）スクラッチ（掻爬）法

　スクラッチ（掻爬）法による細胞採取は、スタンプ標本と同様に皮膚の表在性病変や手術や剖検で摘

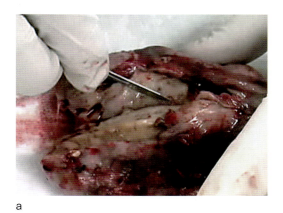 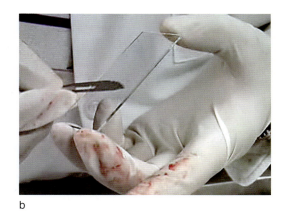

図3　スクラッチ標本の作製
a：スタンプ法で細胞がとれにくい場合や非上皮性腫瘍を疑う硬い病変から細胞を採取する際に用いられる。
b：メスの腹を用いてこの液体をスライドグラス上に優しく塗り広げて塗抹標本を作製する。

出した病変組織に対して行われる。メス刃などで病変組織から細胞を物理的に掻き出すので、スタンプ法や針生検法に比べると採取される細胞が圧倒的に多い。しかしながら、病変組織に対し強い損傷を与えるため、細胞が壊れやすいことが欠点としてあげられる。スタンプ法や針生検で細胞が採取されにくい場合や、非上皮性腫瘍を疑う硬い病変から細胞を採取する際に用いる（図3a）。

皮膚の表在性病変に適用する場合には、二次的な炎症や壊死が生じている可能性が高いため、何度かメスの腹で掻爬して付着した組織を除去してから標本作製用に掻爬を行うと深層に存在する目的の細胞を得やすくなる。メスで掻爬すると少量の組織液や血液とともに組織が採取されるため、メスの腹を用いてこの液体をスライドグラス上に優しく塗り広げて塗抹標本を作製する（図3b）。摘出した組織からスクラッチ標本を作製する場合には、スタンプ法と同様に新鮮な割面を作製し、余分な血液などをペーパータオルなどで吸収させてから掻爬を行う。小型の生検組織（内視鏡生検やパンチ生検）に対してスクラッチを行うと、採材操作による組織損傷により組織学的評価に悪影響を与える可能性があるため注意が必要である。

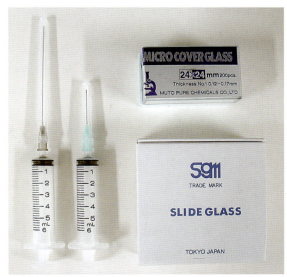

図4　FNBで使用する器具
FNBで使用する器具は23Gの注射針と5mLの注射筒のみである。腹腔内のやや深い部位の穿刺にはスパイナル針を用いる。

3）針生検（fine needle biopsy：FNB）

FNBは、体表腫瘤やリンパ節などの細胞評価を行う上で最も頻用する生検法である。前述のスタンプ法やスクラッチ法と異なり、表面に生じる二次的感染巣を避けて腫瘤深部より細胞が採取できることがメリットである。細胞採取に使用する器具は採血用に使用するのと同じ21〜25Gの注射針と5〜10mLの注射筒のみであり、特別な器具を必要としない（図4）。使用する注射針は通常23G針である

第3章 細胞診断学

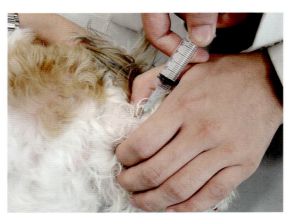

図5 needle-on法での穿刺吸引生検の実施法
体表の腫瘤やリンパ節の場合、目的の腫瘤を親指と人差し指でずれないようにしっかりと保持する。

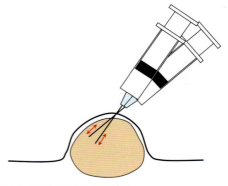

図6 腫瘤内での注射針の動かし方
一定の吸引圧をかけながら針を同一方向に5～10回、5mmほど前後に細かく動かすと細胞が採取されやすい。同一方向での細胞採取が終わったら、針を抜かずに少し方向を変えてさらに細胞を採取する。

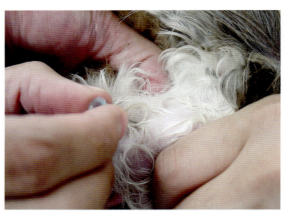

図7 needle-off法での穿刺吸引生検の実施法
刺入圧と毛細管現象にて細胞を注射針内に採取する。

が、対象となる腫瘤が小さい場合には25G針を用い、硬い組織に刺入する場合には21G針を用いる場合もある。注射筒の容量は検査者の手の大きさに応じて決めればよいが、陰圧をかけ過ぎると細胞が破壊されるため、通常は5mLの注射筒（実際には6mL）で十分である。

穿刺部位の消毒は採血時と同様にアルコールで十分に消毒する。注射筒内に空気が残っていると陰圧がかかりにくいため、注射筒内の空気はすべて押し出しておく。体表の腫瘤やリンパ節の場合、目的の腫瘤を利き手とは逆の指でずれないようにしっかりと保持する。利き手で注射筒を持ち、腫瘤を保持している指と指の間に針を進めるイメージで刺入するが、この際、注射針および注射筒の位置がずれないように、注射筒を持つ手を動物の体の一部かもう片方の手に押し当ててしっかりと固定する（図5）。注射針を皮膚に刺入したら病変部に針を進め、一定の吸引圧をかけながら針を同一方向に5～10回、5mmほどのストロークで前後に細かく動かすと細胞が採取されやすい。同一方向での細胞採取が終わったら、針を抜かずに少し方向を変えてさらに細胞を採取する（図6）。病変内を穿刺している間は、一定の陰圧（2～3mLの目盛まで十分）をかけ続けることがポイントである。ポンピング動作（陰圧をかけたり、抜いたりする動作）を行うと、採取される細胞が少なくなる。適切に細胞が採取された場合、針のフランジ部に少量の混濁した液体がみえてくるので、この時点で陰圧を解除して針を抜くようにする。

腫瘤にFNBを施行した際に新鮮血が多く混入した場合は、フィブリンが析出して好中球や血小板が巻き込まれ、細胞が塊状になり、評価できない場合がある。この現象を避ける方法として、シリンジによる吸引圧をかけずに注射針のみで生検を行う方法がある（needle-off法、図7）。刺入方法などは前述のシリンジを装着する方法（needle-on法）と同じであるが、needle-off法では刺入圧と毛細管現象

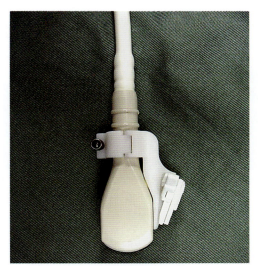

図8 付属のニードルガイドを装着したプローブ
正確な穿刺を行うことができるが、穿刺部位や角度の制限を受ける。

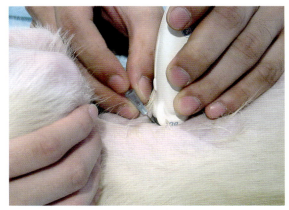

図9 フリーハンドによる超音波ガイド下FNB
フリーハンドで穿刺を行う場合には、プローブから出るビームと平行になるように穿刺する。

により細胞を注射針内に採取するため、注射針を病変内で細かく前後に動かすストロークの回数を増やした方がよい。また、needle-off法では腫瘤を保持する指でしっかり腫瘤を圧迫することもより多くの細胞を採取する際のポイントになる。needle-off法では、needle-on法に比べると採取される細胞数が吸引生検に比べ少なくなるが、血液混入が少なく、細胞純度の高いサンプルが得られる。特にリンパ節や脾臓の細胞診標本では末梢血由来の白血球の混入により評価ができなくなることもあるため、needle-off法での細胞採取が望ましい。

FNBの適応は体表腫瘤や体表リンパ節に限らず、胸腔・腹腔内臓器の腫大や結節性病変が存在する場合、あるいは超音波上で画像の変化が認められる場合にも適応となる。体腔内の病変に対しFNBを行う前には、可能なかぎりCBCと血液凝固検査を実施し、血小板数、プロトロンビン時間（PT）、活性化部分トロンボプラスチン時間（APTT）、フィブリノーゲン濃度を評価する。特に腫瘍性疾患では，播種性血管内凝固（DIC）が高率に発生するため、動物の状態がよくても凝固系の評価なしでは安易に穿刺を行うべきではない。また、血液凝固検査が正常であっても、胸水や腹水が認められる場合、穿刺部位の止血時間が延長するため、実施に際しては十分な注意が必要である。

体腔内臓器のFNBを実施する際、暴れたりパンティングが著しい動物の場合には、適切な局所麻酔と鎮静を施す。穿刺は必ず超音波ガイド下で行い、血管や消化管などを避けて病変部に穿刺する。使用する超音波装置にニードルガイド（図8）が付属している場合、これを利用して正確な穿刺を行うことができるが、穿刺部位や角度の制限を受けることと、動物の突然の動きに対応ができないことがデメリットとしてあげられる。フリーハンドで穿刺を行う場合には、プローブから出るビームと平行になるように、マーカー側から穿刺角30〜40°程度で穿刺する（図9）。脾臓の針生検では通常血液の混入が多量にみられるため、吸引圧をかけないneedle-off法が推奨される。吸引圧をかける必要がある場合には針に直接注射筒を接続せず、延長チューブを利用して助手に吸引してもらい、突然の動物の動きに対応できるようにする。使用する注射針は通常の採血で用いる23G注射針であるが、深部の病変には23Gのスパイナル針（図4左側の注射針）を用いる場合

第3章 細胞診断学

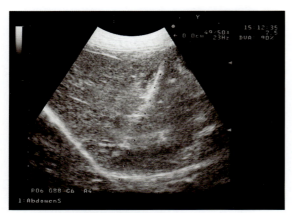

図10　超音波画像上での穿刺針の描出
高エコーにみえているのが針の先。

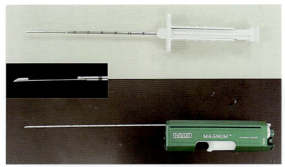

図11　手動式および自動式Tru-Cut生検針
写真上が手動式、写真下が自動式（バイオプシーガン）。

もある。穿刺を行ったら超音波画像上で点あるいは線状に描出される注射針に注目し、血管を避けて病変部まで針先端を進める（図10）。病変内に到達したら、針先端を病変内で細かく前後に動かし、フランジ部に液体がみられた時点で速やかに針を抜く。穿刺後は1時間程度院内にとどめて患者の様子をモニタし、必要があれば出血の有無を超音波画像上で確認することが推奨される。

　脾臓病変に対しFNBを行うかどうか決める場合には、超音波画像所見が特に重要となる。びまん性脾腫では超音波画像上の変化に乏しいことも多いが、リンパ腫や肥満細胞腫では蜂巣状あるいは虫食い状に低エコー病変を形成することが多く、炎症性病変の場合にはしばしば高エコー病変が散在する。びまん性脾腫の場合、出現する細胞の主体はリンパ球、好中球、マクロファージなどの遊離性細胞であり、FNBによって鑑別可能な場合もある。一方、超音波画像上で明瞭な結節状腫瘤を形成し、病変内に嚢胞状病変が多数存在する場合や混合エコー像を示す場合には血管肉腫を疑い、FNBは実施しない。血管肉腫は組織が非常に脆弱であることが多く、穿刺により容易に裂開するためである。また、結節性病変であっても、脾臓に発生する腫瘍は細胞の採取されにくい非上皮性腫瘍が多いため、細胞診で得られる情報量は少ないことが多い。脾臓の結節性病変に

FNBをする場合には、細胞が得られない可能性が高いことを念頭におくべきであろう。

4）コア生検

　コア生検は軟部組織から微小な組織片を採取し、病理組織学的評価を行うための生検法である。コア生検では手動式、あるいはバネによる全自動式のTru-Cut針を使用することが多い（図11）。手動式のTru-Cut針は安価であるが、両手で操作しなければならず、麻酔下で動物が完全に動かない場合以外では使いにくい。一方、バネ式の全自動Tru-Cut針は多少高価であるが、片手で操作でき、ワンタッチでコア生検が可能である。安全性および利便性の観点から、ここでは全自動式Tru-Cut針の使用を推奨する。いずれにせよ、初めてコア生検を行う場合にはリンゴなどを用いて練習し、あらかじめ使用するTru-Cut針の取り扱いに慣れておく必要があるだろう。使用するTru-Cut針によっては若干操作法が異なるので、注意されたい（図12）。

　コア生検できる腫瘤サイズはTru-Cut針の検体採取部（ノッチ部）の長さに依存する。コア生検においては、腫瘍細胞の正常組織への散布を防ぐために、針が病変部を突き抜けないように採材することが原則である。一般的なTru-Cut針ではノッチ部が2cm近くあるため、それ以上の大きさの病変で

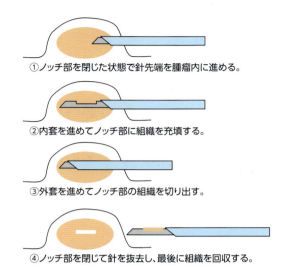

図12 Tru-Cut針の使用法
手動式でも自動式でも同様であるが、バイオプシーガンでは①の動作まで行えば、後の②〜③の操作はボタンを押すのみで実行される。器具操作に習熟するために、最初はリンゴなどを用いて練習する必要がある。
＊参考図書5, p.148, Figure9-1を参考に作成。

ないと実施は困難である。最大径2cm未満の小型病変の場合は楔形生検か切除生検の方が適している。針の太さは15Gから18Gまでいくつかのサイズがあるが、できるだけ太い針の方が広い面積の観察ができ、組織標本作製時の取り扱いも容易である。

コア生検では針が深部まで到達し、組織採取量も多いため得られる情報量は格段に多いが、誤った刺入方法による血管や神経の損傷が主に問題となる。動物が暴れたり、痛みに敏感である場合には、軽い鎮静をかけ、穿刺部位に局所麻酔を施すことで安全に生検が実施できる。特に、リンパ節周囲には比較的太い血管が分布することが多いため、確実な物理的・化学的保定が必要であろう。確実な保定ができたら、穿刺部位を毛刈りして外科的消毒を行う。穿刺部位は腫瘍までの最短経路をとれる位置とし、悪性腫瘍であった場合に穿刺経路を一括切除できるようにしておく。Tru-Cut針の先端部は皮膚を切るためのものではないので、穿刺部位にはメス刃や18Gの注射針を用いてTru-Cut針が入る程度の小切開を加えておく。

針吸引生検の場合と同じであるが、穿刺の際には一方の手で腫瘍をしっかりと固定し、切皮部位より針を腫瘍内まで刺入する。図12のイメージで生検を行うが、バネ式のTru-Cut針を用いる場合には反動で針が全体的に後退してしまうことがあるので、生検針を持つ手が動かないように肘をどこかに当てて固定する。組織が得られたら、助手はノッチ部に充填された組織サンプルを18〜23Gの注射針を用いて優しく回収する。同じ刺入部位より2〜3方向の生検を行うとよいが、Tru-Cut針が無菌的に取り扱われているかぎり、同じ病変であれば針を変える必要はない。穿刺後は出血の有無を確認し、出血が認められる場合にはガーゼで数分間圧迫止血する。出血が止まったら、必要に応じて切皮部位を縫合する。

5）パンチ生検

パンチ生検は主に表在性病変の病理組織学的評価に用いられる生検法であり、針コア生検よりも短く太い円柱状（直径2〜8mm）の組織が採取可能である。表在性病変以外にも、皮膚切開が加えてあれば皮下の腫瘍病変にも適応できる。また、開腹下における消化管の全層生検や肝生検にも用いることができる。

生検部位の消毒に関しては外科的消毒法を用いて厳密に行うが、皮膚病の検出の際には表面の組織変性を防ぐために消毒を行わない場合もある。病変部に垂直に生検トレパンを押し当て、回転させると容易に皮膚を貫通し、皮下組織までトレパンが入り込む。希望する深さまでトレパンが到達したら、トレパンを横に倒して底部組織を切断する。底部組織が切り取れなかった場合、攝子で表面組織を優しくつかみ、メッツェンバウム鋏で底部組織を切断する（図13）。切除後は円筒状に皮膚切開部位ができるので、ナイロン糸で1〜2糸程度縫合する。診断が確定し、腫瘍を切除する際にはパンチ生検部位を含めて切除する。

第3章 細胞診断学

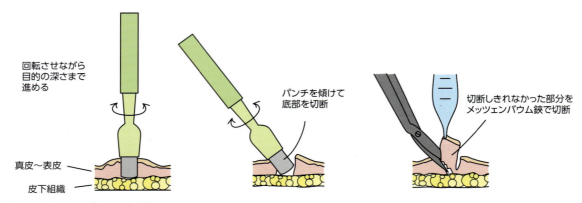

図13 パンチバイオプシーの実施法
＊参考図書5, p.149, Figure9-2を参考に作成。

6) 切除生検

　腫瘍が小型で十分に外科的マージンが得られる皮膚の良性腫瘍や精巣腫瘍など、腫瘍の種類によらず外科的切除が唯一の治療方針である場合、治療を兼ねた生検が行われる場合がある。これを切除生検と呼び、腫瘍を丸ごと切除し、病理組織学的評価を行う方法である。この方法は、腫瘍組織が完全に切除できる場合に限られるため、事前に十分な検討が必要である。一方、切開生検は、パンチ生検と同様に病理組織学的評価の結果によって治療法が異なる場合に行われる。切開生検は腫瘍を楔形に部分切除するかたちで行われ、後に腫瘍を切除する場合には切開部位を含めて切除する必要がある（図14）。

7) その他

　その他の生検法としては、骨髄吸引生検や骨生検が比較的多く実施されている。骨髄吸引生検は、骨髄性疾患の検出やリンパ腫の骨髄浸潤の検出を目的に行われる。犬猫では上腕骨、大腿骨、腸骨から採取するが、小型の動物（猫や小型犬）の場合、腸骨からのサンプル採取は困難である。実施時には痛みを伴うため、全身麻酔が必要となることが多い。全身麻酔の有無にかかわらず、穿刺部位の骨表面に局所麻酔を施すとよい。イリノイ骨髄生検針もしくは

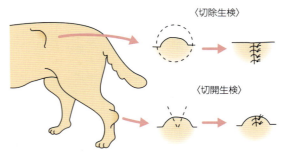

図14 切除生検と切開生検
切除生検の実施は腫瘍組織が完全に切除できる場合に限られるため、事前に十分な検討が必要である。一方、切開生検は、パンチ生検と同様に病理組織学的評価の結果によって治療法が異なる場合に行われる。切開生検は腫瘍を楔形に部分切除するかたちで行われ、後に腫瘍を切除する場合には切開部位を含めて切除する必要がある。
＊参考図書5, p.150, Figure9-3を参考に作成。

ジャムシディー骨髄生検針を用いて、針を回転させながら皮質骨内を前進させ、骨髄腔内に達したらスタイレットを抜いて6mLの注射筒を接続する。瞬間的に強い力で吸引をかけ（この際にも強い痛みが生じる）、シリンジ内に骨髄液が入ったら吸引を中止し、塗抹を作製する（図15）。骨髄には脂肪が多く含まれているので、血液成分に脂肪滴や脂肪塊が含まれていれば骨髄成分が採取されていると考えられる。NMB染色にて骨髄細胞が採取されていることを確認し、採取されていれば麻酔を覚醒させてよい。骨髄は採取部位によって所見が異なることがよくあるため、通常は複数箇所の骨髄を採取する。

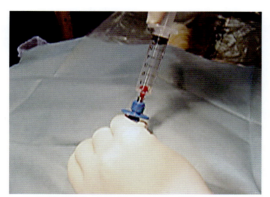

図15　骨髄吸引生検の実施
イリノイ骨髄生検針もしくはジャムシディー骨髄生検針を用い、瞬間的に強い力で吸引をかけ、シリンジ内に骨髄液が入ったら吸引を中止する。

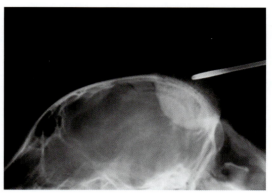

図16　ジャムシディ骨髄生検針を用いた後頭骨腫瘍の生検
生検領域によっては正しい診断が得られない場合があるため、穿刺部位が分かりにくい場合にはX線で確認する。

　骨生検は主に骨原発腫瘍の診断に用いられる。ジャムシディー骨髄生検針を左右に45°程度回転させながら病変部位に刺入し、一定の深さまで達したらスタイレットを抜いてカニューレをさらに1～2cmほど針を進め、最後に左右に360°生検針を回転させてカニューレ内の生検組織の底部をねじ切るイメージで深部の骨組織を離断する。そのまま針を抜いて付属のプローブを針先端より差し込み、内部の組織片を取り出す。刺入方向などがわかりにくい場合には、X線撮影をして刺入方向などを確認しながら実施する（図16）。骨髄のコア生検も同様の手技で行うことができる。

　また、特殊な目的の生検としては遺伝子検査のための生検がある。近年、リンパ腫、肥満細胞腫、尿路上皮癌、前立腺癌などの腫瘍性疾患においても遺伝子診断が利用できるようになり、臨床現場にも徐々に浸透しつつある。特にリンパ球由来腫瘍に関しては、細胞診や組織診で判定が難しいような症例における診断補助や細胞由来（T細胞あるいはB細胞）の同定に利用されている。今のところ、遺伝子検査のみで診断を下せるものではないが、他の検査所見をあわせて総合的に判断する上で、強力なツールになることは間違いない。PCRを利用した遺伝子検査は、FNBで採取した微量なサンプルでも迅速に検査が可能であり、今後さらに発展する検査法であろう。

　同じ遺伝子検査でも、検索対象がメッセンジャーRNAであるかゲノムDNAであるかによってサンプル処理の方法が異なる。RNAは非常に不安定な核酸であり、手指や被毛に多量に存在するRNaseの作用により容易に分解されてしまうため、RNase-freeの容器に採取し、採取後はただちに凍結しなければならない。一方、現在獣医療で主流の遺伝子検査は、比較的安定しているDNAを対象としており、サンプルの取り扱いにはさほど気を使わなくてもよい。サンプルの採取法は、FNB、コア生検、パンチ生検、切除生検のいずれでも構わない。FNBを行う場合には、遺伝子検査用サンプルを採取する前に、目的とする部位から細胞を採取して、細胞診標本で確認しておくとよい。コア生検の場合も、サンプルをスライドグラス上で転がしてスタンプ標本を作製し、同様に細胞が採取されているか確認する。FNBでサンプルを採取した場合には、密閉できる小型容器（スピッツ管やサンプルチューブ）に滅菌生理食塩水を入れておき、その液体中に針およびシリンジの内容物を洗い流すつもりで出し入れする。検査機関によっては染色済みの細胞診標本から遺伝子抽出を実施可能であるため、腫瘍細胞

第3章 細胞診断学

が採取されていることを顕微鏡で確認してから遺伝子検査に提出する方法が最も確実である。この場合、事前に染色済み標本からの遺伝子抽出が可能か各検査機関に確認が必要である。

3. 標本作製

1) 塗抹標本の作製

(1) FNB標本の場合

吸引生検で得られたサンプルは手早く塗抹標本を作製する。ここで手間どると、血液が混入したサンプルではフィブリンが析出し、細胞を巻き込んで凝固し、細胞の詳細な評価が不能となる（図17）。塗抹方法は血液塗抹と同様で、2枚のカバーグラスあるいはスライドグラスを用いて作製する。あまり塗抹に自信がない場合には、スライドグラスを用いる方法を推奨する。塗抹標本を作製する際にあまりに薄いサンプルをつくろうとすると細胞が壊れ、逆に厚くても細胞の観察が困難となる（図18）。吹き出した液体の量が少ない場合は、厚めに塗抹を作製した方が適正な観察部位がないという事態を回避できる。カバーグラス（スライドグラス）を引き離すタイミングを、血液塗抹作製時よりも若干早めにすると良好な結果が得られるだろう。固形物が採取された場合は、指で挟んで軽く押し潰してから塗抹するとよい。塗抹後はただちに風乾することで細胞の形態変化を最小限にすることができる。

(2) 貯留液の場合

胸水、腹水、およびその他の貯留液は色調、粘稠性、混濁度を記録し、採取したサンプルをカバーグラスあるいはスライドグラスにとって直接塗抹を作製する。貯留液の細胞診においては、その貯留液中の細胞数を推定する上で直接塗抹が重要になる。特

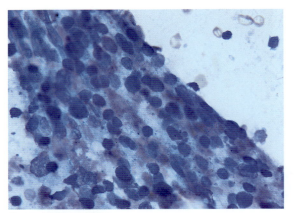

図17　FNBの失敗例
フィブリンが析出し、細胞や血小板を巻き込んで血餅を形成してしまったもの。

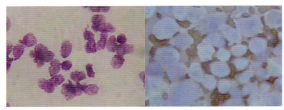

図18　標本作成の失敗例
写真左は薄すぎる塗抹標本であり、細胞が壊れている。写真右は厚すぎる標本であり、染核の染色性が悪い。

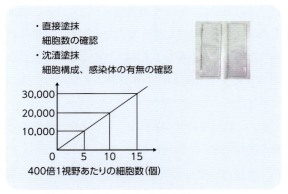

図19　貯留液の細胞診における標本作製
貯留液中の細胞数を推定する上で直接塗抹が重要となる。

に、貯留液中の細胞数は漏出液、変性漏出液、滲出液を分類する際に必要不可欠な項目なので、必ず直接塗抹を作製しなければならない（図19）。直接塗抹を作製した後、貯留液をスピッツ管など遠心分離可能な容器に移し、1,000～1,500rpm（低速で行うのは細胞破壊を防止するため）で5分間遠心分

離する。上清は別の容器にとり、臨床屈折計にてタンパク濃度（TP_ref）を測定して記録しておく。沈渣成分はパスツールピペットなどでスライドグラスに少量とり、通常の方法で塗抹を作製する。この沈渣塗抹では、直接塗抹よりも細胞成分が濃縮されているので、病原性微生物や腫瘍細胞の検出に適している。ただし、液体中に遊出した細胞は変性によって悪性所見が誇張される傾向があり、また貯留液には反応性中皮細胞などの腫瘍細胞と誤りやすい細胞も出現するため、腫瘍細胞の鑑別には細心の注意が必要である。

2）固定

　細胞は生体から剥がれ落ちた瞬間から徐々に自己融解が進み、最終的に壊死に至るまで形態が変化する。この形態変化を最小限にとどめるため、人為的にタンパク成分を凝固させる操作が固定である。細胞診標本では主にアルコールのタンパク変性作用を利用した固定法が適応され、ロマノフスキー染色にはメタノール、パパニコロウ染色にはエタノールが用いられる。医学領域の細胞診についてはパパニコロウ染色が主流であるが、染色系列の維持に手間がかかることや染色操作が複雑なことから、獣医学領域においてはロマノフスキー染色が主に用いられている。ロマノフスキー染色の固定には特級もしくは1級メタノールが用いられるのが通常であり、エタノールで代用することはできない。

　メタノール固定をむらなく行うためには、塗抹作製後に標本全体を急速に乾燥することが重要である。塗抹作製後に完全に乾燥するまで標本を手に持って振るか、ドライヤーの風を利用して乾燥させてもよい。塗抹作製後、固定をせずに塗抹を放置すると、染色性が低下したり、標本にゴミがのったりするので、できるだけ速やかに染色する。やむを得ず標本を未染色で保存する場合には、数時間ならばメタノール固定を施さなくてもよいが、数日〜数ヵ月

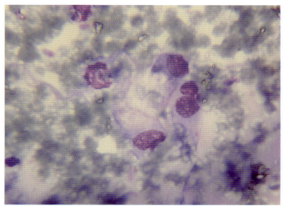

図20　染色の失敗例（固定不良と封入時の水滴混入）
塗抹が厚い上に固定不良があって核形態が不明瞭である。また、封入時に塗抹をよく乾燥させないと、アーチファクトが生じる。

保存する場合には必ずメタノール固定を行う。ロマノフスキー染色やそれに基づいた簡易染色法はどちらも、固定にはメタノールが使用される（簡易染色では1液に相当）。メタノールは細胞を脱水し、タンパク質を変性・凝固することで固定作用を現すので、メタノールに水分が混じると固定作用が弱くなる。何度も固定を繰り返したメタノールや固定瓶に移して長期間使用しなかったメタノールでは水分を吸収して濃度が低下するため、これらを使用すると標本の固定不良が生じる。固定不良が生じると、核が膨化して詳細な形態評価が困難になる（**図20**）。簡易染色を行う場合、固定液は他の染色液よりもこまめに取り替えるよう心がけたい。

　病理組織標本を作製する場合には、中性緩衝ホルマリンに浸漬し固定する。ホルマリン原液（約37%ホルムアルデヒド水溶液）を水で希釈して用いる場合もあるが、保存中にホルマリンが徐々に酸化して蟻酸を生じ、染色性が低下する可能性がある。ホルマリンにリン酸緩衝液を加えたものが中性緩衝ホルマリンであり、これを用いることで組織の染色性低下を防止し、長期間の保存が可能となる。一般的にホルマリンの浸透速度は1時間に1mm程度であり、大きな組織をそのまま固定液に浸漬（いわゆ

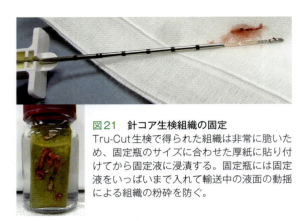

図21 針コア生検組織の固定
Tru-Cut生検で得られた組織は非常に脆いため、固定瓶のサイズに合わせた厚紙に貼り付けてから固定液に浸漬する。固定瓶には固定液をいっぱいまで入れて輸送中の液面の動揺による組織の粉砕を防ぐ。

表1 ライト・ギムザ染色法の一例
1) メタノールで固定（5分間）
2) 以下の順に試薬を調合し、染色液を作成（用時調製）
　①pH6.4 リン酸緩衝液　4mL
　②ライト染色液原液　1mL
　③ギムザ染色液原液　0.4mL
　④上記の混合液を pH6.4 リン酸緩衝液で 10mL にメスアップ
3) メタノール固定終了後に②で調製した染色液で染色（30〜40分間）
4) 流水洗

る「ドボン固定」）すると中心部が自己融解してしまう。自己融解にまで至らなくても、固定不良は免疫組織化学染色の染色性低下にもつながる。大きな組織では、組織にホルマリンを浸透しやすくするため、1〜2cm間隔で割面を入れておくとよい。また、ホルマリン固定の際には、組織の体積の10倍以上の固定液を使用し、固定容器は固定されて硬くなった組織を取り出すことを考え、大きめの広口容器を用いる。脾臓や肝臓腫瘤でよくあるが、多量の血液が固定液に混入してしまった際には固定力が低下するので、この場合には一度ホルマリンを捨てて交換するとよい。

コア生検で得られた標本は細長く脆いため、厚紙に貼りつけるなどの工夫が必要である（図21）。固定容器も過度に大きいものは避け、サンプルを貼りつけた厚紙がぴったり入る程度の大きさのものを用意する。固定容器にはホルマリンをいっぱいまで入れて、液面の動揺を防ぐ。これらの処置により、検体輸送時の検体の粉砕や断片化を防ぐことができ、病理標本を作製する際にも薄切面を広くとることができるため、正確な病理組織学的評価につながる。

リンパ節病変の場合、リンパ球の由来を同定するために免疫組織化学染色が必要となることもある。免疫組織化学染色に用いる抗体によっては、ホルマリン固定では実施できない場合もある。もし特殊な抗原を検出したい場合には、あらかじめ大学などの検査機関に実施可能かどうか問い合わせ、固定法なども聞いておくとよいだろう。

3) 染色

細胞診標本を作製する際に、比較的おろそかにされがちなのが染色の過程である。細胞診におけるこの過程はX線読影に置き換えると現像の過程であり、現像に失敗すれば読影できないのと同様に、染色に失敗すれば細胞診標本を観察することはできない。コントラストが明瞭な染色を行うことが重要である。

細胞診標本の染色に用いられる染色法としてはロマノフスキー染色とパパニコロウ染色があげられるが、前述のように、獣医臨床領域ではロマノフスキー染色が多用される。ロマノフスキー染色はメチレンブルーとエオシンの組み合わせによって多彩な色調を生み出す（いわゆるRomanowsky効果）染色法であり、ギムザ染色やライト染色がこれに含まれる。一般的に、ギムザ染色は核の染色性に優れるが細胞質内顆粒の染色性が悪く、ライト染色は細胞内顆粒の染色性に優れるが核の染色性が悪い傾向がある。その両者の利点を生かした染色法がライト・ギムザ染色であり、最も良好な染色結果を得られる（表1）。ライト・ギムザ染色における細胞の染色性は染色時間と緩衝液のpHに大きく影響を受ける。

表2　染色のトラブルシューティング例

トラブル	原因	解決策
染色が薄い	塗抹が厚い	塗抹を薄く引く：組織塊が採取されたら挟んで潰す
	染色不足	染色時間を長くする
	染色液が古い	染色液を交換する
	染色液の調合ミス	染色液をつくり直す（ライト・ギムザ染色）
青く過染する	pHが高い	新しい緩衝液を使用する
	ホルマリンへの曝露	未固定での保存時には密閉する
赤く過染する	pHが低い	新しい緩衝液を使用する
	染色不足	染色時間を長くする
凝集物がみえる	洗浄不足	水流を直接塗抹面に当てて洗浄する

クロマチンパターンがはっきりと染め出され、細胞質内の顆粒や構造物が明瞭に観察できる染色が良好な染色結果である。特に核の染色態度を指標にするとよい。表2に染色結果のトラブルシューティングをあげておくので、参考にしていただきたい。これらのロマノフスキー染色の簡易染色キットが各社から販売されているが、ライト・ギムザ染色と比べて核や細胞質内顆粒の染色性が低く、時に見落としにつながることがあるため、特に腫瘍診断には用いるべきではない。

染色後の流水洗はきれいな標本を作製する上で重要な過程である。塗抹面の裏側に弱い水流で水をかける方法では塗抹面に存在する染色液の凝集物やゴミを完全に取り除くことはできない。ゴミの少ない美しい標本を作製するためには、塗抹面に強い水流をかけて塗抹を洗うことが必要である。水流で剥がれ落ちてしまうような厚い部位はどちらにせよ観察できない部分なので、思い切って洗浄することがポイントである。洗浄後に自然乾燥を行うと、水分の残っていた部位で染色が落ち染色むらが生じるので、洗浄後の標本はドライヤーの風で速やかに乾燥する。

特殊な対物レンズを使用しない限り、標本を高倍率で詳細に観察する際には封入が必要である。また、長期保存や検査センターへの輸送時には、塗抹面にゴミがのったり傷ができるのを防止する役割もある。封入前に標本をよく乾燥しないと、標本に水分が残り細胞内に光を反射するアーチファクトが生じる（リフラクタル・アーチファクト、図19参照）。封入する前に塗抹をドライヤーの温風でよく乾燥すると、このアーチファクトを防止できる。

標本ができあがったら、獣医腫瘍科認定医であれば自身で細胞の評価を行うことが望ましいが、その能力がない場合には獣医臨床病理学専門医が所属する検査機関に送付する。その場合でも、少なくとも目的とした細胞が採取されていることと、適切に染色されていることを自身の眼で確認すべきである。特にリンパ節標本の場合は、細胞が壊れていたり、標本が厚すぎたり（図17参照）、唾液腺が採取されていたりすることが少なくない。獣医臨床病理学専門医による詳細な細胞の形態評価を依頼することは必要であるが、細胞診断は患者の臨床情報、肉眼所見および種々の検査結果を総合して行われる。この点では、患者から採取された細胞を最も的確に評価できるのは直接患者に接する機会のある臨床医であり、臨床医が正しく細胞診の評価を行うことが理想的な環境である。すべての評価ができなくても、少なくとも標本のクオリティーを確認し、自身で評価可能な標本なのかを見分けることができれば、細胞診にかかる時間とコストを大幅に削減することが可能である。

第3章 細胞診断学

各 論

1. 細胞診の読み方

　血球計測や血液化学検査などの定量的検査とは異なり、細胞診やX線検査などの定性的検査では、観察者の見方や考え方の違いにより大きく判断が異なることがある。細胞診が非常に主観的な検査である以上、見方や解釈の仕方に多少の"バラツキ"が生じることはやむを得ないが、それによって診断や治療に関する方向性が大きく変わってしまっては臨床検査として成立しない。このような個人差をできる限り少なくし、検査結果に一定の方向性をもたせるためには、いくつかのポイントを押さえてシステマチックに鏡検を行うことが必要である。

　細胞診標本は、採取した細胞が塗抹されたすべての部分をくまなく観察することが大変重要である。一部分のみの観察で判断を下すと、見落としによる誤診につながる。また、顕微鏡による標本観察の基本として、まず低倍率から標本観察を始め、採取された細胞の塗抹状態や細胞数、多様性などの全体像を大まかに把握する。次いで徐々に顕微鏡の倍率を上げ、個々の細胞形態の詳細を観察することが重要である。細胞診標本を観察する前に、正常状態であれば採取部位から採取されうる細胞成分をイメージすることも、異常を検出する際の判断基準の一助となる。

　腫瘍診断の過程で実施される細胞診において最初に判断すべき点は、病変が炎症性病変であるか、腫瘍性疾患であるか、である。炎症性疾患と判断すれば、炎症の種類を判断すべきであるが、炎症と腫瘍が混在する可能性を常に考慮する必要がある。腫瘍性疾患と判断すれば、後述の悪性所見が認められる悪性腫瘍であるか、否かを判断すべきである。良性腫瘍と過形成は細胞診では判断しづらいため、悪性腫瘍ではない良性の増殖性病変として取り扱い、確定診断のためには病理組織学的な診断を実施する。一般に炎症性病変では多様な細胞が混在するが、腫瘍性疾患の場合、多形ながら単一形態の細胞が多数認められることが多い。

　また一般に、生体に起こっている何らかの異常を検出するためには、生体の正常な状態や生理的な範囲での形態的異常の幅を知っておく必要がある。個々の細胞の悪性所見を判断する以前の基礎知識としては、以下のような点に注意が必要である。

①リンパ節、脾臓や骨髄などの造血器系組織を除いて、正常な組織から採取される細胞数は通常少数である。
②腫瘍性疾患では、正常時に比べて採取される細胞数は多い。
③上皮性細胞は細胞同士の接着性が高いため、細胞が塊状に採取される。
④上皮性の悪性腫瘍では、上皮性の良性増殖性病変に比べて、細胞接着性が乏しいことが多い。
⑤非上皮性（間葉系）細胞は細胞接着性に乏しいため、細胞がバラバラに採取される。
⑥非上皮性細胞が採取される数は上皮性細胞よりも少ない。そのため、非上皮性腫瘍でも、採取される細胞数は一般に少ない。
⑦悪性腫瘍では良性増殖性病変に比べて、採取される細胞数が一般に多い。
⑧良性腫瘍と過形成を、細胞診による細胞異型のみで判断することは困難である。

1）非腫瘍性所見

(1) 炎症（急性・慢性活動性・慢性）

　炎症性病変は複数種の炎症細胞から構成される

表3 細胞構成による炎症の分類

	化膿性炎症	化膿性肉芽腫	肉芽腫性炎症	好酸球性炎症
好中球	＞80%	80〜50%	＜50%	さまざま
マクロファージ	＜20%	20〜50%	＞50%	さまざま
好酸球	＜5%	＜5%	＜5%	＞20%

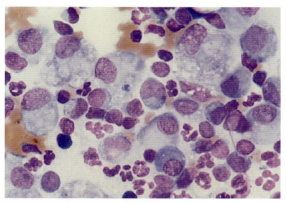

図23 肉芽腫性リンパ節炎の針吸引塗抹標本
泡沫状の広い弱好塩基性の細胞質を有するマクロファージが多数採取されている。好中球と核周囲にゴルジ野が認められる形質細胞も混在している。

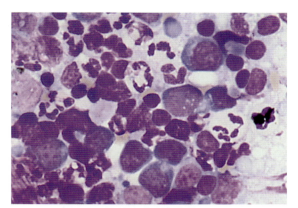

図22 化膿性リンパ節炎の針吸引塗抹標本
細胞成分は多数採取されるが、種々のリンパ球系細胞に混在して、多数の好中球が認められる。

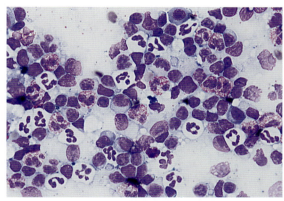

図24 好酸球性リンパ節炎の針吸引塗抹標本
小型リンパ球と形質細胞、好中球に混じって、多数の好酸球が採取されている。

が、基本的に好中球、好酸球、マクロファージの出現する割合によって分類が行われる（表3）。細菌感染や外傷などによる急性期の化膿性炎症では、細胞診で確認される細胞の大部分は好中球である（図22）。炎症の持続期間が長くなるにしたがって、スカベンジャーであるマクロファージが増数し、より慢性化すると形質細胞やリンパ球の割合が増加する。マクロファージや類上皮細胞が結節状に集簇する肉芽腫性炎症では、採取細胞の主体は淡明で広い細胞質を有する組織球様細胞が主体をなし、好中球や形質細胞などが種々の程度に混在する（図23）。好酸球性肉芽腫などの好酸球が主体をなす炎症では、炎症細胞の20%以上が好酸球で占められる（図24）。感染性の病原体は細胞診標本上に認められることも、認められないこともある（図25、26）。

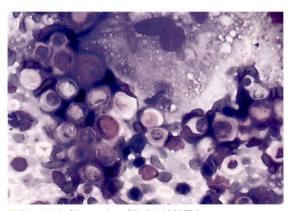

図25 クリプトコッカス感染症の塗抹標本
一見リンパ球様にみえる円形の構造物は、酵母様真菌の菌体周囲に染色されない莢膜構造を有している。

(2) 変性・壊死

細胞の変性、壊死に伴って認められる形態学的変

第3章 細胞診断学

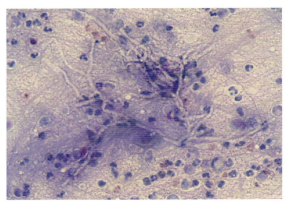

図26　アスペルギルス感染症の塗抹標本
好中球やマクロファージに混じって、染色されない真菌の菌糸が確認される。

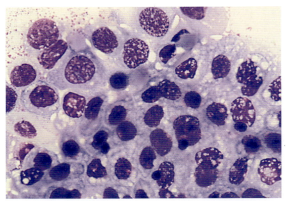

図27　尿沈渣中に認められた、変性した移行上皮細胞の集塊
尿中に長時間浮遊した細胞は、電解質や浸透圧、pHなどの影響を受け、細胞形態が変化する。核濃縮やクロマチンの粗造化が認められ、核形態の詳細が観察しづらい。

化は、主に核形態の変化で判断する。細胞質内で核がばらばらになった状態（核崩壊）、核が小型化しクロマチンパターンが消失して濃染した状態（核濃縮）、核が膨化し粗造化した状態（核融解）などがある（図27、28）。細胞質には、膨化や空胞化、染色性の低下などが認められる（図29）。ただし、細胞診標本の風乾不足である場合、固定が不十分な場合、染色液が古いため良好な染色性が得られない場合などには、標本上すべての細胞の染色性が低下するため、変性とは区別しなければならない（図30、31）。間質成分や貯留物、壊死物などは、不定形の無構造物として観察されることが多い。また、大型の腫瘍が形成された場合には、その中心部には壊死が存在し、その部位からのみ検査材料を採取した場合、壊死しか確認できない場合があるため注意が必要である。

(3) その他

特に肉芽腫性炎症では悪性腫瘍を疑わせるような肉眼病変を形成し、診断に苦慮する場合もある（図32）。肉芽腫性炎症を引き起こす特殊な病原体としては、真菌（クリプトコッカスやアスペルギルスなど）、抗酸菌（結核菌、非定型抗酸菌、ノカルジアなど）、原虫（トキソプラズマなど）などがあげら

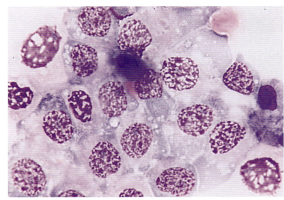

図28　尿沈渣中に認められた、変性した移行上皮細胞の集塊
核、細胞質ともに膨化しており、クロマチン構造が異常なパターンを示している。

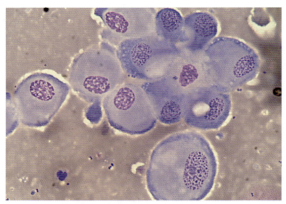

図29　尿沈渣中に認められた、変性した移行上皮細胞の集塊
細胞の染色性が全体に低下しており、細胞質が膨化し、核クロマチンも粗造となっている。細胞質は大小不同でも、核異型は明らかではないため、悪性細胞とは判断しづらい。

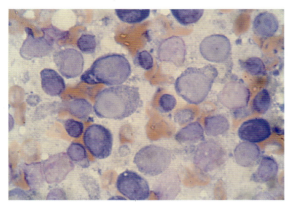
図30 腫大したリンパ節の針吸引塗抹標本
リンパ腫が疑われる細胞構成であるものの、染色不良のため、詳細が判断しづらい標本となっている。

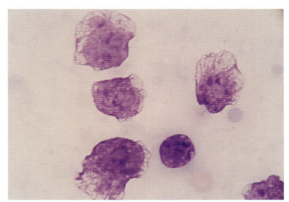
図31 腫大したリンパ節の針吸引塗抹標本
塗抹作製の際に細胞が破壊されており、細胞形態や核形態が観察しづらい細胞となっている。

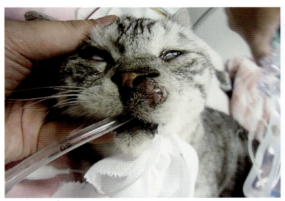
図32 ノカルジア症の肉眼像および細胞診像
肉芽腫性炎症では時に悪性腫瘍を思わせる肉眼像を示すことがあり、腫瘍科ではこれらの疾患の鑑別を行うことも多い。写真は猫の鼻鏡脇に形成された腫瘤である。

れる。細胞診検査にて肉芽腫性炎症が疑われる場合には、これらの病原体の感染を念頭において細胞診標本を観察する必要がある。

2) 腫瘍性所見

　炎症細胞以外の細胞成分が採取された場合、すなわち細胞塊や紡錘形の細胞などが単一の細胞群として多数採取された場合には腫瘍性病変が疑われる。細胞診で鑑別可能な腫瘍のタイプは上皮性腫瘍、非上皮性腫瘍、および独立円形細胞腫瘍である。

(1) 上皮性腫瘍

　細胞間結合が強く、細胞同士が結合したまま塊状に細胞が採取されるのが上皮性腫瘍の特徴である（図33）。上皮組織は体の至るところに分布するが、肝臓や前立腺等の実質性の腺組織を除き、正常な状態で針吸引を行っても細胞が多量に採取されることはない。したがって、針吸引生検で上皮細胞が多数採取された場合には、第一に腫瘍が疑われる。この場合、重要なポイントは良性と悪性の鑑別であるが、細胞の悪性所見に関しては後述する。

(2) 非上皮性腫瘍

　上皮性腫瘍とは逆に細胞間結合が弱く、紡錘形の細胞がバラバラに採取されるのが非上皮性腫瘍の特徴である（図34）。本来、独立円形細胞腫瘍も非

第3章 細胞診断学

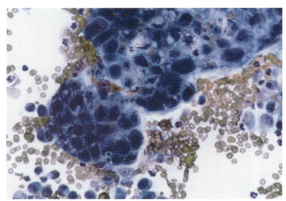

図33　上皮性腫瘍
細胞間結合が強く、細胞同士が結合したまま塊状に細胞が採取されることが特徴である。

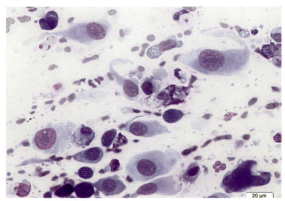

図34　非上皮性腫瘍
上皮性腫瘍とは逆に細胞間結合が弱く、紡錘形の細胞がバラバラに採取される。

上皮性腫瘍に分類されるものであるが、形態的に他の非上皮性腫瘍とは区別される。非上皮性細胞も体の至るところに分布しているが、正常な状態では吸引生検で細胞が採取されることはまれである。

非上皮性細胞は間葉系組織の基質を産生する細胞であるため、正常な状態では自らが産生した基質（コラーゲンや骨基質など）に埋没している。このため、正常な細胞の機能を多く残す良性の非上皮性腫瘍では、基質成分に阻害され細胞が採取されることはまれである。したがって、非上皮性細胞が多数採取された場合は、悪性所見の有無にかかわらず、基質成分の産生に乏しい悪性腫瘍（肉腫）であることを第一に考える必要がある。

(3) 独立円形細胞腫瘍

好中球や好酸球以外の円形核の炎症細胞が単一の細胞群として観察された場合、同細胞の腫瘍性増殖、すなわち独立円形細胞腫瘍の可能性が高い。独立円形細胞腫瘍とはリンパ球、肥満細胞、マクロファージの腫瘍化したものを指し、具体的にはリンパ腫、形質細胞腫、肥満細胞腫、皮膚組織球腫、組織球性肉腫（悪性組織球症）などを含む。これらの独立円形細胞腫瘍では、腫瘍細胞の分泌するサイトカインによって好酸球浸潤がみられる場合がある（図35）。また、腫瘤の自壊や壊死などによって二次的な炎症が引き起こされると複数種の炎症性細胞の浸潤が生じるため、炎症性病変との鑑別が非常に難しくなる。

(4) 炎症細胞とそれ以外の細胞が混在している場合

腫瘍の一部が自壊あるいは壊死を起こした場合、炎症細胞の浸潤が生じる（図36）。臨床現場で遭遇する腫瘍の多くがこのカテゴリーに含まれる。注意すべきは、肉芽腫性炎症などで線維芽細胞の増生がみられた場合には、同様の所見となることである。また、炎症により上皮成分の過形成が生じている場合、上皮成分に多型が生じるために悪性所見が誇張されることもある。したがって、炎症を伴う腫瘍の判定には、炎症を伴わない場合よりも慎重な判断が必要となる。

3）細胞の悪性所見

腫瘍とは、正常な細胞の増殖や再生状態を逸脱した、異常細胞の無秩序な増殖からなっている。異常な増殖を示す腫瘍細胞には、悪性所見として種々の程度や種類の「構造異型」や「細胞異型」が観察される。「構造異型」を観察するためには組織診が必

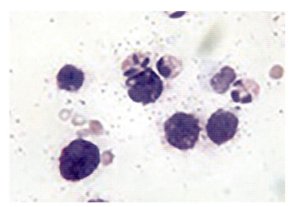

図35　好酸球浸潤を伴う肥満細胞腫
肥満細胞腫における好酸球浸潤は好酸球走化因子やIL-5によって引き起こされる。他の独立円形細胞腫瘍でもこれらのサイトカインを産生し、好酸球浸潤を引き起こすこともある。

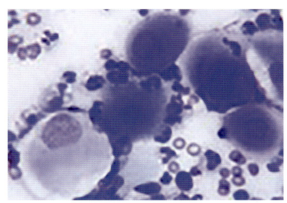

図36　炎症を伴う上皮性腫瘍
円形の腫瘍細胞（扁平上皮癌）とともに好中球が多数採取されている。この腫瘍細胞はきわめて大型で、類上皮化マクロファージとの鑑別は容易であるが、時に鑑別が困難となる場合もある。

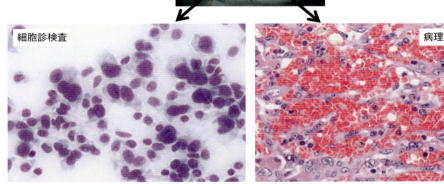

図37　細胞診と組織診の違い
異常な増殖を示す腫瘍細胞には、悪性所見として種々の程度や種類の構造異型や細胞異型が観察されるが、構造異型は組織診でしか観察することはできない。写真は同一腫瘤から作成した細胞診標本（写真左）と組織標本（写真右）であるが、細胞診標本では紡錘形細胞が細胞異型を伴って出現していることしか判断できないが、組織標本ではこれらの異型細胞が異型な血管構造を示すことまで判断できる。

要であり、細胞診で悪性の判断基準として利用可能な異型所見は、「細胞異型」のみである（図37）。この点をまず十分に理解し、細胞診による腫瘍診断の限界を知る必要がある。すなわち細胞診は、細胞形態に悪性所見が明らかな悪性腫瘍の診断にはきわめて有用である。しかし、良性、悪性を問わず、細胞異型の乏しい腫瘍の診断には有用性が低下する。その際には、病理組織学的診断によって病変を確定する必要がある。すべての腫瘍あるいは病変が、細胞診のみで確定診断が可能なわけではないことを常に意識すべきである。

採取した細胞成分をまず低倍率の顕微鏡で観察する際には、細胞集団全体の傾向を把握する必要がある。全体所見として、悪性腫瘍が示唆される所見を表4に示した。低倍率での細胞集団の傾向は、あくまで補助的に利用する所見であり、低倍率の所見の

第3章 細胞診断学

表4 弱拡大での悪性所見の指標（図38～41）
- 採取された細胞数が多い
- 単一の細胞形態からなる細胞集団が採取されている
- 採取された単一形態の細胞中で多形性がある
- 巨大な細胞や奇怪な細胞の出現
- 採取した部位に本来あるべきではない細胞の出現

表5 強拡大での核の悪性所見の指標（最も有力な悪性判断基準、図42～45）
- 核の大小不同（通常、直径で2倍以上）
- 大小不同な核を含む多核細胞の出現
- 核細胞質比の増加とばらつき
- 大型の核小体（直径が赤血球以上の大きさ）
- 異常な形態、数（5個以上）の核小体
- 核分裂像の著しい増加
- 異常な核分裂像（3極分裂、不等分裂など）
- 異常な核クロマチン結節
- 核膜の不整

みで悪性腫瘍と診断することは通常困難である。

　高倍率の顕微鏡観察において、悪性腫瘍の診断指標として最も重要な所見は、表5に示す核の悪性所見である。悪性の腫瘍細胞の核に認められる変化は、その細胞の遺伝子あるいは染色体レベルで起こっている異常を反映していると考えられる。これらの所見は、何らかの原因で幼若化した細胞にも認められることがあるため、悪性腫瘍と判断するためには、通常これらの悪性所見が4～5個確認される必要がある。ただし、肥満細胞腫（腫瘤状病変内に多数の肥満細胞の出現があること自体が悪性所見である）や一部のリンパ腫、乳腺癌などでは、5個以上の悪性所見が確認できずとも、悪性と判断される場合もある。逆に、皮膚形質細胞腫などのように、悪性所見と判断される所見が数個認められても、臨床的には良性腫瘍と判断されるものも例外的にある。核分裂像が認められることそのものは悪性所見ではないが（例えば、良性腫瘍である皮膚組織球腫では核分裂像が観察されることが多い）、油浸視野に複数の分裂像が確認できるような分裂像の著しい増加は、悪性所見と判断される。

　核の異常所見に対して、細胞質の異常所見は悪性判断基準とはなりにくい。むしろ細胞の由来を判断する際に有用である（種々の顆粒を有する細胞：悪性黒色腫のメラニン色素顆粒や肥満細胞腫の異染性顆粒、扁平上皮癌のケラトヒアリン顆粒など）。また、細胞質内の構造物や細胞間の基質が診断の一助となる場合もある（脂肪肉腫の脂肪滴や横紋筋肉腫の横紋など）。核に明らかな悪性所見が認められる異型細胞には、細胞質の好塩基性の増加、空胞形成などが認められる場合が多い。

2. 細胞診の実際

　診断に細胞診が有用な腫瘍の第一は、肥満細胞腫やリンパ腫などの独立円形細胞の腫瘍である。次いで、体表部などに形成された上皮性の悪性腫瘍の診断にも細胞診が有用なことが多い。一方、皮下などに形成される種々の非上皮性腫瘍や、細胞異型のみでは悪性、良性を判断しがたい犬の乳腺腫瘍や肛門周囲腺腫瘍などに対しては、明らかな悪性所見が確認されないかぎり、明確な確定診断が困難な場合が多い。また、体腔貯留液中や尿中の細胞成分の形態に関しては、膨化などによる細胞形態の変化を常に考慮し、判断する必要がある。

1）独立円形細胞

(1) 肥満細胞腫（図46～50）

　何らかの腫瘤状病変から多数の肥満細胞が採取された際には、肥満細胞腫の存在を疑うべきである。個々の細胞にはいわゆる悪性所見が乏しくとも、多数の肥満細胞が採取されること自体が異常所見である。肥満細胞腫の特徴は細胞質内に好塩基性顆粒を有することであるが、分化の程度によって細胞質内の顆粒は増減する。分化度の低い肥満細胞腫の場合には、淡明でやや広い細胞質や繊細なクロマチンパターンを示す大小不同な円形核が指標となるが、標

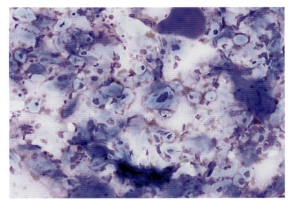
図38 猫の口腔内の扁平上皮癌の塗抹標本
淡明な弱好塩基性の多形な細胞質を有する大型の上皮性細胞が多数採取されている。

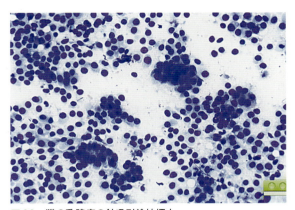
図39 猫の乳腺癌の針吸引塗抹標本
一部で集塊状を呈する上皮性細胞が多数採取されている。腫瘍の悪性度が高い場合、上皮性細胞でも細胞の接着性が低下するため、孤立散在性に異型細胞が認められるため、上皮性、非上皮性の判断には、標本全体の評価が重要である。

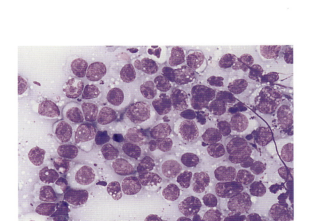
図40 リンパ腫の針吸引塗抹標本
細胞や核の大きさは比較的整っているものの、採取細胞は単一形態の細胞のみで構成されている点が異常所見である。詳細に観察すると、明らかな核異型が確認される。

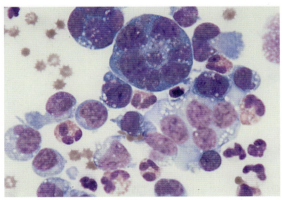
図41 リンパ腫の針吸引塗抹標本
巨大な多核細胞が多数採取されている。多核巨細胞の個々の核形態も多様である。

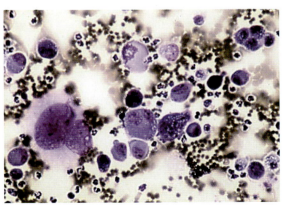
図42 悪性中皮腫の腹水沈渣塗抹標本
きわめて著しい大小不同を示す異型細胞が多数採取されている。異常な核分裂像も認められる。

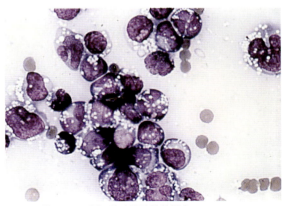
図43 猫のリンパ腫の胸水沈渣塗抹標本
多形かつ異型な核形態を示す、大小不同な円形細胞が多数認められる。細胞質には多数の空胞形成が認められる。

第3章 細胞診断学

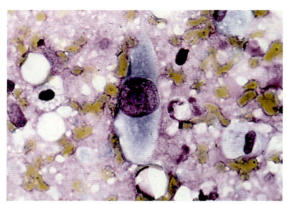

図44 巨大かつ明瞭な核小体を有する巨大な紡錘形細胞（肉腫の腫瘍細胞）
核小体の直径は、赤血球の2倍以上を示している。

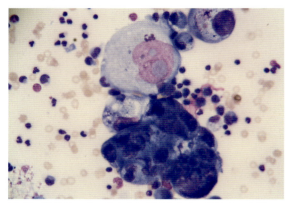

図45 乳腺癌の犬の胸水中に認められた、巨大かつ複数の明瞭な核小体を有する、大型の異型細胞

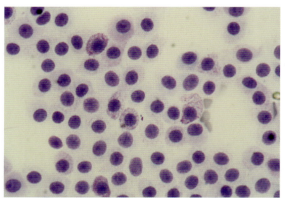

図46 犬の皮膚肥満細胞腫
細胞質内に好塩基性顆粒を有する円形細胞が多数採取されている。肥満細胞腫の細胞質内顆粒は迅速染色液では染色性が弱いことが多いため、注意が必要である。

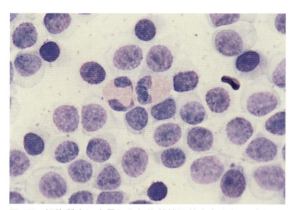

図47 細胞質内に少量しか好塩基性顆粒を有さない（分化度の低い）肥満細胞腫
このような例では診断がやや困難となるが、標本をくまなく観察し顆粒を検出すること、比較的均一な円形の核形態や微細なクロマチンパターン、不明瞭な核小体、好酸球の混在などから、リンパ腫などの他の円形細胞腫瘍と鑑別する。

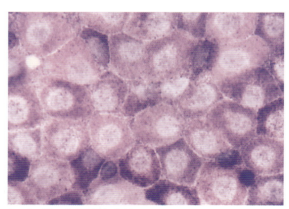

図48 猫の皮膚肥満細胞腫
猫の皮膚肥満細胞腫の多くは、細胞質内に明瞭な顆粒を多量に有する。ただし、まれに顆粒の少ない肥満細胞腫もあるため、注意が必要である。

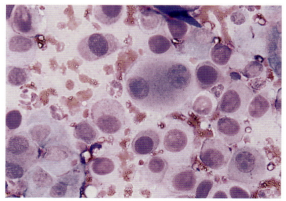

図49 犬の未分化な皮膚肥満細胞腫
細胞質内にはごく少量の好塩基性顆粒しか確認できない。円形主体の核形態やクロマチンパターン、多核細胞の出現などを考慮する。

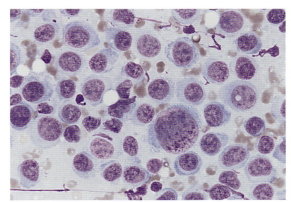

図50　より未分化な、犬の皮膚肥満細胞腫
核の大小不同が顕著であり、細胞質内には好塩基性顆粒はほとんど認められない。核小体も明瞭となっており、特殊なリンパ腫や組織球性肉腫などの可能性も考慮し、組織診断に確定診断を委ねる必要がある。

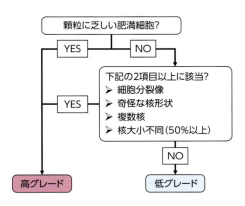

図51　Camusらの提唱する細胞診による犬肥満細胞腫の2段階グレーディング法
＊参考文献2, P.1120, Figure 5を参考に作成。

本上の好酸球の存在も診断の一助となる。Patnaikらの肥満細胞腫の組織学的なグレード分類は細胞診には適応できないが、腫瘍細胞の大まかな分化度を細胞診で確認することは重要である。2011年にKiupelらが報告した組織学的な2段階グレード分類は主に細胞学的な評価に基づいて行われており、細胞診でのグレーディングに応用可能であることが提唱された。これを受け、2016年にCamusらはKiupel分類を細胞診に応用した2段階グレード分類を提案している（図51）。Camusらが提唱した細胞診での肥満細胞腫グレーディング法では、第一に細胞質内顆粒の含有程度を評価し、顆粒が極端に少ないものを高グレードとしている。これに当てはまらない、細胞質内顆粒が中等度もしくは豊富に含まれる症例では、次に①核分裂像の出現、②核の形態異常、③2核以上の多核細胞の出現、④1.5倍以上の核大小不同の4つの小項目を評価し、これらの2項目以上を満たす場合も高グレードと判定する。それ以外、すなわち顆粒を中等量以上に含有し、小項目の該当が1項目以下の症例は低グレードと判定する。CamusらのグレードKiupelらの組織学的グレード分類と高い相関性を示し、高グレードと低グレードでは明らかに有意な予後の相違が認め

られている。また、細胞診で高グレード判定された症例では、再発もしくは追加腫瘍が35%に生じるのに対し、低グレードでは8.4%と有意な差が認められている。しかしながら、この論文の中では各項目の形態学的な判断基準がはっきり示されておらず、採材された細胞数でどの程度判定に影響を受けるかなど検討すべき課題があり、現状ではもう少し検討する必要があるだろう。しかしながら、細胞診でのグレード分類について有用性が明らかにされたことによりさらなる検証が進み、将来的には治療方針の決定にも影響を与える可能性があると考えられる。

（2）皮膚組織球腫（図52、53）

若齢犬に好発することが知られている犬の皮膚組織球腫の多くは、自然退縮することが知られている。急速な増大を示す最盛期の腫瘍から採取される細胞成分は悪性所見の認められない組織球様細胞が大部分を占めるが、退縮期には多数のリンパ球が混在するようになる。組織球様細胞のみで構成される病変の場合、形質細胞腫との鑑別が必要となることが多いが、成熟リンパ球が混在した病変では、その特徴的な細胞構成から皮膚組織球腫の可能性が高い。しかしながら、高齢犬でもしばしばその発生が認められ

第3章 細胞診断学

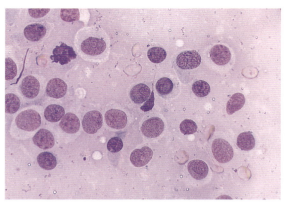

図52 犬の皮膚組織球腫
繊細なクロマチンパターンを示す円形核と淡明な弱好塩基性の細胞質を有する円形細胞が採取されている。細胞の大小不同は軽度で、核小体も小型で、不明瞭である。分裂像が認められるが、悪性所見とは判断できない。

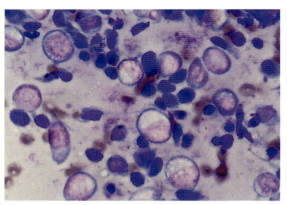

図53 退縮期の犬の皮膚組織球腫
図51と同様の細胞形態を示す円形細胞に混じって、多数の小リンパ球が混在して採取されている。

るため、顆粒の少ない肥満細胞腫やリンパ腫などの独立円形細胞の腫瘍との鑑別にも注意が必要である。

(3) 皮膚型リンパ腫（図54～56）

皮膚や粘膜に発生するリンパ腫の肉眼所見はさまざまであり、発症年齢や発生部位、病変の個数などもさまざまである。細胞診の標本上でも、高グレードなリンパ腫から、低グレードのリンパ腫まで、さまざまな細胞形態の腫瘍細胞が認められることを念頭におく必要がある。リンパ腫の細胞形態の詳細については、リンパ節の項を参照のこと。

(4) 組織球性肉腫（図57）

組織球系細胞（ランゲルハンス細胞）の良性腫瘍である皮膚組織球腫に対して、組織球系細胞の悪性腫瘍が組織球性肉腫である。したがって、核形態や細胞質の状態が組織球系細胞の特徴を示し、個々の細胞に明らかな悪性所見（巨大核、複数核、奇怪な核形状など）が確認される。組織球性肉腫の腫瘍細胞は強い貪食能を示すため、腫瘍細胞による赤血球、細胞、細胞屑などの像が認められることが特徴的である。ただし、多形な細胞形態を示す未分化なリンパ腫（anaplastic lymphoma）、顆粒に乏しい肥満細胞腫、その他の未分化腫瘍との鑑別は常に考慮すべきである。鑑別が難しい場合には、未染色の細胞診標本を用いて非特異的エステラーゼ染色を実施すると組織球性肉腫では強陽性を示すため、診断の一助となる。

(5) 可移植性性器肉腫（図58）

性器周囲や口腔粘膜、鼻部などに好発する可移植性性器肉腫は、その名のとおり可移植性（transmissible）の円形細胞腫瘍である。近年、都市部でその発生をみることは少ないが、他の円形細胞腫瘍と誤診しないよう注意が必要である。通常、単一の明瞭な核小体と粗なクロマチンを有する円形核を有し、淡明な細胞質内にはパンチで抜いたような空胞を有する細胞形態が特徴的である。

(6) 形質細胞腫（図59）

皮膚や粘膜に発生する形質細胞腫は完全な外科的切除で予後は一般に良好な、良性腫瘍と考えられている。ただし、多発する場合やまれに再発する場合がある。間質に顕著なアミロイドの沈着を伴う場合もあり、針吸引生検で採取される細胞数が少ない場合もある。核形態は比較的分化したリンパ球系の結

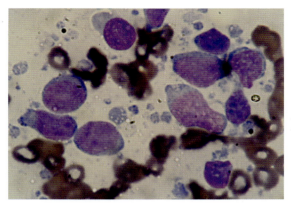
図54 犬の皮膚型リンパ腫
本症例では異型細胞は比較的小型であるが、好塩基性の細胞質は狭く、異型細胞の核/細胞質比は高い。核内には複数の核小体が認められる。

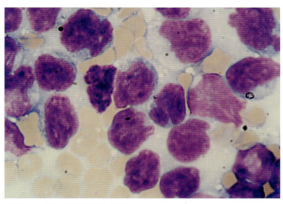
図55 犬の皮膚型リンパ腫
本症例では異型細胞の弱好塩基性の細胞質がやや広いものの、くびれや切れ込みを有する異型核には多形が観察される。

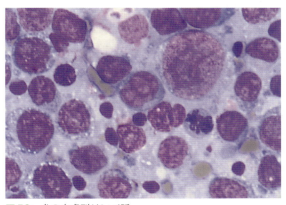
図56 犬の皮膚型リンパ腫
本症例では異型細胞の大小不同が著しく、異常な分裂像も観察される。核小体も大型のものが複数観察される。クロマチンパターンは微細ながら結節状を呈している。

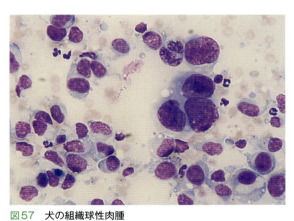
図57 犬の組織球性肉腫
大小不同の顕著な類円形細胞が散在性に採取されている。異型細胞の細胞質は弱好塩基性でやや広く、核クロマチンは微細顆粒状から、やや凝集傾向を示している。多核の異型細胞も混在している。

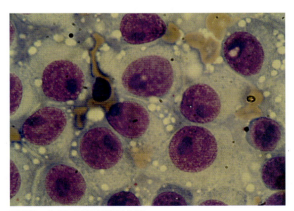
図58 犬の可移植性性器肉腫
単一の大型明瞭な核小体を有する円形核のクロマチンパターンは繊細で、広い弱好塩基性の細胞質には多数の空胞が認められる。

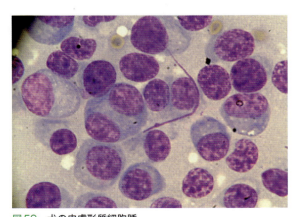
図59 犬の皮膚形質細胞腫
結節状のクロマチンパターンを示す円形核には軽度の大小不同が認められ、多核の細胞も混在している。核が偏在する好塩基性細胞質には、核周明庭（ゴルジ野）が認められる。核小体は不明瞭である。

第3章 細胞診断学

節状のクロマチンパターンを示し、核が細胞質の辺縁に偏在していることが多い。また、多核や巨大核の細胞が混在することもある。

2）診断可能な腫瘍

独立円形細胞の腫瘍以外で、細胞診で診断が可能な腫瘍の1つとしては、体表部分などに形成される上皮性腫瘍があげられる（図60〜62）。一般に上皮性の悪性腫瘍では、大小不同などの核異型が確認される異型細胞が多数、集塊状に採取される。ただし、悪性度がきわめて高い場合には、異型細胞が孤立散在性に観察される場合があるため、注意が必要である。扁平上皮癌（図63、64）では、角化傾向を示す淡明な灰青色の広い細胞質を有する細胞が、明らかな核異型を示す異型核を有する点が特徴である。角化細胞では本来は濃縮すべき核が、扁平上皮癌では大型かつ大小不同で、核異型を示す点に注目する。口腔内や粘膜皮膚移行部などに発生する悪性黒色腫（図65、66）では、細胞形態の多様性と核異型とともに、細胞質内にメラニン色素が確認できる場合には診断が可能である。

3）診断困難な腫瘍

（1）非上皮性腫瘍

腫瘍では一般に採取される細胞数が少なく、かつ一般的には紡錘形細胞が主体に採取される。悪性の間葉系腫瘍は腫瘍細胞の分化傾向によって診断名が確定されるため、細胞の分化傾向を確定しがたい細胞診では、確定診断に至らない場合が多い（図67）。例外的には、脂肪肉腫（図68）や横紋筋肉腫（図69）は腫瘍細胞の分化程度によっては診断可能な場合がある。

（2）犬の乳腺腫瘍（図70〜76）

犬の乳腺腫瘍の悪性と良性の判断は、病理組織学的診断でも困難な場合がある。一般的には、腫瘍細

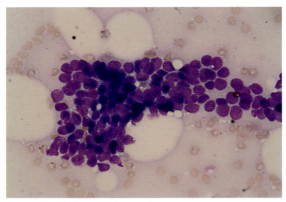

図60　犬の毛芽腫（基底細胞腫）
楕円形から類円形核を有する細胞が集塊状に採取されており、上皮性腫瘍の可能性を示唆する。個々の核に顕著な大小不同や核異型は認められず、良性腫瘍と判断される。

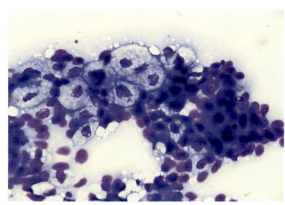

図61　犬の皮脂腺腫
図60に類似した小型上皮性細胞が集塊状に採取されているが、一部の細胞の細胞質は泡沫状を呈しており、脂腺への分化が示唆される。ただし、細胞診では、皮脂腺過形成と皮脂腺腫の鑑別はできない。細胞質が泡沫状を呈さない細胞が多い場合には、脂腺上皮腫の可能性が示唆される。

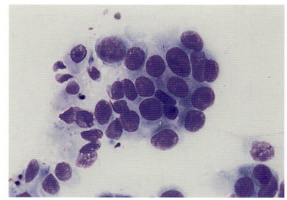

図62　犬のアポクリン腺癌
集塊状を呈する上皮性細胞が採取されているが、個々の細胞には明らかな核の大小不同が観察される。核内にはやや大型の核小体が複数認められる。標本上に腺管形成を示唆する部位が認められれば腺癌と推察可能であるが、実際上は悪性上皮性腫瘍（がん）と判断できればよい。

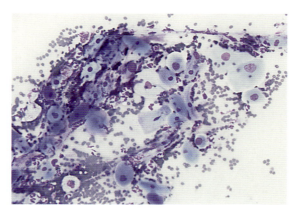

図63　猫の扁平上皮癌
灰青色の広い細胞質と類円形主体の大小不同な異型核を有する細胞が多数採取されている。この写真では、異型細胞の接着性は明らかではない。

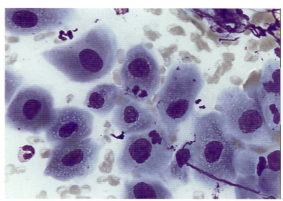

図64　猫の扁平上皮癌
淡明な灰青色の広い細胞質は角化傾向を示しているものの、本来は濃縮すべき核は大型のままで、核と細胞質の分化度が一致していない点に注目。

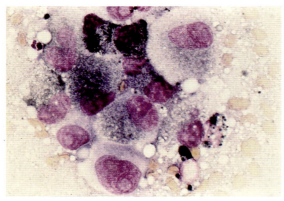

図65　犬の口腔内悪性黒色腫
細胞質内に種々の量のメラニン色素を有する多形な異型細胞が多数採取されている。顆粒の多い細胞では核形態の詳細が観察しづらいが、観察可能な異型核内には大型の明瞭な核小体が観察される。

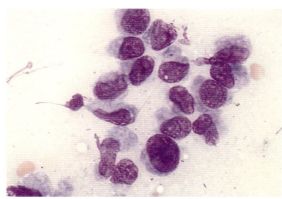

図66　犬の未分化な悪性黒色腫
クロマチンに富む多形な不整円形核には大小不同が認められるが、弱好塩基性の細胞質内には明らかなメラニン色素が確認できない。悪性腫瘍であることは判断可能であるものの、確定診断は組織診断に委ねる必要がある。

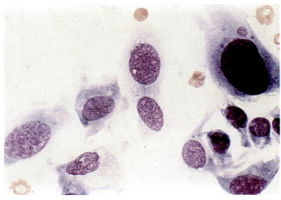

図67　犬の肉腫
紡錘形の細胞質を有する異型な非上皮性細胞が孤立散在性に採取されている。核には顕著な大小不同が認められ、非上皮性の悪性腫瘍（肉腫）であることは判断できるが、腫瘍細胞の分化方向は判断できない。

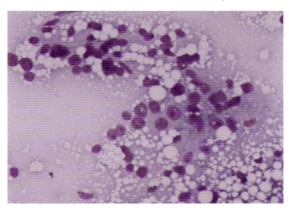

図68　犬の脂肪肉腫
大小不同な円形核を有する細胞が散在性に採取されており、異型細胞の細胞質内には大小の脂肪滴が含まれている。十分な脱脂がなされていないスライドグラスを細胞診に用いると、スライド上の脂質が空胞上に観察されるため、細胞診に用いるスライドグラスは脱脂ずみを使用すべきである。

第3章 細胞診断学

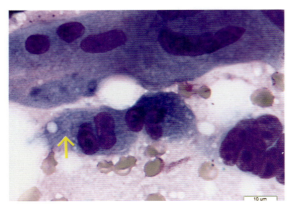

図69 横紋筋肉腫の細胞像
典型的な横紋筋肉腫の腫瘍細胞は正常な横紋筋細胞と同じような細長い"ベルト状の"好塩基性細胞質と複数核を有する。また、これらの多核細胞の核が横並びに配列することも特徴の1つである。横紋筋肉腫では横紋が観察されないことが多いが、よく見ると細長い細胞質の長軸方向に向かって繊維状の構造物が観察される（矢印）。

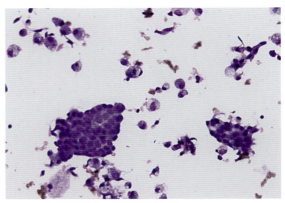

図70 犬の乳腺腫瘍の針吸引塗抹標本
悪性所見を示さない上皮細胞の集塊と、マクロファージを主体とした細胞が散在性に採取されている。このような像では、乳腺良性腫瘍が存在するか、過形成性の乳腺組織に炎症が惹起されているのか、判断できない。

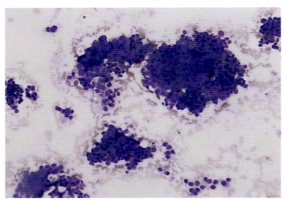

図71 犬の乳腺腫瘍の針吸引塗抹標本
上皮性性格を示す細胞が集塊状に多数採取されているが、個々の細胞に明らかな大小不同や核異型が乏しい。乳腺腫瘍が存在することは判断可能であるが、浸潤性増殖の有無などの判断ができず、悪性、良性の判断は組織診断に委ねるべきである。

胞に中程度の細胞、核異型が認められても、強い浸潤性増殖などの構造異型が確認されない境界明瞭な腫瘍の場合、良性腫瘍と判断される。核異型を良性、悪性の判断基準の重要ポイントとする細胞診では、浸潤性増殖などの構造異型を確認しがたいという点において、犬の乳腺腫瘍の確定診断には不向きであるとされている。ただし、乳腺部分に形成された腫瘤（しこり）が、乳腺腫瘍であるのか、肥満細胞腫などの他の腫瘍であるのかを、腫瘍の外科的切除前に確認するためには細胞診は有用である。

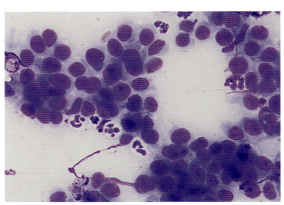

図72 犬の乳腺腫瘍の針吸引塗抹標本
本症例は組織学的には乳腺癌と診断された。細胞診では異型な上皮性細胞が集塊状に多数採取されており、個々の細胞には軽度な大小不同が認められるものの、核異型に乏しく、良性、悪性の境界病変と判断せざるを得ない。

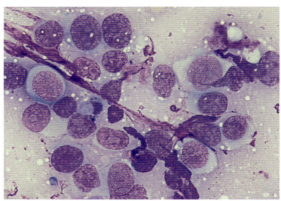

図73 犬の乳腺腫瘍の針吸引塗抹標本
大型の核小体が明瞭で、核にも中程度の大小不同が認められる異型細胞は、一見すると円形細胞とみまちがえる可能性がある。未分化な悪性上皮性腫瘍は、細胞の接着性が低下しているため、上皮性と判断できる領域を確認し、総合的に判断すべきである。

各論

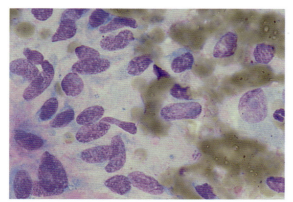

図74　犬の乳腺腫瘤の針吸引塗抹標本
楕円形を主体とした異型核を有する紡錘形細胞が採取されており、筋上皮細胞と推察される。犬の乳腺腫瘍では、筋上皮細胞の増殖が混在する、複合型の腫瘍や混合腫瘍が好発するため、標本の観察に際しては注意が必要である。

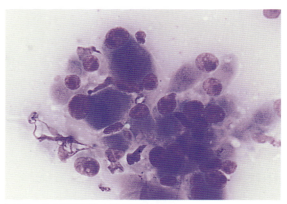

図75　犬の乳腺腫瘤の針吸引塗抹標本
大小不同な円形主体の異型核とやや広い好塩基性細胞質を有する類円形から紡錘形の異型細胞が観察され、細胞間に弱好塩基性から好酸性の基質がわずかに認められ、乳腺原発の骨肉腫と判断される。

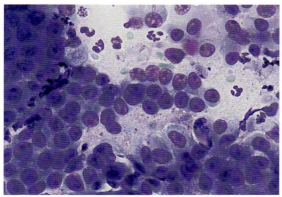

図76　猫の乳腺腫瘤の針吸引塗抹標本
核小体明瞭でやや多形な円形主体の異型核を有する細胞が集塊状に多数採取されており、個々の細胞には中程度の大小不同が観察される。猫では過形成性の増殖性変化はまれに認められるが、良性の乳腺腺腫の発生はきわめて少ないため、年齢や充実性の腫瘤形成などの状況証拠から、総合的に悪性の乳腺癌と判断される。

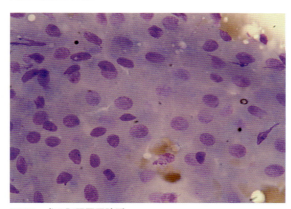

図77　犬の肛門周囲腺腫
淡明でやや広い細胞質と軽度な大小不同を示す円形核を有する、肝細胞様細胞がシート状に採取されている。個々の細胞の核間距離もほぼ均一で、核異型にも乏しく、良性腫瘍と判断される。ただし、浸潤性に関しては細胞診で判断できないため、腫瘤切除後の組織診断は実施する意味がある。

(3) 犬の肛門周囲腺の腫瘍（図77、78）

　犬の肛門周囲腺の腫瘍に関しても、腫瘍細胞の形態が比較的分化していても、浸潤性増殖を示す場合がある。乳腺腫瘍と同様に、浸潤性増殖の有無などの構造異型が細胞診では確認しがたいため、犬の肛門周囲腺腫瘍の確定診断には細胞診は不向きである。ただし、乳腺腫瘍と同様に、肛門周囲に形成された腫瘤（しこり）が、肛門周囲腺に由来するものか、それ以外か、を確認するためには細胞診は有用である。

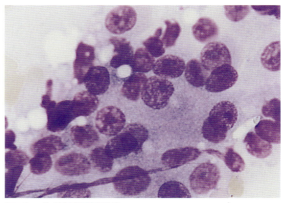

図78　犬の肛門周囲腺癌
図77と同様に淡明なやや広い弱好塩基性細胞質を有する異型細胞がシート状に採取されている。やや大型の異型核の密度が全体に高く、核配列も不整で、核間距離も不整となっている。

4）リンパ節の細胞診

　リンパ節を構成するリンパ球系細胞は本来、多様な分化程度、細胞形態を示している。何らかの抗原刺激によって反応性に腫大したリンパ節（図79）では、リンパ濾胞が活性化を示し、大型で核小体が明瞭な幼若リンパ球系細胞の比率が増加する。一般に反応性のリンパ節では、大型の幼若なリンパ球系細胞の比率は30％を超えないと想定されている。したがって、腫大したリンパ節の細胞診で、大型の幼若なリンパ球系細胞が30％以上存在し、個々の細胞に悪性所見が確認された場合には、リンパ腫と判断される。実際的には、複数ヵ所の体表リンパ節が腫大するような、犬の多中心性リンパ腫の多く（70～80％前後）は低分化なリンパ腫であり、細胞診標本上では幼若な大型の異型リンパ球系細胞が大部分を占める。残りの20～30％のリンパ腫は、核異型に乏しい高分化なリンパ腫や、種々の細胞成分が混在する特殊なリンパ腫（図80）、細胞形態がリンパ球系というよりむしろ組織球様を示すリンパ腫、Mott cellが多数混在するリンパ腫（図81）など多様であるため、それらの診断は細胞診のみでは困難なことが多い。

　猫では犬のように体表リンパ節に主座した多中心性リンパ腫は少ないため、猫の腫大した体表リンパ節の細胞診の判断は慎重にすべきである。猫では消化器型リンパ腫が多く、鼻腔内や腎臓などに孤在性に原発するリンパ腫もしばしば経験する。猫の消化器型リンパ腫でも、大型の幼若なリンパ球系細胞が主体をなす低分化なリンパ腫と、小型で細胞異型に乏しいリンパ球系細胞が主体をなす高分化なリンパ腫があり、後者の確定診断は細胞診のみでは困難である。また、腸間膜や腸間膜リンパ節、消化管などに発生する特殊なリンパ腫である大顆粒性リンパ腫（large granular lymphoma、図82、83）では、細胞診で異型なリンパ球系細胞の細胞質内に顆粒が確認される。この顆粒は、病理組織標本上では確認しがたいため、細胞診での顆粒の確認は重要である。

(1) リンパ腫の新Kiel分類

　細胞診が最も有効な腫瘍の1つであるリンパ腫の分類にはさまざまなものが知られているが、犬のリンパ腫の細胞診学的診断に適応可能な分類法に新Kiel分類がある。この分類の特徴は、腫瘍細胞のTB分類とlow grade、high gradeを組み合わせた4大分類でリンパ腫を分類する点にある。犬のリンパ腫の約80％はB細胞性、約20％はT細胞性、数％がnon-T、non-B、また、high gradeは約80％、low gradeは約20％と推察されている。以下に、各新Kiel分類の亜分類を列挙する。

（ⅰ）B-cell high grade

　犬のリンパ腫の中で最も多い（約半数以上）タイプの低分化型リンパ腫であり、以下の5種に亜分類されている。

　濾胞（胚）中心芽細胞性リンパ腫（centroblastic lymphoma、図84）：サブタイプとして、単一形態性と多形性がある。

- 免疫芽細胞性リンパ腫（immunoblastic lymphoma、図85）
- リンパ芽球性リンパ腫（lymphoblastic lymphoma、図86）
- バーキット様リンパ腫（Burkit-like lymphoma）
- 形質細胞様リンパ腫（plasmacytoid lymphoma、図87）
- 未分化大型細胞性リンパ腫（large cell anaplastic lymphoma）

（ⅱ）T-cell high grade

　犬のリンパ腫の約20％程度を占める低分化型リンパ腫であり、以下の4種に亜分類されている。

- 多形大型/混合小細胞性リンパ腫（pleomorphic

各論

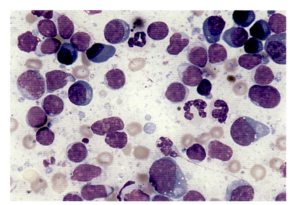

図79　反応性リンパ節
やや大型の幼弱なリンパ球系細胞も採取されているが、その比率は30％以下である。小型から中型のリンパ球系細胞も多数認められ、核周明庭の明瞭な形質細胞も多数観察される（右上）。単一系統の異型細胞の増殖は認められない。

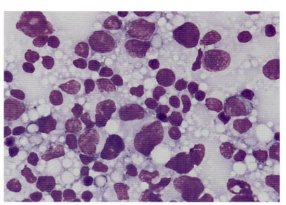

図80　犬のT-cell rich B-cell lymphomaの細胞診所見
多数のT細胞（小型のリンパ球）が混在する、まれなB細胞性リンパ腫（大型の異型なリンパ球系細胞）。種々の程度に大小のリンパ球系細胞が混在するため、細胞診のみでは確定診断が困難である。

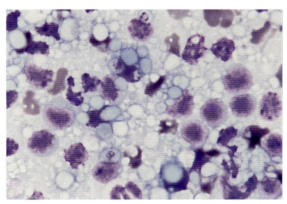

図81　細胞質内にラッセル小体（免疫グロブリン）を多数有するMott cellが多数混在するB細胞性リンパ腫。

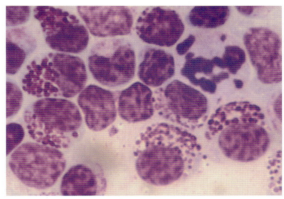

図82　細胞質内にアズール好性の大型顆粒を多量に有する、大顆粒リンパ腫（large granular lymphoma）
異型細胞の大きさは中型である。

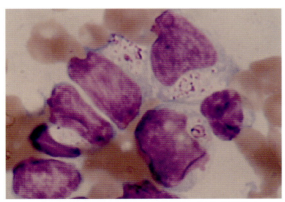

図83　細胞質内に微細なアズール好性顆粒を少量有する、リンパ球系の大型異型細胞
大顆粒リンパ腫（large granular lymphoma）の異型細胞は中型の場合も大型の場合もあり、細胞質内顆粒も大型の場合も微細な場合もある。

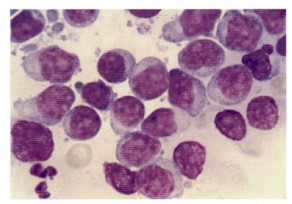

図84　濾胞（胚）中心芽細胞性リンパ腫（centroblastic lymphoma）
細胞形態は中型からやや大型（赤血球の2倍前後）で、円形核のクロマチンは微細。核内には複数の核小体が明瞭で、細胞質は好塩基性で狭い。

第3章 細胞診断学

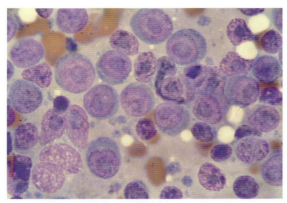

図85 免疫芽細胞性リンパ腫（immunoblastic lymphoma）
細胞形態は大型（赤血球の3倍以上）で、核の中心に大型の核小体を有し、好塩基性の細胞質もやや広い。

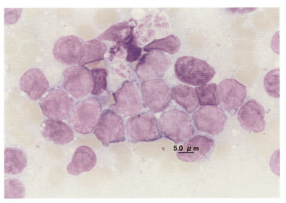

図86 リンパ芽球性リンパ腫（lymphoblastic lymphoma）
細胞形態は小型から中型で、核は赤血球の2倍以下。核小体は不明瞭で、核クロマチンは繊細なパターンを示す。狭い細胞質は弱好塩基性を示す。

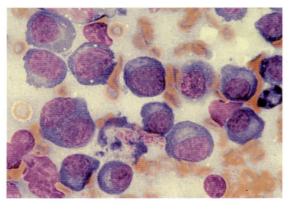

図87 形質細胞様リンパ腫（plasmacytoid lymphoma）
細胞形態は中型からやや大型で、好塩基性の細胞質には明瞭な核周明庭が認められる。

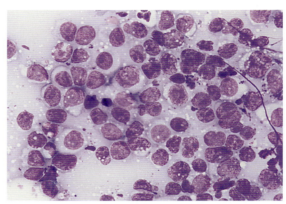

図88 多形大型/混合小細胞性リンパ腫（pleomorphic large/mixed small lymphoma）
細胞形態は中型からやや大型で、核クロマチンは微細結節状、複数の明瞭な核小体を有する。

large/mixed small lymphoma、図88)
- 免疫芽細胞性リンパ腫（immunoblastic lymphoma）
- リンパ芽球性リンパ腫（lymphoblastic lymphoma）
- 未分化大型細胞性リンパ腫（large cell anaplastic lymphoma、図89）

(ⅲ) B-cell low grade

犬のリンパ腫の約8％前後を占めるが、細胞診のみでは確定診断が困難であり、病理組織学的診断とともに、免疫染色や遺伝子診断をあわせて確定診断すべきである。

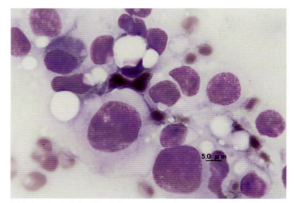

図89 未分化大型細胞性リンパ腫（large cell anaplastic lymphoma）
大型の異型細胞は組織球様の細胞形態を示し、弱好塩基性の広い細胞質内には大小の空胞が認められる。核クロマチンは微細結節状である。

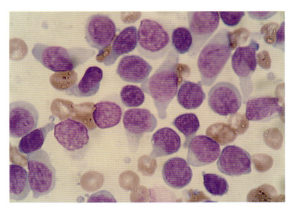

図90 リンパ球/前リンパ球性リンパ腫（lymphocytic/prolymphocytic lymphoma）
細胞形態は全体に小型で、核クロマチンは繊細、少量の弱好塩基性細胞質を有する細胞も混在する。

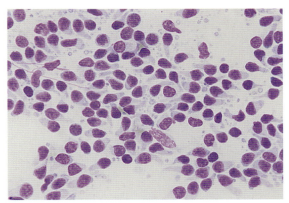

図91 明細胞性リンパ腫（clear cell lymphoma）
細胞、核形態は小型で、涙のような紡錘形の弱好塩基性の細胞質を細胞の片側に有する。核小体は明瞭ながら小型である。

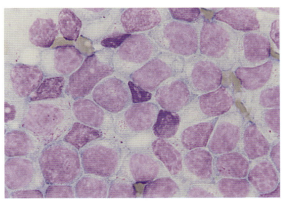

図92 菌状息肉腫（mycosis fungoides）
細胞形態は中型からやや大型。弱好塩基性のやや広い細胞質を有し、細胞質内に微細なアズール好性顆粒が認められる場合もある。核も中型で繊細なクロマチンパターンを示す。

- リンパ球/前リンパ球性リンパ腫（lymphocytic/prolymphocytic lymphoma、図90）
- リンパ球形質細胞性リンパ腫（lymphoplasmacytic lymphoma）
- 胚中心芽細胞/胚中心細胞性リンパ腫（centroblastic/centrocytic lymphoma）
- 大型核小体中型細胞性リンパ腫（macronucleolated medium-sized cell lymphoma）

(iv) T-cell low grade

犬のリンパ腫の約10%前後を占めるが、low grade lymphomaとしてはB-cell low grade lymphomaより多いとされている。

- リンパ球/前リンパ球性リンパ腫（lymphocytic/prolymphocytic lymphoma）
- 明細胞性リンパ腫（clear cell lymphoma、図91）
- 多形小細胞性リンパ腫（pleomorphic small cell lymphoma）
- 菌状息肉腫（mycosis fungoides、図92）

(2) リンパ節転移

通常、リンパ行性にリンパ節転移を起こしやすい腫瘍は、上皮性の悪性腫瘍（がん）である。そのため、腫大したリンパ節の針吸引生検によって上皮性の異型細胞の集塊が採取された場合（すなわち、本来あるべきでない細胞の出現）、がんの転移を疑うべきである（図93）。扁平上皮癌などの細胞形態が比較的特徴的な異型な上皮性細胞が認められた場合や、原発腫瘍の切除に際してリンパ節の細胞診を併用した場合には、原発部位の推定が可能な場合もあるが、リンパ節の細胞診のみで原発腫瘍が確定できることは少ない。現時点で確認可能な原発腫瘍が確認できない場合には、既往歴を再確認し、過去に切除された腫瘍の可能性を考慮する。

また、細胞質内にメラニン色素を有する異型細胞が多数採取された場合には悪性黒色腫の転移（図

第3章 細胞診断学

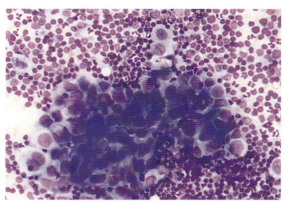

図93 犬の乳腺腫瘍のリンパ節転移
多数のリンパ球成分に混在して、大型の異型核を有する異型な上皮性細胞の集塊が観察される。悪性の上皮性腫瘍の転移と判断されるが、原発腫瘍の確定は総合判断である。

94）を、細胞質内に好塩基性顆粒を有する円形細胞が多数採取された場合には肥満細胞腫の転移（図95）を疑う必要がある。一般に、非上皮性の悪性腫瘍のリンパ節転移は、上皮性の悪性腫瘍のリンパ節転移に比較して少ない。リンパ節の細胞診によって、多数の異型な非上皮性細胞が採取されても、原発腫瘍が明らかでないかぎり、その確定は細胞診のみでは困難な場合が多い。

5）貯留液の細胞診

胸水・腹水・心嚢水などの体腔貯留液の増量や貯留は、門脈高血圧や右心不全、腎不全、肝硬変、ある種の感染症、原発および転移性腫瘍など多様な病態で認められる。また、体腔に貯留する液体には、膀胱破裂による尿、胆嚢破裂による胆汁、出血による血液、乳びなども含まれる。それらの塗抹標本を作製する場合、細胞数が少ない場合には、直接塗抹と遠心後（1,000～1,500rpm、5min）の沈渣の塗抹の両者を作製することが望ましい。悪性腫瘍に伴う初期の貯留液は、腫瘍による脈管の圧迫や腫瘍細胞の脈管内浸潤などによって、漏出する変性漏出液となることが多い。その際には、貯留液中には腫瘍細胞が認められないことが多いが、腫瘤自体の精査が必要となる。次いで腫瘍の増殖が漿膜などに及ぶと、炎症性の滲出液にみえることがあるが、その際には、腫瘍細胞の有無の精査が重要である（図96、97）。また、消化管などの穿孔を伴う腫瘍の場合、細菌性の炎症と腫瘍細胞が混在することもある。

体腔貯留液の細胞診で注意すべき細胞は中皮細胞である。中皮細胞は正常の場合単層であるが、体腔液の貯留する病的状態では増殖して多層となり、体腔液中に剥落する（図98）。中皮細胞は散在性の類円形細胞、またはシート状に平面的配列を示す小集団として体腔液中に出現する。細胞質はほぼ均等に濃染し、細胞辺縁は明瞭、核は細胞の中央に位置し、その形は類円形、クロマチンは細顆粒状または細網状、核小体は一般に小さいことが特徴である。

長期貯留した漏出液や変性漏出液中では、中皮細胞は活性化し、核は大型化、核小体は顕著となり、2～3核のものや核分裂像もみられ、集団として出現することも多くなる。細胞辺縁に微細鋸歯状の微絨毛（いわゆるサンバースト状）がみられることもある（図99）。このような場合、核形が円形性を保っていることやクロマチンの分布が均等であること、集団の場合は核の大小不同がなく、クロマチン構造は一様で、核間距離がほぼ一定していることなどより悪性細胞と鑑別する。炎症性滲出液の場合、中皮細胞の過形成は通常認められない。炎症を伴って多数の中皮細胞が出現し、個々の細胞に明らかな核異型が認められる場合、中皮細胞の腫瘍（悪性中皮腫、図100）を疑うべきである。

6）尿の細胞診

膀胱や尿道の腫瘍を疑う場合、細胞診目的の尿採取でも、ミニマムデータベースとしての尿検査は実施すべきである。尿の採取方法としては、自然尿、カテーテルによる採取、膀胱洗浄後のカテーテルによる採取などがあるが、自然尿では細胞の良好な状態は期待できないことが多い。採取された尿は、

各論

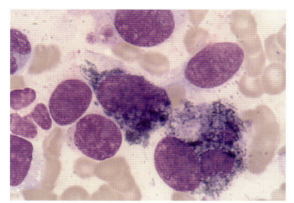

図94 犬の悪性黒色腫のリンパ節転移
細胞質内にメラニン色素を有する異型細胞が確認される。

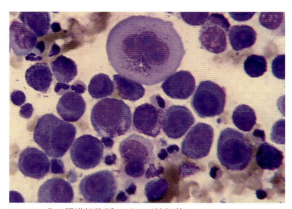

図95 犬の肥満細胞腫のリンパ節転移
細胞質内に微細な好塩基性顆粒を有する大小不同な異型細胞が多数観察される。多核の腫瘍細胞も認められる。リンパ節内には本来肥満細胞が存在するため、肥満細胞腫の転移を確定するためには、多数の異型な肥満細胞が採取される必要がある。

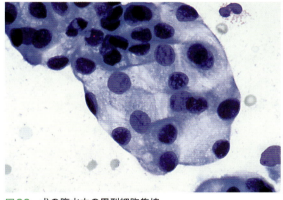

図96 犬の腹水中の異型細胞集塊
本例では、卵巣に腫瘤形成が確認されており、卵巣由来の上皮性腫瘍が腹腔内に播種している可能性が考えられた。

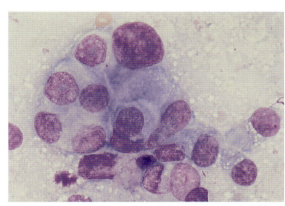

図97 猫の胸水中の、異型核の大小不同が顕著な上皮性の異型細胞集塊
本例では乳腺癌が確認されており、肺転移も確認されていたため、乳腺癌の肺転移巣から胸腔内へ腫瘍が播種している可能性が示唆された。

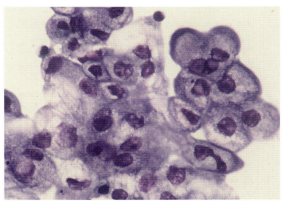

図98 胸水中の中皮細胞集塊
淡明で泡沫状の細胞質には大小不同が認められるものの、核異型に乏しく、反応性に増生した中皮細胞が胸水中に剥離したと判断される。

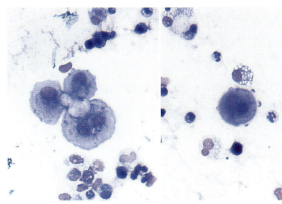

図99 細胞質の辺縁部に、鋸歯状の突起を有する反応性の中皮細胞
細胞が大型で、塗抹標本上では目立つ細胞であるが、核異型に乏しい点に注目。

119

第3章 細胞診断学

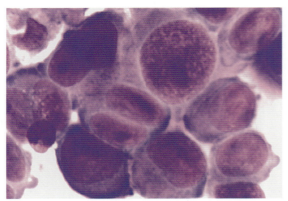

図100 猫の悪性中皮腫
核/細胞質比のきわめて高い大型の異型細胞が孤在性、あるいは集塊状に観察される。核小体も明瞭で、多核の異型細胞も観察される。細胞質でなく、核の大小不同や核異型に注目。

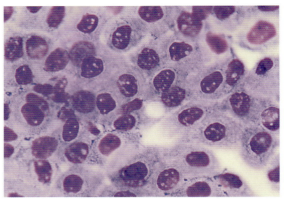

図101 犬の尿沈渣中に認められたシート状配列を示す移行上皮細胞集塊
個々の細胞に核異型は乏しく、核間距離もほぼ均等で、悪性所見に乏しい。臨床的には膀胱内に腫瘤形成が確認されており、移行上皮乳頭腫と推察された。

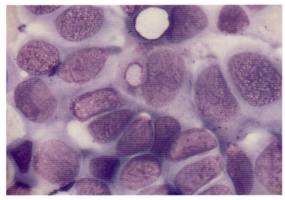

図102 犬の尿沈渣中に認められた、核/細胞質比の高い異型な移行上皮細胞集塊
大型の異型核には複数の核小体が明瞭で、個々の異型核には多形が観察される。

体腔貯留液と同様に、遠心後（1,000～1,500rpm、5min）の沈渣の塗抹を用いて細胞診を実施する。正常な状況では尿路の上皮性細胞が尿中に大量に剥離することはなく、炎症や腫瘍化によって細胞同士の接着性の低下した細胞が剥離する。剥離した細胞は尿中の種々の要因によって変性、変形するため、長時間尿中に存在したと考えられる細胞成分を観察する場合には、アーチファクトの関与を常に考慮する必要がある。また、変性好中球や細菌が多い塗抹標本の場合でも、慢性的な化膿性膀胱炎によって上皮性細胞も形態的に変化するため、膀胱炎が軽減した状態で細胞診を実施することが望ましい。

上記の理由で、膀胱腫瘍の存在が臨床的に疑われる場合でも、尿中の上皮性細胞の形態的な悪性所見の判断には注意が必要である。皮膚腫瘍などで適応される、核の大小不同や種々の核異型、細胞自体の大小不同、クロマチンパターンなどの判断基準はよりシビアに判断すべきである（図27～29、101、102）。

参考図書

1. Baker R, Lumsden JH. Color atlas of cytology of the dog and cat. Mosby. Missouri. 2000.
2. Camus MS, et al. Cytologic criteria for mast cell tumor grading in dogs with evaluation of clinical outcome. Vet Pathol. 2016; 53(6): 1117-1123.
3. Cowell RL, Tyler RD, Meinkoth JH, et al. Diagnostic cytology and hematology of the dog and cat, 3rd ed. Mosby. Missouri. 2007.
4. Raskin RE, Meyer DJ. eds. Canine and feline cytology: a color atlas and interpretation guide, 2nd ed. Saunders. Missouri. 2010.
5. Withrow SJ, Vail DM. Withrow and MacEwen's small animal clinical oncology, 4th ed. Saunders Elsevier. Missouri. 2007.
6. 梶ヶ谷 博，畠山重春. 小動物細胞診技術マニュアル. インターズー. 東京. 2005.
7. 加藤元ほか監訳，小動物腫瘍学の実際. 文永堂出版. 東京. 2010.

第4章 画像診断学

総論

1. 各種画像診断法の原理

1）X線検査法

　X線は電磁波の放射線であり、可視光線と同じ仲間である。しかし、異なる点は可視光線よりもX線の波長が短いことである。そのため、X線よりも波長が長い可視光線などは物体に吸収されるのみだが、波長が短いX線は物体に対して一部は吸収されるが、透過（通過）することもできる点が特徴的である。この特徴を利用した検査がX線検査である。診断用X線装置におけるX線の発生は、X線管内にある陰極にタングステン（金属）のワイヤーがきつく巻かれたフィラメントがある。このフィラメントを電流で加熱することで電子を発生し、その電子を陽極側にあるターゲットと呼ばれるタングステンに加速してぶつけることでX線が発生する。ただし、発生した電子がターゲットにぶつかることで発生するX線は全体のわずか1％で、残りの99％は熱に変換される。したがってターゲットは非常に高温となるため、融解点が高く熱に強いタングステン（融解点は3,370℃）が用いられている。X線が入射すると、film screen法（FS）ではX線フィルム、computed radiography（CR）ではイメージングプレート（IP）、digital radiography（DR）では平面検出器（flat panel detector：FFD）に画像が形成される。

　このような原理で撮影されたX線画像では平面像として描出されるが、健常動物の胸部画像では平面像内に肺、心臓、血管、気管、肋骨、胸椎など種々の器官が描出される（図1）。

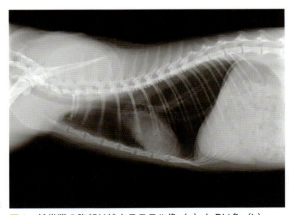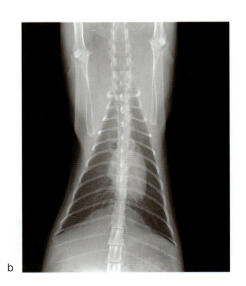

図1　健常猫の胸部X線右ラテラル像（a）とDV象（b）
肺、心臓、血管、器官、肋骨、胸骨や胸椎などの器官が明瞭に描出されている。

第4章 画像診断学

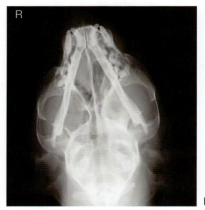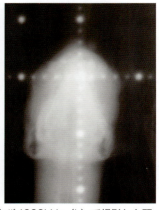

図2 同一猫において管電圧40kVp（a）および4000kVp（b）で撮影した頭部DV像
aの画像では下顎骨や歯などの輪郭や鼻腔内の透過性の左右差が明瞭に描出されているが、bでは下顎骨と左右鼓室胞内のガスがやや描出されるのみである。

　これは各組織の主要構成原子番号、密度、厚みによってX線吸収率が異なっていることで画像上のデンシティー（黒化度）が変化するからである。生体では骨・歯デンシティー（胸部画像だと肋骨、胸椎、胸骨など）、軟部組織デンシティー（心臓、血管など）、脂肪デンシティー（縦隔内脂肪など）、およびガスデンシティー（肺野に含気された空気）の4つに分類される。上述したが診断用X線装置で用いられているターゲットはタングステンだが、乳房専用のX線装置であるマンモグラフィで用いられているターゲットは融解点が2622℃のモリブデンが用いられている。これは乳房の大部分が骨・歯および軟部組織デンシティーよりX線吸収率が低い脂肪で構成されているからである。隣り合う2つの構造物の固有のデンシティーの差がコントラスト（濃度差）を生み出すことで各器官が描出される。また、黒化度やコントラストは管電流や管電圧など撮影条件によっても変化する。管電流は黒化度のみに影響し、管電流が増すと黒化度も増加する。一方、管電圧は黒化度とコントラストに影響し、管電圧が増すと黒化度は増加するが、コントラストは低下する。その他、管電圧が高くなるにつれてX線エネルギーの強さも増し、波長がより短くなるので物体への透過力が増加する。図2は同一猫を40kVp、4MV（4000kVp）でそれぞれX線撮影した画像である 図2aと比べて 図2bではコントラストが低下していることが明白である（ただし、電流の条件も異なっているが、電流はコントラストには影響を及ぼさない）。画質に影響を及ぼす因子として先に述べた黒化度やコントラストの他に鮮鋭度や散乱線がある。鮮鋭度を低下させないためには照射時間を短くして動物の動きによる画像のぶれを抑えることや被写体と撮影台の距離を小さくすることで半影（ボケ）を抑えることが必要である。散乱線とは一般にX線管から発生した一次X線が被写体である物体に曝射されると吸収や透過以外に二次X線として四方に散乱する。この散乱したX線がカセッテに入射すると画質が低下するため、それを防ぐためにグリッドと呼ばれる道具が用いられる。

　適切な撮影条件下でX線撮影を行ってもX線吸収性が近い構造物を明確に区別することやその器官の内部を描出することが困難な場合がある。その際、造影法と呼ばれる手法を用いて器官の輪郭あるいは内部を描出する。造影法を用いることで目的とする器官の大きさ、形状、位置、粘膜や内腔の評価、そして運動性などの機能を観察する。ただし、造影検

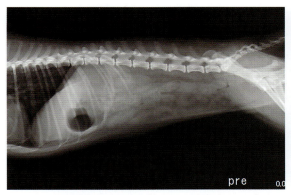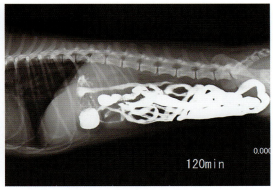

図3　犬の単純腹部右ラテラル像（a）と硫酸バリウムを用いた上部消化管造影検査を実施した同ラテラル像（b）
　　胃および小腸の走行が陽性造影剤によって明瞭に描出されている。

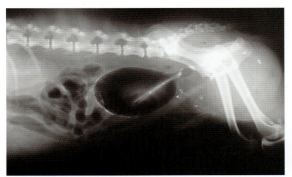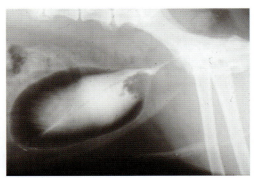

図4　血尿を繰り返す2頭の異なる犬に対してそれぞれ膀胱二重造影検査を実施したところ
　　aでは膀胱頭側部に尿膜管憩室と膀胱炎所見を認めた。一方、bでは膀胱三角部に造影欠損像を認めた。その後の検査で移行上皮癌と診断された。

査をする前に必ず単純X線画像を撮影し、その情報を補填したり、確証するために用いるべきである。したがって単純X線画像で診断できるのであれば造影検査は不要となる。造影法には陽性造影剤を用いる方法と陰性造影剤を用いる方法がある。前者は目的器官のX線透過性を正常よりも低下（画像では正常よりも白く描出）させる。硫酸バリウムやヨード系造影剤などが陽性造影剤である（図3）。ただし、ヨード系造影剤を使用することで悪心、嘔吐など副作用を起こすこともあるので注意する。後者は目的器官のX線透過性を正常よりも亢進（画像では正常よりも黒く描出）させる。空気や炭酸ガスなどが陰性造影剤である。その他、陽性造影剤と陰性造影を一緒に使用する二重造影法もある（図4）。

2）超音波検査法

(1) 超音波検査とは

　超音波とは人が聞きとれる音の周波数（20〜20,000Hz）より高い、聴くことができない音を指す。超音波検査には2〜10MHz（1MHz＝1,000KHz＝1,000,000Hz）の非常に高い周波数の超音波が用いられており、空気中をほとんど伝わらないが、液体や固体などには伝わり、反射、屈折、減衰などを起こす性質がある。特に生体内ではこの超音波が通過していく過程で性質（音響インピーダンス）が異なった組織の間の境界で反射が起こる。この反射した超音波のことを「エコー」と呼ぶ。この反射の度合いの差を利用して体内の断層像を画像化し、医療に応用したものが超音波検査であ

第4章 画像診断学

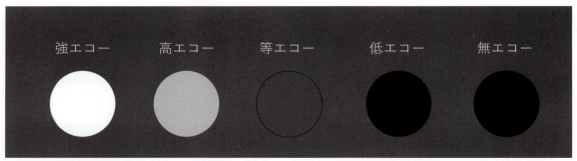

図5 エコー輝度の分類

る。超音波検査はX線被曝がなく非侵襲的で、麻酔を必要とせず、リアルタイムで断層像を静止画および動画として観察可能であることが長所である。一方で超音波は空気があると散乱し、骨があると強く反射するため、観察が困難となるという短所がある。

(2) 超音波診断装置

超音波診断装置は、プローブを介して超音波パルスを体内に送信して、戻ってきたエコーを再びプローブで受信し、電気信号に変換して体内の様子を画像化する装置である。プローブには代表的なものとしてリニア型、コンベックス型、そしてセクタ型がある。リニア型は振動子が直線状に配列されているタイプで、接触面は平面状、画面は四角形〜台形となる。一方、コンベックス型は接触面が弧状、画面は扇型となる。セクタ型は接触面が平面状、画面は扇型となるが、リニア型やコンベックス型に比べ口径の小さいプローブからより広角の扇形に超音波を出す。またプローブによって周波数の範囲があり、周波数が低いと深部まで描出できるが分解能が下がり画質は劣化する。一方周波数が高いと分解能が上がり、腹部では画質は向上するが深部の描出が困難となる。獣医療では一般的に心臓では周波数の低いセクタ、または周波数が中程度のコンベックス型プローブが、腹部の浅い領域・体表では周波数が高いリニア型プローブが用いられる。

(3) 超音波画像の特徴

画像化された断層画像は白黒であるがその濃淡（エコー輝度）により物質の組成の違いや組織の境界を区別することができる。エコー輝度はその程度により強エコー、高エコー、等エコー、低エコー、無エコーと分類される（図5）。強エコーとはエコー輝度が「真っ白」なものを指し、物質の密度（または音響インピーダンス）が極端に異なる物質の表面などに見られる。例としては結石、石灰化、ガスなどがあげられる。高エコーとはエコー輝度が周辺より「白い」ものを指し、音響インピーダンスの違いにより反射の多いもの、また内部が不均一な領域で見られる。等エコーとはエコー輝度が周辺とほぼ等しいものを指し、音響学的に周囲の組織と似た構造である場合に見られる。低エコーとはエコー輝度が周辺より「黒い」ものを指し、水分や細胞成分に富み、性状が均一であり、反射が少ない領域で見られる。無エコーとはエコー輝度が周辺より「真っ黒」なものを指し、反射がない領域で見られる。例としては水などの液体があげられる（図5）。

臓器によりエコー輝度や内部構造に違いが認められ、これにより臓器の区別が可能となる。例として肝臓は脾臓に比較して低エコーとなる（図6）。一方で腎臓皮質は肝臓に比較すると低エコーまたは等エコーとなる。これらのエコー輝度の差がなくなったり、逆転した場合にはびまん性の病変が存在している可能性が考えられる。

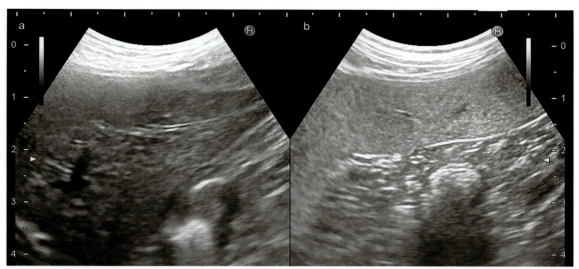

図6 肝臓と脾臓のエコー輝度の違い（a：肝臓　b：脾臓）
正常では肝臓は脾臓に比較して低エコーとなる。

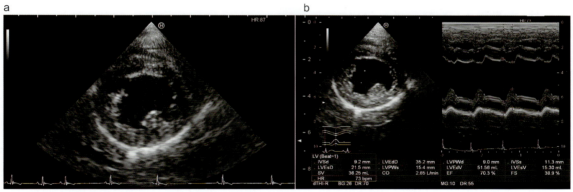

図7　Bモード法とMモード法（a：Bモード法　b：Mモード法）
Bモードでは心臓の断面をリアルタイムの動画として表示される。Mモードでは縦軸はカーソル上の動きを、横軸では時間をとり、時間列に応じた心臓の動きが表示される。

（4）各種超音波画像表示法とその特徴

　画像表示法の代表的なものとしてBモード法、Mモード法、ドプラ法などがある。Bモード法は画面上にリアルタイムで断層像を見るものであり、Bモードの「B」は「Brightness（輝度）」に由来する。この方法は形態学的または動的な観察に適している。Mモード法はBモード画面上にある任意の線（カーソル）を置き、その線上の超音波反射の経時的変化を画像化する検査である。Mモードの「M」は「Motion」に由来する。心筋（収縮の程度）など、動きのある部位を経時的に観察するのに適しており、心機能計測などに用いられる（図7）。

　ドプラ法は、音波が音源と観測者の距離が変化することで、音源による周波数と観測者が観測する周波数が異なる現象（ドプラ効果）を利用した方法である。ドプラ法にはカラードプラ法、パワードプラ法、パルスドプラ法、連続波ドプラ法などがあり、目的に応じて使い分ける必要がある。

　カラードプラ法は、血流に色を付けBモード画像上に重ね合わせながらリアルタイムで表示する方法で、断層像上の広範囲に渡る血流情報が得られる。また、血流の方向とその平均流速を色分けして表示

第4章 画像診断学

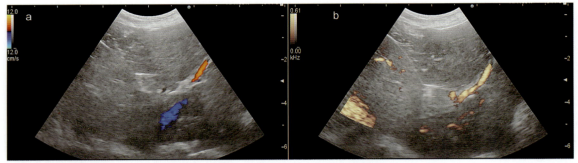

図8 カラードプラ法とパワードプラ法（a：カラードプラ法　b：パワードプラ法）
カラードプラ法では比較的血管の血流方向が赤（上向き）と青（下向き）で色分けされて表示される。パワードプラ法はカラードプラ法と異なり血流方向は色分けして表示されないが、カラードプラ法より微細な血流まで表示される。

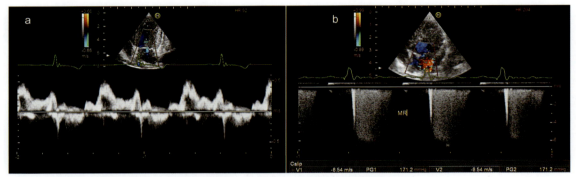

図9 パルスドプラ法と連続波ドプラ法（a：パルスドプラ法　b：連続波ドプラ法）
パルスドプラ法ではサンプルボリューム上の局所的な血流を表示する。連続波ドプラ法ではサンプリングライン上の全体の血流を表示し、逆流による6m/sを超える高速血流を表示できる。

することができる。病変部への血管の分布の評価、心臓内の異常な血液の流れ、病変部の血流分布の評価、門脈体循環シャントの検出にも有用である。

パワードプラ法は、カラードプラ法と同様に血流に色を付けBモード画像上に重ね合わせながらリアルタイムで表示する方法であるが、色を信号強度で表示し、血流の平均流速と方向で表示するカラードプラとは異なる。よって角度依存性がないため血流方向の色分けはできないが、カラードプラ法に比べ低速の血流で感度良く表示できる利点があるため、臓器や腫瘤内の微細な血流の検出に有用である（図8）。

パルスドプラ法は振動子から超音波パルスを一定の繰り返し周期で送信し、生体内で反射して戻ってきたエコーを同じ振動子で受信する方法である。任意に設定されたサンプルボリュームの位置での血流の変化を表示することができるため、心臓の弁口部の血流評価などに用いられる。ただし測定最大可能速度に限界があり（2m/s程度）、これを超えると血流波形が反対方向に折り返して表示されるエイリアジング（折り返し現象）が起こるため、この範囲を超える高速の血流の評価には向かない。

連続波ドプラ法はサンプリングライン上において連続的に超音波の送信と受信を行いドプラ信号の解析を行う方法である。測定最大可能速度の範囲が広く、エイリアジングが起きにくいため、高速な血流速の計測が可能であり、主に心臓の弁の狭窄や閉鎖不全などによって生じた異常な高速血流の評価に用いられる。ただしサンプリングライン上に存在するさまざまな深さからの血流信号が混ざっており、特定部位での血流の評価はできない（図9）。

表1 超音波検査におけるアーチファクトの種類とその特徴

種類	多重反射	鏡面現象	音響陰影	音響増強	サイドローブ・アーチファクト
シェーマ					
説明	線状、層状、帯状のアーチファクト	反射面を介して認められる対称的な虚像	反射の強い構造物の後方に生じる無エコー帯	減衰の少ない構造物の後方に生じる高エコー帯	サイドローブ上に反射の強い構造物がある場合に発生する虚像
認められる例	・胆嚢、膀胱 （内部に液体を含む臓器の境界） ・胃、肺 （ガス・空気を含む臓器の境界部）	・横隔膜 （胆嚢の虚像が発生）	・結石 ・石灰化	・胆嚢 ・嚢胞	・胆嚢 ・膀胱

(5) 超音波画像におけるアーチファクト

アーチファクトとは本来存在しないはずのものが超音波の特性上、偽の像（虚像）として認められる現象である。代表的なアーチファクトとしては多重反射、鏡面現象、音響陰影、音響増強、サイドローブアーチファクトがあげられる。

多重反射は超音波ビームが音響インピーダンスの差が大きい反射面で反射を繰り返してしまうことで発生する線状、層状または帯状のアーチファクトで、胆嚢、膀胱など内部に液体を含む臓器の境界や、胃や肺などのガス・空気を含む臓器の境界部でみられることが多い。**鏡面現象**は実像と虚像が反射面を介して対称的に認められる現象で、横隔膜で起こることが多い。**音響陰影**は超音波ビームが強く反射するまたは減衰する構造物を通過すると構造物の後方に無エコー帯を生じる現象で、結石などにより起こる。**音響増強**は超音波ビームが周囲より液体などの減衰の少ない構造物を通過するとその後方で周囲よりも超音波の強度が強くなり高エコーとなる現象であり、嚢胞や胆嚢などを介して起こる。**サイドローブアーチファクト**はプローブから送信されるサイドローブの方向に横隔膜や膀胱、胆嚢のような曲線状の境界、または強い反射体（ガス、結石など）がある場合にサイドローブの反射を受信してしまうことで発生する虚像のことである（表1）。

3）X線CT検査法

X線computed tomography（CT）は、X線管球とそれに対向した検出器を生体周囲で回転させ断層像を得ている。基本は、管球と検出器が生体を1回転するごとに1断面の画像が得られるが、現在では多列検出器を有する装置が一般的で、MDCT（multidetector-row CT）とも呼ばれ、管球が回転する間にDAS（data acquisition system）数分の画像が得られる。さらに、管球と検出器を連続回転させ、寝台が進むことによって体積データが得られ、近年では0.5〜2.0mm間隔の細かい横断面画像を得ることが可能となっている。CT機器の多列化・高速化に伴い、MRI検査と異なり短時間で撮影が可能となっており、無麻酔や鎮静下にてある程度、評価可能な画像が得られるようになってきているが、呼吸や体動などの影響をなくし、高精細な画像を得

第4章 画像診断学

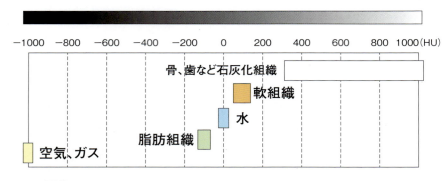

図10　CT値
水を0HU、空気を−1000HUとして黒から白の色調で表示する

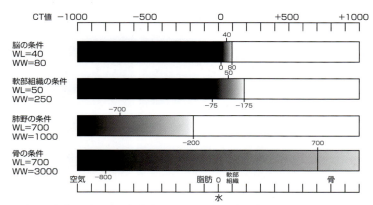

図11　ウィンドウレベル（WL）とウィンドウワイド（WW）
山口元司ほか：ウィンドウレベルとウィンドウ幅．MRI・CT用語辞典．136．メジカルビュー社．2000．を参考に作成

るためには全身麻酔による不動化が基本的には推奨される。特に腫瘍疾患の場合には確定診断やステージングのために、バイオプシー検査などが画像検査と同時に実施されるため、なおのこと麻酔の必要性は高くなる。

　各組織固有のX線吸収はCT値［（組織のX線吸収係数−水のX線吸収係数）×1000/水のX線吸収係数］によって表現され、基準となる水のCT値は0、空気のCT値は-1000と定め、相対化した値として示されている。単位は、HU（ハンスフィールド・ユニット）が用いられる。CT値が高い組織は明るい白で表現され高吸収、CT値が低い組織は暗く表示され低吸収と表現される。目安として軟部組織は50HU前後であるが、脂肪は−100HU、骨は300HU以上、肺は−600HU前後などとなる（図10）。

　ウィンドウレベル（WL）・ウィンドウワイド（WW）は読影時に調節が必要なCT値に関連した数字である。WL50・WW200と表された場合には、基準値が50HUとなり、その前後に200HUの幅が取られるため、−50HUから150HUの範囲を表示し、この中で黒から白の階調表示がされ、下限以下・上限以下のCT値はすべて真っ黒か真っ白に表示される（図11）。基本的には、観察したい対象物の正常なCT値にWLを合わせ、広範囲なものを観察するときはWWを大きくし、狭い領域のわずかなCT値を観察する時はWWを小さくする。軟部組織条件以外に、肺条件・骨条件・脳条件などのWLとWWは数字を認識し、読影時には同じCT画像でも随時条件を変えて読影する必要がある。例えば、

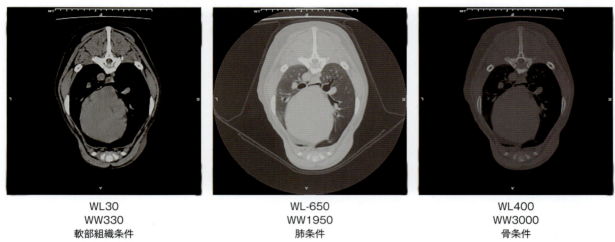

|WL30 WW330 軟部組織条件|WL-650 WW1950 肺条件|WL400 WW3000 骨条件|

図12 WL・WWによるCT画像の見え方の違い
軟部組織条件では、肺野の観察が困難であるが、肺野条件では気管支走行や間質が明瞭化している。骨条件では、皮質と髄質が明瞭化しているのがわかる。

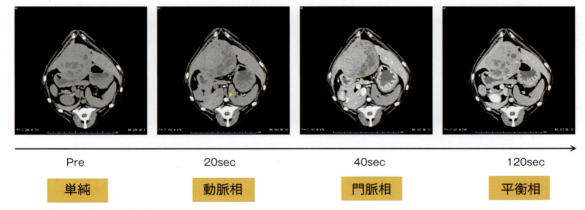

Pre / 20sec / 40sec / 120sec
単純 / 動脈相 / 門脈相 / 平衡相

図13 多時相撮影（肝臓CT造影）
動脈相では腹部大動脈（矢印）が、門脈相では門脈（矢印）が造影されており、平衡相では血管の造影が弱まり肝臓実質の造影がいきわたっている。

軟部組織条件のCT画像で肺にある小さな結節の認識は困難な場合も多く、また骨病変もわずかな溶解などは骨条件にしないと見落としてしまうリスクがある（図12）。

CT画像は、単純画像では軟部組織分解能が超音波診断検査やMRI検査よりも劣っているため、組織のコントラストを明瞭にするため、造影検査が実施される。造影剤は非イオン性ヨード剤が静脈内に投与され、血管や血行豊富な臓器・組織が高吸収に変化することで、臓器間にCT値の違いが生じ、軟部組織分解能が向上する。造影剤はヨード量や注入速度／注入時間に依存して、造影される部位のTDC（time density curve）は変化する。動脈が優位に造影されている時相を動脈相、門脈が優位に造影されている時相を門脈相、血管のCT値が低下し遅れて組織や臓器のCT値が上昇しピークを終えた時相を平衡相と呼ぶ（図13）。例えば、造影剤（300mgI/mL）を2mL/kg、20秒間静脈内投与を実施した場合、肝臓に対し、造影開始から20秒で撮影されたものを動脈相、40秒で撮影されたものを門脈相、120秒で撮影されたものを平衡相とする。腫瘍を疑う腫瘤性病変が存在した場合に、多時相で

第4章 画像診断学

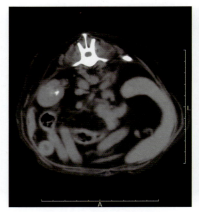
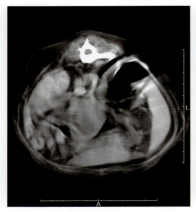
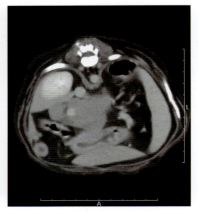

図14　モーションアーチファクト
造影剤注入後に自発呼吸が生じ、中央の画像でブレが生じている。その後に撮影しなおした右の画像ではブレは消失している。

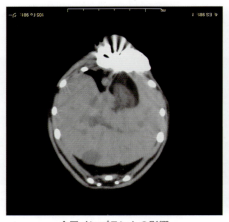
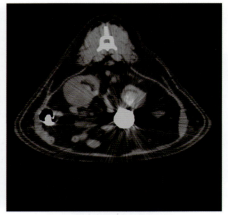

金属インプラントの影響　　　　　消化管造影剤の影響

図15　線質硬化（ビームハードニング）
周囲に本来存在しない放射状の高吸収線や減弱した線が存在する。

撮影することで病変の検出感度の向上や腫瘍がどの時相で造影されるかにより鑑別診断に役立つ。また排泄相を撮影することで、腎機能評価や尿管の評価なども可能となる。

単純画像においても組織間にX線吸収差があると明瞭に観察が可能であり、肺や骨などは造影検査を実施しなくても評価可能となる。

画像アーチファクトとして生じやすいものは、体動に伴うモーションアーチファクトと、金属物から生じるメタルアーチファクトは散乱線に伴う線質硬化（ビームハードニング）などが存在し（図14、15）、注意が必要である。モーションアーチファクトは、全身麻酔にて不動化すればほぼ生じないが、自発呼吸などが残っていると呼吸運動で生じる場合があるため、調節呼吸（人工呼吸）で撮影されることが望ましい。また金属のインプラントが存在する場合、注目部位と重複していると良質な画像が得られない可能性も考慮して検査の是非を判断しなければならない。また消化管造影剤によっても金属物と同様の現象が起こるため、影響をなくすために、CT検査の前日・当日の消化管造影剤の投与は好ましくなく、事前にX線検査にて造影剤の排泄を確認する必要がある。

CTで得られた画像は基本的に横断像（transverse

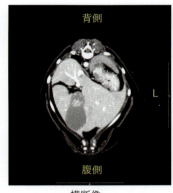 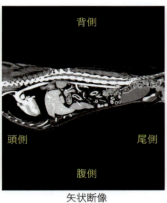 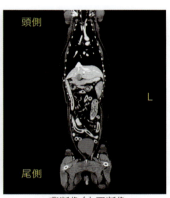

横断像　　矢状断像　　背断像/水平断像

図16　MPR（multi planer reconstruction）

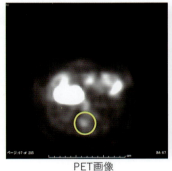 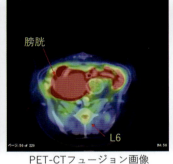 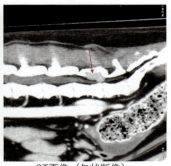

PET画像　　PET-CTフュージョン画像　　CT画像（矢状断像）

図17　PET-CT　L6の形質細胞腫
L6脊椎においてSUV＝2.37とFDG集積が認められており、PET画像では解剖学的情報が不足しているところを、CTとのフュージョン画像で、位置関係が把握できるようになっている。なお赤から黄色に変化している領域が集積部位であり、排泄路である膀胱にも多量にFDG集積が認められる

plane）であるが、多断面に再構築することができる。MPR（Multi Planer Reconstruction）はボリュームデータをある平面で切り出して再構成した画像である（図16）。ボリュームデータの観察では、3断面での観察が主流となっている。矢状断像（sagittal plane）・背断像（dorsal plane）/水平断像（horizontal plane）に横断像を加えた3つが得られる。例えば脊椎の連続性を観察する場合には、矢状断像が見やすくなる。

　術前検査として得られたCT画像は3D画像で構築することも可能であり、VR（volume rendering）像と呼ばれ、手術前の臓器や血管の位置関係の把握の一助となる。

　CTは断層像による形態診断を目的として主に利用されているが、各組織でのX線吸収をもとに画像構成がなされているため、放射線治療の線量計算にもX線CT画像が利用され、治療計画が作成されている。また後述する核医学検査として、糖代謝を利用して腫瘍の機能検査を行えるPET-CT検査などは、CT検査機器からの形態情報をアイソトープ集積画像にフュージョン（融合）して行う検査である（図17）。

4）MRI検査法

　MRI（magnetic resonance imaging）は核磁気共鳴現象を利用した画像法で、生体内の水素原子核（プロトン）からでる電波強度（MR信号という）を画像化したものである。プロトンは静磁場強度に

第4章 画像診断学

比例した周波数で振動している（ラーモア周波数）。臨床上使用される磁場は0.25〜3T（Tesla：テスラ）であり、静磁場により生体内のプロトンを整列させ、水素原子のラーモア周波数と同じ周波数の電波で共鳴させると、プロトンは電波のエネルギーを吸収して励起状態となる。電波を止めると励起されたプロトンはMR信号を放出しながら元の状態に戻っていく。この現象を緩和と呼び、MR信号の緩和をベクトル解析した際に縦緩和（T1緩和）と横緩和（T2緩和）に区別できる。これらの緩和は同時に起こっているが、縦緩和の信号をより強く反映させた像をT1強調画像、横緩和の信号をより強く反映させた像をT2強調画像、プロトンの密度をとらえた画像をプロトン密度強調画像として撮像を行う。脳灰白質あるいは脊髄実質よりも白く描出されるものを高信号、黒く描出されるものを低信号、同色のものは等信号と表現するが、他の画像診断法と異なり同一断面を2つ以上のシーケンス（撮像法）で撮像し、例えばT1強調画像とT2強調画像を比較しながら信号強度を見極め、どのような性質の組織かを読影していく。

　T1強調画像は縦緩和時間（T1緩和）の早い物質（脂肪や脂質、タンパク質）が高信号（白く）となる。そのため、皮下脂肪や骨髄中の脂肪は白く、脳実質や筋肉は灰色、脳脊髄液や骨は黒くなる。T2強調画像は横緩和時間（T2緩和）の遅いものほど高信号（白く）となり、主に水分含有量の違いが強調された画像になる。脳脊髄液などの水や脂肪は白く、灰白質が明灰色、白質が暗灰色、骨は黒くなる。FLAIR（fluid-attenuated inversion recovery）画像は基本的にT2強調画像であるが、脳脊髄液などの水を抑制した画像である。そのため、脳脊髄液は低信号として黒くなるが、組織中の浮腫液や蛋白濃度の高い膿や浸出液などは抑制されずに高信号のままである。脳室周囲の病変はT2強調画像では脳室内の脳脊髄液との区別が困難なため、脳室周囲の

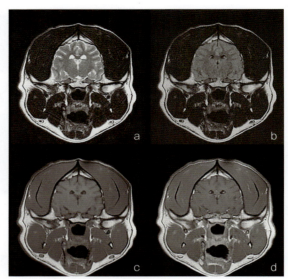

図18　各シーケンスの見え方の違い
a：T2強調画像、b：FLAIR像、c：T1強調画像、d：造影T1強調画像

病変の検出にはFLAIR画像が優れている。

　造影増強は腫瘍や炎症性病変を疑う場合には必須であり、Gd（ガドリニウム）製剤を使用する。通常造影後はT1強調画像で観察し、造影剤が入った部分は高信号（白く）となる。（図18）正常な脳や脊髄実質は血液脳関門（blood brain barrier:BBB）が存在するため、通常増強されないが、腫瘍や炎症などでBBBが破綻すると造影剤が入る。ただし、元来BBBの存在しない下垂体や脈絡叢、三叉神経には正常でも造影剤が入る。

　このほかに、出血を検出するためにT2*（T2 star）強調画像の撮像や、眼窩や腋窩、脊柱周囲などの脂肪が多く存在する領域の病変を検出するために脂肪抑制画像などがある。磁気共鳴血管造影（MRアンギオグラフィー：MRA）は造影剤を用いることなく血管造影画像を得る技術であり、頭蓋内血管構造の解剖学的同定に役立つ。

　多くの病変はT2強調画像で高信号、T1強調画像で等〜軽度低信号を呈する。異常な信号強度のパターンを表2にあげる。T2強調画像は非常に鋭敏

表2 T1・T2強調画像の信号強度と解釈

		T2WI	
		高信号	低信号
T1WI	高信号	脂肪 出血（亜急性期） 蛋白濃度の高い液体（膿）	出血（急性～亜急性期） メラノーマ 軽度の石灰化
	等信号	腫瘍 炎症 浮腫 梗塞など多くの疾患	
	低信号	CSF（水）の信号 クモ膜嚢胞、水頭症 脊髄空洞症など	石灰化、骨病変、ガス 出血（急性期、慢性期） Flow void（血流）

表3 出血／血腫の信号強度の経時的変化

病期	ヘム鉄の変化	MRI所見	
		T1強調画像	T2強調画像
超急性期 （12hr以内）	オキシヘモグロビン	等信号	軽度高信号
急性期 （1～3日）	デオキシヘモグロビン	等信号	低信号
亜急性期 （3日～）	メトヘモグロビン	高信号	低信号
（7日～）	フリーメトヘモグロビン	高信号	高信号
慢性期 （2週間以上）	ヘモジデリン	等～低信号	低信号

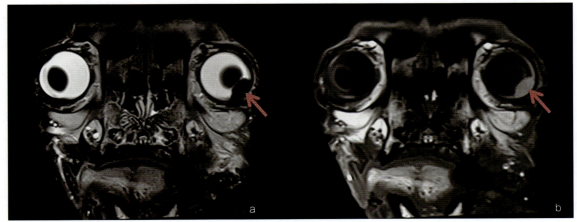

図19 眼球内メラノーマ
a：T2強調画像　b：T1強調画像　左眼球内にT2強調画像で低信号、T1強調画像で高信号を示す腫瘤病変が認められる。

で、炎症や腫瘍、梗塞などほとんどの病変が高信号として描出されるが、非特異的所見である。そのため、信号強度だけでこれらの病変を区別することは困難であり、症状や経過、神経学的検査結果と併せた評価が必要となる。ただし、特殊な信号強度を呈する病変もあり、MRIだけでかなり絞り込める場合もある。例えばメラノーマはT1強調画像で高信号（白）、T2強調画像で低信号（黒）というまれなパターンで認められるため、MRI検査による診断精度は高い（図19）。しかし、メラニン色素を持たないものはT1強調画像で高信号化しないので注意が必要である。出血はさまざまなパターンを呈するが、出血からの時間経過によりヘモグロビン性状が示す磁性変化によって、出血の時期を推定することも可能である（表3）。

MRIは脳や脊髄の詳細な解剖学的情報が得られ、CTとは異なり骨からのアーチファクトもなく、特にトルコ鞍部を含めた頭蓋底や後頭蓋窩の評価に有用である。脳腫瘍および脊髄腫瘍を診断する上で最も重要なのは発生部位であり、実質内病変、硬膜内実質外病変、硬膜外病変に分類される（実質内腫瘍と髄内腫瘍、実質外腫瘍と髄外腫瘍は同義語である）。頭蓋内および脊柱管内に腫瘍病変が認められた場合には、MRI検査でこれらのどの部位に分類されるかを評価することで、ある程度腫瘍の種類を予測することができる。

・実質内腫瘍：神経膠腫（星状膠細胞腫、希突起

膠細胞腫)、上衣腫、脈絡叢腫瘍、胚細胞性腫瘍、松果体腫瘍、血管肉腫など
- 硬膜内実質外腫瘍：髄膜腫、組織球性肉腫、神経鞘腫など
- 硬膜外腫瘍：骨腫瘍、鼻腔内腫瘍の脳浸潤、脊索腫など

※リンパ腫や転移性腫瘍はどの部位にも発生する。

最近では、生体内の動的変化や機能的評価を画像化する特殊撮像も行われてきている。人において拡散強調画像（diffusion weighted imaging：DWI）は早期脳梗塞の検出、血管原性浮腫と細胞障害性浮腫の鑑別、腫瘍グレードの評価に使用される。拡散テンソル画像（diffusion tensor imaging：DTI）は脳や脊髄の特に白質路における走行ならびに軸索損傷や脱髄を評価することができ、術前評価に用いられることが多い。MRスペクトロスコピー（magnetic resonance spectroscopy：MRS）は生体内の代謝産物を非侵襲的に測定することができ、主に人では代謝性脳症の性質診断、腫瘍性病変と非腫瘍性病変の鑑別などに用いられている。潅流強調画像（perfusion weighted imaging：PWI）は毛細血管レベルの血流動態を評価し、脳梗塞の鑑別や神経膠腫における悪性度評価に使用されている。ファンクショナル（functional）MRI（fMRI）は、ヘモグロビンの酸素化の違いを基に脳の局所活性部位を画像化することができ、脳皮質機能のモニタリングとして使用されている。これらの特殊撮像における犬猫の正常値も報告されてきており[1,2,3]、いくつかの疾患では臨床応用され始めている[4,5]。小動物臨床においても、人と同様に非侵襲的にこれらの診断・評価が可能となってくる日もそう遠くない。

5）核医学検査

核医学検査とは放射性同位元素（主に99mTc、18F-FDG）を生体内に投与し、組織内に取り込まれた放射性同位元素から放出されるγ線を検出して画像化する。ガンマカメラで平面画像を得るシンチグラフィー（プラナー画像）や断層で画像を得るSPECT（single photon emission computed tomography：単一光子放射断層撮影）、PET（positron emission tomography：陽電子放射断層撮影）などが獣医学領域でも臨床応用されつつある。PETは、腫瘍細胞が正常細胞に比べて3〜8倍のブドウ糖を取り込むという性質を利用している。18F（ポジトロン核種：陽電子放出核種）をラベリングしたブドウ糖に近い成分であるFDG（疑似ブドウ糖）を体内に注射し、しばらくしてから全身をPETで撮影すると18Fから放出されるγ線の分布が画像化され腫瘍を発見することができる。しかし、これらの核医学検査は形態診断ではなく、各種臓器の機能や腫瘍の存在診断を目的としていることから、他の画像診断法と異なり空間分解能や組織分解能が非常に低い。SPECTやPETでは、SPECT画像やPET画像とX線CT画像を同時に撮影したり（SPECT/CTやPET/CT）、SPECT画像やPET画像にMRI画像を空間的同一断面に重ね合わせたりしてそれぞれの優位性を補完し、診断を行っている。

2. 各種画像診断法の活用

現在、上述したさまざまな画像診断法が腫瘍診断に臨床応用されている。種々の画像診断法にはそれぞれ利点と欠点があることから、それらを十分に理解し、症例によって使い分ける必要がある。各種画像診断法の利点と欠点の概要を表4に示す。

表4 各種画像診断法の利点、欠点、および臨床応用

検査	利点	欠点	臨床応用
X線検査	・麻酔が不要 ・検査が容易 ・全体像の評価が容易 ・ガスが多く存在する肺、ミネラルの多い骨や石灰化組織では詳細な観察が可能	・空間分解能が低い ・組織分解能が低い ・器官や臓器が重複する	・スクリーニング検査や初期画像診断検査として利用
超音波検査	・検査が簡便である ・麻酔を必要としない ・放射線被曝がない ・リアルタイムの画像が表示される ・組織分解能が高い ・血流の走行、分布、速度を評価できる	・観察視野が狭い（全体の評価をするのに時間がかかる） ・ガス、骨に囲まれる領域の評価が困難（死角が多い） ・臓器の描出や評価については検査者の技能、知識、経験に委ねられる部分が大きい	・麻酔を不要とし、組織分解能が高いため、スクリーニングとして利用できる上、より診断性が高い検査として用いることが可能である ・リアルタイムで画像が表示されるため、動的評価や機能評価が可能であり、さらには針の位置を確認できるエコーガイド下生検が行える ・血流の走行、分布、速度を評価できるため、心臓、血管系の異常や、腫瘤への血流分布についても把握可能である
X線CT検査	・全体像の把握が容易 ・器官や臓器の重複がない ・分解能がX線のおよそ10倍とされ、骨や石灰化病変、転移性病変の検出に鋭敏 ・短時間で撮影可能	・麻酔が必要 （状況に応じて鎮静や無麻酔で実施可能な場合あり） ・被曝量が多い ・骨で囲まれた領域の評価ができない	・骨や石灰化病変の詳細な観察が可能である反面、骨に囲まれた領域（脳脊髄の存在する頭蓋腔や脊柱管、骨盤腔など）の評価には適さない ・原発巣から転移巣まで幅の広い精密検査が可能
MRI検査	・全体像の把握が容易 ・器官や臓器の重複がない ・分解能、特に軟部組織分解能がX線CTと比較してきわめて高い ・骨で囲まれた領域の評価が可能	・麻酔が必要 ・撮像パラメーターが多い ・撮像時間が長い ・骨、石灰化病変の詳細な観察が困難 ・動き、空気に弱いため、肺野の評価は困難	・骨による影響がなく脳脊髄の詳細な検査に適する ・骨を除くその他の領域での原発巣から転移巣まで幅の広い精密検査が可能でX線CTよりも軟部組織分解能が高く、詳細な観察が可能
核医学検査	・肉眼的形態異常が生じる前に腫瘍の存在を発見できる可能性がある ・機能診断ができる	・麻酔が必要 ・放射性同位元素を使用するためさまざまな制約がある ・分解能が低い	・肉眼的形態異常が生じる前に腫瘍の存在を発見できる可能性があり、原発巣や転移巣の早期発見などが可能

参考文献

1. Hartmann A, Söffler C, Failing K, et al. Diffusion-weighted magnetic resonance imaging of the normal canine brain. Vet Radiol Ultrasound. 2014 ; 55 : 592-598.
2. Ono K, Kitagawa M, Ito D, et al. Regional variations and age-related changes detected with magnetic resonance spectroscopy in the brain of healthy dogs. Am J Vet Res. 2014 ; 75 : 179-186.
3. Yoon H, Park NW, Ha YM, et al. Diffusion tensor imaging of white and grey matter within the spinal cord of normal Beagle dogs: Sub-regional differences of the various diffusion parameters. Vet J. 2016 ; 215 : 110-117.
4. Carrera I, Richer H, Beckmann K, et al. Evaluation of intracranial neoplasia and noninfectious meningoencephalitis in dogs by use of short echo time, single voxel proton magnetic resonance spectroscopy at 3.0 Tesla. Am J Vet Res. 2016 ; 77 : 452-462.
5. Wada M, Hasegawa D, Hamamoto Y, et al. Comparisons among MRI signs, apparent diffusion coefficient, and fractional anisotropy in dogs with a solitary intracranial meningioma or histiocytic sarcoma. Vet Radiol Ultrasound. 2017 ; 58 : 422-432.

第4章 画像診断学

各 論

1. 原発巣の画像診断

1) 体表部腫瘍

　一般的に体表部の腫瘍は触知可能であることから、触診によって皮膚や筋組織などの周囲組織・器官との関連性を把握することができる。しかし、触診だけで不十分な症例に対しては、腫瘍の発生部位、固着の有無、浸潤の程度を把握する目的で各種画像診断法を実施することとなる。X線では病変部のラテラル像・VD像（またはDV像）の2方向撮影のみではなく、腫瘍底部に対して一次X線束が平行に入射するような接線撮影を追加して、腫瘍底部の状態を把握する。超音波ではプローブの走査部位と病変部が非常に接近していることから、できるかぎり高周波リニア型プローブを使用して検査を行う（図20）。

　腫瘍を把握した後、腫瘍辺縁の皮膜の有無、周囲組織や器官と腫瘍辺縁の明瞭性の有無を全体的に評価する。腫瘍皮膜や周囲組織との境界が不明瞭な腫瘍は、通常よりも大きなサージカルマージンを必要とする。ただし、軟部組織肉腫では偽性皮膜が形成

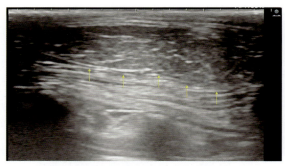

図20　皮下に認められた脂肪腫の超音波画像
皮下に網状のエコー源性の構造を有す腫瘤を認める。腫瘤底部と筋層との境界は比較的明瞭である。

されることがあり、この皮膜と腫瘍辺縁が一致しているわけではないので、注意を要する。X線や超音波検査でも腫瘍と周囲組織の関係がよくわからず、サージカルマージンが決定できない場合にはCTやMRI検査も適応となるが、軟部組織の腫瘍ではMRIの方が有用である（図21）。腫瘍が骨を形成している場合、石灰化が重度な場合、腫瘍の浸潤が骨組織にまで及んでいる場合ではCT検査を行う必要がある。

2) 頭頸部腫瘍

　頭部に発生する腫瘍は、一般的に鼻腔内腫瘍、口

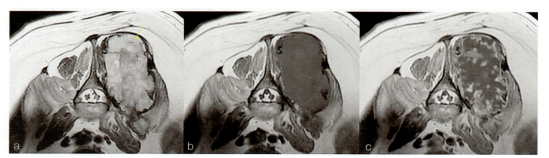

図21　体表　軟部組織腫瘤
a：T2強調画像　b：T1強調画像　c：造影T1強調画像
尾側腰椎（馬尾領域）左背側の筋肉内にT2強調画像で高〜等信号、T1強調画像で等信号、造影T1強調画像で辺縁を中心にびまん性に増強される腫瘤病変が認められる。生検にて軟骨肉腫と診断。

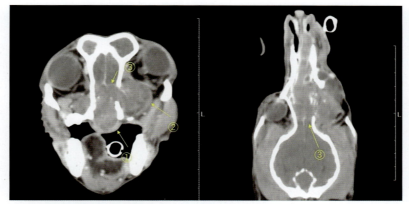

図22 鼻腔内腫瘍のCT　鼻腺癌
左鼻腔を中心に発生した腫瘍が、①硬口蓋を破壊し口腔内にまで達している。また②左眼窩にも浸潤し眼球を圧迫している。③篩板は破壊され頭蓋内に腫瘍がやや伸展してきている。

腔内腫瘍、耳道内腫瘍、骨腫瘍などに分けられる。

鼻腔内腫瘍が疑われる症例は、X線が最初に行われる画像検査となる。ラテラル像・DV像の撮影の他に、できれば下顎骨が重複しないよう開口鼻腔撮影を実施する。これらのX線画像から、鼻骨、上顎骨、鼻中隔、鼻甲介骨、篩骨などの骨破壊の有無、鼻腔内、前頭洞デンシティーの変化を評価する。X線検査は異常の検出感度が低いことから、異常がみあたらなくても正常と判断してはならない。また、播種性血管内凝固、過粘稠症候群、多血症、歯根・歯槽骨感染などの非鼻腔内疾患も鼻出血や鼻汁の原因となることから、読影に際しては注意深く進める必要がある。

鼻腔内の詳細な観察には、CTやMRI検査が実施される。これら画像診断の目的は、病変部を的確にとらえて正確な生検を行うと同時に、治療計画を立案することにある。CTはX線で不明瞭な骨溶解、歯根・歯槽骨の異常などが観察可能となるが、鼻汁、血餅、腫瘤の区別ができないため、腫瘍の可能性の有無は、骨溶解や鼻腔内構造の崩壊の程度から推察しなければならない。しかしながら、鼻腔内腫瘍は放射線治療が適応となる症例が多く、CT画像は放射線治療計画を実施する上で必須となることか

ら、筆者はCT撮影を優先的に行った後、ただちにCT画像を参考にして生検を実施している（図22）。一方、MRIはCTと正反対で、鼻腔内の鼻汁、血餅、腫瘤を識別することができるが（図23）、骨病変の診断が難しい。したがって、生検を的確に行うためにはMRIの方が優れていると言える。また、脳と鼻腔は薄い篩板で仕切られており、鼻腔内腫瘍が脳浸潤を生じることはまれではなく、脳浸潤の程度はMRIでしか評価できないというメリットもある（図24）。

上顎腫瘍や下顎腫瘍は外科的対処が第一選択となる症例と放射線治療が第一選択となる症例とがあるため、どちらの治療が適切であるかを評価する必要がある。X線では鼻腔内腫瘍と同様の撮影を行うと同時に、歯科用X線を使用した病変部撮影を追加することが望ましい。しかし、歯科用X線の使用が不可能な場合は、一般撮影装置を用い左右の上顎骨や下顎骨の重複を避ける斜位撮影を行い、周囲軟部組織の状態、上顎であれば鼻腔の状態、上顎骨・下顎骨の骨融解や増生を評価する。CTやMRI検査はX線検査より重複がなく詳細な画像が得られるため、有用性が高い。CTは骨破壊の状態を、MRIは腫瘍の範囲を観察するのに優れ、サージカルマージンの

第4章 画像診断学

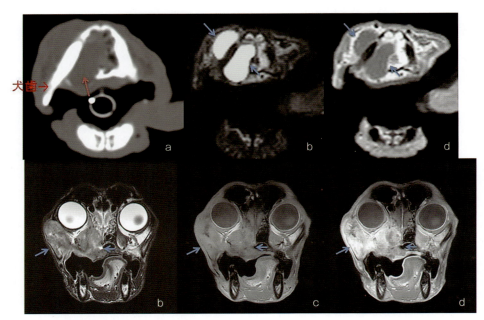

図23　鼻汁と腫瘤の違い
a：CT画像　b：T2強調画像　c：T1強調画像　d：造影T1強調画像
上段が歯尖膿瘍、下段が扁平上皮癌である。上段：右犬歯周囲にCTで軟部組織様の陰影が認められ、右鼻甲介構造の破壊および口蓋骨の骨融解（赤矢印）が認められる。MRIではT2強調画像で高信号（青矢印）、T1強調画像で低信号を呈し、造影剤で辺縁が増強（青矢印）され、液体に近い占拠性病変が疑われる。下段：眼窩から鼻腔にかけてT2強調画像で等～高信号、T1強調画像で等信号、造影T1強調画像で内部が不均一に増強（青矢印）され、腫瘤性病変が疑われる。

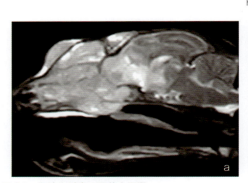 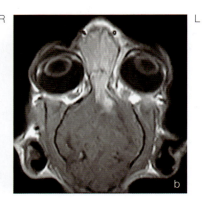

図24　鼻腔内腫瘍の頭蓋内浸潤
a：T2強調画像　矢状断像　b：造影T1強調画像　背断像／水平断像
鼻腔より連続するT2強調画像で等～高信号で、造影T1強調画像で増強される腫瘤病変が嗅球および前頭葉領域に浸潤している。周囲の大脳にはT2強調画像で高信号の所見が認められ、脳浮腫や炎症等が疑われる。

決定が容易となる。腫瘤浸潤が正中を越えていたり、鼻腔内に深く侵入していたり、顎関節や眼窩まで浸潤している症例では手術が困難となることから、これらの点について評価を行う（**図25**）。また、CT画像は放射線治療の治療計画にも利用される。

耳道内腫瘍の多くは、重度の耳垢や腫瘍そのものにより外耳道が閉塞し、耳道深部の観察が困難となる。したがって、画像診断が非常に有効となる。X

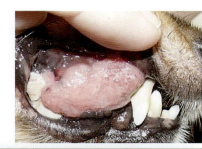
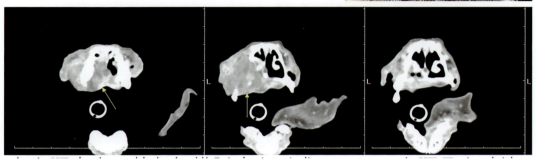

図25　口腔内メラノーマのCT検査
右上顎歯肉に軟部組織腫瘍を形成し周囲の上顎骨を破壊し、一部は右鼻腔内に浸潤している様子がわかる。

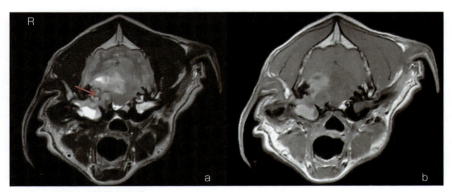

図26　内耳からの頭蓋内浸潤
a：T2強調画像　b：造影T1強調画像　右鼓室胞内に造影増強を伴う腫瘍病変が認められ、内耳神経（赤矢印）を介して脳幹から小脳に腫瘍が浸潤している。腫瘍周囲のT2強調画像で高信号、造影T1強調画像でやや低信号の領域は脳浮腫や炎症が疑われる。

線ではラテラル像・DV像の他に、斜位撮影や開口正面撮影による左右鼓室包（中耳）の撮影を追加し、鼓室包の骨溶解や内部デンシティーを評価する必要がある。CTは骨破壊の状態、耳道の石灰化を確認するのに優れ、MRIは腫瘍の範囲、鼓室包（中耳）・内耳・脳への腫瘍浸潤を評価するのに優れる（図26）。外耳道の軟骨外浸潤、中耳・内耳・脳浸潤がある症例では、一般的に外科的処置が不能となるこ

とから、総合的にはMRI検査の方が第一選択と思われる。手術不能な症例に対しては放射線治療が行われるため、CT検査が必要となる。

頭部の骨腫瘍ではラテラル像・DV像の他に腫瘍付着部の骨に対して一次X線束が平行に入射する接線撮影や左右の構造物の重複を避けた斜位撮影が追加され、発生部位の骨と病変部の移行帯、骨皮質の融解や増生の状態などを評価する。しかし、X線で

第4章　画像診断学

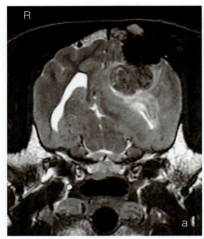
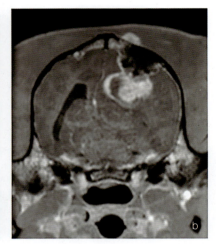

図27　頭部　骨腫瘍
a：T2強調画像　b：造影T1強調画像　左頭頂部の頭蓋骨と連続するT2強調画像で低信号、T1強調画像で低信号、造影T1強調画像で辺縁を中心に増強される病変が認められ、頭蓋内へ浸潤し、不整な腫瘤病変を形成している。腫瘤により側脳室は圧排され、正中は右方へ変位している（ミッドラインシフト）。病理組織検査にて骨多小葉性腫瘍と診断。

は多くの骨が入り組み重複してしまうため、詳細な診断を行うためには限界がある。骨肉腫や軟骨肉腫が好発する傾向にあり、骨病変を中心に観察することとなるため、CT検査が第一選択となるが、脳などへの軟部組織浸潤や圧迫などを評価する場合には、髄膜の確認を行うためにMRIも追加する必要がある（図27）。

頸部腫瘍では、甲状腺腫瘍が最も一般的である。甲状腺癌は犬での発生が多く、浸潤性や転移性が比較的高い腫瘍であることから、注意深い観察が必要となる。また、短頭種では慢性的な低酸素血症のため、良性ではあるが頸動脈小体腫瘍が発生しやすいとされる。X線において頸部の軟部組織腫瘤は、頸部筋群とコントラストがつかないため一般的に腫瘤辺縁が確認できない（シルエットサイン）。したがって、気管の変位から評価することになる。超音波では、腫瘤と頸部筋肉との境界、腫瘤皮膜の平滑性を評価する。腫瘤辺縁が不整で、腫瘤周囲の筋肉や脂肪との境界が不明瞭な症例は、腫瘍が皮膜外に浸潤している。また、総頸動脈やこの動脈から分枝する外頸動脈、内頸動脈と腫瘤の関連性、甲状腺腫

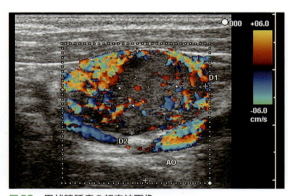

図28　甲状腺腫瘍の超音波画像
カラードプラにて腫瘤内に豊富な血流を認める。

瘍は内頸静脈浸潤が生じやすい（内頸静脈内に腫瘍栓が生じやすい）ことから、内頸静脈の評価を行う。さらに、甲状腺癌は腫瘍内の血流が非常に豊富であるという特徴があることから、カラードプラやパワードプラで血流の観察も行う（図28）。両側の甲状腺に腫瘍が発生したり（甲状腺癌のおよそ60％の症例）、正常な甲状腺よりも尾側頸部で甲状腺癌（異所性甲状腺癌）が発生したりするので、頸部全体を観察する必要がある。CTやMRI撮影はこれらの評価を可能とし、さらに超音波よりも全体像を把握することが容易となる。血管系を評価する

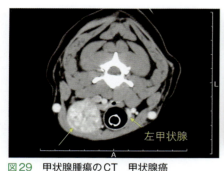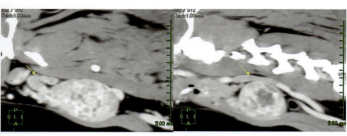

図29 甲状腺腫瘍のCT 甲状腺癌
右甲状腺が左甲状腺に比べ顕著な拡大を認め、造影増強がやや不均一ながら認められる。
また周囲の血管内にも腫瘍から伸展した腫瘍栓が矢状断像（2枚）にて観察される。

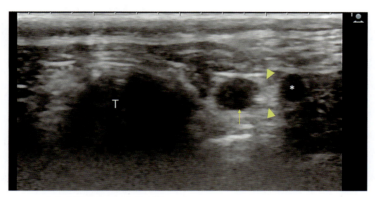

図30 上皮小体腫瘍の超音波画像
気管（T）と総頸動脈（＊）の間に高エコーの甲状腺（矢頭）の内部に腫大した上皮小体が低エコー性の結節として認める（矢印）。上皮小体の直径は5mmであり、基準値を超えていた。

にあたりMRIでは造影剤を必要としないが、CTでは造影剤を投与して造影CTを行う必要がある（図29）。評価のポイントは超音波と同様である。また、浸潤性が強く外科的処置が不能で、放射線治療を行う場合には、CT検査を実施する。

高カルシウム血症が生じている場合では、上皮小体の異常も考えられる。上皮小体の数には個体差があるが、一般的には左右2対存在する。近年、超音波で上皮小体を観察することが可能とされ、犬では2mm以下の低エコー卵円形構造として認められる。二次性の過形成では複数の拡大した上皮小体が認められ、一般的には4mm未満なのに対し、上皮小体腫瘍では、4mm以上の孤立性拡大を認め（図30）、他の上皮小体は萎縮して観察されなくなる。

扁桃扁平上皮癌では、口腔内病変よりも先に頸部リンパ節やリンパ管に生じた転移病巣が発見される場合がある。カラードプラやパワードプラで血流の状態をしっかり把握し、超音波ガイド下で針生検を実施すると同時に、扁桃部の観察や触診を行う。

3）胸部・胸腔内

縦隔は心臓頭側に認められる前縦隔、心臓が収まる中縦隔、食道などが収まる心臓尾側の後縦隔に分けられる。縦隔内に発生し、遭遇頻度の比較的高い腫瘍として、前縦隔ではリンパ腫、胸腺腫、異所性甲状腺癌が、中縦隔では異所性甲状腺癌、大動脈小体腫瘍、心臓血管肉腫（右心耳に多い）があげられる。後縦隔では食道腫瘍があげられるが、発生は非

第4章 画像診断学

常にまれである。X線はラテラル像・DV像（またはVD像）について撮影を行い、X線不透過性領域の確認、気管や心臓の変位を評価する。前縦隔内では、気管が若干右側を走行すること、前縦隔腹側は正中よりも左側に存在するため、腫瘤は必ずしも正中ではなく左側に存在する場合があることを忘れてはならない。必要であれば、食道のバリウム造影を行い腫瘤と食道の関連性を評価したり、頸静脈から造影剤をボーラス注入し、注入直後に撮影して腫瘤と前大静脈の関連性を評価したりする。腫瘍が大型で胸壁に接している場合は、超音波検査も実施可能となる（図31）。腫瘤の部位、辺縁の平滑性（皮膜外浸潤の有無）や気管、食道、心臓、血管といった周囲組織や器官の評価を行う。CT検査は、病変が大きくなく超音波で観察できない場合や、胸部はエコーウィンドウが狭いため超音波では十分に全体像を把握できない場合に有用である（図32）。腫瘤の部位、辺縁の平滑性（皮膜外浸潤の有無）、腫瘤辺縁脂肪の均一性、さらには気管、食道、心臓、血管といった周囲組織や器官の評価を行うと同時に、針生検や組織検査を実施して診断や治療の立案を行う。

　肺野は陰性造影剤とも言うべきガスが存在していることから、X線やX線CTによって詳細な観察が

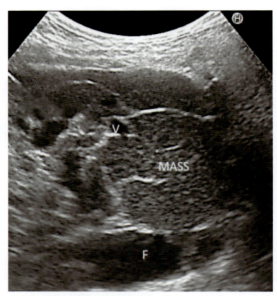

図31　前縦隔腫瘤の超音波画像（画面右：背側　左：腹側）
前縦隔内に腫瘤（MASS）を認め、腫瘤背側には前大静脈（V）が接する。腫瘤周囲には胸水（F）がみられる。

可能で、さらには非造影下でも内部の血管が確認できる唯一の臓器である。肺野の診断には、X線やX線CTが利用されるが、どちらの検査においても読影法や解釈は同様である。肺野の読影は病変部の認められる領域によって、気管支パターン、間質パターン、肺胞パターンに分類される。

　正常な気管支壁は通常観察されない。しかし、気管支壁そのものの肥厚や気管支壁周囲の浮腫、白血

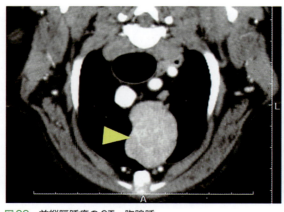

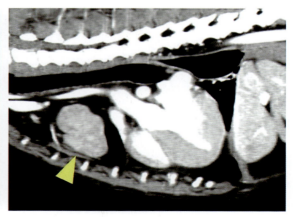

図32　前縦隔腫瘍のCT　胸腺腫
前縦隔内に周囲と境界明瞭な軟部組織腫瘤がある。

表5　気管支パターンの鑑別診断

　気管支石灰化
　慢性気管支炎
　　アレルギー性
　　刺激性
　　寄生虫性：猫肺虫
　気管支周囲カフィング（気管支周囲の水腫や白血球集簇）
　浮腫
　肺好酸球浸潤
　気管支肺炎

表6　無構造性（雲状）間質パターンの鑑別診断

局在性病変	広汎性病変
部分的肺虚脱	アーチファクト
出血	低線量撮影
肺塞栓症	含気が不十分な肺：呼気時の撮影、
気管支内異物	肥満
移行性疾患	老齢犬の肺
肺水腫	リンパ腫
気管支肺炎	広汎性転移性肺腫瘍
出血	肺炎
寄生虫性疾患	ウイルス性：ジステンパー
	寄生虫性：犬糸状虫症、肺虫症
	代謝性：尿毒症
	吸引性：アレルギー、煙
	中毒性：パラコート
	移行性疾患
	肺水腫
	気管支肺炎
	出血

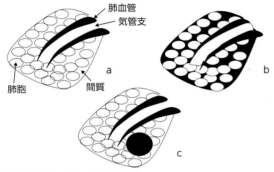

図33　間質パターンの模式図
a．正常。
b．無構造性（雲状）間質パターン：病変が間質に認められる場合（黒塗り部分）、肺野のX線不透過性は亢進して白っぽくなるが、肺血管周囲の肺胞は含気しているため軟部組織の血管は確認可能である。
c．結節性間質パターン：結節（黒丸）は間質内に形成されることから、間質パターンに分類される。

球集簇、腫瘍浸潤などが生じると、円形または線状の構造として気管支壁が認められるようになる。読影上注意すべき点としては老齢性変化で、犬では加齢に伴って気管支壁が石灰化し、観察されるようになってくる。また、猫ではやはり加齢に伴って気管支周囲腺が過形成を呈するため、気管支の陰影が目立ってくる場合がある。老齢性変化による気管支パターンの出現では、数ヵ所で同一内径の気管支に注目した場合、気管支壁の厚みはすべて一定である。一方、病的な気管支パターンでは病理学的変化が部位によってそれぞれ異なることから、数ヵ所の同一内径の気管支に注目したとき、気管支壁の肥厚度合いはそれぞれ異なって観察される。気管支パターンの鑑別診断については、表5に示す。

　間質パターンは肺間質にうっ血、浮腫、炎症、腫瘍などの病変が出現した場合に認められる。びまん性または局在性にX線不透過性が亢進し、病変部の辺縁が不明瞭な場合、雲状または無構造性間質パターンと呼ばれる。X線不透過性が亢進する点で肺胞パターンと類似しているが、肺胞内の含気は保たれているため、病変部の肺血管は識別できる。このパターンは、撮影線量や現像処理といった検査手技の不手際、肺含気量の低下（呼気時撮影、老齢動物）、肥満動物においても認められるため、注意深い検査と読影が必要となる。一方、肺間質に組織集塊が生じたものは、結節性間質パターンと呼ばれ、内部が充実性のものを非空洞性病変、内部に含気が認められるものを空洞性病変と分類している。無構造性間質パターンと結節性間質パターンを図33に、それぞれの鑑別診断を表6、表7に示すが、結節性間質パターンが認められる症例では、ほとんどが腫瘍である可能性が高い。その他に乳頭、吸血したダニ、皮膚被毛の汚れなどが肺野に重複すると、肺内に結節が認められるように観察されるため、診断には注意する必要がある。

第4章 画像診断学

表7 結節性間質パターンの鑑別診断

非空洞性病変	空洞性病変
胸壁構造物：乳頭、ダニ	原発性肺腫瘍
原発性肺腫瘍	転移性肺腫瘍
転移性肺腫瘍	真菌性肉芽腫
肉芽腫	肺吸虫
真菌性	肉芽腫
犬糸状虫関連性	液体を軽度含有する含気胞
異物	嚢胞
好酸球性（特発性）	気管支拡張
液体を含有した含気胞	
血腫	
膿瘍	
嚢胞	
液体を充満した気管支	

表8 肺胞パターンの鑑別診断

局在性病変	広汎性病変
気管支肺炎	重度な気管支肺炎
肺水腫	重度な肺水腫
出血	重度な出血
原発性肺腫瘍	溺水
転移性肺腫瘍	煙の吸引
肺葉虚脱または硬化	パラコート
気道障害：粘液、異物	
胸腔内液体貯留による二次的変化	
隣接病変による圧迫	
犬糸状虫症	
肺梗塞	

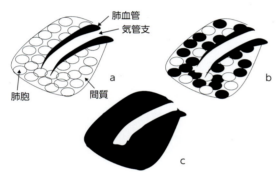

図34　肺胞パターンの模式図
無構造性（雲状）間質パターンと同様に肺野のX線不透過性が亢進して白っぽくなるが、肺血管周囲の肺胞は含気していないため、無構造性（雲状）間質パターンと異なり、肺血管が確認できなくなる。
a. 正常。
b. エアーアルベオログラム：一部の肺胞が含気（白い肺胞）し、一部の肺胞は含気していない状態（黒い肺胞）では、肺野のX線不透過性は不均一に観察される。
c. エアーブロンコグラム：ほとんどすべての肺胞が含気していない状態。肺野が均一にX線不透過性を示し、気管支内のガスのみが観察される。

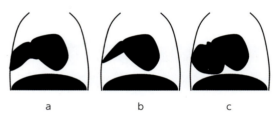

図35　シルエットサインの模式図
X線写真では、軟部組織同士が重なり合うとその境界が不鮮明になる。この現象はシルエットサインと呼ばれている。
a. 肺葉硬化：ガスがある肺胞内のスペースに液体が貯留すると、肺葉の容積はガスがたまっている正常なときと同じである。病変部肺葉と胸壁の接触は保たれる。
b. 肺葉虚脱：ガスがあるべき肺胞に何も入っていないと、肺葉は潰れ、軟部組織の肺間質のみになる。通常、肺野は、ガスがあるためX線透過性に描出されるが、この状態では潰れているために軟部組織デンシティーを呈し、肺葉自体の容積も小さく観察され、病変部肺葉の胸郭との接触は認められないか、認められても先端部のみとなる。場合によっては、病変部側の胸腔容積も減少するため、心臓を含む縦隔が病変部側に変位する。
c. 肺腫瘤：肺葉に成長する病変が形成されると、その成長に伴って形状が変化し、容積が拡大する。したがって、病変部肺葉は円形で胸壁との接触も増大する。さらに、病変が拡大すると心臓を含む縦隔が圧排され、病変部とは反対側に縦隔変位を引き起こす。

　肺胞パターンは肺胞内に出血、浮腫、炎症などが生じて認められる。肺野のX線不透過性は高まり、肺血管は消失する。肺胞の一部にガスの含気を認める場合をエアーアルベオログラム、病変部に所属する気管支のみに含気を認める場合をエアーブロンコグラムと呼ぶ（図34）。肺胞パターンの鑑別診断については、表8に示す。さらに、気管支内のガスも認められなくなると、肺葉はX線不透過性の陰影となり、心基底部において心臓との境界が不明瞭となる。この所見はシルエットサインと呼ばれ、肺葉

硬化、肺葉虚脱、肺腫瘤の3パターンに分類される（図35）。肺葉硬化は、ガスが充満するスペースである肺胞や気管支内に軟部組織（液体）が充満した状態であり、肺葉の容積は正常含気時と同様である。したがって、VD像においてX線不透過性の肺葉と胸壁の接触は広く、縦隔変位は生じない。鑑別診断には、肺炎、肺葉捻転、肺葉壊死、腫瘍などがあげられる。一方、肺葉虚脱は肺胞や気管支内のガスがすべて失われ、肺葉自体が潰れていることによ

り肺実質のみになって軟部組織デンシティーを呈している状態である。したがって、肺葉の容積は減少し、VD像では肺葉先端部が胸壁に接する程度である。肺容積が減少していることから、病変部側に縦隔が変位する場合がある。鑑別診断には、気管支閉塞などがあげられるが、多くの場合臨床的意義はなく、偶発的にみつかることが多い。特に右中葉で好発する傾向にある。一方、肺腫瘍では、肺葉全体が軟部組織性の腫瘍で置換されている状態であるため、肺葉の辺縁は円形化し、容積も正常以上に拡大することから心陰影を圧排し、反対の正常側に縦隔変位が生じる。鑑別診断としては腫瘍、膿瘍などの腫瘤性病変があげられる。

　肺に生じる代表的な原発性腫瘍としては、肺癌があげられる。転移性肺腫瘍の項で詳細に記述するが、X線の撮影は、右ラテラル像・左ラテラル像・VD像の3方向撮影を行う。腫瘍の多くは間質性結節パターンを呈し、多くは孤立性である。腫瘍が胸壁に接している場合は、超音波でも観察可能である（図36）。病変周囲の肺野のガスが明瞭な画像化を妨げることから、プローブを強く胸壁に押しつけると、周囲肺野が虚脱気味になり画像の悪化が改善する場合がある。超音波は腫瘍内部構造の観察や針生検の

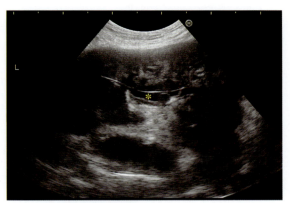

図36　肺腫瘍の超音波画像
肺は腫大し実質は不均一な低エコー像となる。また内部には気管支と思われる高エコーの壁を有する管腔構造がみられる（*）。

ガイドとして利用される。

　基本的に肺の孤立性腫瘤は、外科的摘出が適応となる。しかし、心基底部に近い場合、摘出不能となる場合があるので、X線で腫瘍が心基底部近くに存在するものは、術前にCT撮影をした方がよい（図37）。気管の分枝部にかかっているような腫瘍は片側すべての肺葉摘出が必要となるが、術後換気量が半分近くに低下するために、低酸素状態に陥り死亡するかまたは酸素室から離脱できなくなる場合がある。通常、肺野のCT検査では造影を必要としないことが多いが、腫瘍が心基底部付近に存在する場

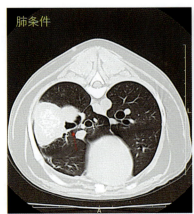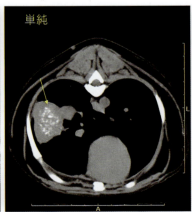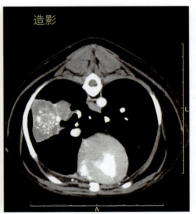

図37　肺腫瘍のCT　肺腺癌
右肺後葉腹側に内部に石灰化を伴った軟部組織腫瘤が形成されており、一部は造影増強されていた。腫瘍による気管支圧迫（赤矢印）も認められる。

第4章 画像診断学

合では、造影CTを行った方が腫瘍と気管・気管支分枝、肺動静脈の位置関係を評価しやすい。また、CTでは、気管リンパ節、気管支リンパ節、肺内転移の評価を同時に行うことができる。

肺腫瘍と混同しやすい病変としては、肺葉捻転や横隔膜ヘルニアなどがあげられる。肺葉捻転では気管支、肺葉動静脈の閉塞をきたすことから、虚脱または硬化した肺が観察され造影CTにおいて病変部肺の血流が観察されない。また、横隔膜ヘルニアでは単純X線写真において腹部臓器の前方変位が観察されるが、肝臓の一部や大網のみが突出している場合、腹部臓器の前方変位は顕著でない。超音波検査では、正常であってもミラーイメージアーチファクトが認められることから（図38）、診断は困難である。さらには、CTにおいても薄い横隔膜の欠損を証明することは難しい。診断は、超音波で胸腔内の病変部に針生検を行い肝細胞が採材される場合は横隔膜ヘルニアと判断することができる。また、造影CTで肝門部側から病変部に血管が侵入してくる場合（尾側から頭側に向かって血管の分枝が観察される）は横隔膜ヘルニアであり、心基底部側から病変部に気管支や血管が侵入してくる場合（頭側から腹側に向かって血管の分枝が観察される）は肺病変と考えられる。

胸壁に発生する腫瘍としては、軟部組織肉腫、肋骨腫瘍などがあげられる。ラテラル像・VD像といった一般X線撮影の他に、病変部にX線が平行に入射するような接線撮影を行い、肺野との境界部を評価する。また、超音波では皮膚、皮下脂肪、肋間筋、肋骨、壁側胸膜といった胸壁構造がリアルタイムで観察できる。切除範囲を決定する上で、腫瘍の範囲（CrCd方向ならびにVD方向）の評価も重要であるが、壁側胸膜の平滑性、呼吸運動によって生じる壁側胸膜と臓側胸膜（肺表面）のずれを観察して、腫瘍と肺の癒着の状況や肺葉浸潤の状況を確認する。この評価は、リアルタイムで診断できる超音

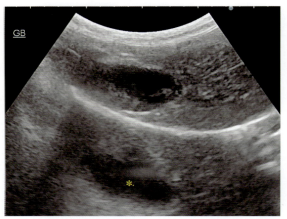

図38 ミラーイメージアーチファクト
横隔膜を介して胆嚢の虚像（*）が胸腔側に認められる。

波でしか成し得ない。CTでは、壁側胸膜の平滑性、腫瘍の存在範囲を評価する。また、肋骨から生じる胸壁腫瘍は、超音波で把握することが困難であるが、CTでは明確に診断することができる。

4）腹部・腹腔内

肝臓には癌、肉腫、血液系腫瘍といったさまざまな腫瘍が発生する。また、犬では、老齢性変化として結節性過形成が高率に存在するが、外見、画像所見、細胞診所見で肝臓原発性の癌と区別することはできないことが多い。病理学的構造（組織診断）が唯一の診断の決め手となる。肝臓原発性の癌や肉腫は通常、結節性または腫瘤性病変が観察されるが、X線では軟部組織の肝臓内に軟部組織腫瘍が形成されるため、肝腫大や肝辺縁の形態異常が観察されるのみで、腫瘍そのものが確認されることはない。病変の詳細な状況を把握するためには、超音波検査（図39）、CT検査が有用となる。腫瘍の数や存在位置、大きさ、腫瘍辺縁の皮膜の状態や肝実質との明瞭性、門脈・後大静脈の状態を評価する。腫瘍が数ヵ所に及ぶ場合、横隔膜の中心部付近よりも背側の肝臓実質にまで腫瘍が認められる場合では完全摘出が不可能な例が多い。さらに、肝門部の門脈や後大静脈を

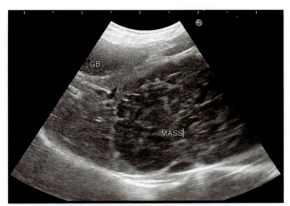

図39　肝臓腫瘍の超音波画像
肝臓から発生する不均一な低エコー性の腫瘤（MASS）が認められる。

越えて（肝門部の両側にまたがって）腫瘤が観察される場合では、完全摘出が不可能となる。また、腫瘤辺縁皮膜が不明瞭で不整、周囲脂肪のエコー源性に異常が認められる場合では、重度の癒着が考えられる。これらの所見の収集は、ほとんどの症例にお

いて超音波検査のみで十分評価可能であるが、腫瘤が非常に巨大に成長している場合では、門脈や後大静脈などの主要器官が大きく変位してみつけられなかったり、肝臓実質内での腫瘤辺縁が不明確でどの肝葉にまで腫瘤が浸潤しているのかわかりにくかったりすることがある。このような症例では、CT検査が有効となる（図40）。肝臓腫瘍は、CTの造影パターンによりある程度、腫瘤の鑑別が可能なため、3相撮影をすることが望ましい。例えば、肝細胞癌の場合は、動脈相・門脈相・平衡相において周囲より造影増強が得られない。肝細胞腺腫はそれに対し動脈相で造影増強を示すことが多い。

脾臓にはさまざまな肉腫が発生し、結節または腫瘤を形成するが、髄外造血、結節性過形成、血腫といった良性変化も同様に認められる。これらの病変は、肝臓同様外見や画像所見から鑑別することはできない。脾臓は生理的にさまざまな大きさを呈し、

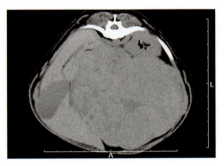
単純

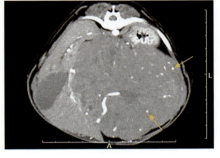
動脈相

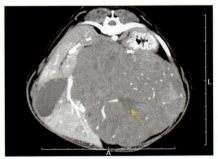
門脈相

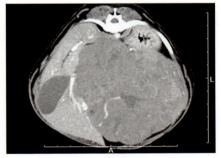
平衡相

図40　肝臓腫瘍のCT　肝細胞癌
動脈相では巨大な肝臓腫瘤内に細い動脈走行が複数観察される（矢印）。また腫瘤内には常に低吸収な領域（門脈相の矢印）も認められる。腫瘤は動脈相から平衡相にかけて造影増強に乏しく、これらの形態と造影パターンは肝細胞癌のCT所見として典型例である。

第4章 画像診断学

明確な大きさの基準はない。X線では、主観的になるが大きさ、形状、デンシティーについて観察する。さらに、超音波では内部構造、辺縁皮膜の平滑性または明瞭性について観察する。肝臓と同様に腫瘤辺縁皮膜が不明瞭で不整、周囲脂肪のエコー源性異常が認められる場合には、重度の癒着が考えられる。

　胃に発生する悪性腫瘍にはリンパ腫や腺癌、良性腫瘍には平滑筋腫などがある。X線ではバリウム造影で内腔の評価は可能だが、十分ではない。また胃壁の厚さの評価はできない。そのため、超音波検査が第一選択となる。超音波検査には内視鏡検査や他の画像診断検査でなし得ない、胃の蠕動性や胃壁の組織学的構造が観察できるというメリットがある。典型的な胃壁の悪性腫瘍症例では、胃壁が正常な層構造を失って肥厚し（図41）、病変部の蠕動が観察されなくなる。リンパ腫では、病変が胃壁のみに形成されることはまれで、小腸や大腸領域、腹腔内リンパ節にも異常が発見されるが、重度な異常が観察されないかぎり、炎症性腸疾患（IBD）でも同様の所見が認められるため、針生検や内視鏡生検が必須となる。また、胃癌では偽層構造（3層構造）を呈することがある。超音波検査は胃ガスの影響によって胃全体の把握が困難であること、内視鏡やバリウム検査は内腔の異常しか検出できないことから、胃の部分切除が考慮される症例については、CT検査を実施して胃全体を評価することが望ましい。正常部の胃壁は収縮時と拡張時で壁厚が変化するが、異常部では胃壁が常に肥厚しているため、麻酔導入後胃内にガスを注入し、胃壁を伸展させた状態で撮影を行う。さらに、腹腔内の血管の描出や胃粘膜または病変部コントラストを得る目的で血管造影を行う。平滑筋腫では粘膜や漿膜の異常が認められない場合が多く、胃壁の一部に局在した腫瘤性病変が観察される。胃壁の超音波検査でもこのような病変の限局性が確認可能で、針生検を行っても強い細胞結合性のため細胞が採取されないか、採取されてもき

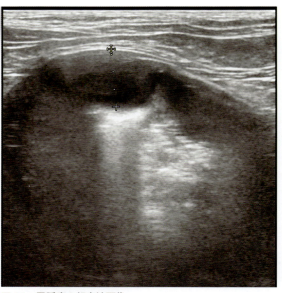

図41　胃腫瘍の超音波画像
胃壁は全周性に重度の肥厚を呈し、層構造が消失している。

わめて少量の異形成の乏しい紡錘形細胞が散見される程度となる。

　小腸や大腸に生じる腫瘍としては、リンパ腫、腺癌、消化管間質性腫瘍（GIST）、平滑筋腫などがある。胃と同様、消化管壁の厚さをX線で評価することはできないが、小腸や大腸の領域に比較的大きな腫瘤性病変が形成されている場合や機械的閉塞が生じている場合では、腫瘤陰影が観察されたり、拡張した消化管陰影が観察されたりするため、X線で異常を検出することが可能である。しかし、症状が発現した初期では、通常、単純X線検査で異常が認められることは少ない。消化管の状態を評価するためには、消化管壁の組織学的構造や蠕動の状態がリアルタイムで評価可能な超音波検査が必須となる。典型的なリンパ腫では胃と同様、層構造消失と壁厚の増加（図42）、病変部蠕動運動の欠如が多病巣性に認められ、さまざまな腹腔内リンパ節が拡大している傾向にある。しかしながら、病変の程度によってはIBDと同様の超音波所見となるため、確定診断には針生検や内視鏡生検が必須となる。腺癌や

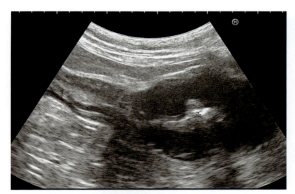

図42 小腸リンパ腫の超音波画像
層構造消失と壁厚の増加がみられる。

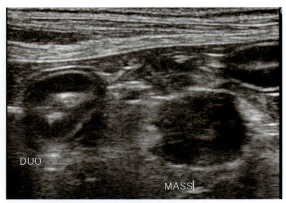

図43 膵臓腫瘍の超音波画像
十二指腸（DUO）に隣接する膵臓右葉内に低エコー性の腫瘤状病変（MASS）を認める。

GISTは多病巣性に認められるリンパ腫とは異なり、層構造消失と壁厚増加、病変部蠕動運動の欠如が局在性に観察される傾向にある。また、平滑筋腫も腺癌やGISTと同様、病変が局在性に生じるが、腫瘤以外の部位の層構造や壁厚に異常はみられず、腺癌やGISTよりもさらに境界が明瞭で、胃の平滑筋腫同様、針生検を行っても細胞が採取されないか、採取されてもきわめて少量の異型性の乏しい紡錘形細胞が散見される程度となる。十二指腸領域に異常が認められると、黄疸などの肝胆道系の症状がみられる場合もあるため、この領域の腫瘍では胆嚢、肝内胆管、胆嚢管、総胆管の確認も必要となる。

膵臓原発性腫瘍はきわめて悪性度が高く、発見時多くの症例は手術が不可能な状態にある。X線では右上腹部を中心としたX線不透過性の亢進が認められ、超音波では胃の尾側から十二指腸にかけて腫瘤状もしくは不均一なびまん性病変として観察される（図43）。CT検査でも同様の所見が得られ（図44）、動脈相・膵実質相・平衡相を撮影することで腫瘍の結節の検出感度を上げることができる。動脈相のみ、膵実質相のみしか結節が観察困難な場合もあるため、注意が必要である。多相撮影を実施しても病変が確認されないことも珍しくない。いずれの検査においても重度な膵炎と鑑別することは困難であり、診断には針生検や組織生検が必須となる。膵臓の障害による総胆管閉塞が生じることも多いため、肝胆道系もあわせて評価する必要がある。

副腎腫瘍には皮質が腫瘍化する場合と髄質が腫瘍化する場合がある。副腎皮質腫瘍における良性と悪性の比率は1：1とされる。X線ではコントラストが得られず発見できないことが多いが、大きさによっては腎臓頭側の軟部組織腫瘤または石灰化病変として観察される場合がある。超音波検査において、良性は辺縁が平滑で境界明瞭なのに対し、悪性では浸潤性が高いため腎臓や肝臓などの周辺臓器に浸潤したり、前腹静脈と後横隔膜静脈の本幹や後大静脈に腫瘍塞栓を形成したりするため、辺縁が不明瞭になることが多い（図45）。超音波において後大静脈の確認が困難な場合は、後肢の伏在静脈から造影剤をボーラス注入して注入直後にX線撮影をすることで、後大静脈を観察することができる。また、単純CTや造影CT検査でも超音波やX線造影と同様の所見がより明確に得られる。3相撮影をすることで造影パターンにより、腺腫・腺癌・褐色細胞腫との鑑別がある程度できるとの報告も出ている。特に褐色細胞腫は、動脈相において不均一な造影増強が観察されやすいとされ、周囲への浸潤性を示していることも珍しくない（図46）。副腎髄質腫瘍が疑われる場合においても同様の評価を必要とするが、

第4章 画像診断学

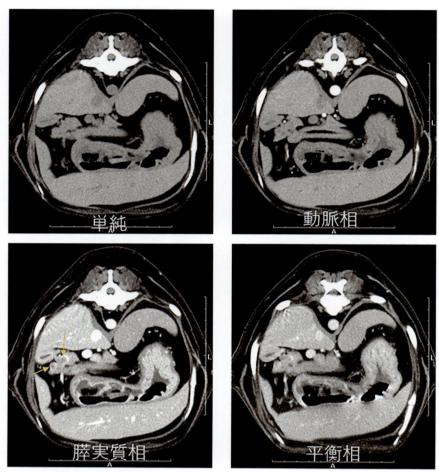

図44 膵臓腫瘍のCT インスリノーマ疑い
膵実質相にてリング状に造影増強される結節病変が2つ（矢印）観察される。
動脈相では観察困難で、平衡相ではやや不明瞭である。
インスリノーマは多相撮影をしないと病変の検出が難しいことから動脈相・膵実質相（または門脈相）・平衡相の3相撮影が推奨される。

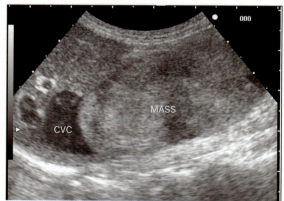

図45 副腎腫瘍の超音波画像
副腎から発生する腫瘤（MASS）は後大静脈（CVC）内に浸潤する。

画像から皮質腫瘍と髄質腫瘍を鑑別することはできない。髄質腫瘍ではアドレナリンが分泌されている場合があり、刺激でアドレナリンが大量放出さると突然死することがあるため、針生検は禁忌とされている。

血管周皮腫などの軟部組織肉腫は、腹壁に腫瘤を形成する場合がある。ラテラル像・VD像といった一般X線撮影の他に、病変部にX線が平行に入射するような接線撮影を行い、腫瘤境界部と腹腔内臓器を評価する。また超音波では、皮膚、皮下脂肪、腹壁筋層、壁側腹膜などの腹壁構造がリアルタイムで

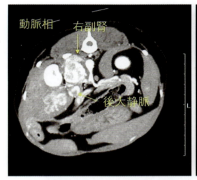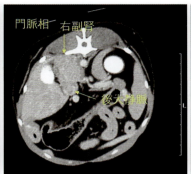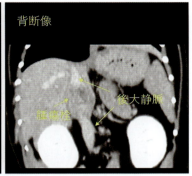

図46 副腎腫瘍のCT　褐色細胞腫疑い
副腎腫瘍は、3相撮影による評価が望ましい。動脈相で造影増強が強く、その後にCT値低下（wash out）が認められるものは褐色細胞腫が疑われ、後大静脈内には腫瘍浸潤（腫瘍栓形成）が認められる。

観察できる。切除範囲を決定する上で、腫瘍の範囲の評価も重要であるが、壁側腹膜の平滑性、呼吸運動によって生じる壁側腹膜と腹腔内臓器や腹腔内脂肪の動き、腫瘤直下の腹腔内臓器や脂肪のエコー源性を確認する。この評価は、リアルタイムで診断できる超音波でしかなし得ない。超音波で十分な評価が可能であるが、CTを必要とする場合では、壁側腹膜の平滑性、腫瘤直下の腹腔内臓器や脂肪、腫瘤の存在範囲を評価する。

5）泌尿・生殖器系腫瘍

　腎臓腫瘍は、X線において腎の拡大や不整が観察される。超音波検査では腎皮質髄質の明瞭性、腎盂の拡大や変形を評価するとともに、腎皮膜の平滑性や明瞭性（浸潤や癒着の有無）、後大静脈や大動脈といった主要な後腹膜器官を評価する（図47）。また、外科的切除を考慮する場合においては、片側腎の機能的・形態的健全性を評価する目的も兼ねて静脈性尿路造影法を実施する必要がある。静脈内腫瘍栓を生じる場合もあることから、超音波検査においてその疑いがある症例では、静脈性尿路造影を後肢の静脈から行うことで後大静脈造影を同時に実施することができる。単純CTや造影CT検査でも超音波や造影X線検査と同様の評価ができる。その場合、造影CT検査は造影剤注入直後だけではなく、

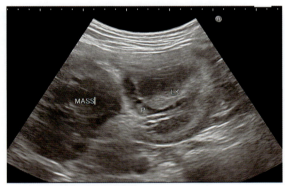

図47　腎臓腫瘍の超音波画像
左腎（LK）から発生する腫瘤（MASS）は髄質にまで浸潤し、腎盂（P）を圧迫する。

造影剤注入5分後を撮影し、片側腎の造影剤排泄性を確認して機能的・形態的健全性も評価する（図48）。片側性あるいは両側性の腎臓に異常が認められる腫瘍には、リンパ腫も含まれ、診断には針生検が必須となる。

　腎盂、尿管に発生する腫瘍には、まれであるが移行上皮癌がある。X線では水腎によって腎陰影が拡大し、超音波では拡大した腎盂内や尿管内に腫瘤が観察される。腫瘤の境界、後大静脈や大動脈などの主要な後腹膜器官を評価し、外科的切除を考慮する場合においては、腎臓腫瘍と同様に片側腎の機能的・形態的健全性を評価する目的も兼ねて静脈性尿路造影法を実施する必要がある。造影CT検査では、造影剤注入直後だけではなく、造影剤注入5〜10

第4章 画像診断学

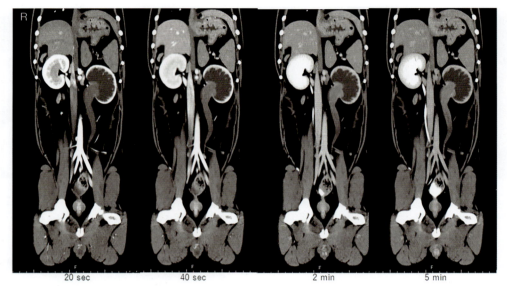

図48　腎臓腫瘍のCT　肉腫　背断像／水平断像
左の腎臓は腎盂の拡張があり、腎盂から左尿管にかけて軟部組織病変が占拠している。
それに伴い左尿管からは造影剤排泄がないものの、右尿管からは2分・5分の排泄相にて造影剤排泄が認められる。

分後を撮影することで、病変部側の腎盂、尿管、腫瘍の観察が良好となる。また、片側腎についても機能的・形態的健全性が評価できる。

膀胱は移行上皮癌が多く発生する。膀胱腫瘍を単純X線で発見することは困難で、診断には超音波検査や造影X線検査が必要となる。膀胱疾患のある動物は頻尿により、膀胱内の尿貯留が著明ではないことが多く、腫瘍の詳細な観察は困難であることから、尿道カテーテルで膀胱内に生理的食塩水を注入して検査を行う。腫瘍の膀胱内での位置、膀胱漿膜の平滑性について評価を行うが、膀胱の漿膜面に不整が認められる症例は、壁外にまで浸潤している可能性が考えられる。また、膀胱三角部を含む膀胱頸部近くの腫瘍では、尿管開口部障害による水腎や水尿管が生じている場合もあるため、超音波で腎臓、尿管もあわせて評価を行うか、腎、尿管、膀胱を含めて静脈性尿路造影法を行う。さらに、排尿困難を呈する動物では、膀胱腫瘍の尿道浸潤、尿道粘膜の原発性腫瘍、前立腺癌などが考慮されるため、尿道の評

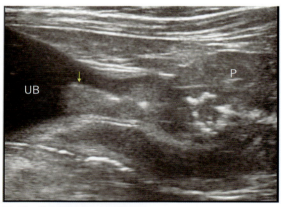

図49　前立腺腫瘍の超音波画像
前立腺（P）は腫大し、内部には石灰化と思われる高エコー領域が散在する。さらに膀胱（UB）に向かって浸潤している（矢印）。

価が必要となるが、尿道は骨盤腔内に存在することから、超音波での評価が困難で、さらには造影剤を尿道内に充満させた状態を維持してCT検査を行うことも難しいため、造影X線検査が必要となる。造影は遠位尿道に留置したカテーテルより逆行性に造影剤を注入して、注入直後に撮影を行う。特に雌では尿道が短いため、上記の方法での造影が不可能な

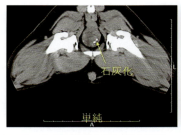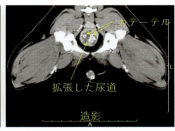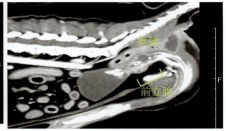

図50　前立腺腫瘍のCT　前立腺癌
前立腺はわずかに石灰化した領域が認められ（矢印）、軽度に腫大している。造影検査では、周囲が造影増強され、内部は低吸収な領域が確認され、尿道が拡張しているために尿道カテーテルが蛇行して走行している。

場合、膀胱に造影剤を注入後、膀胱を圧迫して尿道に造影剤を充満させた状態で撮影を行う方法や、膣内に造影剤を加圧して注入し、尿道内に逆行させる方法でも尿道造影ができる。

　雄の生殖器では、前立腺癌や精巣腫瘍があげられる。前立腺癌は通常ホルモン非依存性であるため去勢の有無に関連性がない。したがって、去勢をしているにもかかわらず前立腺の石灰化や拡大所見が認められる場合、前立腺癌が最も強く疑われる。通常、がん化した前立腺内部は充実性または囊胞状に認められ、時に石灰化が観察される（図49）。局所浸潤性、転移性が非常に強く、尿道や膀胱浸潤、さらには水尿管、水腎症などと泌尿器に影響を及ぼすため、診断には上記の泌尿器系腫瘍と同様、静脈性尿路造影、逆行性尿路造影、X線CT検査などを必要とする場合がある（図50）。局所浸潤が重度な症例では、前立腺被膜が破壊され、前立腺辺縁は不整で不明確となり、骨盤や腰仙椎などに浸潤し、X線写真上で骨溶解や骨膜反応が認められる。

　精巣腫瘍には、ライディッヒ細胞腫、セルトリ細胞腫、セミノーマがある。ライディッヒ細胞腫は、通常老齢犬の下降した精巣に発生し、良性である。一方、セルトリ細胞腫やセミノーマは、ホルモン産生能と転移性を有する場合がある。下降した精巣、停留精巣両者に発生するが、特に停留精巣がセルトリ細胞腫やセミノーマといった精巣腫瘍になる傾向がある。停留精巣の場合では、腹腔内の孤立性

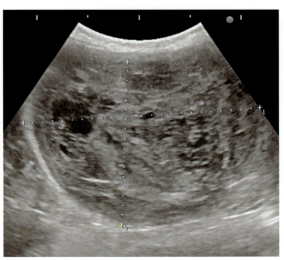

図51　精巣腫瘍の超音波画像
高エコーの被膜で覆われており、内部は無エコー域を含む不均一な構造を呈する。

腫瘤として観察される（図51）。通常、精巣腫瘍は辺縁が明瞭で、被膜が崩壊していることはほとんどないが、腫瘤被膜の周囲腹腔内脂肪の均一性などの評価を行う。転移性を有する場合では、腰大動脈リンパ節群や正中腸骨リンパ節が所属リンパ節となるため後腹膜腔の状態についても観察を行う。また、陰囊内の悪性精巣腫瘍では、鼠径管を伝って腹腔内に進入する場合がある。

　雌では、卵巣腫瘍や膣の平滑筋腫などが代表的である。通常、卵巣は腎臓尾側の腹壁の背外側から卵巣提索でつるされているため、中腹部背側で認められるが、卵巣が大きくなるとかなり腹側まで移動し、腹腔内に遊離した腫瘤のようにみえる。画像上腫瘤

は嚢胞状であることが多く、軽度から重度に過形成が生じた子宮も観察される。雄の精巣同様、腫瘍辺縁の形態や後腹膜腔の状態を詳しく観察する。

未避妊雌では、膣に平滑筋腫が発生することが多く、X線では骨盤腔内の占拠性病変として描出される。骨盤腔内は骨で囲まれているため超音波は不向きであることが多い。したがって、X線検査やX線CT検査で、膣や尿道造影を行いながら、撮影する必要があるが、X線CTでは膣や尿道内に造影剤を充満させた状態で撮影することが困難である。膣内腫瘍は単一または多発性に認められるため、膣造影検査では膣内の占拠性病変を確認する。また、膣腫瘍が外尿道口から尿道の走行経路にかけて存在する場合では、逆行性尿道造影で腫瘍と尿道の位置関係について確認していく必要がある。本腫瘍の外科的アプローチは、腹腔内から行う場合と会陰部から行う場合があるため、腫瘍を膣口から指で頭側方向に押した状態でX線ラテラル像を撮影する。腫瘍の大部分が恥骨前縁より頭側で観察される場合には腹腔内から切除できるが、恥骨内で観察される場合には会陰切開が必要となる。

6）筋・骨格系腫瘍

筋組織そのものが腫瘍化することはまれである。筋間や関節周囲には脂肪肉腫、血管肉腫、組織球性肉腫、滑膜肉腫などの軟部組織肉腫や脂肪腫が発生する。X線では軟部組織肉腫の場合、筋組織などの軟部組織内に軟部組織腫瘍が埋没しているため全く異常が認められないか、病変部軟部組織のX線不透過性亢進や腫脹といった不明確な異常所見しか観察されない。一方、脂肪腫では腫瘍が脂肪デンシティーを呈するため、周囲軟部組織とのコントラストが生じ識別が容易となる。腫瘍内部の状態、腫瘍境界の明瞭性や平滑性に関する評価など詳細な診断には、組織分解能が非常に高い超音波検査が最も適している。しかし、全体像の把握が非常に難しく、そ

の点についてはCTやMRIの方が優れている。腫瘍が骨組織と関連し、骨組織の評価を行う必要がある場合にはCTが第一選択と考えられるが、腫瘍が関節を含む軟部組織と関連している場合については、靭帯、腱、関節液、筋組織、腫瘍などの構造が明瞭に識別されるMRIが第一選択と考えられる。

骨原発性腫瘍は、X線での詳細な評価が可能である。病変の数（単骨性・多骨性）、発生部位（骨端・骨幹端・骨幹）、骨皮質の巻き込み（正常・崩壊）、骨融解（地図状・虫食い状・透過状）（図52）、骨膜反応（平滑～層状・断崖状・サンバースト～無定型）（図53）、病変部と正常骨の移行部の形態（骨硬化や移行帯の幅）に注目することで、病変の進行速度や悪性度が推測される。また、悪性病変では変化速度が速く、4～10日後にはX線学的変化が認められる。これらの解釈については、表9に示す。

また、超音波検査は骨周囲の軟部組織の状態を把握するばかりではなく、骨の増生や溶解を描出することも可能で、正常な骨表面は線状高エコーとして描出される（図54）。骨溶解では骨表面の反射による高エコーラインの連続性が欠如して観察され、骨増生では平滑な高エコーラインが粗造に変化して観察される。骨生検を行う際には、超音波ガイド下で穿刺部位を決定することができ、なるべく超音波がよく透過する病変部中央で採取する。

四肢に発生する骨原発性腫瘍の代表としては骨肉腫があげられる。骨肉腫は大型犬での発生が多く、前肢なら上腕骨近位端または橈骨遠位端に、後肢なら大腿骨遠位端または脛骨近位端に好発する。骨病変が関節を越えて認められることがないのが特徴的所見で、関節を中心に好発し、骨を破壊する組織球性肉腫や滑膜肉腫などと画像所見が異なる。画像診断としては、骨病変であることからX線やCTが適しているが、画像上での鑑別診断には骨髄炎があげられるため、確定診断には生検が必須である。

軸骨格に認められることの多い腫瘍としては、形

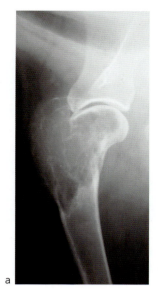 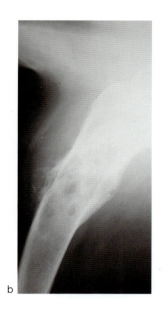 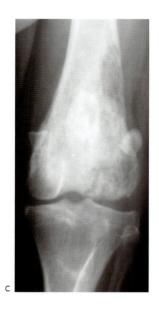

図52　骨融解の種類
骨全体のX線透過性亢進は骨減少と呼ばれ、腫瘍随伴症候群のような全身性の異常でみられる。一方、腫瘍などが直接の原因で局所性に骨のX線透過性が亢進した状態を骨融解と呼ぶ。いずれの場合においても、骨カルシウムの30〜50％程度が減少した段階でX線写真上において判断可能となる。

a. 地図状：このタイプの骨融解は広範囲の単一なX線透過性領域（直径で10mm以上）として観察され、病変部の骨辺縁は菲薄化して、病変部の拡大に伴って外方に膨隆する。ゆっくりと進行したものでは、病変部と正常部の境界に骨硬化像を認める。
b. 虫食い状：3〜10mm程度のX線透過性領域が複数認められる。病変部の中心では、小さな骨融解が融合して地図状に観察されることもある。
c. 浸透状：1〜2mm大の小孔状骨融解がたくさん認められる。非常に活動性の高い悪性病変で観察される。

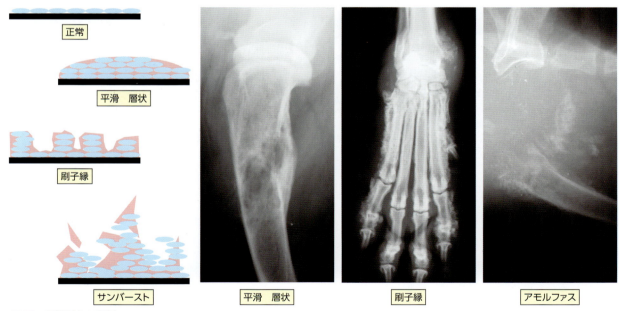

図53　骨膜反応の種類
骨膜反応とは、骨表面の骨芽細胞と骨基質の増生からなる。基本的に、骨芽細胞の増殖と骨基質の増生がバランスよく進行している状態では、辺縁が平滑で均一なX線不透過性を有する骨増生が観察される（平滑や層状）。一方、骨芽細胞の増殖と骨基質の増生バランスが不一致な場合では、不整でけばだったような辺縁を有し、石灰化の程度も非常に不均一となる（刷子縁やサンバースト）。さらに、アモルファス（不定形）型は、真の骨膜反応とは異なり、崩壊した骨小片または腫瘍内に形成された異常な骨（石灰化）がX線において描出されているだけである。

第4章 画像診断学

表9 骨病変のX線学的特徴と侵襲性

	非侵襲的	侵襲的
位置	どこでも ⟷	骨幹端　原発性骨腫瘍 骨幹　骨転移
骨破壊	地図状 ⟷ 虫食い状 ⟷ 浸潤状	
骨皮質崩壊	なし ⟷	あり　骨皮質の破壊 または消失 ± 病的骨折
辺縁の特徴 または移行帯	シャープ、明瞭 または短い移行帯 ⟷	不明瞭、浸透性 または長い移行帯
骨膜反応	平滑、連続性 ⟷	不連続性、不定、 小棘状、無定形
変化速度 (4〜10日)	なし ⟷	著しい

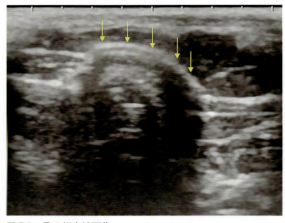

図54　骨の超音波画像
骨表面は線状の高エコーとして描出される（矢印）。

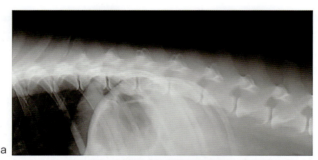

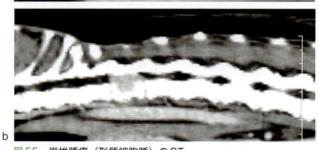

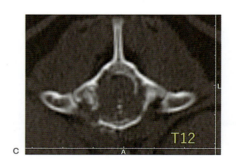

図55　脊椎腫瘍（形質細胞腫）のCT
a：X線では確認困難であったT12の椎体溶解がCT画像では容易に確認できる。　b：軟部組織条件の矢状断面像。
c：骨条件の横断像。

質細胞腫（多発性骨髄腫）や骨肉腫などがあげられる（図55）。多発性骨髄腫では、さまざまな部位に数mm大の円形な骨融解を認め、パンチアウトと呼ばれている画像診断所見が特徴的である。確定診断にはやはり針生検や組織生検が必要で、形質細胞の存在を証明する。

7）神経系腫瘍

　脳脊髄などの骨に囲まれた内側領域は、アーチファクトが生じるためCTで診断してはならない。したがって、脳脊髄の診断にはMRI検査が必須となる。
　頭蓋内の原発性腫瘍としては、髄膜から発生する髄膜腫（猫では多発する場合がある）、脳実質から発生する神経膠腫（星細胞腫、乏突起膠腫）が多くを占める。脳腫瘍の多くは、T2強調画像ならびにFLAIR像で高信号、T1強調画像で等信号を示し、造影T1強調画像では血液脳関門が欠落しているため増強が観察される。髄膜腫では、正常髄膜か

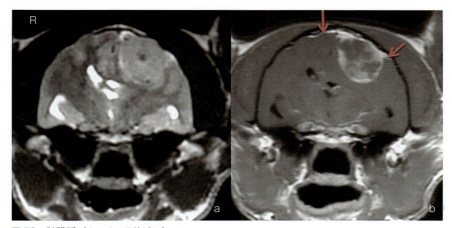

図56　髄膜腫（dural tailサイン）
a：T2強調画像　b：造影T1強調画像
左頭頂葉に腫瘤病変が認められ、腫瘤は造影剤で境界明瞭に増強されている。腫瘤により左側脳室は圧排され、正中は右方へ変位している。bの矢印はdural tailサイン。

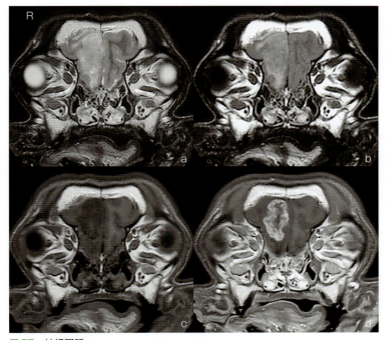

図57　神経膠腫
a：T2強調画像　b：FLAIR像　c：T1強調画像　d：造影T1強調画像
右前頭葉にT2強調画像とFLAIR像で高信号、T1強調画像でやや低信号、造影T1強調画像でリング状に増強される腫瘤病変が認められる。悪性の神経膠腫はリング状増強を示すことが多いが、膿瘍との鑑別は必要。

らの移行部にも造影剤による増強が認められ、デュラルテール（dural tail）と呼ばれる画像サインが観察されることが多い（図56）。また、神経膠腫では脳実質内に腫瘤が観察される（図57）。しかし、組織球性肉腫においてもデュラルテールサインがみられる場合があったり（図58）、炎症性疾患（肉芽腫性髄膜脳脊髄炎：GME）であっても脳実質内に腫瘤を形成したりする場合があるため（図59）、

第4章 画像診断学

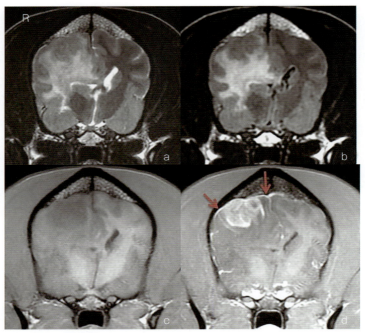

図58　組織球性肉腫
a：T2強調画像　b：FLAIR像　c：T1強調画像　d：造影T1強調画像
右頭頂葉に造影剤で境界明瞭に増強される膿瘍病変が認められる。脳表にはdural tailサイン（矢印）がみられており、腫瘍周囲には炎症や浮腫を疑う所見が広範囲に認められている。

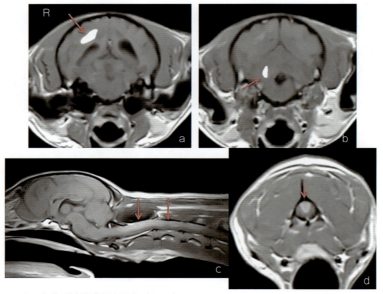

図59　肉芽腫性髄膜脳脊髄炎（GME）
すべて造影T1強調画像　a：後頭葉レベルの横断像　b：小脳レベルの横断像
c：矢状断像　d：C2椎体レベルの横断像
右後頭葉（a）および小脳（b）に多発性に造影剤で増強される腫瘤病変が認められ、頸髄にも背側にくさび状に造影増強される腫瘤病変が認められている（c、d）。

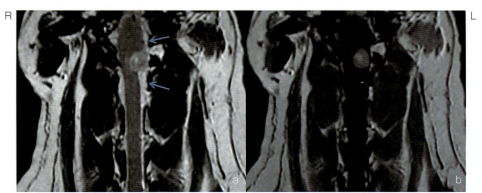

図60 脊髄の髄膜腫
a：T2強調画像　b：造影T1強調画像　すべて水平断像／背断像
C2椎体上の脊髄左側にT2強調画像で等～高信号、造影T1強調画像で境界明瞭に増強される腫瘤病変が認められる。腫瘤病変の前後には脳脊髄液の貯留（ゴルフティーサイン）が認められる（矢印）。

表10　脊髄造影またはMRI検査所見と解釈

病変の部位	画像	鑑別診断
硬膜内髄内病変		脊髄浮腫
		脊髄腫瘍
		GME
		出血
		虚血性脊髄症
		線維軟骨塞栓症
硬膜内髄外病変		原発性腫瘍
		転移性腫瘍
		出血または血腫
		くも膜嚢胞
硬膜外病変		椎間板疾患
		脊椎靱帯の肥大
		脊椎腫瘍
		出血や血腫
		椎体骨折や脱臼
		硬膜外腫瘍
		くも膜嚢胞

確定診断には組織採材を行い、病理検査を実施する必要がある。

脊柱管内には髄外腫瘍として髄膜腫、神経鞘腫などが多く、髄内腫瘍としては神経膠腫が多い。硬膜内髄外腫瘍ではX線脊髄造影検査やMRI検査において、ゴルフティーサインが観察され（図60）、髄内腫瘍ではくも膜下の造影剤または脳脊髄液のライン幅が狭小化し、脊髄の腫脹が観察される。脊髄造影またはMRI検査所見と解釈については表10に示す。

髄膜腫はC1、2の硬膜内髄外病変として観察される場合が多く、神経鞘腫や腎芽腫はL1、2付近の胸腰椎部に硬膜内髄外病変として観察される場合が多い。脳腫瘍と同様、MRI検査が必須となり、T2強調画像で高信号、T1強調画像で低信号、造影T1強調画像では増強が観察される。

末梢神経鞘腫瘍は頸神経や前肢の腕神経叢で発生することが多い（図61）。初期では発生部位に関連した局所の麻痺しか観察されないが、神経線維に沿って浸潤していくため、時間の経過とともに腫瘍は脊髄に達して両側性の不全麻痺から全麻痺へと進行していく。MRI検査において、神経根まで腫瘍浸潤が到達すると神経孔の外側から連続する硬膜内髄外腫瘍として観察され、さらに脊髄内にまで達すると髄内腫瘍として観察される。

8）その他の原発性腫瘍

全身のあらゆる部位に病変を形成する代表的な腫瘍としては、リンパ腫、白血病、肥満細胞腫、播種性組織球性肉腫がある。

リンパ腫や白血病では、全身のリンパ節、脾臓、肝臓に、肥満細胞腫では脾臓、肝臓に、播種性組織球性肉腫では全身の実質臓器やリンパ節、骨関節、肺、皮下に病変が形成されることが多い。したがって、X線や超音波検査を利用して診断していく（診断法については、他項を参照）。

第4章 画像診断学

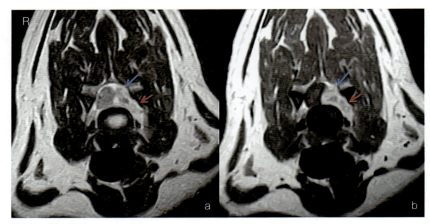

図61　神経鞘腫
a：T2強調画像　b：造影T1強調画像　脊髄を左側から強く圧迫するT2強調画像で等〜高信号の混合信号、造影T1強調画像で比較的境界明瞭に増強される腫瘤病変（青矢印）が認められる。腫瘤病変は左側の神経根と連続しているようにみられ、左側神経根は右側と比べて太くなっている（赤矢印）。

漿膜面に形成される腫瘍には、中皮腫がある。中皮腫は、胸膜、心外膜、腹膜に発生して、胸水、心膜水、腹水などを生じる。本来これらの膜面は超音波で平滑に観察されるが、腫瘤が形成されると肥厚し、不整に観察されるようになってくる。しかし、多くは粟粒状で病変が非常に小さく、このような所見が得られることはまれで、多くの場合貯留液の存在が確認されるのみである。X線での胸水の検出感度は、体重10kg程度の犬において50mL以上とされ、腹水では4〜5mL/kg程度とされる。さらに、超音波における腹水の検出感度は、2mL/kg程度と報告されている。

診断は貯留液の細胞診において異型な中皮細胞を確認し、病変のみられる漿膜の一部を外科的に採取して病理検査をする必要がある。

2. 転移巣の画像診断

1）領域リンパ節転移

正常なリンパ節は通常小さく、いかなる画像検査においても観察されないものが多い。胸部のリンパ節についてはX線やCTで診断する必要があるが、腹部においては超音波検査やCT検査で評価を行う。腹部の各臓器と解剖学的領域リンパ節を表11に示す。また、胸腹腔内のリンパ節の位置とランドマークになる解剖学的構造については、図62に示す。

正常リンパ節は小さいため、画像診断法でとらえることができないものが多い。腸間膜根部に認められる空腸リンパ節（腸間膜リンパ節）や、外腸骨動脈の部位に存在する内側腸骨リンパ節は正常でも大型であり超音波で観察されるが、紡錘形で周囲組織とほぼ同等のエコー源性を呈する。一方、異常を呈するリンパ節は拡大、円形化し、明らかな低エコー結節として描出される傾向にある（図63）。反応性過形成でも転移でも類似した所見で観察される場合があるため、診断には針生検や組織生検が必要である。

2）肺転移

総論でも記したように、担がん動物の肺野に気管支パターン、無構造性間質パターン、肺胞パターンが生じた場合、転移性肺腫瘍を鑑別診断の1つとし

表11　腹部臓器と解剖学的領域リンパ節
腹部の各臓器に対する解剖学的領域リンパ節を示したものである。TNM分類の領域リンパ節とは異なる。

	肝臓	脾臓	食道	胃	十二指腸	膵臓	空腸	回腸	盲腸	結腸	腎臓	副腎	膀胱	子宮	前立腺	性腺
肝リンパ節				■	■	■										
脾リンパ節	■		■	■	■											
空腸リンパ節							■	■								
結腸リンパ節									■	■						
胃リンパ節	■		■	■												
膵十二指腸リンパ節					■	■										
腰大動脈リンパ節											■	■		■		■
内側腸骨リンパ節													■	■		
下腹リンパ節													■	■	■	
仙骨リンパ節														■		

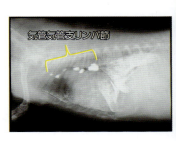

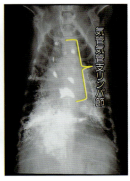

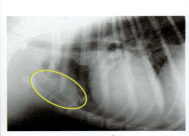
胸骨リンパ節

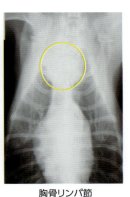
胸骨リンパ節

腹腔内に認められるリンパ節

腹腔内に認められるリンパ節

後腹膜腔に認められるリンパ節

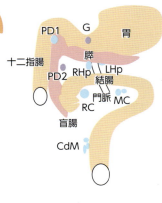

RHp：右肝リンパ節
LHp：左肝リンパ節
Sp：脾リンパ節

PD1：膵十二指腸リンパ節十二指腸部
PD2：膵十二指腸リンパ節大網部
G：胃リンパ節
RC：右結腸リンパ節
MC：正中結腸リンパ節
CdM：後腸間膜リンパ節
RHp：右肝リンパ節
LHp：左肝リンパ節

LA：大動脈腰リンパ節群
L1：腰リンパ節
L2：腎リンパ節
J：空腸（前腸間膜）リンパ節
MI：内側腸骨リンパ節
II：下腹リンパ節
Sa：仙骨リンパ節

図62　リンパ節と解剖学的指標

第4章 画像診断学

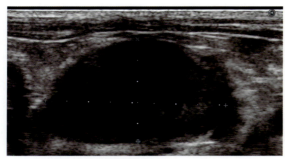

図63　リンパ節転移の超音波画像
リンパ節は顕著に腫大し、辺縁は不整で内部は低エコーとなる。

て考慮する必要があるが、特に結節性間質パターンが確認された場合では、腫瘍性病変を第一に考慮する。多くの転移性肺腫瘍は、血行性またはリンパ行性に転移して間質に病変を形成するため、発咳などの臨床症状を初期に示すことは非常にまれである。腫瘍による二次感染、気管や主要気管支の圧迫または刺激が生じないかぎり、肺の70％が腫瘍に置換されるまで発咳や呼吸困難などの臨床症状は示さないと言われている。

　通常、肺の遠隔転移の評価は、無麻酔で行える手軽さからX線検査が用いられることが多い。転移性肺腫瘍は原発性肺腫瘍と異なり、複数個の病変が認められるため、診断を行う場合では3方向の撮影が望ましい。X線検査における肺野の軟部組織結節の検出限界は、一般的に肺辺縁で3mm以上、肺中央部で5mm以上とされている。その他の臓器内に存在する軟部組織結節と異なり、肺野で軟部組織結節がX線写真上観察可能であるのは、軟部組織結節周囲にガスが存在することによってコントラストが生じるからである。したがって、含気量が低下した部位では検出感度が低下する。撮影を行う際、最大吸気時にX線を曝射することが重要であるのは当然のことながら、撮影台側の肺野は動物の体重によって含気量が減少するため、左右2方向のラテラル像とVD像の3枚を撮影して評価を行う。さらに、老齢動物や肥満動物では、肺含気量（肺活量）低下や体厚の上昇に伴ってコントラストが低下するので、撮影

条件や読影に注意を要する。以上から、肺に異常がないことが、転移がないことを意味するわけではない。

　読影に関する注意点としては、肺血管が結節状に観察されることがあるために転移と誤認する事象があげられる。一次X線束が肺血管に対し垂直に入射した場合、肺血管はライン上に観察され、サイドオン血管と呼ばれている。一方、一次X線束が肺血管に対し平行に入射した場合では、血管が円形に観察されエンドオン血管と表現されているが、この陰影を病的な結節性間質パターンと鑑別する必要がある。エンドオン血管は軟部組織としての厚みがあるため、小型ながらX線不透過性が同径のサイドオン血管よりも強く、サイドオン血管からの分枝であるため、サイドオン血管上に観察される。さらには、サイドオン血管よりも径が太くなることもない。したがって、サイドオン血管上にない軟部組織結節、サイドオン血管上にあっても径が大きい軟部組織結節、同径のサイドオン血管と同等のデンシティーを呈する軟部組織結節は、間質性結節パターンと判断される（図64）。さらに犬では加齢に伴い、肺間質に異所性骨が形成されるため、これも転移性病変と誤認されやすい。異所性骨は石灰化しているため、大きさは1～2mm程度と非常に小さいにもかかわらず、X線不透過性が強く明瞭に観察され、辺縁が不整な形状をしている。

　CT検査は器官や臓器の重複がなく、空間分解能が高いことから、詳細な評価が可能であるが、麻酔下での撮影となるため肺野の一部が虚脱して評価できなくなる点が問題となる。麻酔導入後、一定の体位を避け、陽圧換気を行い、虚脱が起こる前にすばやく撮影することが望ましい。理論的には1mm以下の結節でも確認可能であるが、前述のように、老齢性変化として犬では異所性骨が肺間質に認められたり、猫では末梢気管支周囲に石灰化が生じたりするため、微少な転移との明確な鑑別は困難となることもある。しかしながら、近年高速多列化のCT装

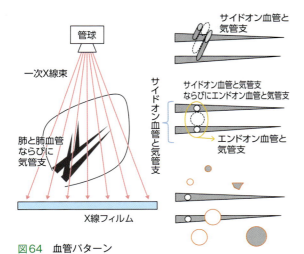

図64 血管パターン
赤色の一次X線束に対して平行に走行する気管支や血管をエンドオン気管支またはエンドオン血管と呼び、垂直方向に走行する気管支や血管をサイドオン気管支またはサイドオン血管と呼ぶ。血管は円柱状構造であるため、上から眺めるように観察されるエンドオン血管は、当然円形に観察される。エンドオン血管はサイドオン血管からの分枝であるため、サイドオン血管上にあり、大きさもサイドオン血管と同等か小さい。軟部組織であるが、エンドオン血管はX線束方向の厚みがサイドオン血管よりも増すため、X線不透過性が高く、白く描出される。したがって、エンドオン血管は円形でサイドオン血管上に存在、サイドオン血管と大きさが同等か小さくX線不透過性という条件すべてを満たしている。図右下模式図で示すオレンジで縁取られた結節は、上記の条件を満たしていないので、血管ではなくなんらかの病変と考えることができる。

置が普及するとともに画質も向上してきていることから、1～2mmのスライス厚によるCT検査は病変の早期発見の点から実施すべきと考えている。

典型的な転移性肺腫瘍の画像所見は、同一またはさまざまな大きさの境界明瞭な軟部組織結節が肺野のさまざまな部位に観察されることである（転移性腫瘍ではある期間で転移巣が少しずつ増えてくるため、サイズにあまり大きな差のない腫瘍が複数認められる）。極端に大きな結節が単一に認められる場合には、他の部位に腫瘍があるなしにかかわらず原発性肺腫瘍を考慮する（転移性腫瘍ではある期間で転移巣が少しずつ増えてくるため、極端に大きな腫瘍が単発に生じることは可能性として少ない）。また、肺野に複数の腫瘍が認められる場合でも、特定の1つが極端に大きい場合では、原発性肺腫瘍の肺転移が考慮される（極端に大きな腫瘍は古くから存

在し、その他の小さなものは最近形成された可能性が高い。腫瘍形成時の時間的ギャップがあることに起因し、腫瘍サイズに大きな違いが生じる）。

3）肝転移

消化管、膵臓、脾臓などの腫瘍では、門脈を介して最初の毛細血管構造（類洞）となる肝臓へ遠隔転移が生じる。典型的な肝臓の遠隔転移所見としては、肝実質内に多数の腫瘍が形成されることである。さらに、肺転移同様、腫瘍は同一またはさまざまな大きさで存在し、1つだけが極端に大きいといった所見は通常あり得ない。超音波における転移性肝腫瘍の典型症例では、肝実質内にターゲットリージョンを認める。

4）骨転移

腺癌、骨肉腫は骨転移が比較的多い腫瘍である。また腫瘍の性質上、転移と定義されるものではないが、リンパ腫、多発性骨髄腫、組織球性肉腫などは骨にも病変が形成される場合がある。肺転移同様、骨転移の診断にはX線やCT検査が適用となる。画像所見としては、転移部位に骨溶解や骨増生が生じるが、骨溶解がX線学的に観察されるようになるには、病変部位にもよるが骨カルシウムの30～50％以上が消失している。X線CTではさらに早期の段階で検出可能と考えられるが、確定には針生検や組織生検が必要である。一般的に、癌や肉腫の骨転移は、骨幹に起こりやすいとされる。

5）胸腔または腹腔内転移

胸腔内や腹腔内に播種性に転移が生じると、体壁の壁側胸膜や腹膜が不整に認められたり、胸水や腹水が認められたりするようになる。また、腹部では超音波において大網などの脂肪が不均一になったり、多数の結節が確認されたりするようになる（図65）。診断には、胸水や腹水の細胞診や結節自体の

第4章 画像診断学

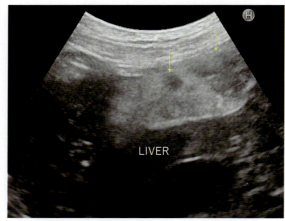

図65 腹腔内転移の超音波画像
肝臓（LIVER）腹側の鎌状脂肪は高エコー化し、内部に低エコーの結節が散在する。

参考図書
1. Dennis R, Kirberger RM, Barr F, et al. Handbook of small animal radiology and ultrasound, 2nd ed. Churchill Livingstone/Elsevier. 2010.
2. Gavin PR, Bagley RS. Practical small animal MRI. Wiley-Blackwell. 2009.
3. Penninck D, d'Anjou M-A, (eds). Atlas of small animal ultrasonography. Blackwell. 2008.
4. Thrall DE, (ed). Textbook of veterinary diagnostic radiology, 5th ed. W. B. Saunders. 2007.

針生検が必要である。

6）その他の部位への転移

癌腫やリンパ腫では、まれにてんかんなどの脳神経症状が認められることがある。人において転移性脳腫瘍は、肺癌や乳癌に多く、灰白質と白質の結合部に発生することが多いとされている。筆者の経験ではあるが、転移性脳腫瘍の犬においても、灰白質と白質の結合部に複数の腫瘤を認める傾向にある。

第5章 治療学総論

1. 腫瘍治療の目的

　腫瘍に対する治療は、目的によって根治治療、緩和治療、予防的治療に分けられる。治療の目的を明確にすることは、患者にとって有益な治療を的確に行い、かつ不利益な治療や無意味な検査を避けることにもつながる。そして、治療目的を明確にするため、必要な情報を効率的、かつ合理的に得ることができる臨床検査を実施する必要がある（図1）。すなわち、身体検査（視診、触診、聴診）や生検による腫瘍の種類と生物学的挙動の把握、画像診断や血液検査などによる進行度の把握（TNM分類、臨床病期）、基礎疾患の有無、腫瘍随伴症候群の有無などの情報を総合的に判断して治療目的を決定する。さらに獣医師は、得られた情報をもとに患者の病態や治療計画、リスク、今後の見通し、費用などを飼い主に説明し、同意の上（インフォームド・コンセント）で治療の目的を最終的に決定しなければならない。

1）根治治療

　根治治療とは、腫瘍の根絶を目的とした治療である。腫瘍が原発部位に限局していること、腫瘍の生物学的挙動において局所浸潤性や転移性が低いこと、腫瘍の発生部位が外科療法や放射線療法を実施しやすい部位であること、などが根治治療を達成しやすい条件である。一般に転移性の強いがんでは、診断の段階で原発部位に限局している（少なくとも検査上検出されるような転移の証拠がない）と判断される検査所見であっても、顕微鏡的レベルでの転移は成立していることが多く（検査所見には反映されていないだけである）根治をめざすことは難しいと考えるべきである。根治治療適応の判断のもと行った治療で根治が達成できなかった場合、延命につながる可能性はあるが、適応の判断を誤って、より侵襲的な治療を実施した結果、患者の余命短縮や、クオリティ・オブ・ライフ（QOL：生活の質）の低下を招く可能性もあるため、適応を正しく判断することは非常に重要である。

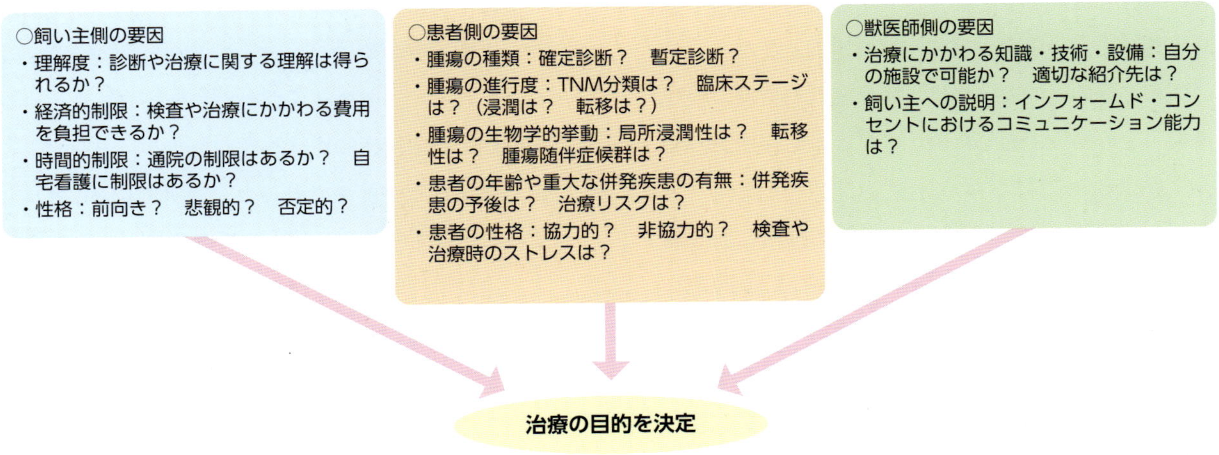

○飼い主側の要因
・理解度：診断や治療に関する理解は得られるか？
・経済的制限：検査や治療にかかわる費用を負担できるか？
・時間的制限：通院の制限はあるか？　自宅看護に制限はあるか？
・性格：前向き？　悲観的？　否定的？

○患者側の要因
・腫瘍の種類：確定診断？　暫定診断？
・腫瘍の進行度：TNM分類は？　臨床ステージは？（浸潤は？　転移は？）
・腫瘍の生物学的挙動：局所浸潤性は？　転移性は？　腫瘍随伴症候群は？
・患者の年齢や重大な併発疾患の有無：併発疾患の予後は？　治療リスクは？
・患者の性格：協力的？　非協力的？　検査や治療時のストレスは？

○獣医師側の要因
・治療にかかわる知識・技術・設備：自分の施設で可能か？　適切な紹介先は？
・飼い主への説明：インフォームド・コンセントにおけるコミュニケーション能力は？

→ 治療の目的を決定

図1　治療目的を定めるための情報

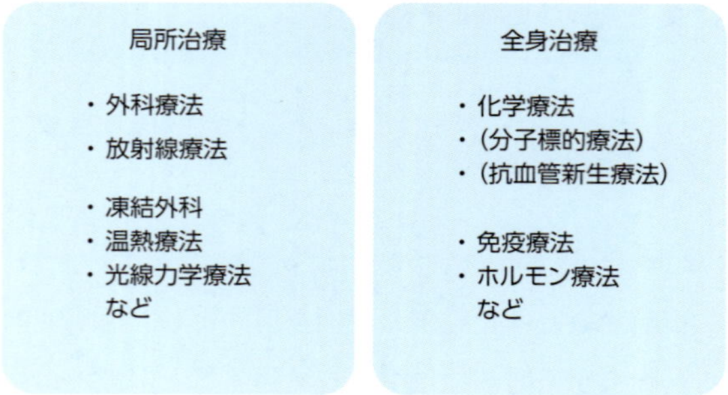

第5章 治療学総論

図2 腫瘍の治療法

局所治療
- 外科療法
- 放射線療法
- 凍結外科
- 温熱療法
- 光線力学療法
など

全身治療
- 化学療法
  (分子標的療法)
  (抗血管新生療法)
- 免疫療法
- ホルモン療法
など

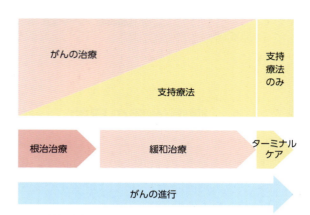

図3 がんの進行と治療の目的

　根治治療は通常、外科療法を中心に放射線療法や化学療法を組み合わせた治療が行われる（図2）。治療方法の選択は、がんの種類や拡がり（病期）などにより判断する（図3）。根治目的の治療では、飼い主の同意があれば、機能欠損や外見の変化、治療期間の一時的なQOLの低下などの犠牲をはらってでも、がん細胞の根絶をめざして積極的に治療することは十分に正当化されることである。

2）緩和治療

　緩和治療は、根治を目的とした治療が適応とならないすべてのがん患者が適応となる。すなわち、すでに転移が成立している、あるいは転移性が強い挙動で転移を免れないことが予測される腫瘍、全身性あるいは播種性に発生している腫瘍、完全切除不能部位への局所浸潤がみられる腫瘍などをもった患者と、重大な機能不全を伴う併発疾患をもち根治治療を実施できない患者が緩和治療の適応となる。

　緩和治療の目的の主体は、臨床症状や苦痛の軽減、機能不全の回復であるため、必ずしも生存期間の延長を伴うものではない。

　緩和治療の手段としては主に、外科療法、放射線療法、化学療法が単独あるいは併用して選択される。それに加え、支持療法（対症療法）を組み合わせて症状の改善を図る。緩和治療における外科療法はQOLの改善やがんの減容積を目的に実施され、著しく機能を損なうような治療法は選択されないこ

とが多いが、疼痛緩和を目的とした断脚手術や放射線療法などは、ある程度の機能維持と、質の良いQOLが期待できるのであれば十分許容される治療である。内科療法では、例えばリンパ腫に対する化学療法は、質の良い延命を期待することができ、副作用の発生率からみても、十分許容される範囲の治療である。また、抗がん剤ではないものの、特定の腫瘍に対しての抗腫瘍作用が証明されている薬剤を使用することもある。例えば、リンパ系腫瘍に対するグルココルチコイド、移行上皮癌や口腔内扁平上皮癌などに対するCOX-2阻害剤、高カルシウム血症および骨性疼痛や骨転移抑制に対するビスフォスフォネートなどは、適切な症例に用いれば緩和効果が得られることがある。

　緩和治療には、広い意味では、いわゆる支持療法や、末期治療の際のターミナル・ケア（終末期治療）も含まれる。支持療法はきわめて重要であり、治療の開始時から積極的に行うべきである。支持療法により臨床症状が軽減されると、患者のQOLが向上することはもちろん、飼い主の治療に対する意欲向上および精神的苦痛の緩和にもつながる。がんの末期には、もはやがんそのものに対する治療は意味をなさず、支持療法のみとなることが多い。このような場合を、ターミナル・ケアと呼び、死を迎えるまでの可能なかぎりの落ち着きと安定の提供は、治療

の重要な目的である。

これらの治療には、疼痛緩和（鎮痛剤・麻薬など）、栄養管理（栄養チューブの設置・輸液など）、呼吸管理（胸水の管理など）、腫瘍随伴症候群の緩和、消化器症状の緩和（制吐剤など）などが含まれる。このように状況に応じたさまざまな方法があるが、基本的に、自宅で看護できることを前提とした方法で実施すべきである。

3）予防的治療

がんの発生には、遺伝的要因と環境的要因が関与していると考えられている。事実、遺伝的要因では、犬の発がんリスクについて、好発犬種が明確に示されているものもある（例：ゴールデン・レトリーバー）。また環境的要因としても、いくつかの環境汚染物質については、がんの発生リスクを高めているとの報告もある。

予防的治療として獣医師から提案できるものは、情報提供をして、啓発していくことが重要である。例えば、早期（初回発情前）の卵巣・子宮摘出手術の実施が、乳腺腫瘍の発生率を著しく低下させることは明らかである。精巣摘出手術は、精巣腫瘍および肛門周囲腺腫の発生予防に効果がある。しかし、啓発においては、性腺切除手術による予防効果は、性ホルモンが発生に関与する特定の腫瘍に限定されるということも言いそえておくべきであろう。環境的要因については、発がんリスクとの関係が報告されている受動喫煙、アスベスト、除草剤などへの曝露は、避けるように指導する。遺伝的要因に関しては、がん好発種として報告されている種では飼い主にその旨を報告し、その腫瘍の初期の臨床徴候などを説明するなどして、がんの早期発見、早期治療に努めてもらうことは重要である。また、飼う前であればがん好発種は避けるようにして、かつ家庭環境に合った種を選択するように提案すればよいだろう。

その他の要因としては、注射部位関連性肉腫があげられる。原因がワクチンのみに限定された現象ではないが、ワクチンの過剰な接種は避けるよう配慮すべきである。接種部位に関しても、問題が起こった際に、治療がしやすい部位に接種しておくことも推奨されている。またワクチン接種部位に発生した肉芽腫病変に関しては、2ヵ月以上持続する場合には放置せず、肉腫が発生する前に外科的に切除すべきである。

予防的治療とは異なるが、がんの早期発見も視野に入れた定期的な健康診断の推奨は重要である。このような働きかけは、がんの早期発見率を高め、がん根治のチャンスを増加させることが期待される。

2. 治療に必要な腫瘍生物学

腫瘍の生物学的挙動を知ることは、診断、治療そして予後評価を行う上で大変重要である。また、各腫瘍症例に対して期待した治療効果を最大限に引き出すための大きな要素となる。治療に必要な腫瘍生物学として細胞周期特性と遺伝子の働き、腫瘍の浸潤・増殖そして転移について理解しておくことが重要である。

1）細胞周期特性

細胞周期はS期（DNA合成期）、M期（有糸分裂期）、G_1期（DNA合成準備期）そしてG_2期（細胞分裂準備期）から構成されている（第1章図1参照）。人の細胞周期はおおよそ12～24時間で帰結する。また、M期とM期の間（G_1期、S期そしてG_2期）を「間期（interphase）」と呼ぶ。この間期は細胞周期ではいちばん長く、この時期に細胞小器官複製や各種タンパク合成などを行い、細胞としての機能を形成する。それに対してM期は全細胞周期の中の1時間程度と短い。そして、重要な点としてこの周期から離れて、通常M期とS期との間に、細胞分

第5章 治療学総論

裂を行わない時期があり、この時期をG_0期（休止期）と呼ぶ。この状態は細胞分裂が行われていないG_1期の延長している時期、ないし活動静止状態ともとらえられている。大きな腫瘍ではこのG_0期の細胞が多くを占めていることが知られている。本項では詳細について触れないが、このG_0期の細胞を再度細胞周期に戻すことで、各種腫瘍治療に生かしている。

細胞周期はM期の終わりころから成長因子や細胞接着因子などに感作されることにより始まる。そのままG_1期に入ると細胞周期の進行を決定づけるR点（restriction point）と呼ばれる重要な分岐点に至り、このまま細胞増殖を行うか否かが決定される。いったんこの点を通過すれば、その後は自律的に必要に応じて細胞周期は進行していく。進行過程ではサイクリン依存性キナーゼ（cyclin dependent kinase：CDK）と呼ばれるタンパクが中心となり、DNA合成が正常に行われているかを数段階のチェック機構を設けて監視している。

2）その他

(1) がんの生物学的分類

生体の臓器や器官はさまざまな細胞によって構成されており、それらは通常必要に応じ規律性をもって細胞分裂を繰り返し、生体を維持している。しかし、その規律性を失い細胞が無秩序に異常増殖し続けることがあり、その結果つくられた異常細胞の集塊を腫瘍と呼ぶ。腫瘍には良性腫瘍と悪性腫瘍とがあり、それぞれ特徴的な、異なった進行・増殖形態をとる（**表1**）。また、腫瘍は皮膚上皮、粘膜上皮そして肝細胞などに由来する上皮系腫瘍と、筋肉、骨、線維芽細胞そして神経細胞などに由来する間葉系腫瘍（非上皮系腫瘍）とに分類される。広義の間葉系腫瘍には、リンパ球や組織球などの腫瘍も含まれるが、これらは別に独立円形細胞腫瘍として分類されることが多い。さらに、上皮系にも間葉系にも

表1　良性腫瘍と悪性腫瘍の比較

	良性	悪性
分化	高分化 成熟細胞	未分化〜低分化 未熟細胞
成長速度	ゆっくり	速い
成長形態	膨張性　被包化	浸潤性 境界不明瞭
転移性	通常認められず	あり

分類できないメラニン産生細胞の腫瘍もある。上皮系の悪性腫瘍を「癌」と呼び、間葉系悪性腫瘍を「肉腫」と呼ぶ。通念的に、この「癌」と「肉腫」を含めて「がん」と考えている。良性腫瘍と悪性腫瘍の違いについては**表1**に示したが、それぞれの腫瘍によってその生物学的挙動は異なるため、各々の腫瘍の特徴を理解しなければならない。

(2) 発がんと遺伝子

がんは遺伝子の異常であることが多くの研究から明らかとなってきており、正常な細胞がさまざまな外的因子と内的因子により障害を受けることによって発症すると考えられている。正常な細胞は、外的因子や内的因子である放射線、化学物質、感染症ならびに慢性炎症などの刺激によりDNAがダメージを受けると、細胞周期において細胞周期停止やプログラムされた細胞死（programmed cell death）、いわゆるアポトーシス（apoptosis）を起こす。これらのうち一方もしくは両方を起こすことで、DNAにダメージを受けたそれら異常細胞を処理している。この現象を惹起するには*p53*をはじめとした種々の因子が関与していることが知られている。

*p53*は後述するがん抑制遺伝子の一つである。細胞周期のG_1期に細胞分裂の停止、損傷を受けたDNAの修復タンパク活性、血管新生そしてDNAのダメージが修復不可能なときにアポトーシスを誘導するなどの作用を有しており、細胞恒常性を保つために大変重要な役割を担っている。また、こ

の遺伝子は悪性腫瘍に最も頻繁に異常の認められる遺伝子でもあり、そのほとんどが点変異（point mutation）である。この遺伝子の異常は、がん治療を行う際に治療を難しくする大きな要因となっていることも知られている。

（3）多段階発がん説

　動物の体内では日々がん細胞が発生しているものの、さまざまな生体防御機構によってその発生を抑制している。しかし、その生体防御機構が破綻ないし機能を失うことによりがんは発生する。現在、その発生機序として多段階発がん説が有力視されている。

　正常な細胞のDNAを傷つける化学物質や放射線照射などの発がん性因子によって、遺伝子に傷害を受け続けると、その細胞は変異を起こす。この状態をイニシエーションと呼ぶ。このイニシエーションの段階は急速に進行し、細胞の遺伝物質を傷害していく。生体は、遺伝子の修復やアポトーシスを起こすことにより自己防衛を行っている。しかし、その遺伝子の傷害が複数蓄積され自己防衛能も失うことでがん促進因子が細胞を悪性化へと向けていく（プロモーション）。このように細胞傷害は急速に進行するが、これらの細胞がいわゆる「がん」へと進行するには比較的時間を要し、一生涯顕在化しないこともある。それに反して、がん細胞は多くの変異を起こし、増殖速度を増し高悪性度の細胞へと変化する。そして、ついには転移を起こすまでになる。悪性度が高くなればアポトーシスやDNAの修復も起こりにくくなり、増殖速度もさらに速くなることで増殖の遅いがん細胞に取って代わり、より悪性度の高い細胞が主体をなすように進展していく。これをプログレッションと呼んでいる。

　このように、イニシエーション→プロモーション→プログレッションと段階を経てがん化していくという説を「多段階発がん説」という。

（4）がん遺伝子とがん抑制遺伝子

　がんが遺伝子の異常であることをさらに詳細に理解する上で、がん遺伝子とがん抑制遺伝子の存在を理解することは大変重要である。がん遺伝子が初めて同定されたのは鳥ラウス肉腫からであった。この原因となるレトロウイルスが、自己増殖のための遺伝子以外にがん化を誘発する遺伝子をもつことが発見されたのである。その後、多くの研究が進められ、種々のがん遺伝子やその誘導因子となるものが発見されてきた。

　がん原遺伝子は、通常、そのものではがんを引き起こす能力をもち合わせていない。もともとの機能としては細胞の成長や増殖、そしてそれらを複合して行うものである。そして、ひとたび活性化されることでがん遺伝子となる。がん原遺伝子としては、以下のものが知られている。各々については成書を参照されたい。

①成長因子（growth factor）
②成長因子受容体（growth factor receptor）
③プロテインキナーゼ（protein kinases）
④Gタンパクシグナルトランスデューサー（G-protein signal transducers）
⑤核タンパク（nuclear proteins）

　がん遺伝子は対遺伝子の異常として現れ、正常な対遺伝子を支配することによりがん細胞の増殖を促進していく。この際にがん原遺伝子の一部の変異、がん遺伝子への転換がそれらの役割をなす。

　がん遺伝子活性メカニズムとして、以下の機序が考えられている。

①染色体転座（chromosomal translocation）：染色体が相互に一部入れ替わり、遺伝子の再構築が行われる。人の慢性骨髄性白血病（CML）でみられるフィラデルフィア染色体が有名である。
②遺伝子増幅（gene amplification）：染色体の一部が増幅・増数することで遺伝子のコピー数増加を招来する。その結果、遺伝子発現の増加がみら

れる。がん原遺伝子活性によくみられる。
③点変異（point mutation）：がん遺伝子の特定塩基配列部位にヌクレオチドの変異が起こると、恒常的に活性化する。肥満細胞腫における*c-kit*遺伝子変異がよく知られている。
④ウイルス挿入：ウイルスがプロウイルスとして遺伝子に挿入されることで、そのウイルスが増幅する際にがん原遺伝子機能の変化が起こる。

　がん遺伝子は、その機能として制御不能な細胞の成長と増殖を促進するように働く。それに対してがん抑制遺伝子は、細胞の成長と増殖を抑制するように働き、腫瘍形成を阻止している。がん抑制遺伝子が変異すると抑制が不能となり、腫瘍形成がなされる。このがん抑制遺伝子として最初に同定されたのが網膜芽細胞腫で認められた*Rb*遺伝子である。この遺伝子は通常対立遺伝子として存在し、片方の遺伝子に変異が起こった場合でも、片方の遺伝子でがん抑制タンパクを作成し、機能を発揮することができる。しかし、この対立遺伝子の両方に変異をきたすと、有効な抑制タンパクが作製されず、機能しないタンパクが作製されてその役目を果たすことができなくなる。この2つの遺伝子が変異を起こすことでがん抑制遺伝子の役目を果たせなくなるという考え方を「2ヒット理論（two hit theory）」と言う。

　本来、がん遺伝子とがん抑制遺伝子は正常細胞にとってその成長・増殖とその調節を行うという意味で大変重要な遺伝子であるが、この相互関係がくずれることでそれらを制御できず発がんすると考えられる。また、がんは多様な分子メカニズムによって発生し、6～7つの特徴的な性質を獲得することで起こりうるとも言われている。
①増殖シグナルの自己供給
②抗増殖シグナルに対する不応性
③アポトーシスを回避する能力
④無制限の複製能力
⑤持続的な血管新生能
⑥浸潤と転移
⑦宿主免疫回避能

(5) がんの浸潤と転移

　がんの転移とは腫瘍細胞が血行性、リンパ行性そして播種性に遠隔部位に腫瘍病巣を形成した状態を言い、がん死の大きな要素となっている。

(ⅰ) 血行性転移

　多くの場合がん細胞が血管壁の薄い静脈や毛細血管に浸潤し、遠隔部位に転移病巣を形成する。

(ⅱ) リンパ行性転移

　腫瘍は基底膜のないリンパ管に浸潤しやすく、それを経由して最初にリンパ節に転移巣を形成する。
　センチネルリンパ節とはがん細胞が最初に到達するリンパ節のことで、スキップ転移とはがんが原発巣から離れた部位に転移する事象をさす。

(ⅲ) 播種性転移

　主に胸腔内と腹腔内にみられ、腫瘍細胞が腔内にこぼれ落ちることで各臓器の漿膜面や大網などに転移病巣を形成する。

　また、がんの浸潤と転移は大変密接に関係しており、それらは一連のメカニズムである血行性転移カスケードとして知られている。
①原発巣からがん細胞が遊離し遊走機能をもつ（アノイキス〔Anoikis〕への抵抗性獲得）。
②がん細胞が分泌するMMP（マトリックスメタロプロテアーゼ）が細胞間基質や基底膜を溶解して、がん細胞の通り道を形成。
③がん細胞は各種走化因子により、②でつくられた道を通り血管やリンパ管へと近づく。
④血管ないしリンパ管に侵入し、血行動態へ侵入する。
⑤がん細胞のもつ接着因子による接着や毛細血管床

にトラップされ着床。
⑥血管外遊出が起こり、遠隔部位の間質に浸潤。
⑦遠隔部位での増殖と血管新生。

　これらのカスケードが起こるには生体の免疫系などの攻撃から逃れなければならず、多くの場合はこの免疫系もしくは遠隔部位での微小環境に適合できず排除される。しかし、それらの環境にがん細胞が適応できるとがん転移巣は確立される。mechanical and anatomical theoryは、例えば腹腔内臓器に腫瘍が発生するとがん細胞は臓器から門脈に入り、毛細血管床の豊富な肝臓に機械的・解剖学的に生着し転移が成立するという考え方である。また、seed and soil theoryとは腫瘍によって好発転移臓器があるという説で、mechanical and anatomical theoryでは説明できない箇所も多く、がん細胞が生育しやすい環境など諸条件がそろっている土壌（臓器）で転移が成立するという考えである。

　がんが成長や転移、転移した部位で成長や増殖するためには新生血管の形成は必要不可欠である。血管が新生されないと腫瘍は成長せず、休眠がん（dormant tumor）と呼ばれる。主に新生血管形成の促進因子群の1つであるVEGF（vascular endothelial growth factor）を中心として血管形成がされると急速に増大することも知られている。

3. 腫瘍治療学総論

1）外科療法

　腫瘍の治療において、外科療法は最大の武器であることは疑う余地もない。多くの治療が存在する中で、病変を即座に取り除くことができる治療は、外科療法のみであり、腫瘍が限局していれば、外科療法による根治が可能である。全身麻酔のリスクや、腫瘍の発生部位によっては外観の変化や機能欠損が生じる可能性はあるものの、細胞毒性や発がん性などがないことは利点が大きい。しかし、外科療法を成功させるためには、腫瘍の拡がりと生物学的挙動を正しく理解し、適応と目的を考える必要があり、すべての腫瘍に適応できる治療ではない。

　腫瘍の治療における外科療法の計画では、診断時点で外科療法の適応腫瘍であることを判断することはもちろんであるが、さらに、根治を目的とした場合、広範囲切除を要する攻撃的な腫瘍であるのか、最小限の切除範囲で根治が達成可能な腫瘍であるのか、いわゆる腫瘍の生物学的挙動の予測と、診断時点での腫瘍の拡がりから導き出すサージカルマージンを決定する必要がある。当然ながら、良性腫瘍に対して、無意味に侵襲的な広範囲切除を実施することは避けなければならない。したがってサージカルマージンの決定は、慎重に行い、過小手術はもちろんのこと、過大手術にも注意すべきであろう。良性腫瘍の外科療法で苦労するケースは少ないため、ここでは悪性腫瘍に対する外科療法を前提として記述していくことにする。

　腫瘍治療における外科療法は、あらゆる外科的テクニックを必要とする分野である。すなわち、がんの根治的手術を成功させるためには、発生した部位に応じて、軟部外科はもちろん、整形外科、神経外科、組織欠損に対する再建術、皮膚欠損部の皮膚形成外科などのテクニックが必要となり、常に臨機応変に対応する能力が求められる。これらの総合的な外科的テクニックを駆使できない場合、再建の不安から、切除範囲が小さくなり、結果的に根治を逃すことにつながるだろう。したがって、術前の段階で、がんの拡がりを精査し、周囲の解剖学を熟知した上で、ていねいな計画を立てる必要がある。そして獣医師は、自分の知識と技術で、対応できうる範囲の治療であるかを判断し、対応が難しければ、適切な施設を紹介すべきであり、その判断も臨床獣医師の重要な仕事である。

第5章 治療学総論

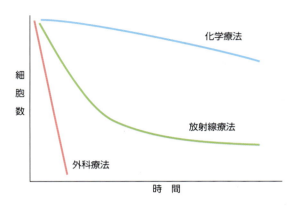

図4　固形がんに対する局所制御効果
固形がんに対する局所制御効果では、外科療法が圧倒的に優れている。

利点	欠点
・局所制御効果が最大 腫瘍が限局していれば、即座に取り除くことが可能である。	・局所療法 腫瘍が限局していなければ、外科療法による根治は不可能である。 ・手術侵襲 手術部位や患者の併発疾患により程度はさまざま。 ・機能欠損、外観の変化 手術部位により程度はさまざま ・全身麻酔のリスク

図5　外科療法の利点と欠点
外科療法単独での根治が難しい症例では、化学療法や放射線療法などの併用も考慮すべきである。

　外科療法の利点は、局所制御の効果が最大であるということであるが（図4）、同時に、あくまで局所療法であるという事実は、最大の欠点でもある。つまり、全身性、播種性、遠隔転移のある症例では、外科療法は根治的な治療とはならない。したがって、外科療法の効果を最大限に発揮するのは、がんが限局しており、かつ転移していないことが、最も好ましい条件ということになる（図5）。

　腫瘍治療における外科療法の目的は、大きく分類すると、根治的手術、緩和的手術（減量手術、対症的手術などを含む）、診断的手術、予防的手術、に分けられる。腫瘍を一度に取り除くあるいは減量するための外科療法は、根治目的手術と緩和目的手術に分けられるが、目的によって、切除範囲の決定や機能欠損の許容範囲も変わってくる。通常、根治目的の場合では、ある程度の機能欠損や外見の変化などは犠牲にしてでも、根治をめざすことは十分に正当化される。根治がめざせるかどうかという判断は、診断過程でのがんの拡がりの判断と生物学的挙動の予測、解剖学的な評価などから判定するが、いったん根治的手術の適応と判断したなら、そのがんの種類に合わせて（生物学的挙動から判断して）、サージカルマージンを決定し、周囲の正常組織を含めて一括切除しなければならない。ここで意識すべきこ

とは、初回の手術が根治をめざすために最適であり、再発時の手術では初回ほどの成果を上げることは難しくなるということである。つまりがんの治療では、最初にメスを入れるそのときが根治の最大のチャンスであり、その事実については多くの理由があげられる。まず、未治療のがんでは、周囲の正常な解剖学的特徴は維持されており、手術が実施しやすい。がん細胞の増殖性の最も強い部位は、血液供給が豊富な辺縁であり、初回の手術でこの部位の切除が不完全となることは、そのがんの最も活動的な領域を取り残すことになる。その結果、再発時の手術時では、初発時には浸潤していなかった部位にまで、浸潤、播種、転移を起こしている可能性があるため、初回の手術より広範囲に切除する必要性が生じるのが通常である。また、再発時は周囲の正常組織も通常あるべき解剖学的特徴が損なわれており、閉鎖、再建が困難となっていることも多い。それらの理由から、初回の手術でがんを取り残すことは、根治のチャンスを逃すか、あるいは成果を上げるためにかなりの侵襲を伴う再手術を要する可能性が高くなる。

　がんの根治手術をめざす場合、ある程度の機能欠損や外見の変化などは犠牲にしてでも、根治をめざすことは十分に正当化される治療であろうと獣医師側は考えるが、その許容度については人それぞれと

らえ方は異なり、飼い主の承諾が得られるかどうかも1つの問題点である。飼い主は、自分の動物ががんを克服するために受ける手術は、いかなる手術においても、きわめて大きな後遺症を残すのではないかと極度に心配しているはずである。実際には、それほど侵襲的ではない内容の手術でも、極度に恐れる飼い主もいる。必要以上に手術を恐れる飼い主には、正確な情報を理解してもらう努力をしなければならない。外観や活動性の変化をきわめて心配する飼い主には、過去に経験した同様の症例を画像や動画で示すことは、正確な情報を理解してもらった上で選択するか否かを決める助けになるかもしれない。十分な情報が得られると、積極的な治療に意欲を示すようになる飼い主もいるし、理解した上で選択しない飼い主もいる。

　初回の治療を行う時点で、すでに遠隔転移が成立している進行例（あるいは遠隔転移が必至のがん）の場合は、緩和目的の手術が適応となる。緩和目的の手術時は、通常大きな機能欠損を伴わない範囲の方法で実施されることが多いだろう。ただし緩和目的の手術でも、比較的積極的にアプローチするものもある。例えば、四肢に発生した骨肉腫では、疼痛緩和目的での断脚手術が選択される。外科療法だけでは延命効果は得られなくとも、QOLの維持向上のために得られる効果としては、手術におけるリスクをはるかに上回るものである。つまり、肢を1本失うことによる機能欠損より、疼痛から解放されることで得られる機能回復効果の方がはるかに上回るため、十分に正当化される緩和手術ということになる。乳腺腫瘍で、すでに肺転移が成立してしまっている例では、延命という意味では外科療法は不適応であるが、乳腺原発病変の自壊・炎症・感染・出血・痛みや不快感など、QOLが著しく下がっている場合、乳腺の病変を緩和目的で切除することはしばしば行われる。転移が成立している患者においては、原発病変を手術することで、転移病巣の進行を速める可能性を示唆する報告もある。したがって、QOLの向上に重きをおくかどうかで、選択は変わってくるだろう。

　転移病変に対する外科療法が適応となるケースも、きわめて少ないが存在する。適応となる条件としては、がんの進行が緩徐で、転移病変が1～2個に限局していて、原発病変が長期に管理されていることがあげられる。例としては、骨肉腫の肺転移病変に対する外科療法があるが、適応となるのは、原発病変が1年以上無進行病変で管理できていること、確認可能な肺転移病変が2個以下であること、肺以外の転移病変がないこと、細胞倍加時間が1ヵ月以上であること、また1ヵ月以内に新たな転移性病変が発生していないこと、などが条件である。実際は、この条件を満たすケースはきわめて少ないだろう。

　腫瘍切除が不可能な場合でも、症状緩和のために対症的手術を施す場合もある。例えば、消化管バイパス手術、尿路変更手術、永久気管瘻設置術、人工肛門設置術など、生命を維持するための機能温存のための処置や、出血部の外科的な止血処置なども該当する。このような対症的手術は、腫瘍の減量手術と併用される場合もあれば、単独で行われる場合もある。多くは緊急的で、生命をつなぎ止める意味合いが大きいと思われる。広い意味でとらえれば、食道・胃・空腸などへの栄養チューブの設置、尿道へのステントの設置なども含まれるだろう。

　予防的手術は、特定の腫瘍に関して発生率や再発率を減少させたり、腫瘍自体の退縮を目的として行われる手術であり、性ホルモンと関連している腫瘍に対する性腺切除手術が代表である。

　診断的手術は、肉眼的または病理組織学的検査で確定診断を得るために実施する手術であり、同時に腫瘍の治療を開始するケースも存在する。診断的手術と呼ばれる場合は、FNB、Tru-Cut生検などの小さなサンプル採取が目的ではなく、切開生検、切除生検などの、比較的大きなサンプルを採取する目

第5章 治療学総論

○根治的手術
○非根治的手術
　・緩和的手術
　　減容積手術、対症的手術
○予防的手術
○診断的手術

図6　腫瘍治療における外科療法の種類
目的により大別されるが、治療すべき腫瘍の発生部位や種類によっては、併用されたり、同じ意味をもつものもある。

的で行われる処置である。生検は、その後に行われる治療の妨げにならないよう、採取部位に注意して実施すべきである。腫瘍の発生部位によっては、後に行う外科手技に影響を与えないものも存在する。例えば、乳腺腫瘍切除術、脾臓限局性病変に対する脾臓摘出術、孤立性肺腫瘍に対する肺葉切除術などはその例である。また生検が困難な部位における腫瘍や、生検よりも外科切除の方が容易に実施できる部位の腫瘍でも、病理組織学的検査の情報なしに手術に入る場合がある。それらのケースでは、切除後の病理組織学的検査で、確定診断と予後にかかわる情報（手術の成果が根治か非根治か）が、術後に得られる。

　腫瘍治療における外科療法では、考慮しなければならない事項がきわめて多岐にわたる。腫瘍はいかなる部位にも発生し、発生した部位により起こす問題も異なる。また腫瘍の種類により生物学的挙動も異なり、同じ部位に発生した腫瘍であっても、治療方法はさまざまである（図6）。そして、同じ部位に発生した同じ種類の腫瘍であっても、その進行度によって達成すべき目的は異なる。したがって、腫瘍治療における外科療法を正しく行うには、外科的なテクニックのみならず、多くの分野にわたる知識と経験が要求されることは言うまでもない。

2）放射線療法

　放射線療法は、外科療法、化学療法と並ぶ腫瘍治療の3本柱の1つであり、放射線がもつ細胞障害作用を利用して、腫瘍を局所制御する目的で照射する治療法である。臨床獣医師にとってはなじみが薄く、実際に治療に組み込まれることは、他の治療法に比較すると頻度が少ない。しかし、実は放射線療法の歴史は長く、何十年も前から腫瘍治療に応用されており、適応となる腫瘍も少なくない。そのような中でも、臨床獣医師にとってなじみが薄い理由としては、設備費の問題や、取り扱いに特別な教育が必要であるという事情があげられる。放射線治療装置を設置し、取り扱い者を雇用し、実際に放射線治療を行える体制が整えられる施設は増えつつある。したがって、腫瘍性疾患の診療において、放射線療法の特性と適応を十分に理解した上でインフォームド・コンセントを実施し、二次診療施設への紹介をスムーズに行えるようになる必要がある。それと同時に、各地区に放射線療法を行える二次診療施設がさらに増加すれば、放射線療法もより一般的になるであろう。

　放射線療法は、腫瘍の局所制御効果において、外科療法に次ぐ効果を示す。また、外科療法とは異なり、機能や形態を温存しながら腫瘍を制御することが可能であり、それが放射線療法の最大の利点と言える。このため人の医療では、頭頸部の腫瘍など、外科療法によりQOLの著しい低下を生じるものに第一選択とされる場合が多く、獣医療においても、鼻腔腫瘍をはじめとする頭頸部の腫瘍への適応は多い。また局所再発率の高い腫瘍に対して、外科療法後の放射線療法併用が適応となるケースもある。放射線療法は、基本的に局所療法であるため、局所制御効果に優れかつ副作用も局所的であることが利点であるが、局所療法であるという事実が欠点でもある。その他の欠点としては、放射線障害の問題がある。放射線障害のうち、早発障害（急性障害）は容易に起こるものの可逆的であるため許容できるが、晩発障害（遅発性障害）は不可逆的である。したがって、晩発障害（遅発性障害）を回避する照射計画

利点
・局所制御効果
・機能と形態の温存
・副作用は局所的

欠点
・局所療法である
　腫瘍が限局していなければ、放射線療法による根治は不可能である
・放射線障害
　早発障害（可逆的）
　晩発障害（不可逆的）
・頻回の全身麻酔
・設備、人員

図7　放射線療法の利点と欠点
放射線療法の特性を理解し、適応を判断する。外科療法で切除不能部位にも適応できる。外科療法適応部位であっても、機能と形態の温存を目的に、放射線療法を適応することもできる。

を立てる必要がある。放射線療法を有効な治療とするためには、繰り返しの照射が必要であり、かつ治療のたびに全身麻酔が必要であるため、その点も欠点になりやすい（図7）。

　放射線療法においても、治療の目的を定めて計画を立てる必要がある。根治を目的とする放射線療法が適応となる条件は、治療対象の腫瘍の放射線感受性が高いこと、腫瘍が局所に限局していること、転移していないことなどがあげられる。このような条件の場合、外科療法で完全切除が望める部位であれば、外科療法を選択すべきと考えるが、不完全切除例でさらなる拡大切除が不可能な場合、顕微鏡的残存病変に対して、根治目的の術後放射線療法を計画できるケースもあるだろう。実際問題としては、根治目的の放射線療法は、照射回数が多くなるため、頻回の受診、頻回の全身麻酔、治療費などが制限となる場合も多い。一般的に緩和目的と比較して、照射総線量が多くなるため、放射線障害のリスクも高くなる。

　緩和目的の放射線療法は、腫瘍による疼痛や機能障害の軽減が主な目的となる。したがって、QOLを重視し、放射線障害のリスクを最小限に抑え、合理的に最短期間での照射計画を立てられるよう、配慮すべきであろう。緩和を目的とする放射線療法の適応は、次のような状態が考えられる。すなわち、特定の部位での疼痛や機能障害が問題となり、他の治療では緩和が望めないケースや、放射線感受性が高く十分な局所制御効果が望めるものの転移が成立しているケース、さらに腫瘍の疼痛緩和目的や止血目的での照射や、外科療法が適応であるものの機能や形態の温存を重視して（あるいはなんらかの制限要素があって）緩和目的の治療とするケースなどさまざまである。

　放射線療法は、理論上すべての腫瘍細胞に効果があるが、いかなる治療目的においても正常組織の障害に配慮しなければならず、治療における照射線量は制限されることになる。したがって、腫瘍周囲の正常組織の耐容線量に余裕がある場合に放射線療法は実施しやすい。

　放射線による細胞死の機序は、大きく分けると、間期死（細胞が分裂することなく不活化し細胞死に至る）と分裂死（細胞の代謝は継続しつつも増殖能を失い細胞死に至る）の2つに分けられる。腫瘍細胞は、増殖期の細胞が圧倒的に放射線の障害を受けやすく、休止期の細胞は放射線の障害を受けにくい。つまり、放射線療法は増殖期の細胞に効果を示しやすく、休止期の細胞にはあまり効果がない。固形がんの内部は、休止期の細胞が多く、また、血管分布が乏しく低栄養、低酸素の状態となっており、治療効果が到達しにくい。これが、固形がんに対して、外科療法以外では効果を示しにくい理由となっている。したがって、それぞれの治療効果を発揮しうる選択が必要となり、特徴を生かした併用療法を考慮すべき場面も生じる。

　固形がんに対して、外科療法と放射線療法を併用する方法は、外科療法での完全切除が困難な場面では、考慮すべきである（図8）。固形がんの主病変の塊は、休止期の細胞が主体であるため、放射線抵抗性である。その一方で、主病変周囲の顕微鏡的病変の腫瘍細胞は、酸素化され分裂がさかんであるため、放射線感受性が高い。したがって、獣医療で一

第5章 治療学総論

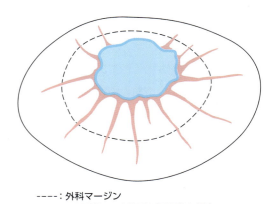

----: 外科マージン
解剖学的に一括切除が不可能な場合、
顕微鏡的病変まで減量することが目標
——: 放射線照射マージン
顕微鏡的残存病変が存在すると思われる
領域を照射野とする
■: 固形がんの主病変
休止期の細胞が多く放射線抵抗性
■: 顕微鏡的病変
増殖期の細胞が多く放射線感受性

図8　固形がんに対する外科療法と放射線療法の併用
外科療法単独で根治の可能性が低い場合、外科療法は腫瘍を顕微鏡的病変にまで減量することを目的とし、残存した顕微鏡的病変を放射線で治療する。このような治療計画は、理論上、理にかなっている。

般的に行われている方法の1つである、術後の周囲に残存した顕微鏡的病変に対して放射線療法を実施する方法は理にかなっている。事実、理論上だけでなく、臨床成績上も治療効果は得られている。外科療法による一括切除達成の可能性が低い場合、外科療法の目的は、腫瘍を顕微鏡的病変にまで減量することにある。しかし、切除辺縁に肉眼で確認可能な病変が取り残されている場合、放射線療法の効果は、顕微鏡的病変に対する効果に比較して、当然ながら少なくなる。

外科療法と術後放射線療法を併用する場合、外科療法の術創上に残存した顕微鏡的病変は、比較的低酸素状態となり、放射線抵抗性の細胞が残る可能性がある。このような現象は、術後放射線療法の成功を妨げる要因となるだろう。

一般的ではないが、術前に放射線療法を実施することで、腫瘍周囲の顕微鏡的病変を先に殺滅し、放射線抵抗性の主病変を後に外科療法で切除する方法もある。この方法の欠点は、外科療法実施時期が遅延すること、外科療法での切除範囲の決定とマージンの組織学的評価があいまいになることなどがあげられる。

腫瘍の治療における化学療法適応の代表は、造血系腫瘍のような全身性腫瘍であり、固形がんの治療に単独で用いられることはほとんどない。しかし、固形がんに対して、化学療法と放射線療法を併用する方法が選択されるケースは以下の2つがあげられる。1つは、局所病変に対しては放射線療法を用い、転移に対しては全身療法である化学療法を併用する場合であり、もう1つのケースは、化学療法剤を放射線増感剤として併用する場合である（化学療法剤で放射線増感作用が報告されているものがある：例としてプラチナ製剤）。

根治目的であれ緩和目的であれ、放射線療法を成功させるためには、的確な照射計画が必要不可欠である。照射野は、腫瘍全体だけでなく、外科療法同様にマージンを含み、隣接する潜在病変も照射野に含める必要がある。また同時に、正常組織を可能なかぎり保護するよう計画することも大切である。ある研究においては、軟部組織肉腫に対する放射療法療後の再発はすべて、照射範囲の辺縁か、その周囲の部位で認められており、照射範囲の計画が不適切であった可能性が示唆されている。この結果は、治療成績は照射計画の正確性に左右されることを示している。また、放射線には種類があり、オルソボルテージとメガボルテージに大きく分けられる。腫瘍の部位によっては、メガボルテージでなければ対応が難しいものもあるが、獣医療においては、メガボルテージ放射線治療装置を有する施設はまだ限られている。

3）化学療法

化学療法は、現在のところ外科療法や放射線療法と並んで犬や猫の悪性腫瘍の主要な治療法の1つで

ある。外科療法と放射線療法は、腫瘍に対する局所療法として用いられるのに対し、化学療法は主に全身療法として行われている。

悪性腫瘍は、最終的には原発部位から他の部位に遠隔転移を起こし、動物を死に至らしめる。化学療法は、それらを阻止または遅延させることを目的として使用される。また、化学療法単独で固形腫瘍を根治できることは犬の可移植性性器肉腫を除いてまれであるが、リンパ腫などの造血系腫瘍に対しては唯一の治療法である。

化学療法の最終目的は、がんを制御し患者にとってより良いQOLを維持し生存期間の延長をはかることである。そのため、化学療法を実施する者は、化学療法の適応やその作用機序、腫瘍の生物学的な増殖形態、薬剤の薬理学的動態、治療の原則、薬剤耐性のメカニズム、そして個々の薬剤の効果や毒性について熟知していなければならない。また、それらの薬剤の安全な取り扱い方についても理解していなければならない。そして、飼い主に対しても、上記の事柄についてわかりやすく説明できなければならない。

(1) 化学療法の適応

化学療法は、以下の場合において行うべきである。
- 化学療法に感受性があることがわかっている悪性腫瘍の治療（リンパ腫など）
- 微小転移を抑制するための術後補助的化学療法として（犬の骨肉腫あるいは血管肉腫など）
- 不完全切除後の局所再発の予防のため（再切除や放射線療法ができない肥満細胞腫など）
- 外科療法や放射線療法に先行して腫瘍を縮小させる術前治療として（巨大な胸腺腫など）
- 切除不能やすでに転移がみられる患者の緩和的効果や生存期間の延長を期待して（膀胱移行上皮癌など）
- 放射線療法の増感剤として

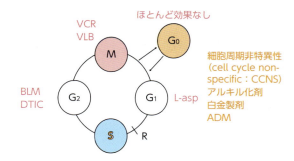

図9 細胞周期と各化学療法剤の効果
G_1：DNA合成準備期、S：DNA合成期、G_2：細胞分裂準備期、M：細胞分裂期、G_0：休止期。

(2) 化学療法剤の作用機序

正常な細胞あるいは腫瘍細胞はともに、G_1期、S期、G_2期、M期、そして休止中のG_0期と細胞周期をもって分裂を繰り返している。各化学療法剤は、それらの細胞周期に特異的あるいは非特異的に作用して細胞の分裂を阻害する（図9）。多くの化学療法剤は、DNAを傷害することにより細胞の複製を阻害、あるいはアポトーシスを誘導し腫瘍細胞を細胞死に導く。そのため、化学療法剤は活発に増殖している細胞ほど感受性が高い。そして、悪性腫瘍の細胞のみならず、活発に増殖する正常細胞にも同様に作用する。そのため、正常細胞が傷害され、副作用も発現する。

腫瘍の生物学的な増殖形態：腫瘍が臨床的に発見された場合は、通常直径1cm以上であることが多い。1cm^3の腫瘍塊には、約10^9個の細胞が含まれる。そして、そこから数回の細胞分裂で腫瘍は指数関数的に増大し、患者にさまざま悪影響を及ぼし、死に至らしめる。腫瘍の成長は、直線的ではなくGompertzianの成長曲線（図10）にみられるように腫瘍の成長段階によって異なる増殖速度をとる。

このような臨床的に明らかになった悪性腫瘍に対して、化学療法剤は一般的に無力である（造血系腫瘍を除く）。すなわち、このような大きな腫瘍塊では、

第5章 治療学総論

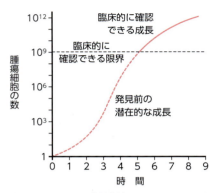

図10　Gompertzianの成長曲線
腫瘍の推測に基づく成長曲線は、発見前の長い潜伏期間と進行性のゆっくりとした増大を示す。初期の潜在的な成長期（高い成長率）において腫瘍細胞は化学療法剤により感受性を示す傾向がある。
参考図書6の図7.15を転載。

細胞周期のG_0期（休止期）の細胞が主体をなしている。一般的に化学療法剤が作用するのは、細胞分裂の過程にある細胞である。細胞分裂が、活発であればあるほど化学療法剤に対して感受性が高い。しかし、休止期にある細胞も、外科療法や放射線療法などで腫瘍の体積が減少すると再び細胞分裂を開始するため、化学療法剤に感受性となる。したがって、術後補助的化学療法は、理論的には非常に有効な手段である。

（3）薬剤の薬理学的動態

化学療法剤が抗腫瘍効果を発現するためには、その薬剤が腫瘍に到達し、そこで一定時間とどまらなければならない。これは、薬剤濃度と腫瘍に対する薬剤曝露時間の積で表されるが、さまざまな因子により左右される。投与および吸収経路に影響されたり、薬物の生体内での代謝に影響されることもある。薬剤の分布そのものに左右されることもあり、血液脳関門がその一例である。また、化学療法剤同士あるいは化学療法剤以外の薬物相互作用によっても吸収や代謝、排泄に変化が生じ、影響を受ける。そして、多くの化学療法剤が肝臓または腎臓から便中や尿中に排泄されるため、それらの臓器の機能によっても薬剤濃度や曝露時間は左右される。

（4）治療の原則

化学療法剤は、最大許容用量で可能な限り短い間隔で投与すべきである。根拠のない安易な薬用量の減量は、薬剤強度を低下させ、化学療法の効果を著しく低下させる可能性があるので慎むべきである。

ほとんどの化学療法剤は、体表面積に基づき（一部の化学療法剤は体重に基づき）計算し、その計算した用量を正確に投与すべきである。ただし、近年体表面積あたりで計算した用量の方が、体重あたりで計算した用量よりも、小型犬では毒性が発現しやすいために過剰な用量ではないかと言われている。これは、体重から体表面積を導き出す公式に問題があることが示唆されるが、どちらが適正か、あるいは新しい最適な投与量の計算方法について論議中である。また、単剤で用いるよりも多剤併用療法の方が薬剤耐性を招きにくいことから、可能であれば、その腫瘍に対して単剤で有効性が示唆されており、腫瘍細胞に対する作用機序が異なり、さらに毒性の異なる種類の薬剤を用いた多剤併用療法を選択すべきである。

（5）薬剤耐性

化学療法剤を使用することにより薬剤耐性が発現することがある。薬剤耐性のメカニズムについては、P糖タンパクによる細胞膜での排出機構の増強など以下に示す種々のメカニズムが考えられている。

- 薬剤の細胞内への取り込みの減少
- 細胞からのくみ出しの増加
- 薬剤の活性化の減少
- 薬物代謝の増加
- 標的酵素の量の増加や減少
- 標的酵素の変化
- SH基への結合による不活化

- DNAの修復の増加
- 化学療法剤によるアポトーシスの抑制

　治療中に薬剤耐性が考えられた場合は、交差耐性も含めた耐性のみられない化学療法剤（主にアルキル化剤）に変更すべきだが、この薬剤耐性の問題を克服することこそが化学療法による生存期間の延長に直結する課題である。

(6) 毒性

　化学療法剤の多くは、腫瘍細胞だけでなく活発に増殖する細胞にも同時に作用し毒性を示す。一般的にみられる毒性はBAGと呼ばれる毒性である。すなわち、骨髄抑制（bone marrow suppression）、脱毛（alopecia）、そして胃腸障害（gastrointestinal toxicity）である。これらの細胞群は、常に活発に増殖しているために化学療法剤に対して高感受性である。また、シクロホスファミドなどに特異的にみられる無菌性出血性膀胱炎のように薬剤固有の毒性を有するもの、ドキソルビシンの心筋毒性のように総投与量に応じて発現する毒性、シスプラチンのように猫には致死的な副作用を示す動物種固有の毒性を有するものも存在する。その他にも、血管外漏出によって重度の炎症を引き起こす薬剤や薬剤自体にアナフィラキシーを発現する作用のあるものも存在する。実際に化学療法を実施しようとする者は、個々の薬剤の毒性について熟知している必要がある。

　化学療法剤の毒性は、一般的に薬剤に固有の毒性が予想されやすいので、あらかじめ予想される毒性は可能なかぎり予防していくことが重要である（嘔吐が出やすい薬剤を使用する場合は、制吐剤を事前に使用するなど）。

　多くの飼い主は、化学療法の毒性（副作用）については非常に敏感である。化学療法中の動物に副作用が生じると、それだけで治療自体を断念することもある。飼い主には、化学療法の実施前にあらかじめ出現しやすい毒性について説明するだけでなく、副作用が発現した場合の対処法についても事前に説明しておくべきである。重要なことは、副作用を未然に防ぐことが飼い主の信頼を得、患者に対して化学療法を継続させていくことになり、ひいては患者の生存期間自体の延長やQOLの改善に直結するということである。

　個々の薬剤の効果と毒性については、「第8章 化学療法」を参照されたい。

(7) 化学療法剤の安全な取り扱い

　不適切な化学療法剤の取り扱いは、使用される患者のみならず、治療に携わる獣医師、動物看護師、そして飼い主にも有害な作用をもたらすことがある。そのため、化学療法剤の取り扱いには、十分注意する必要がある。不必要な薬剤の曝露を防ぐため以下の点に注意する。

　化学療法剤の調剤・投与時には、グローブ、ガウン、マスクなどの着用が推奨される。調剤は、安全キャビネット内で行い、薬剤の漏洩を防ぐ。薬液の吸引などは、BD PhaSeal™ systemなどの閉鎖系機構を用いると薬剤の気化による漏洩も予防できる。もちろん、調剤・投与場所での飲食・喫煙などは厳禁である。使用後の廃棄については、鋭利なものとそれ以外のものを分別し、個別に定められた方法で廃棄する。化学療法剤は主に便中と尿中に排泄されるため、投与後48時間はそれらの掃除には、グローブを着用して行う。このことは、飼い主に対しても十分説明しておく必要がある。

(8) インフォームド・コンセント

　これから化学療法を開始しようとする飼い主には、以下のことを十分説明の上、理解してもらう必要がある。

- 患者の治療のためには、毒性が発現する可能性もあるが化学療法が必要不可欠な病態であること。
- 他の治療法では代替できないこと。

第5章 治療学総論

- 化学療法の毒性は、多くの場合予防することが可能であり、毒性が発現しても適切な治療を行えば治癒することがほとんどであること。
- 治療効果については、腫瘍の種類や病期、個体差があり、一様ではない。
- 治療目的（ほとんどの場合は緩和治療である。特にリンパ腫の場合は、寛解と完治の違いを明確に説明しておく必要がある）。
- 使用するプロトコールの詳細（治療周期や使用する薬剤の毒性について）。
- コスト。
- 内服薬を処方する場合はその投与方法。
- 化学療法剤投与後の排泄物の取り扱いについて。

(9) その他の化学療法

　化学療法剤の局所投与は、全身投与に比べて、標的の腫瘍に対して高濃度の薬剤を意図的に曝露させることを目的としている。例えば、犬の中皮腫に対するシスプラチンの胸腔内投与や腹腔内投与があげられる。あるいは、国内未発売であるが、以前より米国では、犬の骨肉腫に対してopen-cell polylactic acid（OPLA）-platinumを患肢温存術を実施した部位に埋没させて腫瘍の再発を阻害する治療も行われている。

　放射線治療の増感剤としては、シスプラチン、ミトキサントロン、ゲムシタビン、パクリタキセルが用いられ、放射線療法と併用されている。

　メトロノーム療法とは、ごく低用量で持続的に化学療法剤を投与する方法である。この方法は、腫瘍容積を減少させることが目的ではなく、腫瘍が成長するために必要な血管新生を遅らせ、その結果腫瘍の成長を阻害し患者の生存期間の延長を期待する方法である。しかしこの考え方は、現在さまざまな臨床試験が行われている最中であり、現実的にはもうしばらく結果を待つ必要がある。

　分子標的薬は、近年注目されている薬剤群である。がんの増殖機構が徐々に明らかになるにつれ、その増殖機構の一部に選択的に働きかけて腫瘍の増殖を阻止しようとする薬剤群である。人のがん治療ではすでに乳癌に対するトラスツズマブ、リンパ腫に対するリツキシマブ、慢性骨髄性白血病や消化管間葉性腫瘍（GIST）に対するイマチニブ、多発性骨髄腫に対するボルテゾミブなどが認知されている。これらの薬剤の優れている点は、一般的には正常な増殖を行う細胞に影響を与えず特定の腫瘍の特定の増殖機構にのみ作用するため、従来の化学療法剤にみられた種々の副反応が発現しにくいことである。獣医療の分野でもチロシンキナーゼ阻害薬の一種が販売され、切除不能の犬の肥満細胞腫に投与されている。これらの薬剤は、今後さまざまな腫瘍の治療に対して用いられると想像されるが、その抗腫瘍効果や持続期間、あるいは副反応については慎重に検討すべきである。

　最後に、化学療法（抗がん剤を自分の動物に投与されるということ）に対する、飼い主の期待や不安は、おそらくわれわれの想像以上のものがあると思われる。したがって、化学療法を実施する獣医師は、十分に化学療法について知識を深め、慎重に投与することが求められる。また、化学療法の分野は、学術的な進歩が著しい分野であり、常に最新の情報を得る努力を惜しまないでいただきたい。

4）免疫療法

　腫瘍免疫療法とは、正常細胞とがん細胞の違いを認識し、がん細胞を除去できる生体の免疫系の能力を使って治療する方法である。

(1) がんと免疫

　がんをコントロールする免疫系の役割は、①がん患者の自然治癒、②免疫不全患者のがん発生率の上昇、③腫瘍組織や転移したリンパ節内にみられる細

胞傷害性Ｔ細胞の増加、④腫瘍随伴性自己免疫疾患の進行、など数多くのエビデンスに基づいている。

　腫瘍に対する免疫応答で重要と考えられているのは細胞性免疫である。細胞性免疫には以下の細胞が関与している。抗原提示と腫瘍特異的Ｔ細胞を作動させる樹状細胞、貪食作用と抗体依存性細胞傷害（ACDD）による腫瘍細胞毒性作用をもちサイトカインを産生して細胞性免疫を活性化させるマクロファージ、アポトーシスを引き起こすパーフォリンによる腫瘍細胞毒性をもつＮＫ細胞、パーフォリンとサイトカイン放出により直接的・間接的に腫瘍を溶解する細胞傷害性Ｔリンパ球（CTL）、CTLをサポートするヘルパーＴリンパ球（Th1）と長期的に腫瘍再発を監視するメモリーＴ細胞である。一方、液性免疫は抗腫瘍免疫として重要な役割は担っていないが、モノクローナル抗体は免疫療法の１つとして重要な位置を占めている。また、サイトカインは細胞性免疫を高める中心的役割をもつ。細胞性免疫活性をもつサイトカインにはIL-2、IL-12、IFN-γなどが、免疫抑制性サイトカインにはIL-10、TGF-β、IL-13などがある。しかし、腫瘍と免疫機構の関係は複雑で、例えばサイトカインTGF-βとINF-γは状況によって抗腫瘍であったり、逆に腫瘍成長刺激性であるなど一様でない上に解明されていない部分もあり、免疫療法の潜在的な危険性と可能性を含んでいる。

　また、腫瘍は免疫反応を回避する方法（免疫回避メカニズム）をもっていると言われる。そのメカニズムには主に以下の４つが考えられている。①腫瘍細胞は自己組織との違いが少ないため腫瘍抗原を取り込んだ樹状細胞は完全に活性化せず、そのためＴ細胞への抗原提示性が弱く、弱い抗原提示性はＴ細胞を不活化し、さらに以後この抗原には反応しなくなる。②腫瘍に誘導された抗炎症性サイトカイン（TGF-β、IL-10）がCD4とCD8リンパ球および樹状細胞機能を直接抑制する。③担がん犬では制御性Ｔ細胞が増加しており、これがTh1やCTLを抑制する。④腫瘍細胞表面に発現する免疫応答抑制分子（PD-L1）はＴ細胞のPD-1と結びつくとＴ細胞は腫瘍への攻撃をやめてしまう。

(2) 抗腫瘍免疫療法の分類
(ⅰ) 非特異的免疫療法
　宿主の免疫を全般的に賦活化することで抗腫瘍効果を上げる療法。生物反応修飾物質療法、組み換えサイトカイン療法がある。

(ⅱ) 特異的免疫療法
　腫瘍に対する特異的な免疫活性を生体に起こさせる療法。腫瘍抗原を生体の免疫系に認識させる免疫処置の方法や、活性化エフェクター細胞や腫瘍標識抗体などの免疫学的試薬を移入する方法がある。免疫処置の方法にはがんワクチン、免疫学的試薬の移入の方法には養子免疫療法とモノクローナル抗体による免疫療法がある。

5）BRM療法

　BRM（biologic response modification）療法とは、免疫療法の分野を含み、生物学的療法、生体応答調節剤療法とも呼ばれる。自然または合成物質、あるいは方法を用いて宿主と腫瘍の関係を変えることで抗腫瘍効果をもたらす。

6）支持療法

(1) 疼痛管理
　がんによる痛みの原因は、腫瘍組織の浸潤・転移による直接的なもの、腫瘍組織による炎症、骨折、他の二次的なもの、化学療法や放射線療法、外科療法などの治療によるものがある。がん性疼痛は急性疼痛と同程度の強い痛みで、がんの進行により程度を増しつつ持続するため生体にとって苦痛や侵襲の程度が最も大きくなる。持続する痛みは、末梢感作

第5章 治療学総論

や中枢感作から痛覚過敏となり、鎮痛処置への抵抗性を引き起こすため、腫瘍疾患では早期からの疼痛管理は重要である。がん性疼痛の生体への影響は、QOLを低下させ、創傷治癒を遅延、免疫系を抑制、循環器系や呼吸器系に負担をかけ、消化管運動の抑制、悪液質の進行、治療に対する効果の減少、生存期間の短縮などさまざまな悪影響を及ぼす。

　がん性疼痛の鎮痛アプローチには、世界保健機関（WHO）の3ステップ法や逆ピラミッドアプローチ法があるが、痛みの増強に対しては作用機序の異なる鎮痛薬を複数使用するマルチモーダルな治療アプローチを考慮すべきである。また難治性の痛みには、患者を入院させて多種の鎮痛剤を血管内へ投与し、中枢感作を抑制するワインドダウン療法がある。

　オピオイドは、脳あるいは脊髄を中心として存在するオピオイド受容体に作用して痛み抑制性神経を賦括化する。麻薬性オピオイドの鎮痛効果は強力で、モルヒネ、フェンタニル、レミフェンタニルがある。非麻薬性オピオイドは、ブトルファノール、ブプレノルフィンに代表され、用量を増してもある一定以上の効果の増大がみられない天井効果を示すが、副作用も少ない。ブトルファノールはμ受容体に拮抗薬として作動するので、モルヒネなどμ受容体作動薬との併用は避ける。ケタミンは、脊髄の痛みの伝達経路であるNMDA受容体の拮抗薬で、中枢感作の抑制に非常に有効である。

　非ステロイド性抗炎症薬（NSAIDs）は、シクロオキシゲナーゼ酵素（COX）が介して産生される発痛増強物質プロスタグランジン（PG）の産生抑制と神経末端の痛覚受容器や脊髄後角での痛みの伝達に関与するPG作用を遮断して鎮痛作用を発揮する。非特異的COX阻害剤はCOX-1の働きである消化管粘膜保護、血流維持、血小板凝集作用を阻害するため消化器障害や腎障害および血液凝固障害を起こす。アスピリン、ケトフェン、ベタプロフェン他がある。特異的COX-2阻害剤は、COX-1の働きを阻害しないため副作用が生じる可能性は少ないと考えられている。ケトプロフェン、カルプロフェン、メロキシカム、デラコキシブ、フィロコキシブ他がある。COX-2阻害剤は一部の腫瘍に対して抗腫瘍効果をもつため分子標的薬や血管新生阻害薬としても使用される。

　その他の鎮痛の方法には、局所麻酔、全身麻酔、理学療法、α_2アドレナリン受容体作動薬の脊髄くも膜下腔内投与などがある。副作用や併用できない薬に注意する。補助療法には鎮痙剤（ガバペンチン）、三環系抗うつ剤、ステロイド、ビスフォスフォネート、手術による減量（骨肉腫の断脚など）、放射線照射、針灸術、グルコサミンなどの健康補助食品があり、薬物の用量を減じたり鎮痛薬の効果を上げたりするために併用される。

(2) 栄養管理

担がん動物では栄養失調に基づく病的な全身の衰弱状態（がん性悪液質）から食欲不振、体重減少、疲労、免疫異常、消化管や心肺機能の低下などさまざまな臨床症状を引き起こす。また、QOLの低下、治療の副作用増大、生存期間の短縮など予後に悪影響を与えるため、栄養管理は重要である。栄養失調は、口腔内腫瘍や消化管腫瘍などにより栄養摂取や吸収ができない場合や、抗がん剤などの治療の副作用で食欲不振や腸管の消化吸収機能が低下する場合など機能的な原因でもみられ、十分な栄養を摂取しているにもかかわらず代謝の変化とエネルギー消費の増加から体重減少がみられることがある（原発性悪液質）。

　担がん動物は高乳酸血症や高インスリン血症、アミノ酸や脂質の代謝の変化が起こっていて、腫瘍を治療した後もしばしば代謝の変化が治まらないことがある。単純炭水化物（糖）は腫瘍の最も好むエネルギー源であるが、担がん動物はインスリン抵抗性や糖不耐性であるため効率よく糖を利用できない。

炭水化物は腫瘍の嫌気的解糖によってATPと乳酸を産生する。乳酸はコリ回路によってブドウ糖に還元される。還元するエネルギーは宿主の負担となるためがん細胞が炭水化物を代謝するたびに宿主のエネルギーが奪われる。また、腫瘍は糖新生のために宿主のアミノ酸を選択的に消費するので、宿主のタンパク摂取が消費に追いつかなくなると宿主の免疫機能、消化管機能、創傷治癒に影響を与える。腫瘍は脂肪をエネルギー源として代謝することが苦手であるが、宿主は脂肪を酸化してエネルギーを産生できる。したがって、がん性悪液質の犬猫のための食事は、体調や併発する基礎疾患や病変により変わるものの、基本的には、低炭水化物、良質で生体利用性の高いタンパク、高脂肪、高栄養の食事が有益である。

カロリー配分は、全エネルギー要求量の30％がタンパク、脂肪は体が順応できれば最高65％まで、残りが炭水化物となる。全エネルギー要求量は基礎エネルギー必要量（BER）をもとに計算する。すなわち、全エネルギー要求量＝MER×疾病係数（腫瘍1.0～1.3）、MER＝BER×（成犬1.8、肥満犬1.2、不妊成犬1.6など）、BER＝70×(体重kg)$^{0.75}$により算出する。全エネルギー要求量は、個々の要求量の概算とし、ボディコンディションスコア（BCS）の評価により継続して理想的BCSを維持するために調整する必要がある。

腫瘍の成長・転移に関連した栄養素にはグルタミン、アルギニン、n-3脂肪酸、n-6脂肪酸などがある。グルタミンは消化管粘膜の健康状態および免疫機能を保ち、放射線照射による口腔粘膜の治癒を促進すると報告されている。また、グルタミンの摂取は筋肉タンパクの合成を促進し、タンパク異化を低下させて体脂肪の損失を防ぐ。アルギニンは免疫機能を増し、腫瘍の成長や転移を抑制する効果や創傷治癒を促進する効果がある。犬リンパ腫ステージⅢaで、アルギニンとn-3脂肪酸の添加で寛解期間と生存期間がわずかに延びたと報告されている。n-3脂肪酸のエイコサペンタエン酸（EPA）とドコサヘキサエン酸（DHA）は、抗腫瘍効果や抗悪液質効果が報告されている。n-3は乾物質量として食事全体の5％以上が推奨されている。n-6脂肪酸のリノール酸やガンマリノレン酸は、腫瘍の成長および転移を促進する可能性が報告されている。食事におけるn-6群とn-3群の比率は3以下であることが推奨されている。

腫瘍をもつ動物は、短期間食べないだけで栄養失調に関する合併症へと進行することがあるので、栄養支持療法は早期に開始する。アプローチ方法は、食欲不振を起こす要因の排除、食べやすい食事、食欲刺激剤の使用、チューブによる経胃・経腸栄養がある。経静脈栄養補給は人で腫瘍増大と転移助長に関係すると報告されており、動物でも消化管に食物が存在しなくなると消化管機能の低下や細菌の侵入が起こりやすくなるため、経腸栄養との併用が望ましいと言われている。

7）その他の治療

(1) 凍結外科

笑気や液体窒素などを使って腫瘍組織を低温にすることにより腫瘍の細胞死を誘導する治療法。細胞死の機序は、細胞膜の破壊、電解質の変化、細胞タンパクの変性、温熱ショックによる直接的作用と小血管と毛細血管の傷害による凍結組織の虚脱が起こる間接的作用がある。

長所は、迅速、安価、簡便、全身麻酔の回避である。主な短所は、マージン部位が確認できないこと、装置の価格、液体窒素の蒸発、四肢や尾の全周1/3以上の凍結では肉芽形成や上皮形成しないことである。

適応は、良性または浸潤性が局所的である2.5cm未満の小型腫瘍である。眼瞼のマイボーム腺や乳頭腫などの良性腫瘍、肛門全周の90度未満に限局した肛門周囲腺腫や浅部の良性孤立腫瘍、片側皮質骨

にわずかに浸潤している低グレードの口腔腫瘍、皮膚の小さな良性腫瘍なども適応である。不適応は、肛門周囲の深部へ浸潤した腫瘍や悪性腫瘍、腫瘍の浸潤した顎骨の全層凍結（骨折）、咽頭や扁桃の凍結（呼吸困難）、皮膚肥満細胞腫（脱顆粒）である。

禁忌は、長骨の骨肉腫（骨折）、鼻腔内腫瘍（口腔鼻腔瘻）、肛門全周の腫瘍（管腔の線維性狭窄）、大きな肥満細胞腫（脱顆粒）、大きな浸潤性腫瘍である。

(2) 温熱療法

組織の温度を上げることで腫瘍を治療する方法。41℃以上の高体温は時間依存性・温度依存性の直接細胞毒性がある。

メカニズムは不明だが、細胞の構成要素や機能に影響するためと考えられる。温熱療法により、腫瘍血管は拡張能が低いため熱がとどまりやすいこと、低酸素アシドーシスの細胞には選択的細胞毒性があり、腫瘍の微小血管が熱による破壊を受けることでさらにアシドーシス、虚血性壊死へと進みやすいことが抗腫瘍効果を示す。また、高体温は放射線や化学療法の抗がん効果を高める。放射線療法に抵抗する低酸素の腫瘍細胞は熱に反応しやすく、温熱療法はS期、放射線療法はM期という異なる細胞周期に作用し相乗効果が得られる。シクロフォスファミドなどのいくつかの化学療法剤は高体温による細胞膜の透過性増大、DNA修復阻害などにより細胞毒性が高まる。39～42℃の低温度帯でも放射線障害からの回復促進、再酸素化、血流の改善、熱ショック反応の誘導、免疫的刺激から放射線療法や化学療法の反応を改善する。

しかし、実際には熱の伝導と血流による熱の輸送で組織の温度が一定せず、一貫した温熱を腫瘍にためられないこと、腫瘍温度のモニタに限界があること、43℃以下の温度で細胞が熱ショックタンパクを合成し熱に対する抵抗性を増すことで良い結果を得られないことなどがある。今後、MRIを使った検温方法の開発や温度感受性リポソームの利用、熱ショックタンパクの遺伝子治療などの開発が望まれている。表面の加温法には、赤外線、可視光線、温風、温湯、ロウ浴、全体加温法には超音波、マイクロ波、高周波電流、レーザーがある。全身播種のがんには、血液灌流用体外装置を使用する。

(3) 光力学療法（PDT）

光力学療法は、腫瘍内に局在している光感受性物質と適切な波長の光が反応し、励起された光感受性物質が活性酸素を発生させ、血管のうっ血と壊死、膜傷害、アポトーシス、免疫効果細胞の働きを促進し、腫瘍の細胞死を誘導する。光感受性物質は選択的に腫瘍組織に取り込まれる。例えば、腫瘍内のpHが低いために腫瘍内の脂肪の親和性が高まり脂肪と光感受性物質は結合する。また、腫瘍内の新生されたコラーゲンはポルフィリン系光感受性物質と親和性がある。

光源は、可変色素レーザー、単一波長のダイオードレーザー、発光ダイオード（LED）アレイ、濾光装置によって組織を透過するのに適した波長630nm以上の光線を照射する。方法として、光ファイバーのマイクロレンズから発する光線を腫瘍表面から照射する表層照射、先端が拡散筒になった光ファイバーを腫瘍に直接挿入する間隙照射か術中照射がある。

獣医療への臨床応用は、扁平上皮癌（犬猫皮膚扁平上皮癌、犬口腔扁平上皮癌など）や、多くの表在性で局在した腫瘍に適している。猫の日光誘発性扁平上皮癌の18例の報告では、4スルホン酸フタロシアニン化アルミニウム投与後レーザー照射でCRが70％、腫瘍進行阻止期間は18ヵ月であった。その他、犬膀胱移行上皮癌、皮膚表在性癌で臨床応用されているが、獣医療では治療例が少ないため適応が定まっていない。尿路系、呼吸器、口腔病変には大

きな可能性がある。5例の犬の膀胱移行上皮癌で5アミノレブリン酸（ALA）によるPDTの1回照射にて進行阻止期間4～34週（中央値6週間）であったと報告されている。

有害反応は、皮膚の光線過敏症、局所の腫脹、食欲不振、肝毒性、嘔吐と報告されている。抗がん剤や外部放射線療法との併用も有効で、ポルフィリン系光感受性物質は放射線感受性物質としても働く。

(4) 分子標的治療

分子標的治療とは、疾患の病態に関与する細胞機能をゲノムレベルや分子レベルで解明し、その遺伝子産物に特異的に作用する薬剤を作製して治療に用いる方法である。犬猫の治療薬としては、犬のアレルギーやアトピー性皮膚炎に使用されるオクラシチニブ（アポキル®）と抗腫瘍分子標的薬としてイマチニブ（グリベック®）、トセラニブ（パラディア®）、マシチニブ（Masivet®、Kinavet®）が臨床で使用されている。抗腫瘍分子標的薬は、腫瘍細胞の増殖、浸潤および転移にかかわる分子を標的としてその機能を選択的に抑えることで腫瘍細胞の増殖を抑制する抗がん剤として利用される。抗腫瘍分子標的薬の標的の多くは、細胞内シグナル伝達の中心的役割のキナーゼと呼ばれるタンパク質である。正常細胞では、細胞外からのシグナルや刺激（増殖因子、サイトカインなど）をキナーゼによるタンパク質のリン酸化により細胞内シグナルに変えて核へと伝達し、細胞の生存、死、成長、移動を制御している。人では、多くの悪性腫瘍でシグナル伝達を活性化して制御を逸脱した細胞増殖を起こしている異常キナーゼが同定されている。

細胞内シグナル伝達のキナーゼは、ATPのリン酸基をアミノ酸に結合（リン酸化）させることで機能を発揮する。リン酸化されるアミノ酸基がチロシンの場合はチロシンキナーゼ、セリン／スレオニンの場合はセリン／スレオニンキナーゼで、キナーゼ

表2　犬猫の腫瘍において標的になりうる分子

標的分子	標的を発現した腫瘍細胞
KIT	MCT、GIST、犬口腔メラノーマ、犬肛門嚢アポクリン腺癌、甲状腺癌
PDGFR	犬骨肉腫、犬肛門嚢アポクリン腺癌、甲状腺癌、猫注射部位関連肉腫
VEGFR	犬肛門嚢アポクリン腺癌、甲状腺癌
IGF-1R	犬メラノーマ、犬骨肉腫
HER2	犬骨肉腫
MET	犬骨肉腫
RET	甲状腺癌
FLT3	犬リンパ増殖性疾患
Ret	犬肛門嚢アポクリン腺癌
FAK	犬血管肉腫
MEK	犬血管肉腫
STAT	犬血管肉腫

の多くはセリン／スレオニンキナーゼだが数％のチロシンキナーゼが生物学的に重要なケースが多い。犬猫の分子標的薬の標的の多くもチロシンキナーゼである（表2）。

分子標的薬を標的別に分類するとキナーゼとキナーゼ以外に分けられるが、最も多いのはキナーゼ阻害薬である。また、分子標的薬を化学的特性で分類すると低分子化合物と抗体医薬品に分けられる（図11）。低分子化合物は分子量が小さいので細胞膜を透過し細胞内や核内まで移行して細胞内の標的に作用し、経口で連続投与できる。標的のキナーゼの中で最も多く研究されているチロシンキナーゼは、受容体型と非受容体型に分かれる。チロシンキナーゼのうち細胞表面に発現しているのが受容体型チロシンキナーゼ（RTK）で、犬猫ではRTKの幹細胞因子受容体（KIT）が肥満細胞腫（MCT）や消化管の蠕動運動のペースメーカーのカハール細胞由来腫瘍の消化管間質肉腫（GIST）の一部で異常な活性を示していることが有名である。RTKの構造はリガンド（特定の受容体に特異的に結合する物質）が結合する細胞外領域、細胞膜を貫通する領域、チロシンキナーゼの活性を有する細胞内領域からなる（図12）。RTK単量体にリガンドが結合すると受容体は二量体を形成し、細胞内領域のチロシ

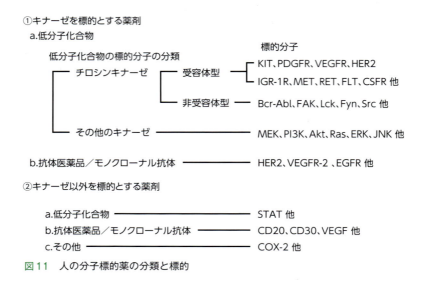

図11 人の分子標的薬の分類と標的

ンキナーゼが活性化しチロシン残基にATPのリン酸基を付加する。その結果、受容体のタンパク質が活性化し細胞内の非受容体型のシグナル伝達タンパク質が次々と活性化しカスケードが起こり核内へ情報を伝達する。核は細胞増殖に関連する遺伝子の転写を促し増殖機能を果たす。RTKに不適切な活性化が起こると異常な細胞増殖や異常な遺伝子発現から腫瘍発症や腫瘍の悪性転換に至る。不適切な活性化の原因として、①腫瘍細胞自らリガンドを産生し増殖を刺激する、②RTKの過剰発現により自発的に二量体が形成される、③RTKの遺伝子変異によりリガンドの結合なしで恒常的な活性化が起こるなどが考えられている。犬猫の主なRTKは、幹細胞因子受容体（KIT）、血小板由来成長因子受容体（PDGFR）、血管内皮増殖因子受容体（VEGFR）がある（表3）。

KITはRTKの幹細胞因子（SCF）の受容体でSCFの結合でチロシンキナーゼ活性を獲得し細胞の増殖、分化、生存、遊走の促進およびアポトーシス抑制に機能する。正常細胞でKITは、造血幹細胞、肥満細胞、消化管カハール細胞、メラノサイト、精祖細胞に発現している。

KITの機能異常を起こす原因として明らかなのが

KITをコードする c-kit 遺伝子の変異がある。c-kit 変異があるとSCFの結合なしにKITが活性化し恒常的に増殖シグナルを伝達し続ける。このように機能が亢進するような変化を与える遺伝子を機能獲得型変異という。また、がん化に直接かかわる主役の遺伝子変異をドライバー変異といい、がん発生には無関係な遺伝子ががん発生を補助する役割を果たす遺伝子変異をパッセンジャー変異という。c-kit 変異の保有率は犬MCTの約30％、猫MCTの約67％と報告される。

犬MCTでは c-kit エクソン11（16.8％）、猫MCTではエクソン8（45.2％）の変異が最も多く、犬ではそのほとんどに遺伝子内縦列重複配列（internal tender duplication：ITD）が認められ、これはドライバー変異とされ分子標的薬の効果予測の指標となる。また、犬MCTの c-kit エクソン11のITD変異の保有率と悪性度が関連しておりグレードが高くなるほど変異の割合が高くなると言われている。他に、犬MCTでは c-kit エクソン8、9、17の変異、猫では c-kit エクソン9、11の変異が報告されるが、これらの変異とグレードとの関連は不明である。犬のGISTの一部にも c-kit 変異がみられると報告される。

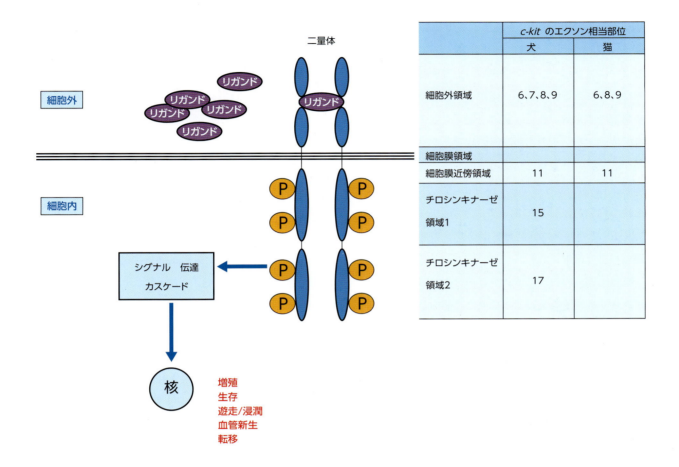

図12 チロシンキナーゼ受容体のKIT構造

表3 犬猫の主なRTKとその働き

リガンド	受容体	受容体の位置	働き
幹細胞因子 stem cell factor：SCF	幹細胞因子受容体 KIT	肥満細胞 カハール細胞 など	増殖、分化、生存 遊走の促進 アポトーシス抑制
血小板由来成長因子 platelet-derived growth factor：PDGF	血小板由来成長因子受容体 PDGFR	毛細血管の周皮細胞	形成された血管の成熟と生存を支持する
血管内皮増殖因子 vascular endothelial growth factor：VEGF	血管内皮増殖因子受容体 VEGFR	血管内皮細胞	血管内皮細胞の移動と分化を促進

　PDGFRはRTKの血小板由来成長因子（PDGF）の受容体でPDGFの結合で受容体発現細胞に機能して発現細胞の増殖促進、創傷治療、血管新生の役割を果たす。KITと相同性が高い。正常細胞の毛細血管の周皮細胞、平滑筋細胞、上皮細胞などのさまざまな細胞に発現している。腫瘍細胞では犬骨肉腫、犬肛門嚢アポクリン腺癌、猫注射部位関連肉腫の細胞に発現がみられたと報告されている。

　VEGFRはRTKの血管内皮増殖因子（VEGF）の受容体で、VEGFの結合で血管内皮細胞に機能して血管新生、リンパ管新生、血管透過性亢進の役割を果たす。KITと相同性が高い。受容体には

第5章 治療学総論

VEGFR-1とVEGFR-2があり、後者は酵素活性が高く血管新生作用が強いとされる。VEGF産生細胞はマクロファージ、間質細胞、上皮細胞、腫瘍細胞などさまざまな細胞から産生される。腫瘍は栄養や酸素の要求量が高く通常の組織よりも多くの血管を必要とする。そのため腫瘍の成長とともに腫瘍細胞が低酸素、低栄養になると腫瘍細胞、腫瘍の間質細胞、血管内皮細胞からVEGFが産生され受容体を持つ血管内皮細胞に働いて血管新生を促進する。VEGFR-2の発現は肛門嚢アポクリン腺癌、甲状腺癌の細胞で報告される。

抗体医薬品の主体はモノクローナル抗体で、分子が大きく細胞膜を透過できないため標的となる細胞外タンパク質や細胞表面の受容体タンパク質に結合し標的の応答低下もしくは抗体の持つ中和作用、NK細胞やマクロファージあるいは補体を介した細胞傷害作用により抗腫瘍効果を発揮する。1～3週間に1回の注射投与になる。

分子標的薬は抗がん剤として使用されるが、従来の抗がん剤と異なる。従来の抗がん剤は細胞周期に特異的あるいは非特異性に作用し、DNAを障害し細胞の複製を阻害しアポトーシスを誘導する。そのため正常細胞の分裂の速い骨髄造血細胞や消化管上皮細胞も傷害され、骨髄毒性や消化器毒性をもたらす。分子標的薬は、がんの発生原因となる変異分子や増殖の鍵となる物質およびがん特有の分子を標的として選択的に攻撃するため理論的には低い副作用となる。しかしながら、分子標的薬は正常細胞に発現する標的にも作用するため副作用がでることもある。そして新薬のため、従来の抗がん剤と異なり副作用発現時期の予測が難しく長期使用に際しての副作用がまだまだ不明である。また、抗がん剤は効果を最大限にするため最大耐用量で投与されるが、人医療の分子標的薬の至適投与量は血中の最小有効濃度で決められている。犬猫でも最大耐用量より低い投与量が現在推奨されているが、投与量、投与期間など確定されていない。

（5）抗血管新生治療

血管新生とは既存の血管から新たに血管分岐が発芽して伸長することで、脈管形成は骨髄由来血管内皮前駆細胞の分化によって血管内皮細胞が発生し管腔を形成する。

がんには血管が備わっていないため血管新生がないと2～3mm³以上に大きくなることができない。そのため、低酸素になるとがん細胞は骨髄由来血管内皮前駆細胞などを集め、また各細胞から血管新生因子（VEGF、PDGF、アンギオポエチン、線維芽細胞成長因子ほか）が産生され血管を新生する。このことから、がんには血管新生が重要であり血管を標的とする治療が考えられた。腫瘍血管を形成する血管内皮細胞は腫瘍に比べ遺伝子の変異が少なく治療抵抗性になりにくく、正常血管の内皮細胞よりも未熟で常に分裂していることから腫瘍血管だけを攻撃できる可能性がある。方法として、血管新生抑制因子の投与、マトリックスメタロプロテアーゼ（既存の血管の細胞外基質や基底膜を破壊する酵素で新しい血管をつくる）の不活化、血管毒など多くの研究がされているが、現在のところは分子標的薬による血管新生因子（VEGF・PDGF）やその受容体のブロックとメトロノーム療法やCOX-2阻害剤が臨床実用されている。

4. 治療効果判定

腫瘍治療の効果判定としてWHOが提唱したガイドライン（1979）に加え、固形がんに関しては2013年にResponse Evaluation Criteria for Solid Tumours in dogs (v1.0)としてVeterinary Cooperative Oncology Group (VCOG)から犬のRECIST (cRECIST v1.0)が発表された。ま

た、2009年には犬のリンパ腫に対するRECISTがVCOGから発表されている。

1）腫瘍サイズの測定

腫瘍のサイズを正確に測定することは重要である。WHOのガイドラインでは腫瘍サイズの積の和を比較するものであり、腫瘍体積を以下の計算式により算出する。

腫瘍サイズは、ノギスを用いて測定する（図13）。

$$腫瘍サイズ = \frac{腫瘍の縦 \times 横 \times 高さ \times 3.14}{6}$$

正確に腫瘍の体積を算出し、化学療法開始前と比較して腫瘍の体積の変化を、以下の化学療法効果判定基準により評価する。

2）WHOガイドラインによる効果判定基準（図14）

- 完全寛解（CR）：肉眼ならびに各種検査において病変が全く認められない状態。
- 部分寛解（PR）：病変が50％以上縮小した状態。
- 安定病変（SD）：病変の縮小が50％未満、または病変の増大が25％未満の状態。
- 進行性病変（PD）：病変が25％以上増大（進行）した状態。

WHOガイドラインによる効果判定基準では、縦×横×高さを測定する必要があり、X線画像による腫瘍サイズの評価が難しいなどの欠点を有した。RECISTガイドラインによる効果判定基準では、それらが改善されている。

3）cRECIST v1.0ガイドライン

cRECIST v1.0では、2009年に改正された人のRECIST v1.1を参照として標的病変と新病変以外にリンパ節サイズを評価する新しい評価法となった。
- 完全寛解（CR）：すべての標的病変の消失。リン

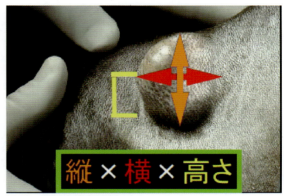

図13　腫瘍サイズの測定

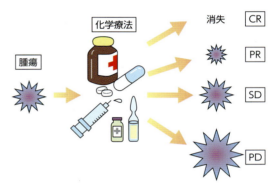

図14　化学療法後の効果判定

パ節が10mm以下に短縮。
- 部分寛解（PR）：標的病変が30％以上の縮小。
- 安定病変（SD）：標的病変が30％未満の縮小または20％未満の増大。
- 進行性病変（PD）：新病変、標的病変の20％以上の増大。

4）犬のリンパ腫に対するRECIST

この効果判定基準は、長径20mm以上の標的病変と、長径10mm以上の測定可能病変を設定する。標的病変は1〜5個設定し、長径の和で評価するが、このガイドラインでは、腫瘍サイズ測定にノギスを使用することと、2人で測定した平均を用いて判定するよう規定している。
- 完全奏効（CR）：標的病変の消失。いずれの病変も5mm以下であること、非標的病変が正常のサ

イズに縮小、新しい病変なし。
- 部分奏効（PR）：標的病変の長径の和が30％以上縮小した状態。
- 維持病変（SD）：PRもPDもあてはまらない状態。
- 進行性病変（PD）：標的病変が20％以上増大した状態、標的病変が最小時より5mm増大した状態。非標的病変の増大、新しい病変の出現。

5. 腫瘍随伴症候群の治療

腫瘍随伴症候群は、腫瘍そのものよりも動物を衰弱させたり死に至らしめることがあるため、重要かつ緊急の治療を要することも多い。腫瘍と平行した治療が理想であるが、腫瘍随伴症候群の治療が優先されることも多い。

1) 高カルシウム血症

高カルシウム血症の治療は、利尿、グルココルチコイド、カルシトニン、ビスフォスフォネートなどが用いられる。利尿は、電解質をモニタしながら生理食塩液などを用いて点滴することでカルシウムの排泄を促す。必要に応じて、フロセミドなどの利尿薬を投与する。1つの目標として、脱水や電解質をモニタしながら尿量を2mL/kg/h以上に保つ輸液ならびに利尿薬投与を実施する。

- フロセミド：1〜4mg/kg q8〜24h
- 輸液量：症例の状態によって輸液量を調整する。過剰な輸液は有害となる可能性があり注意が必要となる。

グルココルチコイドは、カルシウムの腸管での吸収を抑制する他、ビタミンDや破骨細胞活性化因子も抑制するために、高カルシウム血症の治療薬として用いられる。

- プレドニゾロン 1〜2mg/kg q12h

ビスフォスフォネートは、高カルシウム血症治療薬として研究が進んでいる。ハイドロキシアパタイトに結合して破骨細胞のアポトーシスを誘導するなどの作用により、骨吸収を強力に阻害する作用を有している。その他にも、転移やがん栄養血管の抑制などの作用も注目されている。

- ゾレドロン酸：0.1〜0.25mg/kg
  生食で15分以上かけて点滴IV 4〜5週間に1回

2) 低血糖

低血糖にはブドウ糖を投与することが基本的な治療である。低血糖により痙攣している症例では0.5g/kgのブドウ糖を5分以上かけて投与する。また、グルココルチコイドを使用することもある。

プレドニゾロン：0.5〜2mg/kg q12h

インスリノーマによる低血糖では、糖の静脈内投与により、さらなるインスリン放出による低血糖の危険性があり、高濃度の糖を静脈内に投与することは注意が必要である。

糖やグルココルチコイド投与に反応しないインスリノーマによる低血糖にグルカゴンが有効であると報告された。グルカゴンは、血糖値をモニタしながら投与量を調整する。報告では、平均15ng/kg/分のCRIが実施されている。

3) 敗血症

2016年、医学分野で敗血症の定義が、感染に対して宿主生体反応の統御不全により臓器機能不全を呈している状態すなわち臓器障害を伴う感染症（Sepsis-3）と改正された。犬や猫の臨床で、

Sepsis-3の病態に陥った症例を救命することは現状かなり難しい。したがって、感染を伴う全身性炎症反応症候群（SIRS）の状態である以前の敗血症（Sepsis-2）の状態で重症敗血症に進行する前で集中的な治療が必要となる。

セフェム系抗生物質：22mg/kg q8h IV
エンロフロキサシン：5 〜 10mg/kg　IVゆっくり投与
G-CSF：5μg/kg 1日1回投与 SC

　抗生物質は、濃度依存性薬剤（ニューキノロン系抗生物質など）か、時間依存性薬剤（セフェム系抗生物質など）であるかを認識して使用する。濃度依存性薬剤は、薬剤の血中濃度に比例して効果を示すため、静脈内投与で血中濃度を上昇させることが有効となる一方、時間依存性抗生物質では、血中濃度を維持するために投与間隔と投与回数が重要である。
　がん患者は免疫能力が低下しているケースが多いことや、化学療法による骨髄抑制時に敗血症を発症しやすい。化学療法薬の種類による犬や猫の副作用出現ピーク時期を理解しておくことは敗血症を予防する上で重要である（表4）。

4）貧血

　腫瘍症例において貧血は頻繁にみられる。その原因は産生障害、失血、破壊亢進など多岐にわたるため、これらを鑑別し、その原因に応じた治療が必要である。リンパ系腫瘍や胸腺腫では腫瘍に随伴した免疫介在性貧血（免疫介在性溶血性貧血、赤芽球癆）も多くみられ、これに対しては グルココルチコイドや免疫抑制剤などの治療を実施する。

プレドニゾロン：2 〜 4mg/kg/日（犬）
プレドニゾロン：4 〜 8mg/kg/日（猫）
シクロスポリン：初期投与量5 〜 10mg/kg/日

表4　抗がん剤の種類と副作用出現のピーク時期

薬剤名	犬	猫
ドキソルビシン	7〜9日	7〜9日
ビンクリスチン	7日	7日
シクロホスファミド	7〜14日	7〜14日
シスプラチン	7日と17日	猫では禁忌
カルボプラチン	14日	21日
メルファラン	14日	7〜14日
クロラムブシル	7〜14日	7〜14日
ロムスチン	1〜5週間（多くは1週間）	4〜6週間
ビンブラスチン	4〜9日	4〜9日
シタラビン	5〜7日	7〜10日

免疫グロブリン製剤：0.5 〜 1.5g/kg

　腫瘍症例において、輸血を必要とするケースはしばしば経験する（DIC治療の項を参照）。

5）赤血球増加症

　エリスロポエチン産生腫瘍や低酸素症、腎障害が原因によりみられることがある。治療を必要としないケースも多いが、循環障害がみられる症例では瀉血や抗血栓療法が必要となることがある。また、低酸素症や腎障害の原因に対する治療が必要となる。

6）血小板減少症

　産生の低下、貯蔵亢進、消費亢進、破壊など、血小板減少の原因を鑑別して適切な治療を施すことが重要である。がんの症例ではDICを発症するケースが多いことが報告されている。

7）低ナトリウム血症

　抗利尿ホルモン不適合分泌症候群（SIADH）は、下垂体または異所性抗利尿ホルモン産生による電解質異常として知られている。SIADHの多くは臨床症状を示さず、見逃されている可能性は高い。

8) DIC

　DIC治療の基本は、原因疾患の治療とDICの治療である。しかし、DIC症例の救命率は低いため、DICの前段階で治療を施すことが重要となる。そのためにもDICの絶対的条件である凝固亢進状態を早期に把握することが重要であり、トロンビン-アンチトロンビン複合体（TAT）の測定は、早期にDICを診断するために重要な検査である。

(1) 原因疾患の治療

　リンパ腫、血管肉腫などの原因でDICに陥っている場合、原因疾患の治療とDICを並行して治療することが望ましい。例えば、DICを伴うリンパ腫に対して輸血輸注と化学療法の併用など症例の病態によって治療を選択する。

(2) 抗血栓療法

　犬や猫の腫瘍が原因となるDICは、凝固が亢進しているが線溶系は著しく亢進していないタイプである。医学分野では、このような病態に対してヘパリン製剤の有効性は議論されており、敗血症性DICに対するヘパリン製剤の投与は実施しないことを弱く推奨するとガイドラインに記載されている。人と動物ではヘパリンに対する反応が異なるようで、人とは違う可能性も否定できないが、過去に推奨されているヘパリン製剤の投与量では有効性が認められない可能性がある。犬や猫のDICに対するヘパリン製剤の効果ならびに適切な投与量を早急に検討すべきである。

　ヘパリン製剤はアンチトロンビン（AT）と複合体を形成しトロンビンなどに作用して血栓形成を抑止するため、ATが低下している症例では輸血輸注やAT製剤によるATの補給を必要とする。

(3) 凝固因子補充療法

- 全血輸血：10〜15mL/kgを目安とし、継続投与が必要となることもありうる。
- 血漿輸注：10mL/kgを目安とし、継続投与が必要となることもありうる。
- 新鮮凍結血漿輸注。

(4) 輸血法

　安全に輸血するために血液型検査と交差適合性試験を実施する。輸血中と輸血後は心拍数や血圧をモニタすることが望ましい。

　貧血症例に対する輸血の目的は、生命維持に支障がないよう貧血を改善させることで、犬ではPCV値が25％以上、猫ではPCV値が20％以上をめざす。

　貧血症例に対する輸血量の目安は以下の計算式を用いる。

$$犬：\frac{体重（kg）\times 90 \times（期待するPCV値-今のPCV値）}{供血犬のPCV値}$$

$$猫：\frac{体重（kg）\times 70 \times（期待するPCV値-今のPCV値）}{供血猫のPCV値}$$

　簡易的には、2mL/kgの輸血でPCV値は1上昇する（供血PCVが40％前後である場合）。

　保存血液や成分輸血は有益かつ迅速な輸血対応が可能である（表5、6）。血液バンクが存在しない日本国内では、各病院での保存血の作製ならびに保存が必要となる。

(5) タンパク分解酵素阻害薬

　メシル酸ガベキサートならびにメシル酸ナファモスタットはDICの後期では効果がある可能性が示唆されているが、現時点でエビデンスはない。米国では使用されていないが、わが国では使用されるケースも多い。

表5 保存用抗凝固液

液名	血液保存期限
ACD	21日
CPD	21日
CPDA	35日
MAP	35日

表6 成分輸血の種類

成分輸血種類	成分内容	保存温度	有効期限
保存全血	赤血球、タンパク、凝固因子	1〜6℃	21〜35日
濃厚赤血球	赤血球	1〜6℃	21〜42日
新鮮凍結血漿	タンパク、凝固因子	−18℃以下	1年
クリオプレシピテート	vWFなど	−18℃以下	1年
濃厚血小板	血小板など	22〜25℃	1年

（6）副腎皮質ステロイド

DIC症例に対する副腎皮質ステロイドの投与は、基礎疾患や動物の状態がステロイド禁忌状態でなければ、サイトカイン抑制効果や、細胞膜の安定化を目的として使用されることがある。

9）食欲不振

がん症例の死因は、血栓または悪液質が上位と考えられる。悪液質には至らないが食欲が低下するがん症例が多い。これらの症例に対し、栄養管理することは重要となる。食欲増進剤が用いられることもあり下記の薬剤が使用される。

プレドニゾン　　0.5〜1mg/kg
シプロヘプタジン　0.2mg/kg q12h PO（犬）
　　　　　　　　1〜2mg/頭 q12〜24h PO（猫）
ミルタザピン　　3.75〜30mg/日（犬の大きさによって調整）
　　　　　　　　1.88mg/頭 q24〜48h PO（猫）
カプロモレリン　3mg/kg q24h PO（犬）
　　　　　　　　1〜3mg/kg q24h PO（猫）
参照：Plumb's Veterinary Drug Handbook 8th ED VIN Drug Handbook

栄養チューブによる強制的な栄養補給が必要である場合、経鼻食道チューブ、食道瘻チューブ、胃瘻チューブ、腸瘻チューブが症例の状態によって選択される。例えば、頻回嘔吐や閉塞性腸疾患など消化管への栄養補給が不可能であるやむを得ないケースのみ静脈栄養を用いる。経静脈栄養には末梢血管を用いる末梢血管栄養補給と中心静脈に栄養補給する中心静脈栄養補給が存在する。末梢血管には高浸透圧液は投与できないため、糖質・電解質・アミノ酸・ビタミンなどが配合されている末梢静脈栄養輸液剤（PPN）製剤は数日の末梢血管栄養補給に簡便に使用できる。

10）がん性疼痛

医学の研究であるが、がん患者が痛みを訴える場合、85％はがんの浸潤や圧迫による疼痛であり、17％は治療に伴う痛み、9％はがんと関係のない痛みであると報告されている。痛みは本人しかわからないため、医学ではWongの痛み評価を用いて患者自身が痛みをスケール化している（図15）。

一方、動物の痛みの評価は難しいが、動物のいたみ研究会では、犬の急性痛ペインスケールを発表しており、動物の行動や動作ならびに身体検査から痛みを評価する。がん性疼痛は、活動性の低下が特徴的で、動きに伴う疼痛を減らすため、ほとんど動かず寝ていることが多くなる。また、不安な表情をし、頻脈、頻呼吸、高血圧、散瞳、流涎、高血糖がみられることもある。

がん性疼痛は、痛みの原因により対処法が異なる。例えば、四肢の骨肉腫による疼痛では、断脚術や放射線照射が適応となる。また、臓器表面の漿膜伸展による痛みは、伸展を外科や放射線ならびに化学療

第5章 治療学総論

0 痛みなし 幸せ　1 わずかに 痛み　2 もう少し 痛い　3 もっと 痛い　4 とても 痛い　5 耐えられない ほど痛い

図15 Wongの痛み評価
＊参考図書2から転載 (From Hockenberry MJ, Wilson D: Wong's essentials of pediatric nursing, ed. 8, St. Louis, 2009, Mosby. Used with permission. Copyright Mosby.)

法などで解除することが理想である。

　四肢骨肉腫における断脚術は究極の疼痛管理法であり、断脚以外の骨肉腫疼痛緩和や骨転移による疼痛には放射線照射が有効である。

- 軽度の疼痛
  非ステロイド性抗炎症薬
- 中程度の疼痛
  非ステロイド性抗炎症薬
  弱いオピオイド
- 重度の疼痛
  モルヒネ：0.2 ～ 2mg/kg q4h IM（犬）
  　　　　 0.1 ～ 0.4mg/kg q4h IM（猫）
  フェンタニル：1 ～ 5μg/kg/h IV

11）腫瘍に特異的な腫瘍随伴症候群

　腫瘍に特異的な腫瘍随伴症候群が存在する。一部の特徴的な腫瘍の種類に特異的な随伴症候群を示す。

(1) 肥満細胞腫

　肥満細胞腫の脱顆粒による腫瘍随伴症候群として、消化管潰瘍、ダリエ徴候、出血傾向、ショックなどがみられることがある。これらは、肥満細胞の脱顆粒によるヒスタミンなどの放出が原因となることから、抗ヒスタミン薬やグルココルチコイド、消化管潰瘍治療が必要となる。

ジフェンヒドラミン：2 ～ 4mg/kg q8 ～ 12h
ファモチジン：0.5 ～ 1mg/kg q12 ～ 24h
スクラルファート：0.25g ～ 1g q8h PO
オメプラゾール：0.7mg/kg q24h

(2) 胸腺腫

　胸腺腫の患者では、重症筋無力症の発生率が高い。重症筋無力症により巨大食道症がみられることが多く、誤嚥性肺炎に注意する必要がある。重症筋無力症の治療は、原因となる胸腺腫の治療が必要であるが、抗アセチルコリン抗体濃度を低下させるためにプレドニゾロンや抗コリンエステラーゼ療法を実施する。

メチル硫酸ネオスチグミン：
　0.005 ～ 0.025mg/kg IM
臭化ピリドスチグミン：
　0.5 ～ 5mg/kg q12h PO
臭化ネオスチグミン：
　0.4 ～ 1.2mg/kg q8 ～ 12h PO

(3) 多発性骨髄腫・リンパ腫

　高ガンマグロブリン血症がみられることがある。基本的に腫瘍の治療が優先されるが、瀉血は急速にタンパク濃度を低下させることが可能であり、過粘稠症候群には有効とされている。

(4) 肺腫瘍

　肺腫瘍などにより肥大性骨症がみられることがある。原発性肺腫瘍による肥大性骨症では、原発性肺腫瘍摘出により5週間以内に疼痛跛行などの臨床症状は改善するが、それまでに疼痛管理が必要となるケースは多い。

(5) ガストリン産生腫瘍

　ガストリン産生腫瘍により胃酸産生が過剰となり、胃潰瘍、嘔吐、下痢、吐血を示すゾリンジャー-エリソン症候群がみられることがある。ガストリン産

生腫瘍はきわめてまれであるが、腫瘍治療が優先される。胃酸過多には、プロトンポンプ阻害薬が用いられる。

以上、特に重要な腫瘍随伴症候群の治療について記載した。腫瘍随伴症候群は他にも多く存在することから、症例に応じた治療法を施す必要がある。

本書内の薬物投与量は、あくまで標準的薬用量であり、症例の状態に応じた薬剤の使用ならびに薬用量を漸減する必要がある。

6. 腫瘍崩壊症候群の治療

腫瘍崩壊症候群（tumor lysis syndrome：TLS）とは、腫瘍細胞の崩壊による生命にかかわる重篤な病態である。腫瘍エマージェンシーとして早期に治療を施す必要がある。TLSは、高カリウム血症、高リン血症、低カルシウム血症を呈し急性腎機能障害や代謝性アシドーシスを合併する。また、凝固・線溶系の異常や急性呼吸促迫症候群なども併発することが報告されている。致死率が高いことから、集中治療を要する。TLSは、犬や猫のリンパ腫や白血病症例において抗がん剤投与後に発症することが多く、特に化学療法導入治療時は注意が必要である。

1) 全身状態の改善

TLSは、導入化学療法時に発症することが多いが、その時期の症例は脱水、栄養不良など全身状態が悪化しているケースが多く、可能な限り全身状態を改善して導入化学療法を実施することが望ましい。また、糖尿病、腎機能障害、高血圧症例ではTLSを発症しやすいと言われている。

2) 輸液

Kを含まない十分な輸液を実施し、利尿を促す。尿pHを測定する。尿は軽度アルカリ化が望ましいが、過度の尿アルカリ化はリン酸カルシウム析出による腎尿細管への沈着から腎機能障害の進行を促す危険性が指摘されている。

尿量が不十分である場合、利尿剤の投与も考慮するが、フロセミドは尿細管に作用しNa・Clの再吸収を抑制し、尿の酸性化を促進させるため注意する。

3) 高カリウム血症

Kを含まない輸液と、急性期にはグルコース＋インスリン療法の実施。

4) 嘔吐

嘔吐に対して、オンダンセトロンやマロピタントを用いて嘔吐を止める一方、電解質異常や脱水、酸-塩基のバランス異常を是正する。

5) 低カルシウム血症

重篤な場合は、カルシウム製剤の投与を行う。血清リンが高い場合、カルシウムの投与によって異所性石灰化を促進させる危険性があり、Ca（mg/dL）×P(mg/dL)の値が70を超えないようにカルシウム製剤を投与する。

6) DIC

DICに陥ると治療成功率は著しく低下するため、DIC前段階で治療を施すことが重要となる。本章「5.腫瘍随伴症候群の治療、8) DIC」参照（192ページ）。

7) 高リン血症

基本的には、輸液による管理。グルコース＋インスリン療法。リン結合剤の投与。透析を考慮。

8) ショック

パーフォリンを有するLGL細胞など壊死やショ

第5章 治療学総論

ックを生じるサイトカインを細胞質内で産生している細胞が崩壊した際、壊死やショック状態に陥る率が高く、注意を要する。

TLSの治療は、基本的に電解質をモニタしつつ輸液を実施することである。TLS治療のモニタに院内で迅速に測定できる電解質測定装置は必需品であり、また可能であれば酸-塩基平衡も確認しながら治療を施すことが理想であることから、院内で血液ガス分析が可能であることが望ましい。

TLSに対する最善の処置は予防である。化学療法投与前の体内水分量や循環状態を把握しておき、水分量の不足や高窒素血症症例には、事前の輸液によりTLS発生率を減少させることが可能である。

参考図書

1. Collins SL, Moore RA, McQuay HJ. The visual analogue pain intensity scale : what is moderate pain in millimeters? Pain 1997 ; 72 : 95-97.
2. Hockenberry MJ, Wilson D. Wong's essentials of pediatric nursing. 8th ed. St. Louis : Mosby, 2009.
3. Ogilvie GK, Moore AS. Managing the Canine Cancer Patient- A practical guide to compassionate care. Veterinary Learning Systems. 2006.
4. Ogilvie GK, Moore AS. Feline Oncology. Veterinary Learning Systems. 2001.
5. Response Evaluation Criteria in Solid Tumors : RECIST, 2000.
6. Tannock IF, Hill RP, eds. The Basic Science of Oncology, 3rd ed. New York ; McGraw Hill, 1998.
7. Therasse P, Arbuck SG, Eisenhauer EA, et al. New guidelines to evaluate the response to treatment in solid tumors. European Organization for Research and Treatment of Cancer, National Cancer Institute of the United States, National Cancer Institute of Canada. J Natl Cancer Inst. 2000 ; 92(3) : 205-216.
8. Veterinary Cooperative Oncology Group: VCOG, Vet Comp Oncol. 2009.
9. Withrow SJ & Vail DM. Small Animal Clinical Oncology. 4th ed. Saunders Elsever, 2007.
10. 大参亜紀. 犬の膀胱移行上皮癌. Veterinary Oncology 2017 ; 4(3) : 46-53.
11. 大森啓太郎、小山田和央、橋本直幸ら. トセラニブを用いた犬の腫瘍治療の現状. J-VET ; 2016 : 8-54.
12. 折戸 謙、入江充洋、赤木東吾. メトロノミック化学療法. J-VET ; 2013 February : 12-33.
13. 加藤 元ほか監訳. 小動物臨床腫瘍学の実際. 文永堂出版. 2010.
14. 川村裕子ほか訳. BSAVA 犬と猫の腫瘍学マニュアルⅡ. NEW LLL PUBLISHER. 2005.
15. 小林哲也. ゾエティス・ジャパン主催パラディア錠学術セミナー 2017：肥満細胞腫の内科治療アップデート 2017. 17-34.
16. 鷹栖雅峰、Lara A、盆子原誠ら. 犬と猫の分子標的薬の現在. Veterinary Oncology 2014 ; 1(2) : 6-57.
17. 鷹栖雅峰、盆子原誠、入江充洋ら. 第15回JBVP 2013 分子標的薬の「今」を考えるシンポジウム.
18. 田熊清継、佐々木 淳. 分子標的治療2006：最近の進歩. 医療ジャーナル社. 2006.
19. 谷口直之、大島 明、鈴木敬一郎監訳. がんのベーシックサイエンス、第3版. メディカル・サイエンス・インターナショナル. 2006.
20. 日本獣医がん学会. 総合教育講演抄録（認定医Ⅱ種講習会対応）.
21. 橋口順子. パラディア錠. JONCOL ; 2014 : 10(1) 71-78.
22. 細谷謙次. JVCS 2018 小動物における分子標的療法ーリン酸トセラニブの使いどころ、こつ、落とし穴ー.
23. 桃井康行監訳. 猫の腫瘍. インターズー. 2003.
24. 桃井康行監訳. 犬の腫瘍. インターズー. 2008.

第6章 外科療法

総論

1. 腫瘍外科症例の麻酔と術前・術中・術後管理

1) 全身麻酔

(1) 全身麻酔の定義

　動物の身体的および精神的苦痛を取り除くため鎮痛、意識消失、筋弛緩および有害反射防止の4要素を満たすことが全身麻酔である。バランス麻酔とはこの4要素をさまざまな作用を有する鎮痛薬、麻酔薬あるいは筋弛緩薬を組み合わせて得る全身麻酔法である。対象となる動物や麻酔の目的（検査や手術）に応じて、必要となる4要素のバランスは異なる。例えば、造影CT検査であれば疼痛はないため鎮痛が必要なくなるが、手術となれば鎮痛薬が必要となる。

(2) 吸入麻酔薬

　吸入麻酔薬はガスとして肺胞から血液に吸収され脳へ運ばれることで麻酔作用が発現する。液体状のものを専用の気化器で気化して使用する揮発性麻酔薬（例：ハロタン、イソフルラン、セボフルラン、デスフルラン）と、すでに気体であるガス麻酔薬（例：笑気）に分けられる。吸入麻酔薬の強さを示す指標には最小肺胞濃度（MAC）がある。MACとは疼痛刺激に対して50％の動物が反応しない最も少ない吸入麻酔薬の肺胞内濃度と定義されている。イソフルランのMACは犬で1.28％、猫で1.63％、セボフルランのMACは犬で2.34％、猫で2.58％である。揮発性麻酔薬は心血管抑制（血管拡張と心収縮力の低下）に伴う低血圧、呼吸抑制を用量依存性に引き起こす。また脳圧上昇作用もある。麻酔覚醒時に興奮（せん妄）することがあり、特に鎮静作用のある薬剤を使用していない際に認められやすい。吸入麻酔薬の供給を止めるとともにプロポフォールを少量投与することで覚醒時興奮を防止することが可能である。

(3) 注射麻酔薬

　用量依存性に中枢神経系を抑制し、軽度の鎮静から全身麻酔まで生じさせることができる薬剤であり、多くの注射麻酔薬（例：プロポフォール、アルファキサロン、バルビツレート）は$GABA_A$受容体に作用する。注射麻酔薬の多くは鎮痛効果を有していないが、ケタミンはNMDA受容体に拮抗する注射麻酔薬で鎮痛効果を有しているため、鎮痛補助薬として低用量で使用することがある。注射麻酔薬は麻酔導入に用いられるが、麻酔維持のために持続的に投与することがある。プロポフォールは急速静脈内投与すると無呼吸を引き起こし、用量依存性に心血管抑制を有する。プロポフォールは血液脳関門の通過が緩やかであるため、効果発現にまで若干（1分程度）の時間がかかる。アルファキサロンの呼吸抑制はプロポフォールより軽度であり、効果発現も迅速である。アルファキサロンの麻酔覚醒時には一時的な筋痙攣や後弓反張を引き起こすことがあり、これは鎮静薬の前投与により予防できる。あるいは吸入麻酔薬の維持により覚醒時にアルファキサロンの効果が残っていない場合には起きない。

第6章 外科療法

(4) 筋弛緩薬

筋収縮は、運動神経末端からアセチルコリン（ACh）が放出され、筋線維のニコチン性ACh受容体に作用して脱分極が生じた結果である。筋弛緩薬には中枢性と末梢性筋弛緩薬があるが、一般に筋弛緩薬というと、ニコチン性ACh受容体に作用する末梢性筋弛緩剤、つまり神経筋遮断薬を意味する。

神経筋遮断薬には、脱分極性筋弛緩薬（例：サクシニルコリン）と非脱分極型性筋弛緩薬（例：ベクロニウム、ロクロニウム）がある。脱分極性筋弛緩薬は、AChと競合してニコチン性ACh受容体に結合し、筋弛緩が生じる。抗コリンエステラーゼ薬（例：ネオスチグミン）により拮抗できるが、完全拮抗には時間がかかる。また、ムスカリン作用（例：徐脈や心停止、腸管運動亢進、唾液・気道分泌亢進）が生じるため、抗ムスカリン薬（例：アトロピン）の前投与が必要となる。一方、ベクロニウムとロクロニウムの完全拮抗にスガマデクスを利用できる。スガマデクスはシクロデキストリンの一種であり、ベクロニウムやロクロニウムをその構造内に取り込んで失活させるため、ムスカリン作用は生じない。

神経筋遮断薬による筋弛緩の程度を把握するためには、神経筋刺激装置による筋弛緩モニタリングが必要である。代表的な手法として、四連刺激（train of four；TOF）がある。連続4回の電気刺激を末梢運動神経に加えて、神経の支配領域における指先の動き（加速度）を測定する手法である。正常であればT1とT4の加速度は等しいが、筋弛緩薬によって1回目に対して4回目の加速度は減じ、完全な筋弛緩では指先は動かない。

(5) 鎮痛薬

周術期に用いられる主たる鎮痛薬には非ステロイド性抗炎症薬（NSAIDs）、オピオイド鎮痛薬（麻薬性/非麻薬性）および局所麻酔薬がある。鎮痛補助薬にはリドカイン持続点滴、低用量ケタミン持続点滴、α_2-作動薬がある。吸入麻酔薬および多くの注射麻酔薬は鎮痛効果がないことに留意する必要がある。鎮痛薬の利用により術中の侵害受容刺激（例：心拍数や血圧上昇）を抑制し、全身麻酔薬の要求量は減少する。したがって鎮痛薬を使用することで、術後の疼痛緩和に加えて、術中の麻酔管理の安定化および麻酔の副作用を軽減することが可能である。一方で、使用する鎮痛薬の特性に応じて全身麻酔薬を管理しないと、深麻酔や副作用を引き起こすこともあるため、麻酔薬や鎮痛薬に限らず周術期（周麻酔期）に用いるすべての薬剤の特性や相互作用を理解しておく必要がある。

2）局所麻酔：局所麻酔薬の作用機序とその使用法・注意点

(1) 局所麻酔薬の種類、作用機序と使用上の原則

局所麻酔薬は電位依存性Na^+チャネルを遮断し、神経線維における神経インパルス伝達を阻害する。局所麻酔薬は生体内で塩基型（B）とイオン型（BH^+）となるが、このうち塩基型（B）が神経線維の脂質外膜を通り抜け、内側で再びイオン型（BH）となりNa^+チャネルを遮断する。したがって、塩基型（B）の生じる量が局所麻酔薬の効果に関係する。組織のpHが低いほど塩基型（B）が少なくなるため、酸性に傾く感染組織や炎症組織では局所麻酔薬の効果は小さくなる。

リドカイン、ブピバカインおよびロピバカインが使用されることが多い。過剰投与すると血中濃度に依存して初めに神経症状を示し、最終的に心血管抑制および致死的不整脈を引き起こす。全身麻酔中は過剰投与初期の神経症状は発見できないため、中毒症状としていきなり心血管抑制が発生するため特に注意を要する。各局所麻酔薬の特徴、犬猫の局所投与量上限を表1に示す。複数の部位に局所麻酔薬を投与する場合は、その総量が投与量上限を決して超

表1　局所麻酔に用いる薬剤[2]

	リドカイン	ブピバカイン	ロピバカイン
作用発現	早い	遅い	遅い
作用時間	1～3時間	4～12時間	5～8時間
局所投与上限：犬	6～10mg/kg	2mg/kg	3mg/kg
局所投与上限：ネコ	5mg/kg	1.5mg/kg	1.5mg/kg
濃度	2%	0.125、0.25、0.5%	0.2、0.75、1.0%
犬の中毒用量（痙攣）	22mg/kg（局所） 10mg/kg（ボーラスIV） 21mg/kg（8mg/kg/分）	5mg/kg（局所） 3mg/kg（ボーラスIV） 4mg/kg（2mg/kg/分）	5mg/kg（2mg/kg/分）

えないようにする。また、上限内であっても誤って血管内投与した場合には中毒を引き起こすことがあることに留意する。局所麻酔薬は神経線維周囲に投与されることでその効果を発揮するが、神経内に直接投与した場合には本来の薬剤作用持続時間を超えて長時間あるいは不可逆的な麻痺が生じうる危険がある。神経内は圧抵抗が非常に高いため、投与時に筋肉内投与よりもシリンジが硬い場合には、その部位での投与は避けるべきである。

したがって、局所麻酔薬を投与する際は、①投与部位においてシリンジを吸引して、血液の逆流がないことを確認する、②投与時の圧抵抗が高い場合には投与しないことを必ず守る必要がある。

局所麻酔薬は作用発現と作用時間の違いから、混合投与されることが慣習として存在するが、混ぜることでそれぞれの局所麻酔薬が薄まってしまう。例えば、リドカインとブピバカインを混合投与した場合、発現の早いリドカイン単独と比べて作用発現は遅くなり、持続時間の長いブピバカイン単独より作用時間は短くなるため、現時点で併用することの利点は少ない。また、併用時の中毒量（投与量上限）に関するデータも存在しない。

(2) 局所麻酔、末梢神経ブロック、神経叢ブロック、硬膜外鎮痛・麻酔の適応

局所麻酔薬（狭義）には表面麻酔、浸潤麻酔があり、区域麻酔には伝達麻酔（末梢神経ブロック）、硬膜外麻酔、傍脊椎神経ブロックおよび脊髄（硬膜下腔）麻酔がある。これらをまとめて局所麻酔（広義）ともいう。

頭部の神経ブロックには上顎神経ブロック、眼窩下神経ブロック、下歯槽神経ブロック、オトガイ神経ブロックがあり上顎切除や下顎切除の手術に対して適応できる。前肢に対しては腕神経叢ブロックや橈骨神経・尺骨神経・正中神経・筋皮神経（RUMM）ブロック、後肢に対しては硬膜外麻酔、大腿・坐骨神経ブロック、腰神経叢ブロックが適応となる。体幹では肋間開胸に対して肋間神経ブロック、開腹術に対して硬膜外麻酔、傍脊椎神経ブロック、その他として去勢術に対して精巣内ブロックなどがある。

他の鎮痛薬が疼痛の減弱であるのに対して、局所麻酔薬は疼痛シグナルの遮断であるため、非常に有効な鎮痛手段である。局所麻酔薬の効果が切れた後の疼痛管理に配慮が必要である。

第6章 外科療法

3）疼痛と鎮痛：痛みが伝達・認識されるメカニズムと鎮痛法

（1）鎮痛を行う目的と周術期の鎮痛法

獣医師は、動物の健康と福祉に指導的な役割を果たす必要があり、動物に大きな苦痛を引き起こす疼痛を制御することは獣医師の当然の責務である。また、疼痛により動物はストレスを生じ副腎皮質刺激ホルモン、バソプレシン、成長ホルモン、甲状腺刺激ホルモンが放出される。結果として異化亢進、水分保持による浮腫、炎症反応、交感神経系の活性、コルチゾール放出、カテコラミン放出、免疫能抑制など動物に不利益な生物学的反応が生じる。したがって、疼痛に対しては積極的に予防および治療を行うべきである。

（2）非オピオイド鎮痛薬

非ステロイド性抗炎症薬（NSAIDs）はプロスタグランジン（PG）産生阻害により組織損傷に伴う疼痛、炎症あるいは発熱を制御する。NSAIDsはマルチモーダル鎮痛の主となる1薬剤であり、作用時間が長い薬剤が多いため、1日1回の投与でよく、途切れのない疼痛管理に向いている。ただし、胃腸潰瘍、腎臓疾患あるいは出血性疾患のある動物への使用は避けるべきである。重篤な胃腸障害は、高用量NSAIDsあるいはグルココルチコイドとの併用により発生しやすい。循環血液量減少および麻酔中の低血圧はNSAIDsの腎毒性の危険因子であるため、使用の際は注意を払い、特に十分な水和に配慮すべきである。

アセトアミノフェンも非オピオイド鎮痛薬であり、鎮痛および解熱作用を有する。消化管、腎機能および血小板機能に対する影響は小さく、犬においてNSAIDsが使用できない場合の非オピオイド鎮痛薬として利用可能である。猫ではアセトアミノフェン中毒を引き起こすため使用は推奨されない。

（3）オピオイド鎮痛薬

非麻薬性オピオイドとしてブトルファノール、ブプレノルフィンおよびトラマドールがある。ブトルファノールはκ作動性μ拮抗性のため鎮痛効果は弱いが、軽度の鎮静、制吐作用および鎮咳作用を有している。ブプレノルフィンは部分μ作動薬であり、軽度から中程度の鎮痛が期待できる。ブトルファノールおよびブプレノルフィンは、麻薬性オピオイドの作用を拮抗あるいは減弱するため、麻薬性オピオイドとの併用は避ける必要がある。特にこれらを使用後に痛みを感じている動物に対して麻薬を使用した場合に期待される効果が得られないことがあるので、手術疼痛の予測を十分にしておく。トラマドールはμ作動性オピオイドに作用するのに加えて、ノルアドレナリン・セロトニン再取り込み阻害（NSRI）作用による鎮痛機序も有している。猫では主たる代謝産物が活性型M1であるため、良好かつ長い鎮痛作用が期待できる。一方で、犬では不活性型代謝産物が中心であるため、作用時間が短い。非麻薬性オピオイドは弱オピオイドとしても知られている。コデインもオピオイドの一種であり、非麻薬（1%以下のみ）の弱オピオイド鎮痛薬である。

麻薬性オピオイドとしてモルヒネ、フェンタニル、レミフェンタニル、メペリジン（ペチジン）、メサドン（メタドン）、オキシコドンがあり、μ作動性で強力な鎮痛効果を有しており、強オピオイドとも言われる。麻薬は吸入麻酔の必要量を減少させる効果（MAC sparing effect）が強い。副作用として呼吸抑制、徐脈が生じる他、モルヒネでは嘔吐が起きやすい。フェンタニルは静脈持続点滴あるいは貼布製剤として使用できる。レミフェンタニルは超短時間型の静脈持続点滴用製剤であり高用量で用いても覚醒遅延を起こさないため術中に適した麻薬性オピオイドである。一方で、静脈留置が閉塞すると急激にその効果を失うため術中覚醒に注意する必要がある。また、急速静脈内投与されると呼吸停止や急

激な徐脈を誘発するため、レミフェンタニルの術後使用は推奨されない。麻薬性オピオイドの徐脈に対しては抗コリン薬が有効である。

（4）鎮痛補助薬

本来は鎮痛以外の目的で使用される薬剤であるが、副次的に鎮痛効果が存在する薬剤が含まれる。α_2-アドレナリン作動薬（メデトミジン）、N-メチル-D-アスパラギン酸（NMDA）受容体拮抗薬（ケタミン、アマンタジン）、抗痙攣薬（ガバペンチン、プレガバリン）、リドカイン静脈内点滴、ビスフォスフォネート、三環系抗うつ薬（アミトリプチリン）、副腎皮質ステロイドなどがある。薬物療法以外のケアもある。

（5）バランス麻酔と鎮痛薬

麻酔に求められる項目（エンドポイント）は意識消失、筋弛緩、鎮痛および有害反射防止の4つであり、これらを同時に満たす単一の麻酔薬は存在しない。したがって、処置内容に応じた各エンドポイントを満たすように、麻酔薬、鎮痛薬、必要に応じて筋弛緩薬を組み合わせて管理する方法をバランス麻酔という。吸入麻酔や注射麻酔は意識消失および筋弛緩（不動化）作用のみで、有害反射を防止するためには高濃度が必要になり、また鎮痛は得られない。したがって、侵襲や疼痛の強い手術ほど麻薬性オピオイドのような有害反射防止や鎮痛の強い薬剤を用いる必要がある。局所麻酔は痛みのシグナルを遮断するため有用な手段となる。

（6）がん性疼痛に対する鎮痛法

がん性疼痛の緩和のためには、獣医師が疼痛緩和の重要性、疼痛評価法および鎮痛薬や補助療法の特性と潜在的副作用を十分に理解し、加えて飼い主への教育および協力が必要不可欠となる。薬物療法が中心的役割を果たし、一般的なアプローチは世界保健機構（WHO）の三段階除痛ラダーに準拠する。第1段階（軽度疼痛）では非オピオイド鎮痛薬（NSAIDs、アセトアミノフェン）と必要に応じた鎮痛補助薬を併用する。第2段階（中程度疼痛あるいは軽度疼痛の鎮痛プロトコールで効果が認められない場合）では、弱オピオイドを用いる。第3段階（重度疼痛あるいは第二段階で疼痛緩和が十分でない）場合では、強オピオイドと必要に応じた鎮痛補助薬を併用する。この段階においても非オピオイド鎮痛薬は可能な限り併用する。

4）周術期管理

（1）麻酔症例の術前評価と術前準備

病歴、服用歴、術前の全身状態の評価および分類（ASA分類）、処置内容に応じて適切な麻酔計画およびその準備が必要となる。

（2）麻酔深度のモニタリング

眼球位置、眼瞼反射、筋弛緩（体動や体の力み）、呼吸数と呼吸パターン、外科操作に対する反応性で評価する。終末呼気麻酔ガス濃度を測定し、MACと比較することで麻酔深度の目安に利用できる。

（3）麻酔中の循環評価と管理法

心拍数（脈拍数）の測定には心電図、心音聴取、動脈触診、脈波（プレスチモグラフ）を用い、心調律の評価には心電図を使用する。動脈血圧は、非観血的血圧測定（オシロメトリック法、ドプラ法）あるいは観血的血圧測定を用いる。循環管理は、麻酔深度および水和を適正に保ち、必要に応じてアトロピンや強心昇圧剤の使用を検討する。平均血圧60mmHg未満は低血圧であるため、これを下回らないよう管理すべきである。

（4）麻酔中の呼吸評価と管理法

酸素化の指標として、可視粘膜や血液の色（チア

第6章 外科療法

ノーゼ）やパルスオキシメーターを用いた経皮的動脈酸素飽和度（SpO$_2$）測定がある。換気の指標として、呼吸数、呼吸音、換気様式および呼気終末二酸化炭素分圧（PETCO$_2$）がある。呼吸管理は自発呼吸、補助換気あるいは陽圧換気によって管理される。

（5）周術期の疼痛管理と評価

周術期疼痛に対しては①術後疼痛の予測、②マルチモーダル（多様式）鎮痛、③先取り（先制）鎮痛を考慮した上で、④疼痛評価および⑤レスキュー鎮痛を実施すべきである。「術後疼痛の予測」とは、術式や処置に応じて発生する痛みの重症度を想定することであり、重症度に対応した鎮痛プロトコールが必要である。鎮痛計画を練る上で、作用機序の異なる複数の鎮痛薬を使用する「マルチモーダル鎮痛」を実施することで、鎮痛の最適化および副作用の軽減が可能となる。また、痛みの刺激が加わる前に鎮痛薬を投与する「先取り鎮痛」も重要である。使用する鎮痛薬の作用発現までの時間を考慮して、一般的には切皮までに鎮痛薬の効果が十分に発揮している必要がある。これらの上で、術後には「疼痛評価」および必要に応じて「レスキュー鎮痛」を行う。術後鎮痛の継続は、「疼痛評価」において例え痛くなさそうであっても最低24時間は実施すべきであり、術後疼痛の重症度が高いほど鎮痛期間も延長する必要があり、5～7日間の鎮痛継続が求められることもある。

周術期疼痛評価のための犬あるいは猫専用のペインスケールとして、犬の急性痛ペインスケール、コロラド州立大学（CSU）急性痛ペインスケール（犬猫）、簡易Glasgow複合測定ペインスコア（CMPS-SF）（犬猫）、UNESP-Botucatu多元的複合ペインスケール（猫）など複数存在するので、これらを使用して評価することが推奨される。「疼痛評価」は、動物の個性に大きく影響を受けることから、術前か

ら評価を開始することが望ましい。

5）各種腫瘍における麻酔

（1）呼吸器腫瘍症例の麻酔

上部気道を閉塞する可能性のある腫瘍では、麻酔導入時あるいは覚醒時に気道閉塞が置きやすいため、特に酸素化の指標に注意する。また、気管挿管が困難なことも想定して、呼吸抑制の少ない麻酔導入薬や拮抗薬のある麻酔薬の使用を検討する他、一時的あるいは永久気管切開の可能性も視野に入れる。下部気道あるいは肺腫瘍では低酸素血症、高二酸化炭素血症を評価するために血液ガス分析、麻酔前の状態を把握するために胸部X線検査が特に推奨される。胸水貯留は事前に抜去してから麻酔を実施する。開胸術は重度疼痛を伴うため特に入念な疼痛管理を実施すること。

（2）消化器腫瘍症例の麻酔

消化器腫瘍による消化管内の把握しにくい出血、食欲低下あるいは通過障害による栄養状態の低下や脱水に注意し、事前に是正する。口腔内腫瘍では上部気道疾患と同様に挿管困難の可能性を考慮すべきである。口腔内腫瘍は術中の出血による誤嚥を防ぐため咽頭にガーゼを配置することが望ましい。腹腔内腫瘍では循環血液量減少や貧血に対する輸液や輸血による麻酔前の安定化、腫瘍が巨大な場合は呼吸障害や後大静脈圧迫による循環不全に配慮しながら麻酔管理を実施する必要がある。脾臓腫瘍では不整脈が一般的に認められる。肝臓腫瘍では術中の出血に対する輸血の準備や出血量を減らすための肝流入血流の阻血（血管遮断）に対する麻酔管理が必要となる。出血が急速な場合には輸液や輸血の大量急速投与が必要となる場合がある。

（3）腎泌尿生殖器腫瘍症例の麻酔

腎泌尿器腫瘍に限らずだが、麻酔中は腎血流量

（RBF）および糸球体濾過率（GFR）を保つことが重要である。すべての麻酔薬はRBFとGFRを減少させる。したがって、MAC sparing effectが非常に強いフェンタニルやレミフェンタニルを用いて吸入麻酔を最小限にし、RBGとGFRを維持することが推奨される。生殖器腫瘍ではホルモン関連の腫瘍随伴症候群、特にエストロジェン過剰による骨髄抑制に注意が必要である。

（4）内分泌腺腫瘍症例の麻酔

内分泌腺腫瘍は周術期管理がきわめて重要になる。膵臓腫瘍（インスリノーマ）では血糖値、甲状腺腫瘍では甲状腺ホルモン、上皮小体腫瘍ではカルシウム、副腎皮質腫瘍ではコルチゾール（グルココルチコイドおよびミネラルコルチコイド）、褐色細胞腫（クロム親和性細胞種）ではカテコラミンの周術期管理が必要となる。

（5）中枢神経腫瘍症例の麻酔

脳腫瘍では脳圧および発作管理を行う。ステロイド、グリセオール、マンニトールおよび抗痙攣薬の使用を検討する。吸入麻酔薬は脳圧を上昇させる。また、動脈血中二酸化炭素分圧（$PaCO_2$）は脳圧と相関するため、$PaCO_2$を軽度に低く維持（30〜35mmHg）することで、吸入麻酔薬の脳圧上昇の影響を最小限にできる。他の手術と同様、MAC sparing effectの高い麻薬を用いて吸入麻酔を最小限にする。

参考文献
1. Eva Rioja Garcia. Chapter 17 Local Anesthetics. In: Veterinary Anesthesia and Analgesia the fifth edition of Lumb and Jones (Grimm KA, et al. ed), Wiley-Blackwell, 2015; 344-345.
2. Feldman HS, Arthur GR, Pitkanen M, et al. Treatment of acute systemic toxicity after the rapid intravenous injection of ropivacaine and bupivacaine in the conscious dog. Anesthesia and analgesia 1991 Oct; 73(4): 373-84.

2. 腫瘍外科療法の概念と目的

1）外科療法の長所と短所

腫瘍に対する治療法として、外科手術、放射線療法、化学療法、免疫療法などさまざまな治療法があげられるが、外科的な腫瘍の摘出は現状で最も効果的な治療の一つである。物理的に腫瘍を切り離す外科療法は、腫瘍の内容に関係なく外科的に切除可能な範囲において、即時的に確実に病巣を除去することが可能であり、現状において最大の腫瘍減量効果を発揮しうる治療である。どんな腫瘍であれすべての腫瘍細胞がその切除範囲内に含まれれば根治が可能ということになるが、裏を返せば腫瘍が発生局所あるいはその領域に限局している必要がある。外科的切除範囲を超えて進展・転移している場合においても一定の治療効果は期待できるが、その場合には手術療法単独では根治となる可能性は高くない。

また、外科的切除は物理的に腫瘍組織を切り離すことで局所治療としては非常に効果的となりうる一方で、手術侵襲や全身麻酔による命にかかわるリスク、病巣の切除による外貌、形態の変化や機能障害、機能損失をはじめとする、ときに重篤な合併症も引き起こしうる。もちろん、あくまで局所治療であるため全身性の腫瘍に対する治療効果は単独では限定的となる。

長所：
- 最大の腫瘍減量効果
- 病巣を確実・即座に除去可能

短所：
- 局所のみの治療
- 形態や機能の損失
- 侵襲的な治療法
- 麻酔が必要

第6章 外科療法

こうした外科療法の長所と短所をふまえ、腫瘍外科療法の治療効果を最大に、かつその合併症やリスクを最小限にするためには、基本的な外科手術に関する解剖生理から腫瘍切除の術式や組織再建、補助治療、安全な麻酔法や鎮痛法などに関する知識やそれを実施できる技術や設備がまずは必要となる。

2) 腫瘍外科療法選択時の考慮事項

次に、腫瘍外科療法を選択する上で考慮すべき事項、すなわち腫瘍症例に対して適切な外科手術法や麻酔法、あるいはその前後の追加治療や補助治療を立案し、それを適正にかつ安全に実施する上で考慮すべき事項として、腫瘍の状況と症例の状態などがあげられる。

(1) 腫瘍の生物学的挙動（タイプ、グレード）

同じ部位、同じ大きさ、同じような外観の腫瘤であっても、その生物学的挙動は千差万別である。外科療法の適用の範囲をはじめ、その悪性度や治療反応性の評価や予後予測のために、その腫瘍型（タイプ）を知ることは必要不可欠であり、可能であればそのグレードも評価しておくべきである。組織学的グレードなど腫瘍の病理組織学的評価は術後の治療方針にかかわるため、外科的に摘出、切除した組織は必ず病理組織学的検査を行う。また、術前の評価において腫瘍型が特定できず治療方針の策定が困難である場合には外科手術による生検も考慮する。

(2) 腫瘍の進行度（ステージ）

悪性腫瘍においては肉眼的に判定困難な浸潤・転移を伴う場合が少なくないため、顕微鏡的な腫瘍の進展も考慮した可能な限りの腫瘍の進行度の評価を行う。すなわち身体検査や画像診断などによる原発巣の性状、浸潤度の評価、リンパ節転移、遠隔転移の評価により腫瘍のステージングを行う。腫瘍の切除範囲については、局所での病変の広がりを評価した上で腫瘍型の情報に基づき切除範囲を決定する。根治が期待できる切除範囲（サージカルマージン）は腫瘍型により異なる。局所での腫瘍の広がりについては視診、触診などの身体検査所見やX線検査、超音波検査などの画像診断に基づき評価を行うが、現状ではCTなどによる断層撮影を用いることで最も正確な評価が可能である。原発巣からリンパ節へと浸潤、遠隔臓器に転移と臨床病期の進行した症例では、外科療法による治療効果は限定的となる。腫瘍型によっては近傍のリンパ節浸潤にとどまっている場合に原発巣切除とリンパ節摘出／郭清により治癒が期待できる場合もあるが、全身性の悪性腫瘍に対しては、全身的治療を含む他の治療法の併用を前提とした外科療法や、腫瘍の治療効果よりも生命機能維持やQOL改善を目的とした外科療法が考えられる。

(3) 治癒の可能性と形態・機能の温存

腫瘍の腫瘍型と局所での広がり、全身的な腫瘍の進行度が適切に評価されると、治癒の可能性が期待される外科療法による治療効果と、手術による形態や機能への影響をより正確に想定することができる。広範な外科的切除によって腫瘍が根治できるとしても、それにより生命維持が困難になることや深刻なQOLの低下が引き起こされるのであれば、その治療計画は現実的ではないと考えるべきであろう。外科切除により損なわれる形態や機能に関しては、形成術、組織再建術やバイパス術などの併用や術後の補助療法で補うことで、広範な切除を可能とする方法もある。また、切除範囲を減らさざるを得ないと判断される場合、それによる治療効果の減少を補うために、他の治療法を組み合わせて実現可能な治療法とすることも一つの方法である。すなわち、局所的な進展あるいは術後残存病変に対しては放射線療法などの局所治療を、全身的な治療には化学療法や免疫療法などを、術前ないし術後の追加治療として

必要に応じて考慮する。外科療法をはじめさまざまな治療法の適用や効果と限界を理解し、それらを補い合い効果を増強する目的で、局所的ならびに全身的療法を統合的に実施していく治療方式を癌集学的治療法という。個々の症例に対するよりよい集学的な治療を立案し実践する上で、その中における外科療法の役割を明確にし必要十分な手術を達成することは重要であり、獣医師は腫瘍外科の知識や技能だけでなく腫瘍の生物学的な挙動から各種治療法に関する理解に至るまで幅広い知識が求められる。

(4) 症例の年齢、一般状態、基礎疾患など

生体への侵襲や麻酔リスクを伴う外科療法を選択する上で、腫瘍だけでなく症例自身の状態も考慮すべき非常に重要な事項である。腫瘍に罹患している症例では腫瘍の進行に伴う低栄養や悪液質、貧血や腫瘍随伴症候群など手術や麻酔のリスクになる状態を抱えている場合も少なくない。また、腫瘍に罹患する動物は中高齢が多く、基礎疾患として循環機能、代謝、腎機能などに障害をもっている場合もある。特に高齢動物では全身麻酔の負荷により腎不全をはじめとする基礎疾患が悪化、顕在化することもある。症例の年齢、一般状態、基礎疾患だけでなく、想定される切除範囲や麻酔時間を加味した上で、手術のリスク、麻酔のリスクを評価し、外科手術の適応かどうか検討する必要がある。

(5) 専門医、高次診療施設への紹介

手術侵襲の大きい手術や長時間の手術、高齢動物での全身麻酔の管理、また周術期の管理については専門性が必要性となる場合も少なくない。また、さまざまな動物種、多様な品種を対象とするため、外科手術に関しても麻酔に関しても専門性が必要となる場合がある。腫瘍の状況や症例の状態を見極めた上で、場合によっては専門医や高次診療施設への紹介も考慮する事項となる。

(6) 代替療法、補助療法の検討

外科療法が困難な場合には代替療法も考慮する。局所に対する治療としては放射線療法の他に、凍結外科手術、温熱療法、光線力学療法、動注化学療法などがあげられる。その効果や合併症、リスクを考慮した場合に、外科療法ないしそれを中心とした集学的治療法よりも優位性がある場合には適応となるが、治療法によっては情報が少ないこともあり、その原理の理解と可能な限りの情報をふまえて判断する必要がある。また外科療法に伴う機能損失やQOL低下に対して補助療法を付加することも考慮する。代表的な例としてはチューブフィーディングなどがあげられる。

3) 腫瘍外科手術の分類

腫瘍に対する外科療法を検討する上で、根治や治癒を目指した治療を立案する場合もあれば、腫瘍の治療ではなく症例の生命維持やQOLの改善が優先される場合もある。さらに術前の検査では治療方針を決定できる情報が得られない場合、手術による診断が必要な場合や、腫瘍を予防する意味合いとなる手術もある。治療方針を決定する上で、あらゆる選択肢とその効果と合併症やリスク、コストなどを飼い主に提示し、その症例に対してより良いと思われる治療法に関して了解をいただき進めていくことになるが、治療法を検討していく上でも、インフォームド・コンセントを進める上でも、外科療法の目的を明確にすることが大切である。

腫瘍に対する外科療法の目的には大きく分けて以下のものがあげられる。

(1) 根治的手術

腫瘍の原発巣±浸潤他臓器の完全切除（＝根治）を目的とする手術であり、限局性の良性腫瘍、遠隔転移率が低い悪性腫瘍、早期の拡大切除などが対象となる。

第6章 外科療法

　良性腫瘍の場合には腫瘍組織の摘出や周囲組織を含めた切除により根治が可能となるが、切除範囲は腫瘍種による。同様に初期ないし転移性の低い悪性腫瘍に対する根治を目的とした手術も腫瘍種により必要と考えられる切除範囲や根治に至る可能性はさまざまであり、原発腫瘍の種類や浸潤の程度、ステージングを十分に行う必要がある。腫瘍の浸潤の程度については、身体検査、画像診断を中心に評価するが、CT検査などによる断層撮影や三次元再構築像による評価が現状では最も浸潤の程度の評価や手術計画立案に有用である。また、腫瘍に対する必要十分な切除範囲を設定する一方で、切除による変形や機能障害の可能性、それを軽減する方法についても検討する必要がある。そのためには生理学的知識や解剖学的知識、切除の術式だけでなく組織再建法、周術期管理や術後の補助療法などに関する知識や技能も必要となる。また想定される手術侵襲や麻酔時間に症例が耐えられるかどうかのリスク判断も重要である。

　初回の手術は腫瘍の根治が期待できる最大の機会である。再発した組織では、前回の手術の影響で組織が正常な解剖ではなくなっている場合や前回の手術時よりも腫瘍の播種、進展が進んでいる場合が多い。また不完全な手術で取り残されるであろう腫瘤の辺縁部は、腫瘤の中心部と比較して腫瘍組織としての活性や脈管浸潤の豊富な部位でもある。根治の可能性や再発やQOL低下のリスクを考慮した上で最終的な治療方針に関しては十分なインフォームド・コンセントが必要である。

　摘出・切除された組織は病理組織学的検査にて診断とマージンの評価を行う。結果として腫瘍組織が完全に摘出された場合には根治切除、あるいは治癒が期待できる場合には治癒切除となるが、不完全切除となってしまう場合や術前に想定していた腫瘍種と異なる診断となる場合もありうる。そうした場合には拡大切除やその他の治療による追加治療を考慮する必要がある。こうしたあらゆる情報や可能性をふまえ、手術を行うことで期待される治療効果、想定されるリスクや合併症などを飼い主に説明する。

- 腫瘍の完全切除が目的
- QOLの低下は許容
- 初回手術が最大の治療機会
- 根治的手術の条件
  - 遠隔転移率が低く、限局性の腫瘍
  - 早期の拡大切除
  - 重要な機能の維持が可能

(2) 減量（減容積）手術

　腫瘍の体積を減少させ、放射線治療など他の治療法との組み合わせによる治療効果増強を目的とすることをさす。すなわちこれは集学的治療であり、根治的な外科療法を行う際と同様に、原発腫瘍およびリンパ節や全身転移の状況、症例の状態を十分に把握した上で、局所治療±全身治療についてさまざまな治療を組み合わせて治療計画を立案し、飼い主にインフォームを行う。腫瘍の減量を目的とする外科療法は、顕微鏡的病変を含めた完全切除を目指す切除ではなく、集学的治療の中で必要十分な役割を果たせることを常に留意する必要がある。術後追加治療につなげる上でどこまで外科的に切除することが必要か、という治療効果としての切除範囲に関する検討だけでなく、遅滞なく次の治療を開始できるよう早期の創傷治癒や症例の状態回復にも留意した切除範囲の検討も重要である。一般的に、術後に化学療法を行う場合には手術後7～10日程度以降に開始を検討する。術後に放射線療法を行う場合にも同様に術後7～14日程度以降に治療を開始するが、術創が完全に治癒していることを確認してから開始する。化学療法、放射線療法ともに創傷治癒過程を遅延させることに注意する。また術前に化学療法や放射線療法を行う場合にも同様であり、化学療法で

はその副作用が落ち着いた時期、あるいは放射線療法では急性反応が落ち着く照射後3〜4週間以降が手術を行う上で一つの目安とされる。

また、減容積目的で手術に臨んだものの摘出困難な状況に遭遇する場合もありうる。そうした場合には、必要に応じて、術後の適切な治療法選択のための組織生検を行う診断的手術に治療に目的を変更する。

- 腫瘍の体積を減量させ、他の治療法の効果増強が目的

(3) 対症的（緩和的）手術

腫瘍による動物への救命あるいはQOLの改善・維持を目的とする手術であり、腫瘍に対する治療効果や生存期間の延長を必須の目的としないものをさす。自壊、出血、感染を起こしている腫瘍病変や通過障害などの機能障害を引き起こしている腫瘍病変のみを摘除する場合と、腫瘍組織ではなく問題となっている症状を緩和、除去するために正常組織に対して手術を行う場合がある。前者の例としてはすでに全身性に転移がある症例において、自壊や出血、感染がみられるあるいはそれが早期に予見される大きな体表腫瘍がある場合、出血しているないし出血歴や出血のリスクが高い脾臓の腫瘍や肝臓に単一腫瘤がある場合などが考えられる。同様に遠隔転移がすでにある症例における、気管を圧排するような頸部腫瘤や摂食障害を引き起こす頭頸部の腫瘍なども例としてあげられる。後者の例、すなわち正常組織に対する手術の代表的な例としては、永久気管開口術、尿路変更術、ステント設置術、人工肛門設置術などがあげられる。経口摂取が困難な場合の胃瘻チューブ設置術や経腸チューブ設置術なども同様である。いずれの場合も、可能であれば腫瘍の制御も念頭におくが、あくまで救命やQOLの維持、改善が主眼である。症例における問題点の重篤さや緊急性

と、手術を行うことのリスクや合併症、手術以外の代替法などについて検討した上で手術を立案しインフォームする。

- 救急的あるいはQOLに維持・改善が目的
- 腫瘍を可能な限り制御

(4) 診断的手術

腫瘍の確定診断を目的とする手術であり、切開および切除生検、試験開胸開腹などがこれにあたる。術前の腫瘍の診断においては針生検など侵襲性の低い細胞診からTru-Cut針によるコア生検など、検査結果に応じて段階的に行うが、こうした検査では診断がつかない場合や、体外からでは正確な採材ができない場合やリスクが高い場合に検討する。腫瘍の原発巣の状況やステージング、症例の状態について可能な限りの情報を集めた上で、診断という目的を達成するために必要十分な手術計画を立案し、飼い主にインフォームする。腫瘍の診断は、適切な時期に、十分な組織量を、適切な部位から、適切な方法で組織を壊さないように採取・標本を作成し、適切にそれを解釈することが重要である。体表腫瘍の切開生検では正常な周囲組織も含め採材する。また一方で、手術による組織の欠損や腫瘍の播種などが診断後の外科治療や放射線治療などの局所治療の妨げにならないように、切除範囲や切除部位を設定、記録しておく必要がある。手術による生検に限らず、あらゆる生検を行った経路（biopsy tract）は可能な限り外科手術の際に切除範囲内に含めるべきである。

- 腫瘍の確定診断・病理組織学診断を目的

(5) 予防的手術

腫瘍の発生や再発を抑制する目的で行う手術をさす。しかしながら、生体のあらゆる細胞が遺伝子変

異を起こす可能性をもっており、腫瘍の発生を抑制するために正常組織を切除することについては十分な考慮が必要であろう。中性化の手術の結果として、それら臓器での将来的な腫瘍の発生をなくし、付随的にそれら臓器からのホルモンの影響による腫瘍の発生や成長を抑制することは期待できる。

しかし、中性化が別の腫瘍の発生リスクを高める可能性もあることから、さらに大規模な研究による検証が必要である。

・腫瘍の発生を抑制する目的

3．原発巣の拡大手術

1）サージカルマージンとは

腫瘍に対して治癒的手術を実施する際には、腫瘍周囲の正常組織を含んで切除すべきであり、その周囲組織をサージカルマージンと呼ぶ。一般に、悪性腫瘍ではサージカルマージンを含めて腫瘍全体を一括切除するように治療計画を立てる。

小動物医療において、悪性腫瘍ではサージカルマージンは三次元的に2～3cm確保するように切除されることが推奨されているが、実際には悪性腫瘍の種類と浸潤性、腫瘍周囲組織が形成するバリアによって決定される。

2）サージカルマージンの切除と分類

(1) 腫瘍切除法（図1）

- **腫瘍内切除**：腫瘍を部分的に切除あるいは掻爬することによってその容積を減少する切除法。切除縁は腫瘍内あるいは偽被膜内のレベルとなり、腫瘍細胞の残存が肉眼レベルで確認される。緩和目的で実施される。
- **辺縁部切除**：腫瘍を偽被膜あるいは反応帯で切開

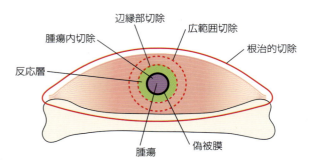

図1　筋肉に発生した腫瘍と切除法の模式図

する切除法。切除縁には腫瘍細胞の残存が肉眼的には認められないものの、顕微鏡レベルでは残存している。良性腫瘍には根治目的、悪性腫瘍では緩和目的で実施される。
- **広範囲切除**：腫瘍および被膜には切開を入れず、反応帯周囲の正常組織で切開する切除法。腫瘍周囲を正常組織が取り囲むようになる。腫瘍細胞はスキップ転移を起こしている場合には発生する可能性がある。根治目的で実施される。
- **根治的切除**：腫瘍が発生しているすべての区画や構造を一括切除する方法。切除縁は腫瘍の発生した組織すべてとなるため、局所に腫瘍細胞の残存はなく、根治目的で実施される。

3）サージカルマージンの決定

サージカルマージンは、手術の目的（根治、緩和、診断など）、腫瘍の種類や挙動、解剖学的な評価、さらに手術時の細胞診などから決定する。再発した腫瘍は前回の手術前には広がっていなかった組織にも播種している可能性があるため、より広範囲なマージンを必要とする。

(1) 腫瘍の種類・グレード

腫瘍の種類や組織学的グレードによってサージカルマージンの推奨基準は変わる。例えば、高い確率で局所再発を起こす腫瘍である軟部組織肉腫や肥満細胞腫などにおいては、サージカルマージンは腫瘍

辺縁から水平方向に2～3cm以上、深部方向には筋膜ないし筋肉1層以上が推奨される。また、猫の注射部位肉腫（線維肉腫）の場合はさらに激しい局所浸潤性を有するために、サージカルマージンは水平方向に3～5cm以上、深部方向には筋層2層以上が推奨される。一方、同じ軟部組織肉腫でも、グレード1の血管周皮腫の場合はサージカルマージンをさほど必要とはしない。

腫瘍が発生している場所によっても、サージカルマージンの取り方は異なる。例えば、犬の口腔内悪性腫瘍では、サージカルマージンを多く取ることは困難であり、通常1cm以上あればよいとされているものの、その種類によっては十分ではなく、さらに多くのサージカルマージンを必要とする。腫瘍の病理組織学的診断や生物学的な挙動をみて、必要なサージカルマージンを決定する。

（2）腫瘍の浸潤程度の評価

腫瘍の浸潤程度の評価はサージカルマージンの設定に影響を与える。腫瘍の触診による評価において、腫瘍の可動性は非常に重要である。一般に、可動性があって固着していない場合には周囲組織として筋膜1枚程度のサージカルマージンでよいが、可動性がなくて固着している場合では周囲の筋肉1層をサージカルマージンとして付けて切除することが望まれる。また、X線検査や超音波検査などを駆使して、触診よりも正確に病変の浸潤程度を評価することが推奨される。理想的にはCT（造影）検査によって腫瘍の広がりを把握してサージカルマージンを決定する方がよい。初回手術は解剖学的にも理解しやすく、最も治癒的手術に導きやすいため、事前に腫瘍の浸潤程度をより正確に把握することが推奨される。

（3）手術時の考慮事項

術野の準備は再建も含めて広めに範囲を設定する。さらに、生検を行った経路は播種が引き起こる危険性があるため、その部分も含めて切除を行う。腫瘍本体を認識しながら、偽被膜や反応帯を含め、事前に画像診断等で設定したサージカルマージンを取りながら切除を行う。切除前に再建を考慮するとサージカルマージンの範囲が小さくなってしまう傾向があるため、術前から必要なサージカルマージンの設定とその後の再建方法についてシミュレーションを行って準備しておく。

切除後は使用した手術器具や手術手袋などは交換を行い、感染と同じように腫瘍を取り扱う。特に、播種性が強い腫瘍（移行上皮癌や前立腺癌など）では必ずそのようなことを意識して実践する。再建に必要な器材をあらかじめ準備しておき、必要に応じてドレーンなどを設置する。

4）サージカルマージンの評価

（1）術後の病理組織学的検査

病理組織学的検査として、腫瘍の種類の他にも、腫瘍細胞の形態や悪性度に関しても確認してもらう。サージカルマージンにおいては、腫瘍細胞の周囲組織内や脈管内への浸潤程度も同時に評価してもらう。切除後は腫瘍の方向性を病理医が把握できない可能性があるため、評価してもらいたい切除縁には墨汁などを塗って方向性を示しておき、臨床医と病理医が情報を共有することも重要である。

4. 所属リンパ節の取り扱い

1）リンパ節の構造（図2）[1]

リンパ節は常にリンパ管の走行に介在している。リンパ節に入るリンパ管は輸入リンパ管、リンパ節から出るリンパ管は輸出リンパ管と定義されている。また、扁桃をはじめとした一部のリンパ節は、輸入

第6章 外科療法

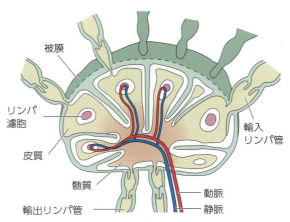

図2　リンパ節の構造の模式図[1]

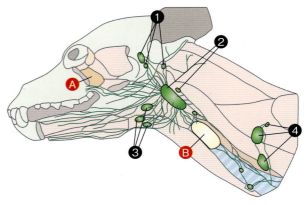

図3　頭頸部リンパ節
A：頬骨腺、B：甲状腺、①耳下腺リンパ節、②内側咽頭後リンパ節、③下顎リンパ節、④浅頸リンパ節

リンパ管をもたず輸出リンパ管のみをもつものもある。

2）重要なリンパ節の解剖[2]

　所属リンパ節として重要なものと、輸入リンパ管および輸出リンパ管の領域を記載した。なお症例によって存在しないこともあるリンパ節（例：深頸リンパ節、外側咽頭後リンパ節、胃リンパ節など）や臨床上問題となることの少ないリンパ節の詳細は割愛した。

(1) 頭頸部リンパ節（図3）

①**耳下腺リンパ節**：耳下腺の前頭背部に位置。通常1個。時に2～3個

- **輸入リンパ管**：鼻背の後ろ半分、眼瞼、および関連した腺を含む頭蓋骨外側の皮膚、外耳、顎関節、耳下腺
- **輸出リンパ管**：（内側）咽頭後リンパ節

②**下顎リンパ節**：下顎角の腹側、舌顔面静脈の背側と腹側に1個ずつ、通常計2個存在。まれに背側が2個（計3個）存在することがある。

- **輸入リンパ管**：耳下腺リンパ節に流入する所属を除いたすべての頭部領域

※眼瞼、その腺および頭背側部の皮膚および顎関節のリンパ管は耳下腺リンパ節と下顎リンパ節の両方にそそぐ。

- **輸出リンパ管**：最初に同側の内側咽頭後リンパ節⇒反対側の（内側）咽頭後リンパ節にもそそぐ。

③**内側咽頭後リンパ節**：胸骨舌骨筋と胸骨甲状筋間の頭側、下顎腺の内背側、前方は二腹筋、背側は頸長筋、腹側は咽頭と喉頭に囲まれた部位に通常1個、縦に長く存在する（まれに外側咽頭後リンパ節が存在）。

- **輸入リンパ管**：リンパ管を有する頭部すべての深在器官（舌、口腔壁、鼻道、咽頭、唾液腺、外耳の深部）。咽頭、食道およびリンパ管を有する皮膚および粘膜以外の頸部からのリンパ管。耳下腺リンパ節と下顎リンパ節の輸出リンパ管
- **輸出リンパ管**：気管リンパ管本管を介し大静脈へ

④**浅頸リンパ節**：棘上筋前位、腹鋸筋と斜角筋上の脂肪組織内に通常2個存在する（1個～3個以上）。

- **輸入リンパ管**：頭後部の皮膚、咽頭部、耳介の一部、頸部外側、上腕と前腕の内側の一部を除く前肢、肩部、胸壁の前部。甲状腺
- **輸出リンパ管**：右は右気管リンパ管本幹

⑤**口蓋扁桃**：口蓋舌弓すぐ後ろの咽頭口部の側壁内、

総論

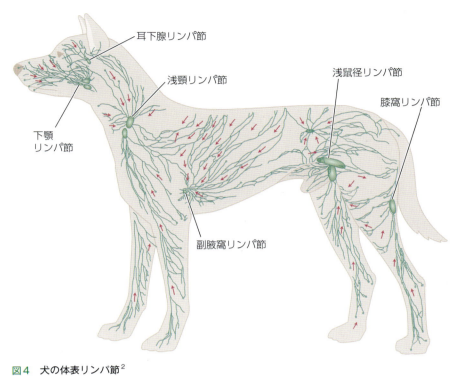

図4 犬の体表リンパ節[2]
小矢印はリンパの流れを表す。

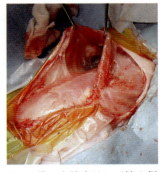

図5 猫の右腋窩リンパ節の例
（乳腺癌のリンパ節転移例）
腋窩リンパ節は深胸筋の背側に存在しているため、腫脹していない場合は触知できない。

扁桃窩内に1個存在
- 輸入リンパ節：なし
- 輸出リンパ節：内側咽頭後リンパ節

(2) 前肢のリンパ節（図4）

①**腋窩リンパ節**（図5）：肩関節の後方、上腕および肩甲下動静脈の合流部付近、外側は大円筋、内側は胸直筋、腹側は深胸筋の背縁に接して、通常1個、時に2個存在
- **輸入リンパ管**：胸壁および前肢の深在部、乳腺
- **輸出リンパ管**：気管リンパ管本幹、右リンパ本幹、外頸静脈

②**副腋窩リンパ節**：広背筋と深胸筋の間に、通常1個存在
- **輸入リンパ管**：胸壁および前肢の深在部、乳腺
- **輸出リンパ管**：左は胸管または左気管リンパ本幹、または両方へ注ぐ。右は右リンパ本幹または右気管リンパ本幹、あるいは両方へそそぐ。

(3) 胸郭のリンパ節とリンパ管（図6、7）

①**胸骨リンパ節**：第2肋軟骨または第2肋軟骨間隙の内側、内胸動脈の前腹側に、通常左右1個ずつ存在する。
- **輸入リンパ管**：肋骨、胸骨、漿膜、胸腺、近くの筋および乳腺
- **輸出リンパ管**：右は右リンパ本幹に、左は胸管へ流れる

②**縦隔リンパ節**：縦隔前部背側を走る心臓への太い血管に接して存在。または縦隔前部や心臓の表面にも存在。数は左右1～6個
- **輸入リンパ管**：頸部、胸部および腹壁の筋、肩甲骨、第2～7頸椎、胸椎、肋骨、気管、食道、甲

211

第6章 外科療法

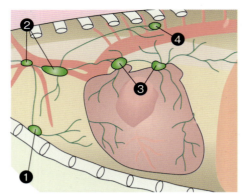

図6 胸腔のリンパ節（ラテラル像）
①胸骨リンパ節、②（前）縦隔リンパ節、③気管気管支リンパ節、④肋間リンパ節

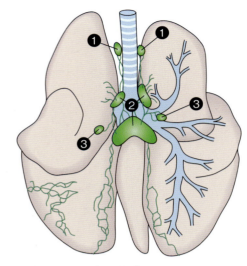

図7 胸腔のリンパ節（VD像）[2]
①（前）縦隔リンパ節、②気管気管支リンパ節、③肺リンパ節

状腺、胸腺、縦隔、肋骨胸膜、心臓、大動脈。肋間、胸骨、中深頸、気管気管支および肺の各リンパ節の輸出リンパ節も受ける。

- **輸出リンパ管**：腋窩リンパ節（交通している）、気管リンパ管本幹、右リンパ本幹、外頸静脈

③**気管気管枝リンパ節**：気管分岐部において気管支の起始部に位置する。バリエーションがあるが必ず存在するのは右、左および中気管気管枝リンパ節。数はさまざま。肺リンパ節が存在するものもある（気管気管枝リンパ節の後端と肺実質の間）。

- **輸入リンパ管**：肺と気管枝。他に大動脈の胸部、食道、気管、心臓、縦隔、横隔膜
- **輸出リンパ管**：この群の他のリンパ節、縦隔リンパ節

（4）腹腔および骨盤壁のリンパ節とリンパ管（図8）

壁側群：大動脈腰、内側腸骨、下腹、仙骨、腸骨大腿（深鼠径）リンパ節

臓側群：各臓器に付属するリンパ節群（肝リンパ節、腸管膜リンパ節など）

①**大動脈腰リンパ節**：横隔膜から深腸骨回旋動脈までの間で大動脈と後大静脈に沿って通常2個以上存在する。

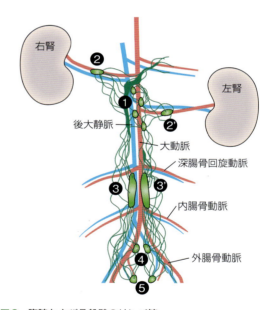

図8 腹腔および骨盤壁のリンパ節
①大動脈腰リンパ節、②腎リンパ節、③内側腸骨リンパ節、④下腹リンパ節、⑤仙骨リンパ節

- **輸入リンパ管**：腰椎、副腎、雄の精巣を含む泌尿生殖器、より尾側のリンパ節の輸出リンパ管も含む。
- **輸出リンパ管**：直接乳び槽に注ぐ。

②**内側腸骨リンパ節**：深腸骨回旋動脈と外腸骨動脈の間に通常1つずつ（合計2個）存在する。

- **輸入リンパ管**：腹部背側後半すべて、生殖器、消

化器の後部および泌尿器からのリンパ管、深鼠径、浅鼠径、左結腸、仙骨および下腹リンパ節の輸出リンパ管

- **輸出リンパ管**：前方に走行し、腰リンパ本幹を形成するか、大動脈腰リンパ節へそそぐ。

③**下腹リンパ節**：第七腰椎腹側の内腸骨動脈と正中仙骨動脈との分岐付近に通常1対（計2個）存在する。

- **輸入リンパ管**：大腿、骨盤、骨盤内臓、尾および尾椎
- **輸出リンパ管**：内側腸骨リンパ節にそそぐ。

④**仙骨リンパ節**：仙骨体または腹側仙尾筋の腹側に存在するが、欠損することも下腹リンパ節と区別がつかないこともある。

- **輸入リンパ管**：隣接する筋や内臓
- **輸出リンパ管**：下腹リンパ節にそそぐ。

(5) 腹腔内臓のリンパ節とリンパ管（図9）

①**肝（門）リンパ節**：肝門からは1～2cm尾側に、門脈の両側に接し1個ずつ存在する。数は最大5個ある。

- **輸入リンパ管**：胃、十二指腸、膵臓、肝臓
- **輸出リンパ管**：門脈の全面を前腸管膜リンパ節に向かって走り、腸リンパ本幹や、このリンパ本幹に変わるリンパ管網へとつながる。

②**脾リンパ節**：脾動静脈に沿って存在する3～5個のリンパ節群

- **輸入リンパ管**：食道、胃、膵臓、脾臓、肝臓、大網、横隔膜
- **輸出リンパ管**：腸リンパ本幹や、このリンパ本幹に変わるリンパ管網へとつながる。

③**前腸管膜リンパ節**：腸管膜根部に前腸間膜動静脈に沿い、腸管膜根起始部近くまで存在し、2～5個ある。

- **輸入リンパ管**：空腸、回腸、脾臓
- **輸出リンパ管**：腸リンパ本幹や、このリンパ本幹

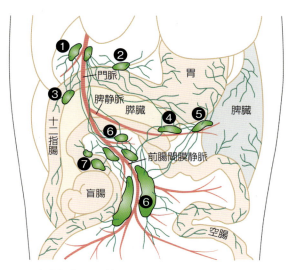

図9　腹腔内臓リンパ節
①肝（門）リンパ節、②胃リンパ節、③膵十二指腸リンパ節、④⑤脾リンパ節、⑥空腸リンパ節、⑦結腸リンパ節

に変わるリンパ管網へとつながる。

④**結腸リンパ節**：結腸間膜の腹膜に腸管に沿って認められる。右結腸リンパ節は回結腸接合部の右結腸の背内側に位置し、通常1個、まれに5個まで存在する。中結腸リンパ節は横行結腸間膜の総背側腸管膜の付着部近く、後腸管膜静脈と中結腸静脈との合流部の近くかその上に位置する。通常1～2個だが、多数存在することもある。左結腸リンパ節は左結腸間膜の後部に2～5個存在する。

- **輸入リンパ管**：回腸、盲腸、結腸
- **輸出リンパ管**：左結腸リンパ節の輸出リンパ管は中結腸リンパ節へ流れ、右・中結腸リンパ節の輸出リンパ管は内側腸骨、腰、中結腸リンパ節、腸リンパ本幹へとつながる。

⑤**膵十二指腸リンパ節**：十二指腸の起始部に沿って通常1～2個存在する。

- **輸入リンパ管**：十二指腸、随想、大網
- **輸出リンパ管**：右肝リンパ節、右結腸リンパ節

(6) 後肢のリンパ節（図4）

①**膝窩リンパ節**：大腿二頭筋と半腱様筋の間の脂肪組織内に通常1個、まれに2個存在

第6章 外科療法

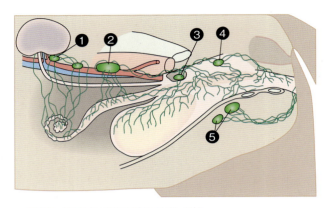

図10　泌尿器と雌性生殖器のリンパ節
①大動脈腰リンパ節、②内側腸骨リンパ節、③下腹リンパ節、④外側仙骨リンパ節、⑤浅鼠径リンパ節

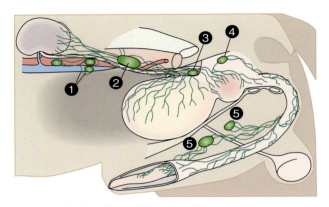

図11　泌尿器と雄性生殖器のリンパ節
①大動脈腰リンパ節、②内側腸骨リンパ節、③下腹リンパ節、④外側仙骨リンパ節、⑤浅鼠径リンパ節

- **輸入リンパ管**：本リンパ節から遠位すべての後肢。
- **輸出リンパ管**：内側腸骨（外腸骨）リンパ節へそそぐ。

②**浅鼠径リンパ節**（鼠径大腿リンパ節）：鞘状突起の数mm頭側、外陰部動静脈の内側に、腹壁と大腿内側面の間の脂肪組織内に通常1個ずつ認められる。

- **輸入リンパ管**：後腹壁を含む腹部半分の腹壁および鼠径部の乳腺。雄では陰茎、包皮、陰嚢の皮膚。他骨盤の腹側、尾および大腿の内側、膝関節、下腿からも流入し、さらに膝窩リンパ節の輸出リンパ管も受ける。
- **輸出リンパ管**：内側腸骨リンパ節にそそぐ。

3）所属リンパ節の定義

　所属リンパ節（領域リンパ節）は「原発巣と直結したリンパ路をもつリンパ節集団」と定義されている。したがって腫瘍の発生部位から輸入リンパ管を介し最初に到達するリンパ節、つまり腫瘍発生部位に輸入リンパ管のあるリンパ節をさす。原則として前述の解剖学的位置に準ずるが、下記に一例（生殖器、膀胱）を記載する。しかしながら、センチネルリンパ節（原発巣から最初に流れるリンパ節）の青色染色などによるさまざまな試みから、解剖学的な

所属リンパ節が必ずしも実際の腫瘍のリンパ節に合致するとは限らないとも指摘されている[3-6]。

（1）発生部位と所属リンパ節の例（図10、11）

①**雌性生殖器**：リンパ管は大動脈腰、内側腸骨、浅鼠径および仙骨リンパ節にそそぐ。

卵巣：腎動静脈に接する大動脈腰リンパ節

子宮：子宮前半のリンパ管は大動脈腰および内側腸骨リンパ節、子宮後半のリンパ管は下腹および仙骨リンパ節

膣：頭側は下腹リンパ節、膣前庭からのリンパ管は下腹リンパ節と仙骨リンパ節に入る他に、浅鼠径リンパ節にそそぐ。

陰門と陰核：浅鼠径リンパ節

②**雄性生殖器のリンパ管**：雌性と同様

陰嚢：浅鼠径リンパ節

精巣と精巣上体：（リンパ管は精索に沿って腹腔に入る）内側腸骨リンパ節、大動脈腰リンパ節

前立腺のリンパ管⇒内側腸骨、下腹リンパ節

包皮と陰茎のリンパ管⇒浅鼠径リンパ節

③**膀胱・尿道のリンパ管**：下腹、仙骨、内側腸骨リンパ節。尿道遠位では浅鼠径リンパ節

4) 所属リンパ節の生検の是非と細胞診の特異度

一般論として、上皮系腫瘍は肉腫よりリンパ節転移をしやすいとされている[7]ものの、すべての腫大したリンパ節は完全なステージングのためには何らかの手段で（細胞診、切除または切開生検）調べるのが理想的である。転移によって腫大したリンパ節は一般的に硬く、不整で、時に周囲組織に固着していることが多いが、正常な大きさのリンパ節でも転移は認められ、例えば悪性黒色腫の40％で正常な大きさのリンパ節に転移があったと報告されている[8]。したがって、転移の有無により予後や今後の治療方針に大きく影響する場合はリンパ節の評価を行うことが推奨される。

犬と猫の口腔内および顎顔面に発生した腫瘍では、病理組織検査結果で転移を認めた所属リンパ節の8.1％では細胞診で、転移を検出できていない[9]。皮膚腫瘍に対するリンパ節の切除生検による細胞診の評価で、病理組織検査に対する特異度は96％であり、4％は転移があっても検出できなかったと報告されている[7]。したがって、細胞診を行う場合その評価は完全ではないこと認識した上で切除生検まで行うかを判断する。

5) 所属リンパ節切除生検の是非

所属リンパ節は腫瘍細胞の関所として働く他、免疫応答の調節の役割があるため、人医療、獣医療ともに明らかな腫瘍浸潤のみられない所属リンパ節を切除するかは議論が分かれている。転移の有無で予後や治療方針が大きく変わる腫瘍で切除生検によるデメリットが大きくはない場合は、実施されることが多い。

6) リンパ節「郭清」とリンパ節「切除生検」の違い

「郭清」とは、腫瘍周囲のリンパ節すべてを周囲組織に含まれている輸入リンパ管ごと一括して切除することをいうが、実際にこれが可能な例は少ない。完全に実施できる例は、肢端または下腿の腫瘍に対する断脚術（膝窩リンパ節）、第4、5乳腺領域の乳腺腫瘍領域切除（鼠径リンパ節）など、限られる[10]。

一般的に言われているリンパ節を丸ごと切除する手技は、正しくは「切除生検」である。

7) リンパ節切除生検の実際例

- **犬の乳腺腫瘍**：尾側乳腺領域切除を行った場合、鼠径リンパ節は必ず含まれるため併せて評価する。また腋窩リンパ節・副腋窩リンパ節は腫脹（犬で1cm以上）[11]がある場合は切除生検する。
- **猫の乳腺腫瘍**：90％悪性で明らかな腫脹がなくても転移を認めることがあり予後に大きく影響するため[12]、鼠径リンパ節（通常犬と同様に尾側乳腺に含まれる）はもちろん、可能なら腋窩または副腋窩リンパ節の切除生検する。
- **口腔内悪性黒色腫に対する下顎、浅頸リンパ節切除生検**：正常な大きさのリンパ節でも40％で転移を認めるため切除生検を推奨する[13]。
- **インスリノーマやガストリノーマに対するリンパ節転移の切除**：低血糖や高ガストリン血症の改善につながる（緩和治療として）[14]。
- **肛門嚢腺癌骨盤腔内リンパ節転移病変の切除**：排便困難・高カルシウム血症などの臨床徴候の改善につながる[15,16]。

参考文献
1. 矢田純一：医系免疫学 改定12版，中外医学社，2011；111.
2. Evans MW, Christensen GC.(1979): In: 新版（改訂・増補）犬の解剖学（望月公子監修）. 学窓社，1985.

3. Worley DR. Incorporation of sentinel lymph node mapping in dogs with mast cell tumors: 20 consecutive procedures. Vet Comp Oncol. 2012; 12(2): 215-226.
4. Aruino JU. Pinheiro LGP, Vasques PHD. et al. Extperimental canine model for sentinel lymph node biopsy in the vulva using technetium and patent blue dye. Acta Cirurgica Vrasileira. 2012; 27(2): 102-108.
5. Liss MA, Stroup SP, Cand ZQ. et al. Robotic-Assisted fluorescence sentinel lymph node mapping using multi-modal image-guidance in an animal model. Urology. 2015; 84(4).
6. Brissort HN, Edery EG. Use of indirect lymphography to identify sentinel lymph node in dogs: a pilot study in 30 tumors. Vet Comp Oncol. 2016; 15(3): 740-743.
7. Langenbach A, Mcmanus PA, Hendrick MJ. et al. Sensitivity and specificity of methods of assessing the regional lymph nodes for evidene of metastasis in dogs and cats with solid tumors. J Am Vet Med Assoc. 2001; 218(9): 1424-1428.
8. William LE, Packer RA. Association between lymph node size and metastasis in dogs in oral malignant melanoma: 100 cases (1987-2001). J Am Vet Med Assoc. 2013; 222: 1234-1236.
9. Herring ES, Smith MM, Robertson JL. Lymph node staging of oral and maxillofacial neoplasm in 31 dogs and cats. J Vet Dent. 2002; 19: 122-126.
10. Farese JP, Withrow SJ. 10 Surgical Oncology. In: Withrows & McEwen's Small Animal Clinical Oncology 5th eds. (Withrow SJ. et al. eds), Elsevier, Missouri. 2013; 149-156.
11. Aranujo MR, Campos LC, Ferreira E. et al. Quantitation of the Regional Lymph Node Metastatic Burden and Prognosis in Malignant Mammary Tumors of Dogs. J Vet Intern Med. 2015; 29: 1360-1367.
12. Sorenmo KU, Worley DR, Goldschmidt MH.: 27 Tumors of the Mammary Gland. In: Withrows & McEwen's Small Animal Clinical Oncology 5th eds. (Withrow SJ. et al. eds), Elsevier, Missouri, 2013; 538-556.
13. Bergman PJ, Kent S Farese JP. : 19 melanoma. In: Withrows & McEwen's Small Animal Clinical Oncology 5th eds. (Withrow SJ. et al. eds), Elsevier, Missouri, 2013; 321-334.
14. Warzee CC. : 14 Hemolymphatic system. In: Veterinary Surgical Ongology. (Kuding ST. Segluin B. eds), Willey-Blackwell, UK, 2012; 443-464.
15. Emms SG. Anal sac tumors of the dog and their response to cytoreductive surgery and chemotherapy. Aust Vet J. 2005; 83: 340-343.
16. Hobson HP, Brown MR, Rogers KS. Surgery of metastatic anal sac adenocarcinoma in five dogs. Vet Surg. 2006; 35: 267-270.

各 論

1. 体表部腫瘍

1) 軟部組織肉腫

(1) 解剖

　動物の皮膚は表皮・真皮・皮下（脂肪）織および体幹皮筋から構成されている（図12）。人とは異なり、犬や猫の動物では皮下組織に存在する直接皮膚動脈から比較的広範囲の皮膚への血流が供給されているので、皮膚の切開や剥離の際にはこの血管を損傷しないように注意が必要である。一方、これを利用して有軸皮弁の血流供給を確保することができる（後述）。皮膚の牽引・縫合においては張力線を考慮する必要があり、なるべく張力線と並行方向に皮膚を牽引するとよい（図13）。張力線と平行に皮膚を牽引することでドッグイヤーの形成は最小限となり（例えば体幹部であれば頭尾側方向）、垂直方向に牽引するとドッグイヤーは大きくなる。なお、この腫瘍は四肢（特に前腕・肘の近傍）に発生することが多いことが知られているが、この場合長軸に沿って皮膚を牽引するよりも短軸方向に牽引する方が皮膚を閉鎖しやすい。

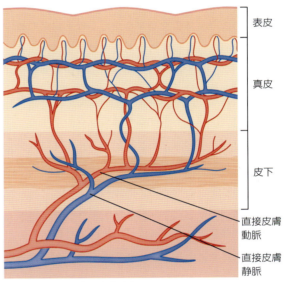

図12　皮膚の構成と血管走行
犬猫では直接皮膚動脈が広範囲に皮膚の血流供給を行っている。

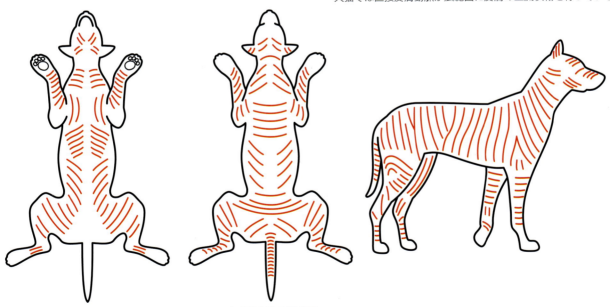

図13　皮膚張力線の模式図
張力線と平行な方向へは皮膚の牽引が容易である。

第6章 外科療法

(2) 手術・合併症

　軟部組織肉腫は間葉系（非上皮系）悪性腫瘍に分類されており、血管周皮腫、線維肉腫、末梢神経鞘腫など病理組織学的にはさまざまな分類が存在するが、比較的緩徐に増大して転移を生じにくく、かつ局所浸潤性の強い腫瘍の一群ということで病態・治療法が似通っており同様の取り扱いをする腫瘍として認識されている。本腫瘍は皮膚および皮下に発生する悪性腫瘍の9～15％を占めるとされている[1-3]。

　上述のような特徴を有するため、軟部組織肉腫の治療の大原則は外科手術である。軟部組織肉腫の場合、グレードによって外科的な切除範囲を考慮する必要がある。すなわち、比較的低グレードの腫瘍が多い血管周皮腫（末梢神経鞘腫とも表記される）は必ずしも大きな皮膚（水平）マージンを確保する必要はない。ただし、深部については筋膜一枚程度の強靭な結合織による底部マージンを確保すべきである。線維肉腫などの一般的な軟部組織肉腫の場合には肉眼で確認できる領域より広範囲に浸潤している場合があるため、3cmの水平マージンと筋膜一枚の深部マージンを確保することが伝統的に推奨されている[1,4]。上記の条件を適応した結果、症例によっては断脚手術などの機能的喪失の大きな術式を選択せざるを得ないことがあるが、積極的な手術により良好な予後を期待できることが多い。機能的温存を優先させて辺縁部切除を選択する場合、長期的には再発を生じる可能性が比較的高いので放射線治療の併用を最初から考慮することが一般的である。放射線を照射する場合にはなるべく早い段階で治療を開始することができるように極端に皮膚に緊張がかかるような広範な皮膚欠損をつくるべきではなく、最小限の合併症ですむように手術を計画すべきである。

　一般的な合併症として術後の癒合不全や再発があげられる。したがって皮膚欠損創の縫合の際には前述のように張力線を考慮し、なるべく過剰な張力がかからないように縫合することが重要である。すべての手術に共通することではあるが、死腔は漿液の貯留を誘発し、術創の治癒遅延や感染の原因となる。そのため、深部組織を縫合して密着させたり、受動的あるいは能動的ドレナージによって死腔を閉鎖する。皮膚の閉鎖には皮下組織の分離やwalking sutureによってできる限り皮膚を一期的に閉鎖する。腫瘍を播種させないことを重要視すると、できるだけこのような単純な手技で皮膚の閉鎖を達成するのが望ましい。これで十分閉鎖できない場合にはV-Y形成術、メッシュ状切開や前進皮弁などの減張切開を用いる（図14～16）。ただし、腫瘍の摘出後には必ずそれまでに使用した器具、手袋をすべて交換し、腫瘍を移植することがないように細心の注意を払うべきである。軟部組織肉腫は前肢に病変が観察されることが多く、極端に欠損が大きい場合には前肢では腋窩のひだを利用した皮弁あるいは胸背動脈皮弁を用いることがある。

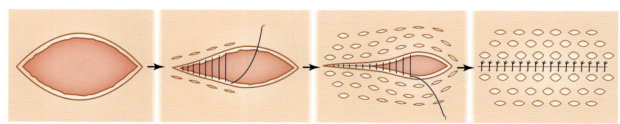

図14　メッシュ状切開の模式図
皮下を鈍性剥離した後、1cm程度の小切開を術創と平行に多数施すことで皮膚を伸展する。小切開部は二期融合を期待する。

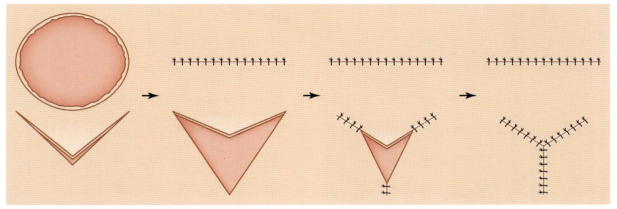

図15　V-Y形成術
術創に対して双方向から実施するとより皮膚を伸展することができる。

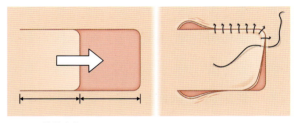

図16　前進皮弁
伸展させる距離と皮弁の幅、欠損部の長さはいずれも同等であることが条件である。

(3) 成績・予後

軟部組織肉腫の不完全切除症例の再発率は報告によってばらつきがあり、約17〜28％程度とされている[5,6]。この腫瘍は長期的にみると将来的に再発する可能性があるため、1年程度の短期的な経過観察では不十分である。より長期の経過観察を行うことによって再発リスクが高まる可能性があることを飼い主にあらかじめ説明しておく。特に、明らかに肉眼的な病変の取り残しがある、あるいは偽被膜で剥離したという対処を行った症例では再発の可能性が高まる。一方、病理組織学的に完全切除が達成できた症例においても全く再発が認められないわけではなく、再発率は5〜22％とされている[5,7-10]。このような症例はまれではあるものの経過には注意が必要である。ただし、この腫瘍の病態は分化度、分裂指数および壊死病変の占有率によって判断される組織学的グレードにおおむね依存していると考えら

れており、追加的治療の必要性もグレードに基づいて判断されることが多い。なお、脂肪肉腫の症例報告では全体の生存期間の中央値（MST）は648日間とされているが、完全切除症例では1,188日間とさらに長期生存が認められており、腫瘍切除の完全性と予後には関連があることが知られている[11]。症例によっては外科切除を実施後に放射線療法を追加することを考慮する場合もあり、治療が奏功すれば積極的な外科的切除に相当する成果を期待することができる。しかし、費用や通院回数の増加、複数回にわたる麻酔処置など伴侶動物の診療としては第一選択となりにくく、解剖学的に広範囲切除を回避したい症例に主に実施される。本腫瘍では多臓器への転移は通常まれ（約13％）だが、グレード3の症例では4割近くが転移する[5,12]。

2）上皮系腫瘍

(1) 解剖

1）軟部組織肉腫の項に準ずる。

(2) 手術・合併症

体表に発生する上皮系腫瘍には皮脂腺、汗腺、毛包系の細胞の腫瘍と扁平上皮癌が一般的である。これらの腫瘍は通常原発性であるが、特に扁平上皮癌あるいは単に癌腫と診断される場合にはいずれかの

第6章 外科療法

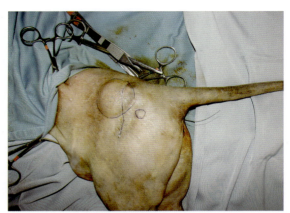

図17 ワクチン関連肉腫の猫の外観
切開線に対して大きく再発した腫瘤と、それとは離れた場所に存在する小腫瘤に注目。なお、この症例ではこれ以外にもCT画像上で触手のように浸潤する腫瘍病変を認めた。

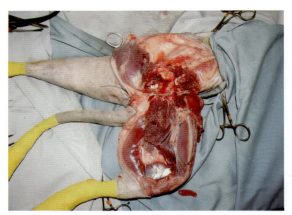

図18 図17と同症例の手術所見
病変部より5cmのマージンを確保した結果、後肢・骨盤・尾を一括して切除することとなった。

原発巣が皮膚転移している場合もあるので体腔内の精査を行うなどの注意が必要である。皮膚の癌腫に対する摘出手術において推奨されるマージンについて明確な記載はないものの、これらは一般的に皮膚に比較的限局して発生するため、深部まで病変が拡大していることはまれである。

病変が進行した癌腫では、乳腺腫瘍と同様に炎症や疼痛・病変の自壊・出血が認められる場合があり、転移がすでに存在していても生活の質の維持のために腫瘍の切除を実施する場合がある。なお、良性病変については辺縁部切除として問題ない。良性病変の場合、体表に複数病変が認められることも多く、厳密な触診と観察が必要である。これらの病変をすべて摘出するには時間と費用と負担が大きくなることがあり、飼い主との十分な協議が必要である。

(3) 成績・予後

治療や予後に関する記載があまり認められないものの、原発性の場合には治療は外科切除が推奨されている。外科的な完全切除が可能で、転移が認められる場合や多臓器からの皮膚転移でない限りは比較的良好な予後が期待できる。多発性の症例では手術に併用して化学療法剤や消炎鎮痛剤の投与などによ

り病態の長期的制御が可能なことがある。

3) 猫のワクチン関連肉腫（注射部位肉腫）

(1) 解剖

1) 軟部組織肉腫の項に準ずる。

(2) 手術・合併症

本腫瘍は非常に強い浸潤性と高い再発率が問題となり、病変は肉眼的に観察できる領域のみならず離れた部位にも認められる場合がある（図17）。特に再発症例の手術ではCTやMRIなどの断層画像撮影を用いて触手のように進展している腫瘍の浸潤範囲を確認しておくことが完全切除のために有効であるとされている[3]。本腫瘍では後述のように広範囲な切除マージンを確保する方が良好な治療成績を得ることができ、これを達成するために背部の病変の場合には背部の筋肉群と棘突起、場合によっては肩甲骨の部分切除あるいは体壁の切除や骨盤切除などが実施されている（図18）。

広範な皮膚欠損が生じるため、合併症として最も多いのはやはり術創の癒合不全である。この結果、一部の術創に二期癒合での閉鎖を期待する場合もある。あるいは、時間とともに皮膚が伸展しやすくな

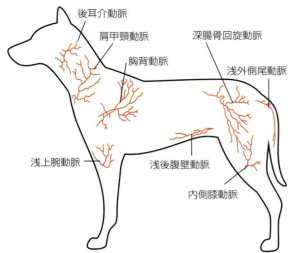

図19 軸状皮弁に用いられる血管とその走行
たとえ基部が細くても血管の血流が温存されていれば、この図で示される血管の支配領域については広範囲に皮膚を被覆できる。

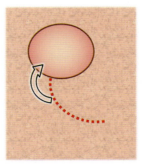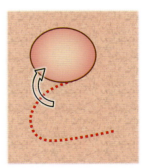

図20 回転皮弁（左図）と転移皮弁（右図）
これらはいずれも局所的な操作で術創を被覆する。

ることを見越して、何度かに分けて皮膚を閉鎖する場合もある。

(3) 成績・予後

ワクチン関連肉腫では一般的な軟部組織肉腫で推奨されている水平3 cm、深部方向筋膜1枚の切除マージンでは不十分で、約半数以上で病理組織学的検査で不完全切除と判断されている[13, 14]。この結果、水平マージンを5cm、深部マージンを筋膜2枚とした比較的大規模な検討において、91症例では97%で完全切除が達成でき、14%のみで再発が認められた[15]。なお、四肢や尾に発生する線維肉腫は本病態と異なり比較的良好な予後が期待できるものの、多くは断脚や断尾などの対応が必要である。一次診療での保存的な外科切除の結果は著しく悪く、約2ヵ月で再発が認められる。本腫瘍の治療のバリエーションとして放射線療法との併用や、IL-2組み換えタンパク導入ウイルスによる免疫療法が実施されているが適切に治療された症例の無病期間は13～37ヵ月間、MSTは23～43ヵ月間と報告によってかなりばらつきが認められる。この腫瘍の転移はあまり一般的ではないが15～24%の症例で遠隔転移が認められ、転移がない症例では929～1528日間のMSTが得られるのに対して、転移がある症例では165～388日間と著しく短縮する[15-19]。

4）皮弁等

(1) 解剖

皮弁の実施に際し、局所解剖として理解しておくべきことは前述の通り皮下組織の直接皮膚動脈が主に皮膚の血管を支配しているという事実であるが、特に軸状皮弁の場合には体表の動脈を利用することで比較的広範囲な皮膚欠損をカバーすることができる。これら体表に存在し、利用することのできる皮膚動脈は図19に示すとおりである。それぞれの支配血管で作成できる皮弁の大きさなどの詳細は各専門書に譲るが、各血管の存在位置はそれぞれランドマークによって同定される。基本的に皮弁作成においては皮下脂肪組織をなるべく傷つけないように温存し、90°以上回転させる場合には基部に存在する血管が屈曲しないように十分注意する。

(2) 手術・合併症

回転皮弁（rotational flap）と転位皮弁（transposition flap）は、あまり血管走行を考慮せず実施できる局所皮弁である（図20）。回転皮弁は三角形の形状であり、転位皮弁は長方形である。

第6章 外科療法

これらの皮弁の血流は皮下の血管叢に依存するため、後述の有軸皮弁と比較して小さい面積でのみ用いることができる。転移皮弁は皮膚を比較的大きく回転できるが、一般的には最大で90°程度にとどめる。これらの局所皮弁の場合、皮膚の伸展範囲も限定的であるため、縫合部に強く張力がかからないようにする。

体幹への前肢付着部の尾側、後肢付着部の頭側には皮膚がひだ状となっており、これを伸展させて利用する各種の皮弁を前肢のものをelbow fold flap、後肢のものをflank fold flapと呼び、広く周囲の皮膚欠損の閉鎖に有用である。これは時に回転皮弁や有軸皮弁と同様の形態を有し、それぞれ外胸動脈および深腸骨回旋動脈の分枝を含んでいることから生存性も高く、かつこの部位のコラーゲンの密度が低いため伸展させやすい。

有軸皮弁は図19に示す皮膚動脈を利用することによって90°以上回転でき、かつ広範囲を被覆できる皮弁である。これらの皮弁は通常術前から計画し、該当部位は広範囲に毛刈りを行っておく。腫瘍の移植のリスクを考えると、できれば病理組織学的に完全切除が達成されていることを確認してから実施すべきであり、腫瘍症例ではあまり乱用すべきではない。皮弁を大きく回転させる際には支配動脈の血管が基部で屈曲しないように注意が必要である。

遊離皮膚移植（植皮）は血流のない皮膚を欠損部に縫合固定し、いずれ血流が再開して生着することを期待する方法である。一方、微小血管を吻合して遊離した皮膚を移植する方法は遊離皮弁と呼ばれる。植皮を実施する場合には皮弁などの術式とは異なり、皮下脂肪組織を完全に除去することが必要である。移植された皮膚は48時間後に血管の成熟が始まり、直径が増加し、移植後5〜7日間で細動脈を形成する。

最も多い合併症は皮弁の壊死・脱落であり、漿液腫の形成も生じることがある。これは、結果的に癒合不全を引き起こすため注意が必要である。皮弁の領域に形成された死腔は各種ドレナージおよび必要に応じてバンデージを施すことによって適切に管理することで解消する。

(3) 成績・予後

治療の成績は腫瘍の予後にもよるが、組織の生着は多くの場合血流に依存している。辺縁部のみの壊死、表皮のみの壊死など、程度が軽度である場合には特別な治療を必要としないが、広範囲な皮膚の壊死が生じた場合、二期癒合を試みる。適切な管理によって概ね1ヵ月前後で治癒するが、治癒遅延が認められる場合には慢性的な刺激などの機械的要因、糖尿病や副腎皮質機能亢進症などの代謝性疾患、耐性菌などの感染性要因および腫瘍が残存している可能性について評価する必要がある。

参考文献

1. Ehrhart N. Soft-tissue sarcomas in dogs: a review. J Am Anim Hosp Assoc. 2005; 41: 241-246.
2. Dennis MM, Mcsporran, KD, Bacon NJ, et al. Prognostic factors for cutaneous and subcutaneous soft tissue sarcomas in dogs. Vet Pathol. 2011; 48: 73-84.
3. Liptak JM, Forrest LJ. Soft tissue sarcomas. In: Withrow & McEwen's Small Animal Clinical Oncology. 5th ed. (Vail DM. ed) St. Louis, MO, Elsevier. 2012.
4. Dernell, WS, Withrow SJ, Kuntz CA, et al. Principles of treatment for soft tissue sarcoma. Clin Tech Small Anim Pract. 1998; 13: 59-64.
5. Kuntz CA, Dernell WS, Powers BE, et al. Prognostic factors for surgical treatment of soft - tissue sarcomas in dogs: 75 cases (1986 - 1996). J Am Vet Med Assoc. 1997; 211: 1147-1151.
6. Mcsporran KD. Histologic grade predicts recurrence for marginally excised canine subcutaneous soft tissue sarcomas. Vet Pathol. 2009; 46: 928-933.
7. Banks T, Straw R, Thomson M, et al. Soft tissue sarcomas in dogs: a study correlating optimal surgical margin with tumour grade. Aust Vet Pract. 2004; 34: 158-163.
8. Stefanello D, Morello E, Roccabianca P, et al. Marginal excision of low - grade spindle cell sarcoma of canine extremities: 35 dogs (1996 - 2006). Vet Surg. 2008; 37: 461-465.

9. Chase D, Bray J, Ide A, et al. Outcome following removal of canine spindle cell tumours in first opinion practice: 104 cases. J Small Anim Pract. 2009; 50: 568-574.
10. Scarpa F, Sabattini S, Marconato L, et al. Use of histologic margin evaluation to predict recurrence of cutaneous malignant tumors in dogs and cats after surgical excision. J Am Vet Med Assoc. 2012; 240: 1181-1187.
11. Baez JL, Hendrick MJ, Shofer FS, Goldkamp C, Sorenmo KU. Liposarcomas in dogs: 56 cases (1989-2000). J Am Vet Med Assoc. 2004 Mar 15; 224(6): 887-891.
12. Selting KA, Powers BE, Thompson LJ, et al. Outcome of dogs with high-grade soft tissue sarcomas treated with and without adjuvant doxorubicin chemotherapy: 39 cases (1996-2004) J Am Vet Med Assoc. 2005 Nov 1; 227(9): 1442-1448.
13. Baker-Gabb M, Hunt GB Hunt, France MP. Soft tissue sarcomas and mast cell tumours in dogs: Clinical behaviour and response to surgery. Aust Vet J. 2003; 81(12): 732-738.
14. Davidson EB, Gregory CR, Kass PH. (1997) Surgical excision of soft tissue fibrosarcomas in cats. Vet Surg. 1997; 26: 265-269.
15. Hershey AE, Sorenmo KU, Hendrick MJ, et al. Prognosis for presumed feline vaccine-associated sarcoma after excision: 61 cases (1986-1996). J Am Vet Med Assoc. 2000; 216: 58-61.
16. Phelps HA, Kuntz CA, Milner RJ, et al. Radical excision with five-centimeter margins for treatment of feline injection-site sarcomas: 91 cases (1998-2002). J Am Vet Med Assoc. 2011; 239: 97-106.
17. Esplin DG, McGill LD, Meininger AC, Wilson SR. Postvaccination sarcomas in cats. J Am Vet Med Assoc. 1993 Apr 15; 202(8): 1245-1247.
18. Romanelli G, Marconato L, Olivero D, et al. Analysis of prognostic factors associated with injection-site sarcomas in cats: 57 cases (2001-2007). J Am Vet Med Assoc. 2008 Apr 15; 232(8): 1193-1199.
19. Cronin K, Page RL, Spodnick G, et al. Radiation therapy and surgery for fibrosarcoma in 33 cats. Vet Radiol Ultrasound. 1998 Jan-Feb; 39(1): 51-56.

2. 頭頸部腫瘍（口腔内腫瘍を含む）

1）口腔

(1) 解剖

　下顎骨は下顎体と下顎枝からなり、左右の下顎体が吻側正中で下顎結合により連結している。また頬骨弓の尾側において側頭骨下顎窩と顎関節を形成する。下顎に主に血液を供給しているのは下歯槽動脈である（図21）。顎関節の尾側で外頸動脈から顎動脈が分枝し、顎動脈は顎関節の腹側を走行し下歯槽動脈を分枝する。下歯槽動脈は下顎骨内側の下顎孔から下顎管に侵入し、下顎管内を頭側に向かって走行する。下顎管内には下歯槽静脈と下歯槽神経も走行している。下顎切除時には下歯槽動脈は結紮するか、外科用エネルギーデバイスを用いて止血凝固する。

　上顎の吻側は切歯骨、背側は鼻骨、外側は上顎骨で形成されている。硬口蓋は上顎骨と口蓋骨から構成されており、その尾側に軟口蓋があり、鼻咽頭の腹側を形成している。口蓋扁桃は咽頭の背外側の扁桃窩に存在する。上顎切除の際に重要なのは眼窩下動脈および大口蓋動脈である（図22）。顎動脈から分枝した眼窩下動脈は鼻腔の尾側を通り、上顎骨の眼窩下孔から上顎骨の外側に出る。大口蓋動脈は

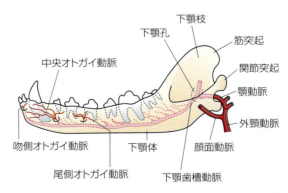

図21　下顎の血管[1]

第6章 外科療法

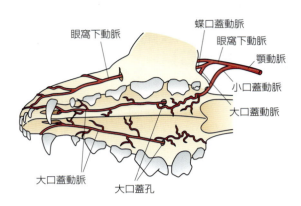

図22　上顎の血管[1]

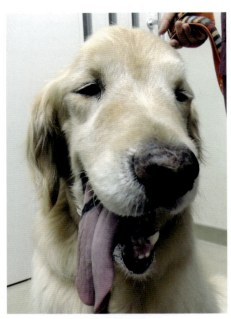

図23　右片側下顎切除後の外貌
舌が切除側に突出している。

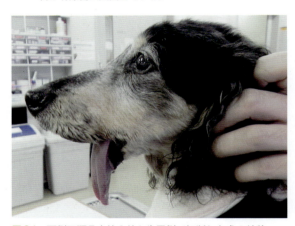

図24　両側下顎骨を第3前臼歯尾側で切断した犬の外貌

左右の硬口蓋を吻側に向かって走行し、口蓋粘膜に血液を供給している。これらの血管は結紮するか、外科用エネルギーデバイスを用いて止血する。

舌は舌尖および舌体、口腔底につながる舌根からなる。舌小帯の頭側の舌下小丘には舌下腺と下顎腺の導管が開口しており、下顎切除の際には可能であれば結紮するが、手術時に切断しても問題となることはほとんどない。舌には固有舌筋と舌腹側や基部に付着する外舌筋があり、これらは舌下神経支配のもとに舌の動きをコントロールしている。また、三叉神経や顔面神経、舌咽頭神経の分枝が分布しており、味覚や痛覚、温度などの知覚に関与している。舌には外頸動脈の分枝である舌動脈が舌の左右に走行しており、血流が豊富である。

(2) 術式・合併症

術式は腫瘍のタイプや病変の位置により決定されるが、上顎切除および下顎切除においては、一般的に吻側の方が実施しやすい。

下顎に発生した腫瘍の切除には、部分下顎切除術（吻側、中央部、尾側）や、吻側両側切除術、片側下顎切除術などが実施される。下顎切除後には舌下の腫脹が生じることがあるが、多くは数日で解消する。部分下顎骨切除後には下顎の不安定性が生じることがある。片側下顎切除術後には切除側に健常側が中央に変位してくるため、下顎の犬歯によって硬口蓋を損傷することがある。問題になる場合には犬歯の抜歯を検討する。また、下顎切除後には切除した側に唾液が接触しやすくなるため、皮膚炎が起こりやすくなる。外貌の変化は、部分下顎切除術ではほとんど生じないが、片側下顎切除時には口角を前進させる口角形成術を実施しないと、切除側から舌が突出しやすくなる（図23）。吻側両側切除後は下顎が短縮し、舌が口腔外に常に突出するため、外貌の変化は顕著となる（図24）。

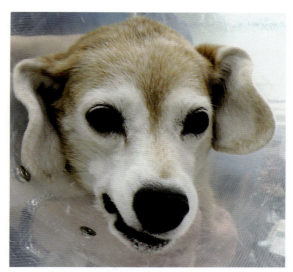

図25　右片側上顎切除後の外貌
口唇の挙上と鼻鏡の変位が軽度に認められる。

　上顎に発生した腫瘍の切除には、部分上顎切除術（吻側、中央部、尾側）、両側吻側上顎切除術、片側上顎切除術などが実施される。特に上顎骨尾側に発生した腫瘍は眼窩に浸潤することがあり、眼窩切除が必要になる場合には外科手術の難易度が上がる。上顎切除による合併症として皮下気腫が生じるが、多くは数日から数週間で改善する。広範囲の上顎切除後には裂開が起こりやすくなるため、頬粘膜と口蓋粘膜を縫合する際には十分な量の粘膜フラップを作成して過剰な張力がかからないように縫合する。部分上顎切除後に軽度の顔面の陥凹と口唇の挙上がみられるが、一般的に外貌の変化は少ない（図25）。吻側両側切除術では鼻鏡の再建術を実施しないと鼻鏡が腹側に変位してしまう。また鼻鏡を含めた広範囲の吻側両側切除術では外貌の変化が大きくなる。

　術後の飲水や摂食に関しては、犬では許容できることがほとんどだが、吻側両側下顎切除では術後に飼い主による食事の補助が必要になることがある。猫では下顎切除後に摂食できなくなることがあるので、食道咽頭瘻チューブや胃瘻チューブの設置を考慮する。

　舌切除において、吻側の40〜60％の切除は許容できるが、舌の基部を切断すると、摂食や飲水が困難になる。動物によっては食物と水を吸い込むことを覚えたり、食物片を舌の基部に投げ入れることで摂食ができるようになる場合もあるが、手術時に食道咽頭瘻チューブや胃瘻チューブを設置する。舌の広範囲切除後には流涎が生じやすくなる。

(3) 成績

　予後は腫瘍のタイプによって異なるが、尾側に発生した腫瘍は発見が遅れるだけではなく、十分なサージカルマージンが取りにくいため局所再発しやすく、予後が悪い傾向がある。

　悪性黒色腫において、外科切除後の局所再発率は上顎切除で21〜48％、下顎切除で0〜40％である[2-6]。局所の治療として外科手術は有用であるが、転移率が高いため、生存期間の中央値（MST）は150〜318日間、1年生存率は35％以下である[3]。予後は臨床ステージによっても異なるが、組織学的に高分化型なタイプや2cm以下の小さい腫瘍では術後生存期間が長いと報告されている[2,6]。また、口唇や舌の悪性黒色腫は歯肉や口蓋に発生したものに比べ生存期間が長い。

　犬の扁平上皮癌は悪性黒色腫に比べると転移率が低いため、予後は良い傾向にある。扁平上皮癌の外科切除後の局所再発率は上顎切除で29〜50％、下顎切除で0〜23％、MSTは19〜26ヵ月間である[2-6]。上顎切除に比べ下顎切除では予後が良い傾向があり、特に吻側の病変で外科手術は根治的治療となる。しかし扁桃に発生した場合は非常に転移しやすいため、外科手術単独では予後が悪い。猫の扁平上皮癌は犬に比べると浸潤性が強く、外科手術単独あるいは外科手術と放射線療法の併用などを実施してもMSTは3ヵ月間以下であり、1年生存率は10％以下と報告されている[9]。

　線維肉腫は局所浸潤性が高いために、遠隔転移

第6章 外科療法

よりも局所再発が問題となる。外科切除後の局所再発率は上顎切除で33〜57%、下顎切除で31〜60%、MSTは10〜12ヵ月間である[2-6]。外科手術に放射線を組み合わせることが局所の制御に有効である。

顎骨に発生した骨肉腫は四肢の骨肉腫に比べると転移率は低い。上顎に発生した場合の外科切除後の局所再発率は27〜100%、MSTが5〜10ヵ月間であるのに対し[3,6,10]、下顎に発生した骨肉腫では、局所再発率が15〜44%、MSTが14〜18ヵ月間である[2,3,11]。

参考文献

1. Berg J. Mandibulectomy and Maxillectomy. In: Veterinary Surgery Small Animal, Tobias KM. and Johnston, SA ed. St. Louis, Saunders Elsevier, 2012, p1448-1460.
2. Kosovsky JK, Matthiesen DT, Marretta SM, et al. Results of partial mandibulectomy for the treatment of oral tumors in 142 dogs. Vet Surg. 1991; 20: 397-401.
3. Liptak JM, Withrow SJ. Oral tumors. In: Small Animal Clinical Oncology 5th ed, Withrow SJ. ed. St. Louis, Saunders Elsevier, 2013, pp.381-398.
4. Schwarz PD, Withrow SJ, Curtis CR, et al. Mandibular resection as a treatment for oral cancer in 81 dogs. J Am Anim Hosp Assoc. 1991; 27: 601-609.
5. Schwarz PD, Withrow SJ, Curtis CR, et al. Partial maxillary resection as a treatment for oral cancer in 61 dogs. J Am Anim Hosp Assoc. 1991; 27: 617-624.
6. Wallace J, Matthiesen DT, Patnaik AK. Hemimaxillectomy for the treatment of oral tumors in 69 dogs. Vet Surg. 1992; 21: 337-341.
7. Esplin DG. Survival of dogs following surgical excision of histologically well-differentiated melanocytic neoplasms of the mucous membranes of the lips and oral cavity. Vet Pathol. 2008; 2008; 45: 889-896.
8. MacEwen EG, Patnaik AK, Harvey HJ, et al. Canine oral melanoma: comparison of surgery versus surgery plus Corynebacterium parvum. Cancer Invest. 1986; 4: 397-402.
9. Reeves NCP, Turrel JM, Withrow SJ. Oral squamous cell carcinoma in the cat. J Am Anim Hosp Assoc. 1993; 29: 438.
10. Heyman SJ, Diefenderfer DL, Goldschmidt MH, et al. Canine axial skeletal osteosarcoma: a retrospective study of 116 cases (1986 to 1989). Vet Surg. 1992; 21: 304-310.
11. Straw RC, Powers BE, Klausner J, et al. Canine mandibular osteosarcoma: 51 cases (1980-1992). J Am Anim Hosp Assoc. 1996; 32: 257-262.

2）耳

(1) 解剖

（ⅰ）耳介

耳介の血液は後耳介動脈より分岐する内耳介枝、中間耳介枝、外耳介枝より供給される。耳介を走行する神経は外側面の第二頸神経から分岐する大後頭神経、大耳介神経が、内側面は顔面神経からの内耳神経枝により支配されている[1]。また耳介は耳介軟骨を覆う外側面と内側面の皮膚から形成されるが、軟骨との接着性は内側面で強い[2]。

（ⅱ）耳道（外耳道）

外耳道は外側より垂直耳道、水平耳道からなる。垂直耳道の耳介軟骨は水平耳道で輪状軟骨に連結し、輪状軟骨はより深部で骨性外耳道に連結する。耳道内は重層扁平上皮に覆われている。耳道部の外科解剖において特に重要な血管は骨性外耳道前背側に隣接する関節後孔に流入する顎関節静脈があり、顔面神経は茎乳突孔より外耳道腹側を走行して耳介、眼瞼、口唇に分枝する（図26）。

（ⅲ）中耳

鼓室と3つの耳小骨と付随する筋肉からなる。鼓室胞内側には交感神経が走行する。

(2) 術式

（ⅰ）耳介

耳介には犬で肥満細胞腫や乳頭腫、基底細胞腫や組織球腫が多く発生し、猫では扁平上皮癌（SCC）や肥満細胞腫が発生する[3]。耳介に発生した腫瘍切除の術式には、耳介部分切除術と、耳介の拡大切除

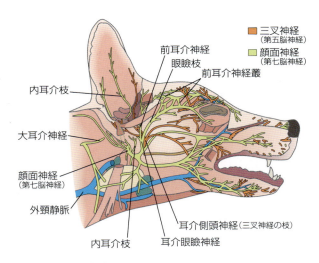

図26　頭部の神経走行

にあたる耳介全切除術がある。耳介部分切除術には後耳介動脈の走行を考慮し、すべての血流を遮断しないように留意する。また、皮膚切開する際には耳介軟骨との接着性の緩い皮膚外側面を耳介軟骨より多く生体側に残し、切除後に軟骨断端が突出しないように被覆しながら外側と内側の皮膚を並置して縫合する。

合併症には外貌の変化や術創の癒合不全などがある。

(ⅱ) 耳道

耳道部に発生する腫瘍には耳垢腺や皮脂腺由来の腺腫や腺癌がある。腫瘤の発生が外耳道開口部に限局して発生している場合は外側耳道切除術が適応となる。術式は垂直耳道に沿って平行な2本の皮膚切開を加えて耳介軟骨まで深部へ切開し、垂直耳道を露出して剥離する。耳道壁の耳介軟骨を垂直耳道と水平耳道接合部まで短冊状に外耳孔側より切開し、腫瘤切除した後に軟骨を反転させて耳道壁基部を皮膚と縫合する。

病変が垂直耳道周囲にまで及ぶ場合は、垂直耳道切除術が適応となる。垂直耳道切除術は外耳道孔開口部を形成する皮膚を全周にわたり切開し、耳介軟骨まで深部へ剥離切開して垂直耳道軟骨面を露出し、そこに付着する筋群や筋膜組織を360°剥離して輪状軟骨を露出する。そして、必要なサージカルマージンを確保しながら、骨性耳道から水平耳道レベルで切断する。水平耳道の上皮と皮膚とを並置して耳道断端部を外耳口部として形成する。

水平耳道のさらに深部にまで病変が及んでいる場合は、全耳道切除術（TECA）が適応となる。この術式は垂直耳道切除術に加えて水平耳道と骨性耳道まで切除することである。また、重度の外耳炎や中耳炎を併発している場合や鼓室胞に及ぶ腫瘍が存在する場合は鼓室胞外側および腹側を骨切りする外側鼓室胞骨切り術（LBO）を併用する。

猫の耳道に及ぶ鼻咽頭ポリープに対しては牽引-剥離術（Traction-avulsion）や腹側鼓室胞骨切り術（VBO）が実施される。VBOは仰臥位にて鼓室胞直上を皮膚切開し、顎二腹筋と茎突舌筋および舌骨舌筋を鈍性剥離して鼓室胞を露出し、ドリルを用いて鼓室胞の腹内側を開窓する。この孔をロンジュールなどで広げた後キュレットなどを用いて鼓室胞腹内側部のポリープを除去し、胞中隔腹側を同様に造孔して最外側を除去する。

(3) 成績・予後

外側耳道切除術の合併症として、55％の症例で術後に外耳炎の再発や耳道狭窄が認められる[4]。一方、TECA+LBOの合併症は顔面神経麻痺が多く（48.9％[5]）、他に出血、フィステル形成や耳介壊死、ホルネル症候群などが認められる[6]。

耳の悪性腫瘍に対してTECA+LBOを実施したところ生存期間の中央値（MST）58ヵ月間以上であった[7]。犬耳垢腺癌では36ヵ月間再発が認められなかった[8]。また、犬の耳垢腺癌について腫瘍に起因した死亡は23頭中3頭であったのに対し、SCCについては8頭中4頭であったと報告されており[7]、一般的にSCCは予後が悪い。さらに、犬で嚢胞を

第6章 外科療法

併発し、腫瘍がその中へ浸潤しているものは予後不良因子となる[7]。

　猫に発生する腫瘍は犬に比べより侵襲的である。ある報告で猫の耳に発生する悪性腫瘍のMSTは11.7ヵ月間であった[7]。猫の耳垢腺癌はSCCよりも明らかに長期生存する（3.8ヵ月間 vs. 49ヵ月間）。TECA+LBOにより治療された猫の耳垢腺癌の無病期間は42ヵ月間であり、MSTは50ヵ月間、1年生存率は75％で再発率は25％であり[9,10]、予後不良因子は核分裂指数（高倍率視野あたり3以上）である[9]。耳介切除を行った猫のSCCで予後は完全切除により局所制御効果は高い。不完全切除の場合は再手術、または補助治療が必要である[11]。

　猫の外耳道に及ぶ鼻咽頭ポリープに対する牽引-剥離術と内科療法での再発率は50％、VBOを行った場合は2％であった[12]。合併症としてはホルネル症候群があげられ、その発生率は索引-剥離術では40％、VBOでは80％である[12,13]。

参考文献

1. Evans HE, de Lahunta A. Miller's Anatomy of the Dog 4th ed, Elsevier Saunders, 2013.
2. Harvey RG, Harari J, Delauche AJ. Ear Diseases of the Dog and Cat, Wiley, 2001; pp.10-13.
3. Harvey RG, Harari J, Delauche AJ. Ear Diseases of the Dog and Cat, Wiley, 2001; pp.100-110.
4. Sylvestre AM. Potential factors affecting the outcome of dogs with resection of the lateral wall of the vertical ear canal. Can Vet J. 1998; 39: 157.
5. Elkins AD, Moore GE, Lantz GC. Postoperative complications following TECA-LBO in the dog and cat. J Am Anim Hosp Assoc. 2013; 49(3): 160-8.
6. Kudnig ST, Séguin B. Veterinary Surgical Oncology 1st, Wiley-Blackwell, 2012; pp.98-99.
7. London CA, Dubilzeig RR. Evaluation of dogs and cats with tumors of the ear canal: 145 cases (1978-1992). J Am Vet Med Assoc. 1996; 208(9): 1413-8.
8. Marino DJ, MacDonald JM, Matthieson DT. Results of surgery and long-term follow-up in dogs with cru-minous gland adenocaracinoma. J Am Anim Hosp Assoc. 1993; 29: 560-563.
9. Bacon NJ, Gilbert RL, Bostock DE, et al. Total ear canal ablation in the cat: indications, morbidity and long-term survival. J Small Anim Pract. 2003; 44(10): 430-4.
10. Marino DJ, MacDonald JM, Matthiesen DT, et al. Results of surgery in cats with ceruminous gland adenocarcinoma. J Am Anim Hosp Assoc. 1994; 30: 54-58.
11. Kudnig ST, Séguin B. Veterinary Surgical Oncology 1st, Wiley-Blackwell, 2012; pp.93.
12. Tillson DM, Donnelly KE. Feline Inflammatory Polyps and Ventral Bulla Osteotomy. Compend Contin Educ Vet. 2004; 26(6): 446-454.
13. Degner DA. Surgical Removal of Feline Inflammatory Polyps. Cliniciansbrief.com, November 2012; 90-94.

3）甲状腺

(1) 解剖[1,2,3]

　甲状腺は、右葉と左葉からなる一対の器官で、喉頭の輪状軟骨の後位から第5〜第8気管軟骨の外側面に近接している。異所性組織は舌根部から心基底部にいたる部位に存在しうる。正常な甲状腺は、両葉とも平滑で長楕円形をしており、大きさは中型の犬種で5.0×1.5cm、猫で2.0×0.3cm程度である。甲状腺への血液は、主に前および後甲状腺動脈から供給されている（図27）。前甲状腺動脈は総頸動脈から起こる血管で、後甲状腺動脈は腕頭動脈から起こる。猫では、後甲状腺動脈を欠くことがある[3]。一方、甲状腺から出る静脈は、前および後甲状腺静脈があり、前甲状腺静脈は内頸静脈に入り、後甲状腺静脈は腕頭静脈に入る。ただし、甲状腺の血管の走行および存在には、個体間で多様性がみられる。

　甲状腺の前外背側には外上皮小体が付着し、後部には内上皮小体が存在する。上皮小体は、周囲が完全に腫瘍化していなければ、通常薄橙〜白色の3〜4mmの大きさの球状構造として認識できる（図28）。

(2) 術式

　甲状腺の摘出方法には大きく分けて被膜外切除と

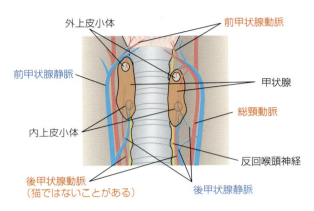

図27 甲状腺および周囲組織の解剖

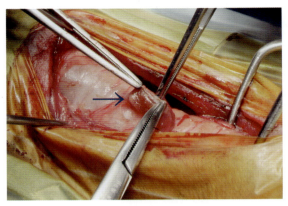

図28 正常な犬の甲状腺と上皮小体
矢印は甲状腺頭側に位置する外上皮小体を指している。

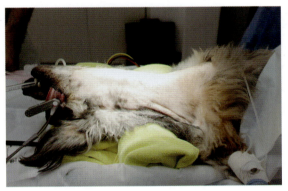

図29 手術時の保定
頸部背側にタオルを入れておくと、頸部が伸展するため手術が行いやすい。

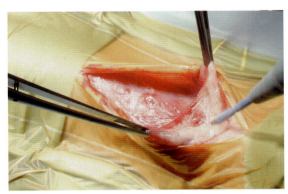

図30 皮下組織の剥離
皮下組織を剥離すると、直下には非常に薄い浅頸括約筋が確認できる。

被膜内切除の2つの方法がある。被膜外切除は上皮小体と甲状腺を含めて甲状腺の被膜ごと摘出する方法であり、甲状腺腫瘍を完全に摘出するためには最も望ましい方法である。被膜内切除は甲状腺の被膜を切開して内部の甲状腺を摘出する方法であるが、せっかくの被膜のバリアを破損してしまうので、悪性腫瘍の摘出に用いられるべき術式ではない。

動物を仰臥位に保定し、頸部腹側全体から胸骨柄を越えた前胸部まで十分に毛刈りおよび消毒を行う。頸部を軽く伸展させ、前肢は尾側へ牽引する。その際、頸部背側にタオルを置くと保定しやすい（図29）。皮膚切開は、頸部正中を甲状腺の存在部位からやや頭側、すなわち甲状軟骨あたりからその大きさに応じて、腫瘍のやや尾側まで広げる。皮下組織および浅頸括約筋の薄い筋膜を、剪刀あるいはモノポーラにて切開し、胸骨舌骨筋を露出させる（図30）。胸骨舌骨筋を正中で分離すると、気管の脇に甲状腺を確認することができるので、ゲルピー開創器などを用いて視野の確保を行う（図31）。

甲状腺腫瘍摘出に際しては、特に反回喉頭神経に注意を払いつつ、甲状腺被膜を破らないように周囲組織を剥離する（図32）。甲状腺腫瘍は非常に血流に富んでいるため、細かい血管から出血すると視野の妨げになる。したがって、電気メスなどを用いて止血を行う。周囲組織を十分に剥離した後に、頭側の前甲状腺動静脈、および尾側の後甲状腺動静脈

第6章 外科療法

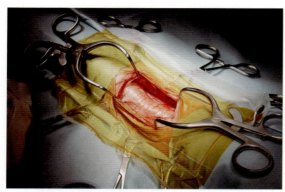

図31　胸骨舌骨筋の分離と視野確保
ゲルピー開創器を用いて、視野の確保のため胸骨舌骨筋を左右に避けている。

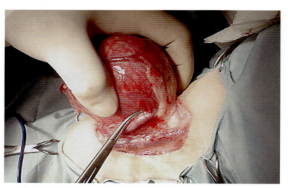

図32　周囲組織の剥離
甲状腺被膜を破らないように周囲組織をていねいに剥離する。

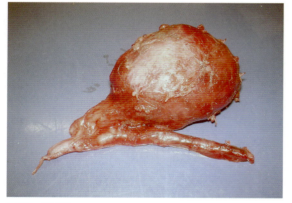

図33　腫瘍栓
甲状腺腫瘍と静脈内の腫瘍栓を一塊で摘出する。

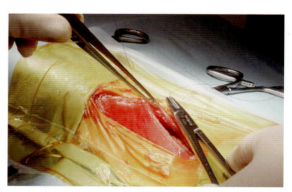

図34　胸骨舌骨筋の縫合
胸骨舌骨筋を吸収糸にて、単純連続縫合する。

を処理して摘出する。その際、甲状腺腫瘍は時折腫瘍栓を形成していることがあるため、静脈内に腫瘍栓が存在する場合には、腫瘍栓のない部分の静脈まで十分に露出し、甲状腺と腫瘍栓が形成された静脈を一塊で摘出する必要がある（図33）。なお、甲状腺片側の摘出であっても、必ず反対側の甲状腺を確認すべきである。甲状腺の所属リンパ節は内側咽頭後リンパ節であるため、腫大しているようであれば診断のために摘出する。閉創は、出血がないことを確認した上で、左右の胸骨舌骨筋を吸収糸にて単純連続縫合し（図34）、皮下および皮膚は常法通り閉鎖する。

（3）合併症

反回喉頭神経を両側損傷した場合は喉頭麻痺が発生する危険性があるため、甲状腺摘出の際には常に確認しておく必要がある。両側性の甲状腺腫瘍を一度に摘出する場合は、甲状腺ホルモンの補充が必要となる。さらに、上皮小体を完全に切除してしまうと低カルシウム血症が生じることから、上皮小体は可能な限り支配血管ごと温存する[3]。温存することが難しい場合には、肉眼上正常と思われる上皮小体の領域を1～2mm大に細かく刻み、胸骨舌骨筋の筋腹内に埋没しておく[4]。

（4）成績

犬の甲状腺癌は可動性があるか否かで、その予後

が大きく変化する。周囲組織との固着がなく可動性のある症例の生存期間の中央値（MST）は3年間以上であるが、浸潤性の症例のMSTは6～12ヵ月間とされている[5,6]。また、両側性の症例は片側性と比べて転移率が16倍に増加し[5,7]、腫瘍の大きさが100mm^{3}を超えると100%転移が生じると報告されていることから[5,8]、術後に化学療法の実施を考慮する。

猫では、甲状腺機能亢進症を併発している場合が圧倒的に多く、その原因の多くは過形成や腺腫であり、腺癌はわずか1～3%である。猫の甲状腺癌は、良性のものより局所浸潤が強く、転移率も70%と高く、領域リンパ節や肺に転移する[5,9,10]。

参考文献

1. Dyce KM, Sack WO, Wensing CJG. Textbook of veterinary anatomy 4th ed., Saunders, 2010.
2. Evans HE. Miller's anatomy of the dog 3rd ed., Saunders, 1993.
3. Fossum TW. The endocrine system. Small animal surgery 3rd ed., St Louis, Mosby, 2007.
4. Flanders JA, Harvey HJ, Erb HM. Feline thyroidectomy. A comparison of postoperative hypocalcemia associated with three different surgical techniques. Vet Surg. 1987; 16: 362-366.
5. Withrow SJ, Vail DM, eds. Tumor of the endocrine system. Withrow and MacEwen's small animal clinical oncology 5th ed., Saunders, 2013.
6. Klein MK, Powers BE, Withrow SJ, et al. Treatment of thyroid carcinoma in dogs by surgical resection alone: 20 cases (1981-1989). J Am Vet Med Assoc. 1995; 206: 1007-1009.
7. Theon AP, Marks SL, Feldman ES et al. Prognostic factors and patterns of treatment failure in dogs with unresectable differentiated thyroid carcinomas treated with megavoltage irradiation. J Am Vet Med Assoc. 2000; 216: 1775-1779.
8. Leav I, Schiller AL, Rijnberk A, et al. Adenomas and carcinomas of the canine and feline thyroid. Am J Pathol. 1976; 83: 61-122.
9. Turrel JL, Feldman EC, Nelson RW, et al. Thyroid carcinoma causing hyperthyroidism in cats: 14 cases (1981-1986). J Am Vet Med Assoc. 1998; 193: 359-364.
10. Cook SM, Daniel GB, Walker MA, et al. Radiographic and scintigraphic evidence of focal pulmonary neoplasia in three cats with hyperthyroidism: diagnostic and therapeutic considerations. J Vet Intern Med. 1993; 7: 303-308.

3. 乳腺腫瘍

(1) 解剖

犬は通常、胸部に2対（第1、第2乳腺）、腹部に2対（第3、第4乳腺）、鼠径部に1対（第5乳腺）の計5対の乳腺をもつ。乳腺は表皮が皮下組織の中に落ち込んでできた皮膚腺の一種である[1]（図35）。腺組織は十数個の葉に分かれており、線維状の結合組織により支持されている。各腺葉はさらに樹枝状に分岐して小葉を形成する。

犬の乳腺への主要な血液供給経路は、外胸動脈、内胸動脈とその分枝である浅前腹壁動脈および外陰部動脈とその分枝である浅後腹壁動脈である[2]（図35）。外胸動脈は腋窩動脈より分岐して背枝と腹枝に分岐する。腹枝は外側より第1乳腺に入り第2乳腺まで達する。鎖骨下動脈より分岐した内胸動脈は第4～8肋間より貫通枝を出して胸部乳腺に血液を供給する。また、剣状軟骨付近で浅前腹壁動脈が内

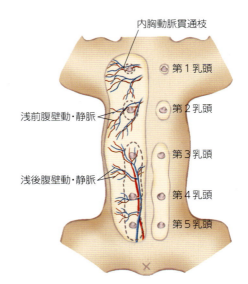

図35 犬の乳腺の血管走行（腹側像）

第6章 外科療法

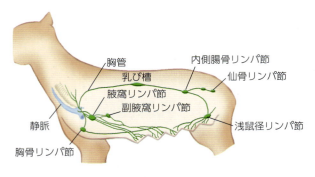

図36 犬の乳腺のリンパ経路

胸動脈より分岐して第2乳腺から第3乳腺に達する。外陰部動脈は浅鼠径輪より体表に出て第5乳腺に入り、浅後腹壁動脈に移行して第4乳腺に血液を供給する。外胸動脈と内胸動脈、浅前腹壁動脈と浅後腹壁動脈はそれぞれ吻合している。静脈はおおよそ動脈と並走している。第1、2乳腺の所属リンパ節は腋窩リンパ節および浅頸リンパ節、胸骨リンパ節である。第3、4乳腺は腋窩リンパ節、鼠径大腿リンパ節であるが、第4乳腺は内側腸骨リンパ節や膝窩リンパ節に直接廃液する場合もある。第5乳腺の所属リンパ節は腸骨大腿リンパ節、内側腸骨リンパ節、膝窩リンパ節である[3-5]（図36）。

猫は胸部2対（第1、第2乳腺）、腹部2対（第3、第4乳腺）の計4対の乳腺をもつ[1,2]。猫の乳腺への血液供給もおおむね犬と同様である。

(2) 術式

犬・猫ともに、炎症性乳癌や遠隔転移を認める場合を除き、乳腺腫瘍に対する治療は外科手術が第一選択となる。選択すべき手術法は動物種の違い、腫瘍の大きさや数、周囲組織への浸潤性などにより異なる。

〈犬の乳腺腫瘍〉

（ⅰ）乳腺腫瘍摘出術（結節切除術）

0.5cmに満たない良性腫瘍に対して行う手術法である。細胞診等で悪性所見が認められた場合は行うべきではない。マージンとして皮膚や周囲の乳腺組織を1cm程度含めて切除を行う。

（ⅱ）単一乳腺切除術

単一乳腺切除術は乳腺内に1cm以上の腫瘍が存在する場合や周囲の皮膚や筋膜への浸潤が疑われる際に選択される。切除は2～3cmのマージンを確保して行うべきであり、腫瘍の固着が認められる場合は、筋膜および筋肉1層をあわせて切除する。多くの場合、第1乳腺から第3乳腺および第4乳腺から第5乳腺は連続性があるため、以下に述べる乳腺区域切除術や片側乳腺切除術と比較して腫瘍が残存してしまう危険性がある。

（ⅲ）乳腺区域切除術

乳腺区域切除術は血管やリンパ管の解剖学的分布に基づいて行われる手術法である。通常は第1、2、3乳腺あるいは第3、4、5乳腺をひとかたまりの領域として摘出する。領域内に大きな腫瘍がある場合や、多発性の腫瘍がある場合に選択される。鼠径リンパ節は通常第5乳腺に接しているため、あわせて摘出することが可能である。一方、腋窩リンパ節は術野内に存在しないため、画像診断上リンパ節が腫大しており、細胞診等によりリンパ節転移が疑われる場合に腋窩リンパ節切除を考慮する。

（ⅳ）片側乳腺全摘出術

第3乳腺あるいは複数の乳腺に多発性の腫瘍が認められる場合や、悪性の疑いのある下部の組織との固着や大きな腫瘍（1cm以上）がある場合に選択する手術方法であり、第1乳腺から第5乳腺までを一括で切除する。

片側の第1～5乳腺まですべてを含むように楕円形に皮膚に切開を加える。このとき腫瘍からは1～2cmのマージンを確保する。腫瘍が遊離している場合は乳腺とあわせて皮下組織（皮下の脂肪）を摘

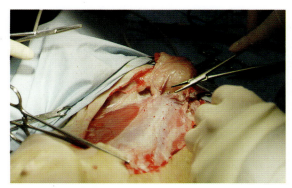

図37　浅後腹壁動静脈の処理
確実な結紮を行うために血管から周囲の脂肪組織を剥離し、浅鼠径輪の近くで結紮を行う。場合によっては、貫通結紮を用いてしっかりと結紮する必要がある。また、外科用エネルギーデバイスなどで止血切開することもできる。

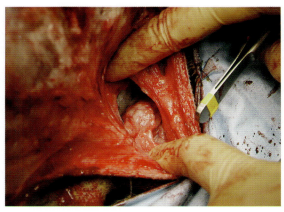

図38　腫大した腋窩リンパ節
鼠径リンパ節と異なり腋窩リンパ節は術野に露出しておらず、腋窩の結合組織に埋まっている。腋窩には重要な血管や神経が多いため慎重な操作が必要である。摘出の意義については議論の余地があるようではあるが、本症例のように腫大している場合はグレード分類のために必ず摘出する。

出する。周囲の組織への浸潤が疑われる場合は、筋膜や必要があれば筋肉もあわせて切除する。乳腺への主要な血液供給経路である浅前腹壁動静脈と浅後腹壁動静脈は剥離して結紮した後切断する。特に、浅後腹壁動静脈は発達している場合が多いため適切な血管処理が求められる（図37）。3-0あるいは2-0の吸収性縫合糸を用いて皮下組織を1層ないし2層、単純結紮縫合または連続縫合で閉創する。常法にしたがって閉創するが、アクティブドレーンを用いることで死腔を減らして術後の漿液の貯留を防ぐことができる。

(v) 両側乳腺切除術

両側のすべての乳腺を一括で摘出する方法である。一般的には、片側乳腺全摘出術を3〜6週間の間隔で2度行う方法が好まれる。両側乳腺切除術を実施することにより95％以上の乳腺組織を摘出することができる。

〈猫の乳腺腫瘍〉

猫の乳腺腫瘍は浸潤性が強く早期に遠隔転移を起こしやすい傾向が強いため、転移の徴候がなければ腫瘍の大きさにかかわらず、片側あるいは両側乳腺切除術が選択される。多くの猫では両側乳腺切除術の実施が可能であるが、場合によっては、片側乳腺全摘出術を3〜6週間の間隔で2度行う必要がある[6]。腫瘍が固着している場合は、下部の筋膜あるいは筋肉を含めた一括切除を行う。鼠径リンパ節は第4乳腺に近接しているため、常に乳腺とともに切除すべきである。腋窩リンパ節は術創から離れているが、病期分類の目的で切除することが好ましい[7]（図38）。

(3) 不妊手術

早期の不妊手術が犬の乳腺腫瘍を予防することはよく知られている。不妊手術を実施した時期が初回発情前、初回発情後、2回ないしそれ以上の発情が確認されてからでは、乳腺腫瘍の発生率が0.5％、8％、26％と大きく異なる[8]。一方、乳腺腫瘍摘出時にあわせて卵巣摘出または卵巣子宮摘出を実施することの効果は不明である。乳腺腫瘍摘出と同時あるいは腫瘍発生前の2年以内に不妊手術を受けた動物は有意に生存期間が延長する[9]。また、良性乳腺腫瘍摘出と同時に卵巣子宮摘出術を実施した場合、新たな腫瘍の発生が50％となる[10]。このような腫瘍摘出術を不妊手術と同時に行うこととの有効性を示す報告がある一方、有効性が認められないとする

第6章 外科療法

報告も複数ある[11-13]。また、エストロゲン・レセプター陽性腫瘍や術前に血中エストラジオール濃度の上昇が認められた症例では卵巣子宮摘出の有効性が認められた報告[14]もあるため、性ホルモンが大きくかかわっている可能性がある。

猫では、卵巣摘出により悪性乳腺腫瘍の発生は下がるが、良性乳腺腫瘍の発生には影響がない[15]。犬と同様に猫でも早期の不妊手術による乳腺腫瘍の発生予防効果が認められており、未避妊の猫と比較して卵巣子宮摘出術を6ヵ月齢までに実施した場合は91%、1歳齢までに実施した場合は86%の腫瘍発生減少効果が報告されている[16]。

(4) 成績

悪性乳腺腫瘍に罹患した犬の術後2年生存率は、臨床ステージがⅣ以上、腫瘍の大きさが5cm以上、未避妊の動物で有意に低かった[17]。以前の研究では手術法の違いは生存期間や局所再発の割合は変わらないとされていた[18]。一方で、悪性乳腺腫瘍に罹患した未避妊の犬に対して乳腺区域切除術あるいは片側乳腺全摘出術を実施した場合、乳腺区域切除術で腫瘍を摘出した犬の58%で残っている同側の乳腺に新たな腫瘍が発生し、元の病変が悪性であった場合はより新たな腫瘍が発生しやすかった[19]。術後2年以内の死亡の相対危険率は片側乳腺全摘出術よりも乳腺腫瘤摘出術（結節切除術）や単一乳腺切除術を受けた犬の方が高かった[17]。

猫の乳腺腫瘍の生存期間に影響を与える予後因子は、組織学的グレード、腫瘍の大きさ、リンパ管浸潤、手術方法である[7, 20-24]。直径2cm未満の腫瘍の摘出後の生存期間の中央値（MST）は3年間以上であり、3cm以上（4〜6ヵ月間）、2〜3cm（15〜24ヵ月間）と比較して長期の生存期間が得られる[24, 25]。消極的な手術を選択することにより、無病期間の短縮と局所再発率の増加が認められる[26]。さらに、両側乳腺切除術を受けた猫のMSTは917日間であるのに対し、乳腺区域切除術では428日間、片側乳腺切除術では348日間である[26]。以上のことから、腫瘍を早期に発見して両側乳腺切除術や段階的な片側乳腺切除術によって、乳腺組織をすべて除去することが猫の乳腺腫瘍治療では重要である。

参考文献

1. Singh B. Dyce, Sack, and Wensing's Textbook of Veterinary Anatomy. Saunders, 2017.
2. Nishinakagawa, H. Anatomical Studies on the Vascular System of the Mammary Gland of the Mammals. Bulletin of the Faculty of Agriculture, Kagoshima University 1970; 20: 1-55.
3. Patsikas MN, Karayannopoulou M, Kaldrymidoy E, et al. The lymph drainage of the neoplastic mammary glands in the bitch: a lymphographic study. Anat Histol Embryol 2006; 35: 228-234.
4. Pereira CT, Rahal SC, de Carvalho Balieiro, JC, et al. Lymphatic drainage on healthy and neoplasic mammary glands in female dogs: can it really be altered. Anat Histol Embryol. 2003; 32: 282-290.
5. Pereira CT, Luiz Navarro Marques F, Williams J, et al. 99mTc-labeled dextran for mammary lymphoscintigraphy in dogs. Vet Radiol Ultrasound. 2008; 49: 487-491.
6. Thomson, MJ, Britt, TA. Reproductive System. In : Kudnig ST and Séguin B, ed. Veterinary Surgical Oncology. Iowa: Wiley-Blackwell, 2012; 341-364.
7. Zappulli V, Rasotto R, Caliari D, et al. Prognostic evaluation of feline mammary carcinomas: a review of the literature. Vet Pathol. 2015; 52: 46-60.
8. Schneider R, Dorn CR, Taylor DO. Factors influencing canine mammary cancer development and postsurgical survival. J Natl Cancer Inst. 1969; 43: 1249-1261.
9. Sorenmo KU, Shofer FS, Goldschmidt MH. Effect of spaying and timing of spaying on survival of dogs with mammary carcinoma. J Vet Intern Med. 2000; 14: 266-270.
10. Kristiansen VM, Nødtvedt A, Breen AM, et al. Effect of ovariohysterectomy at the time of tumor removal in dogs with benign mammary tumors and hyperplastic lesions: a randomized controlled clinical trial. J Vet Intern Med. 2013; 27: 935-942.
11. Morris JS, Dobson JM, Bostock DE, O'Farrell E. Effect of ovariohysterectomy in bitches with mammary neoplasms. Vet Rec. 1998; 142: 656-658.
12. Philibert JC, Snyder PW, Glickman N, et al. Influence of host factors on survival in dogs with malignant mammary gland tumors. J Vet Intern

Med. 2003; 17: 102-106.
13. Yamagami, T, Kobayashi, T, Takahashi, K, et al. Influence of ovariectomy at the time of mastectomy on the prognosis for canine malignant mammary tumours. J Small Anim Pract. 1996; 37: 462-464.
14. Kristiansen VM, Peña L, Díez Córdova L, et al. Effect of ovariohysterectomy at the time of tumor removal in dogs with mammary carcinomas: a randomized controlled trial. J Vet Intern Med. 2016; 30: 230-241.
15. Misdorp W, Romijn A, Hart, AA. Feline mammary tumors: a case-control study of hormonal factors. Anticancer Res. 1991; 11: 1793-1797.
16. Overley B, Shofer FS, Goldschmidt, MH, et al. Association between ovarihysterectomy and feline mammary carcinoma. J Vet Intern Med. 2005; 19: 560-563.
17. Chang SC, Chang CC, Chang TJ, et al. Prognostic factors associated with survival two years after surgery in dogs with malignant mammary tumors: 79 cases (1998-2002). J Am Vet Med Assoc. 2005; 227: 1625-1629.
18. MacEwen EG, Harvey HJ, Patnaik AK, et al. Evaluation of effects of levamisole and surgery on canine mammary cancer. J Biol Response Mod. 1985; 4: 418-426.
19. Stratmann N, Failing K, Richter A, et al. Mammary tumor recurrence in bitches after regional mastectomy. Vet Surg. 2008; 37: 82-86.
20. Castagnaro M, Casalone C, Bozzetta E, et al. Tumour grading and the one-year post-surgical prognosis in feline mammary carcinomas. J Comp Pathol. 1998; 119: 263-275.
21. MacEwen EG, Hayes AA, Harvey HJ, et al. Prognostic factors for feline mammary tumors. J Am Vet Med Assoc. 1984; 185: 201-204.
22. Preziosi R, Sarli G, Benazzi C, et al. Multiparametric survival analysis of histological stage and proliferative activity in feline mammary carcinomas. Res Vet Sci. 2002; 73: 53-60.
23. Seixas F, Palmeira C, Pires MA, et al. Grade is an independent prognostic factor for feline mammary carcinomas: a clinicopathological and survival analysis. Vet J. 2011; 187: 65-71.
24. Viste JR, Myers SL, Singh B, et al. Feline mammary adenocarcinoma: tumor size as a prognostic indicator. Can Vet J. 2002; 43: 33-37.
25. Ito T, Kadosawa T, Mochizuki M, et al. Prognosis of malignant mammary tumor in 53 cats. J Vet Med Sci. 1996; 58: 723-726.
26. Novosad CA, Bergman PJ, O'Brien MG, et al. Retrospective evaluation of adjunctive doxorubicin for the treatment of feline mammary gland adenocarcinoma: 67 cases. J Am Anim Hosp Assoc. 2006; 42: 110-120.

4. 四肢の腫瘍（断脚を含む）

（1）解剖

（i）血管（図39）

前肢動脈：鎖骨下動脈から前肢へ腋窩動脈へと分枝する。その後、上腕動脈、前腕で正中動脈となり前肢端に続く[1]。

後肢動脈：外腸骨動脈から後肢へ大腿動脈、内側大腿回旋動脈に分枝して後肢端に続く[1]。

（ii）神経

前肢神経：腋下部に腕神経叢として前肢に入り、筋皮神経、橈骨神経、正中神経、尺骨神経等へと分布する。

後肢神経：坐骨神経、大腿神経、閉鎖神経が分布する。

（iii）筋肉（図40、41、42）

前肢手術時に操作する筋群は、僧帽筋、肩甲横突筋、菱形筋、腹鋸筋、上腕頭筋、深胸筋、浅胸筋、広背筋、三角筋、大円筋、棘上筋、棘下筋、烏口腕筋、上腕二頭筋等がある[2]。

後肢手術時に操作する筋群は、縫工筋、恥骨筋、

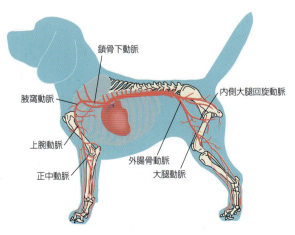

図39　心臓から前腕・後肢の動脈の流れ

第6章 外科療法

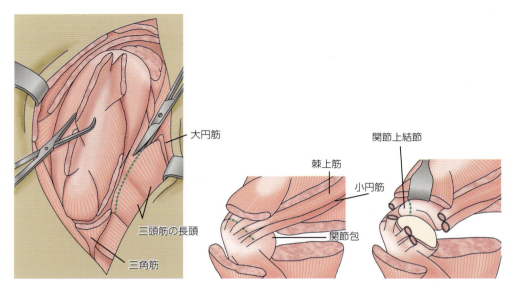

図40 肩甲骨切除術

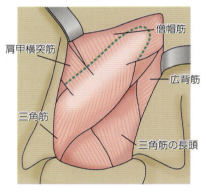
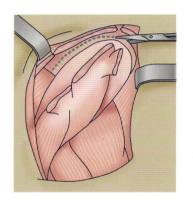
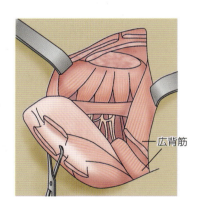

図41 前肢断脚術

薄筋、内転筋、腸腰筋、大腿二頭筋、大腿筋膜張筋、深臀筋、中臀筋、浅臀筋、半膜様筋、半腱様筋、外回旋筋、足底方形筋、大腿直筋等がある[2,3]。

(2) 術式・合併症

(i) 肩甲骨切除術 (図40)

肩甲骨背側から上腕骨中央部まで皮膚切開する。腫瘍マージンを取りながら肩甲横突筋、僧帽筋を切断する。菱形筋、腹鋸筋を切断して肩甲骨内側面を露出する。腋窩動静脈、腕神経叢を温存しながら三角筋、大円筋を肩甲骨尾側縁の付着部から切断する。棘下筋、棘上筋、烏口腕筋を上腕骨付着部から切断する。関節包を切開した後に関節上結節の骨切りを行って肩甲骨を離断する。閉鎖は上腕二頭筋腱の起始部を関節包に縫合し、切断した筋を隣接筋に縫合した後、皮下組織、皮膚を縫合する[2]。

(ii) 前肢断脚術 (図41)

肩甲骨背側から肩甲棘に沿って皮膚を上腕骨近位1/3まで切開する。その部位で上腕周囲に切開を行う。肩甲横突筋、僧帽筋、菱形筋を肩甲骨から切断して腹鋸筋を切断する。肩甲骨を外側に牽引し、腕神経叢と腋窩動静脈を確認して結紮離断する。上腕頭筋、深胸筋、浅胸筋、広背筋を切断して前肢を切除する。残存した筋を利用して結紮離断した腋窩動静脈、腕神経叢を被覆して閉鎖する[2]。

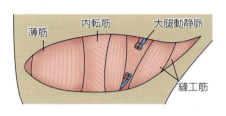
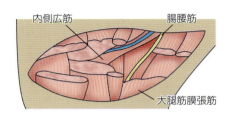
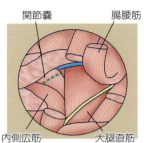

図42　後肢断脚術

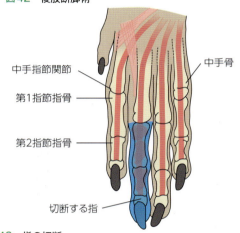

図43　指の切断

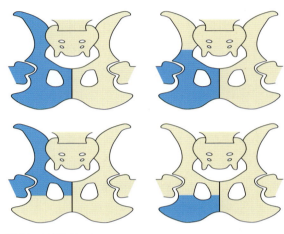

図44　骨盤切除のシェーマ

(ⅲ) 後肢断脚術（図42）

　大腿部近位1/3で円周状に皮膚切開を行う。大腿内側で大腿動静脈を結紮離断する。縫工筋、恥骨筋、薄筋、内転筋を切断し、内側回旋大腿動静脈を結紮離断する。腸腰筋を切断した後、関節包を切開して大腿靱帯を切断する。外側部で大腿二頭筋と大腿筋膜張筋を大腿中央部で切断し、坐骨神経を切断する。大転子近くで臀筋群を切断する。半膜様筋、半腱様筋を近位1/3で切断し、外回旋筋と足底方形筋を切断する。大腿直筋を骨盤期始部から切断し、関節周囲を切開して後肢を除去する。露出した股関節部を周囲の残存した筋肉で被覆して閉鎖する[2]。

(ⅳ) 断趾術（図43）

　目的部位の中手骨、中足骨遠位背側から皮膚切開を進め、指節間関節上で指を一周するように逆Y字型切開をする。屈筋腱、伸筋腱、靱帯、関節包を切断して走行する動静脈を結紮離断する。種子骨も含み目的の指を離断切除する[2]。

(ⅴ) 骨盤切除（図44）

　腫瘍発生部位によって、片側骨盤全摘出術、片側骨盤中央尾側部部分切除術、片側骨盤中央頭側部部分切除術、片側骨盤尾側部部分切除術等の術式で切除する。腹腔が露出するため、再建には浅臀筋、薄筋、内転筋等の筋群を用いることができる。片側骨盤全摘出術では、腫瘍から離れた部位を残して皮膚弁を形成できるように皮膚切開をする。腹側では腫瘍の浸潤がなければ、再建のために内転筋や薄筋を温存する。大腿動静脈を結紮離断して閉鎖神経も切断し、骨盤結合部を振動鋸等を用いて離断する。尾側は可能であれば排便障害を防止するため尾骨筋、肛門挙筋、恥骨神経とその尾側直腸分枝を温存する。背側は腸骨翼に付着する筋を離断し、仙腸関節を骨ノミや振動鋸等を用いて離断する。大腿神経、坐骨神経を確認して切断する。残存している腸骨に付着した

第6章 外科療法

筋肉を切断して片側の骨盤を遊離する。露出した腹腔は残存した周囲の筋肉を用いて閉鎖し、最後に常法に従って皮膚を閉鎖する[3]。

(vi) 合併症

筋肉や神経を切断するので十分な鎮痛処置が必要である。断脚、断趾を行ってもほとんどの動物は術後1～4週間で歩行は可能になる。術後合併症として漿液腫、出血、感染、縫合部の裂開がある。

(3) 成績

切除後の予後は腫瘍の病理組織学的診断や組織学的グレードなどにより異なる。骨には骨肉腫、軟骨肉腫、血管肉腫、線維肉腫、リンパ腫、形質細胞腫瘍等が発生し、その他転移性腫瘍がある。骨以外の腫瘍として軟部組織肉腫や上皮系悪性腫瘍、肥満細胞腫、組織球肉腫、指に発生する扁平上皮癌、メラノーマ等が断脚、断趾の治療対象になってくる。

犬の骨肉腫の75％は四肢に発生し、後肢より前肢に2倍多く認められる。橈骨遠位と上腕骨近位が好発部位である[4]。診断時に転移病変が発見できるのは15％以下であるが、断脚のみでの1年以内の生存率は約10％で、生存期間の中央値（MST）は約18～19週間との報告がある[5,6]。断脚術に全身補助化学療法を行うことにより生存期間は延長するが、通常遠隔転移により死亡する[4,7]。大規模調査や無作為前向試験は少ないが、いくつかの報告で補助化学療法を行うことによりMSTは約7～12ヵ月間、1年生存率は約30～50％に延長する[4]。470頭で行われたカルボプラチン、ドキソルビシンを補助化学療法として使用した調査では、MSTが284日間であったとの報告がある[8]。

猫の骨肉腫は補助療法を行わなくても断脚のみで長期生存が可能である。断脚のみでのMSTは24～44ヵ月間と報告されている。効果的な補助療法は知られていない[4,9]。

犬の組織球性肉腫は手術や放射線療法に化学療法を加えることにより生存期間が延長することが報告されている[10]。局所療法に化学療法を組み合わせた場合、関節周囲に発生した組織球性肉腫は他の部位に発生した症例よりも生存期間が長いことが報告されている（MST：関節周囲391日間、他部位128日間）。さらに、診断時に転移が確認されていない犬では、MSTが980日間と転移がある場合（253日間）よりも長いことが報告されている[11]。

犬の指に発生する扁平上皮癌は骨への浸潤性が激しく、診断時に約80％の症例でX線上確認できる骨溶解病変が認められ、8.8％の症例で転移が認められる。完全切除後の1年生存率は50～83％、2年生存率は18～62％と報告されている[2]。猫の指に発生する扁平上皮癌のMSTは約10～30週間と報告されている[4]。

犬の指に発生するメラノーマはリンパ節、肺、その他の部位への遠隔転移が高率に発生する。診断時にリンパ節転移や遠隔転移がない場合、断指によるMSTは12ヵ月間、1年生存率は42～57％、2年生存率は11～13％と報告されている。しかし診断時の転移率は30～40％と報告されており、診断時に転移が確認されていなくても、その後に転移が起こる可能性が高い[4]。

参考文献

1. Evans HE, deLahunta A. Miller's anatomy of the dog 4th ed, Saunders, 2012.
2. 若尾義人 監訳. Small animal surgery. インターズー, 2003.
3. Kuding ST, Seguin B. Veterinary surgical oncology, Wiley-Blackwell, 2012.
4. Withrow SJ, Vail DM, Page RL. Small animal clinical oncology, 5th ed, Elsevier, 2013.
5. Brodey RS, Abt DA. Results of surgical treatment in 65 dogs with osteosarcoma. J Am Vet Med Assoc. 1976; 168(11): 1032-1035.
6. Spodnick GJ, Berg J, et al. Prognosis for dogs with appendicular osteosarcoma treated by amputation alone : 162 cases (1978-1988). J Am Vet Med Assoc. 1992; 200(7): 995-999.
7. 桃井康行 監訳. 犬の腫瘍、インターズー, 2018.

8. Selmic LE, Burton JH, et al. Comparison of carboplatin and doxorubicin-based chemotherapy protocols in 470 dogs after amputation for treatment of appendicular osteosarcoma. J Vet Intern Med. 2014; 28: 554-563.
9. 桃井康行 監訳. 猫の腫瘍、インターズー, 2003.
10. Skorupski KA, Rodriguez CO, et al. Long-term survival in dogs with localized histiocytic sarcoma treated with CCNU as an adjuvant to local therapy. Vet Comp Oncol. 2009; 7(2): 139-44.
11. Klahn SL, Kitchell BE, et al. Evaluation and comparison of outcomes in dogs with periarticular and nonperiarticular histiocytic sarcoma. J Am Vet Med Assoc. 2011; 239(1): 90-6.

5. 胸腔の腫瘍

1) 前縦隔の腫瘍

(1) 解剖

犬や猫において、前縦隔に発生する腫瘍として最も多いものはリンパ腫と胸腺腫であり、次いで異所性甲状腺癌や、その他にもケモデクトーマ（非クロム親和性傍神経細胞腫、化学受容体腫瘍）や腫瘍ではないが胸腺の鰓性嚢胞や甲状舌管嚢胞など良性嚢胞性疾患も発生が報告されている[3,4]。

縦隔は左右の胸膜腔に挟まれた間隙であり、心臓によって前縦隔、中縦隔、後縦隔に分類される。前縦隔は背側を頸長筋、腹側を胸骨に囲まれており、その内部には胸腺、動脈（腕頭動脈、左鎖骨下動脈）、前大静脈、気管、食道、神経（迷走神経、横隔神経）、リンパ節（胸骨、前縦隔）、リンパ管（胸管）などを含んでいる[3]（図45、46）。

前縦隔領域に分布する血管として、内胸動脈が左鎖骨下動脈から分岐し、第2肋骨付近から胸骨に沿って走行する。内胸動脈起支部付近では心膜横隔動脈が分岐して横隔神経とともに心膜のほうに向かって走行し、胸腺や心膜、横隔膜に血液を供給している。また、内胸動脈から胸腺枝が分岐して胸腺を含む前縦隔領域に血液供給を行っている。さらに左鎖骨下動脈、腕頭動脈から直接胸腺枝が出ている。静脈は動脈に並走しているが、直接前大静脈に流入する血管もある。

(2) 術式

前縦隔の腫瘍に対しては胸骨正中切開術や肋間開胸術（左側第3〜4肋間）でアプローチするが、多くの場合胸骨正中切開術が選択される。胸骨正中切開術の方が全体像を把握しやすいが、腫瘍のサイズや位置などによっては肋間開胸術も考慮される。

胸骨正中切開術では仰臥位に保定し、十分に毛刈

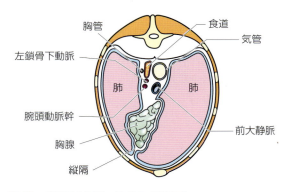

図45　前縦隔の解剖、模式図（縦断面）

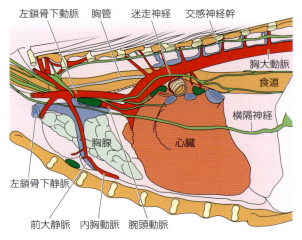

図46　前縦隔の解剖の模式図（矢状断面）
大血管や神経の走行に注意し、それらを温存しながら分離して切除することを心がける。

第6章 外科療法

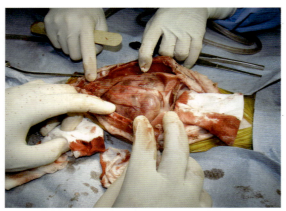

図47　猫の胸腺腫を胸骨正中切開で露出したところ
猫の胸腺腫は被膜に包まれていることが多いため、大型であっても摘出可能であることが多い。前縦隔腫瘍が大型である場合、頭側や尾側に切開を広げることも可能であり、前腹部正中切開および横隔膜切開を組み合わせて術野を確保する。

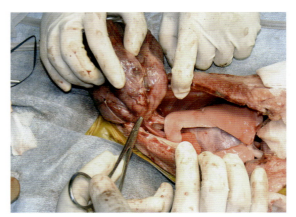

図48　猫の胸腺腫を摘出しているところ
被膜を損傷せずに丁寧に牽引しながら、周囲の大血管と分離する。

り、消毒を行う。胸骨正中線上で胸部の皮膚を切開し、胸骨を確認できたら胸筋を胸骨から分離していく。サジタルソー（電動骨鋸）を用いて胸骨正中を切開し、フィノチェット開胸器を用いて術野を広げる（図47）。腫瘍を確認後、電気メスやベッセルシーリングシステムなどを用いて腫瘍を周囲組織から分離していく。腫瘍が被膜に包まれている場合には被膜を損傷しないように注意しながら摘出を行う（図48）。被膜が破綻して周囲組織に癒着している場合には、癒着している組織ごと摘出を試みる。腫瘍を摘出した後、必要に応じて胸腔チューブを設置する。胸骨の閉鎖には猫や小型〜中型犬では0号もしくは2-0号の長期抗張力が維持できる吸収性縫合糸（ポリジオキサノンもしくはポリグリコネート）が選択され、大型犬ではステンレススチールワイヤーなどを用いて肋胸骨接合部を挟むようにして8字状に縫合する。その後は胸筋を寄せて連続縫合にて閉鎖し、皮下組織および皮膚を常法により縫合する。

　肋間開胸術では横臥位に保定し、左右どちらかの前胸部領域を十分に毛刈り、消毒を行う。開胸する肋間の位置を見極め、皮膚、皮下組織および体幹皮筋を切開する。広背筋を切開し、次いで斜角筋、胸筋、腹鋸筋、外肋間筋、内肋間筋を切開する。フィノチェット開胸器を用いて肋間を広げて腫瘍を確認する。腫瘍を摘出後、胸腔チューブを設置する。閉胸の際は、あらかじめ切開部位に隣接する肋骨の周囲に4〜6本の太いモノフィラメントの縫合糸をかける。2本の縫合糸を交差させるように保持することによって肋骨を並置させ、残りの縫合糸を結紮する。すべての縫合糸を結紮した後、腹鋸筋、斜角筋および胸筋を吸収性縫合糸で連続縫合する。同様に広背筋も縫合し、皮下組織および皮膚を常法により縫合する。

(3) 合併症

　横隔神経麻痺や気胸、胸水が認められることもある。胸腺腫の場合は巨大食道症に伴う誤嚥に注意し、必要に応じてメトクロプラミドやマロピタントのような制吐剤を使用する。ケモデクトーマでは術後は出血（胸水）の有無をよく観察し、不整脈を生じる危険性があるため、術後36〜72時間までは心電図によるモニタリングが推奨される[1]。

(4) 成績

　胸腺腫では巨大食道症を併発しておらず、被膜に包まれていて完全切除が可能であれば予後は良好で

ある。周囲組織への浸潤が認められ、減容積手術にとどまった場合や周術期に巨大食道症を併発している場合は予後が悪い[4]。

異所性甲状腺癌のまとまった症例報告はなく、予後に関する情報は乏しい。ある報告では異所性甲状腺癌と診断された5頭の犬の生存期間は1、3、5、301、512日間であり、決して長いとは言えないものの[2]、完全切除が達成できれば生存期間の延長が期待される。

ケモデクトーマの場合は完全切除が困難であり、手術の合併症の発生率も高い。しかし、腫瘍の成長速度が緩慢であるため、出血性心膜液貯留が発生する場合には心膜切除によって生存期間の延長が見込める。老齢犬における無症状のケモデクトーマの場合は経過観察が選択されることが多い[1]。

胸腺の鰓性嚢胞や甲状舌管嚢胞などの嚢胞性疾患は切除することができれば、予後は良好である。

参考文献
1. 若尾義人，田中茂男，多川政弘 監訳. 第27章 心血管系の外科 In: スモールアニマル・サージェリー 第3版・下巻, (3rd ed, Fossum TW ed.),第1版，インターズー，東京, 2008; 910.
2. Liptak JM, Kamstock, DA, Dernell WS, et al. Cranial mediastinal carcinomas in nine dogs. Vet Comp Oncol. 2008; 6(1): 19-30.
3. Radlinsky MG. Thoracic cavity. In: Veterinary Surgery Small Animal (Tobias, K. M., Johnston, S. A. ed.), Elsevier Saunders, Missouri. 2012; 1787-1812.
4. Souza CHM. Thymoma. In: Withrow and MacEwen's Small Animal Clinical Oncology (Withrow SJ, Vail DM, Page RL. ed.), 5th ed, Elsevier Saunders, Missouri, 2013; 688-691.

2) 肺
(1) 解剖

犬と猫の肺葉は、気管支の分岐パターンに基づいて6つの肺葉に分けられる（図49）。肺左葉は前葉と後葉に分かれ、さらに前葉は前部と後部に分かれている。一方、肺右葉は前葉、中葉、後葉、副葉に分かれる。

気管は、左右の主気管支に分かれ、気管竜骨（Carina）から葉気管支として各葉に分岐する。左主気管支は、左前気管支を外側に分岐し、左後気管支として尾側へと続く。右前気管支は、気管から気管竜骨で直接分岐する。右主気管支からは、右中気管支と副気管支が分岐し、右後気管支へと続く。さらに各肺葉内で葉気管支から区域気管支、亜区域気管支、終末細気管支、呼吸細気管支へと分岐する。呼吸細気管支は、肺胞管、肺胞嚢、肺胞へと続く。

肺動脈幹は、左右の肺動脈に分かれ、さらに各肺葉に分枝する。左肺動脈は、左主気管支の頭側に位置する。右肺動脈は、右主気管支の腹側に位置する。各肺葉の肺血管は、気管支に沿って存在する。肺動脈は、各葉の気管支の頭背側に位置する。肺静脈は気管支の尾腹側に位置する。左肺葉からの肺静脈は、

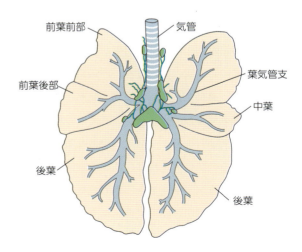

図49　肺の解剖

第6章 外科療法

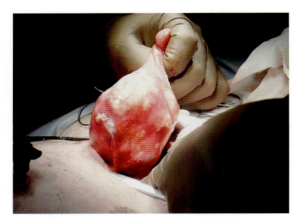

図50　犬の肺右後葉に発生した腫瘍

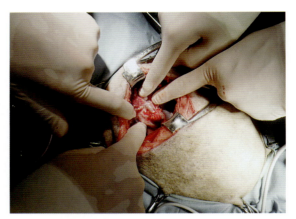

図51　中気管気管支リンパ節の腫大

各葉から個々に左心房へ流入する。右前葉と右中葉の肺静脈は1本になって左心房に流入する。右後葉と副葉の肺静脈も結合して左心房に流入する。一方で、血管解剖には個体差がある[1]。

　肺葉からの輸入リンパ管は、気管外側に位置する左右の気管気管支リンパ節と、左右気管支の分岐部に位置するV字型の中気管気管支リンパ節に流入している。リンパ管は、さらに頭側の縦隔リンパ節に伸びている。肺リンパ節が、肺実質辺縁の気管支背側表面にみられることがある[1]。

(2) 術式・合併症
〈術式〉

　犬猫の原発性肺腫瘍には、外科療法が推奨される[2-8]（図50）。その術式としては、部分肺葉切除術、完全肺葉切除術、片側肺全摘出術があげられる。これらの術式は、腫瘍の数や位置、周辺組織への浸潤度などにより選択される。左前葉の前部と後部は気管支や血管を共有しているため、通常は一括で切除される。副葉は右後葉と一括で切除されることが多い。胸腔へのアプローチ法は、肋間開胸術、胸骨正中切開術、胸腔鏡下手術または胸腔鏡補助下手術が選択される。肺葉切除時に気管気管支リンパ節が腫大していれば、ステージングのために生検することが推奨される（図51）。腫瘍が胸壁や縦隔、横隔膜に癒着しているときは、一括切除するかマージン評価のために生検する[6]。

(i) 部分肺葉切除術 (Partial lobectomy)

　部分肺葉切除術は、肺葉辺縁に位置する病変の切除や生検に用いられる。肺葉の遠位2/3以下を切除することが可能である。

(ii) 完全肺葉切除術 (Complete lobectomy)

　肺門部近くの腫瘍やクリーンマージンを達成することが重要な腫瘍を切除する場合は、部分肺葉切除術ではなく完全肺葉切除術が推奨される。切除する肺葉の肺動脈、肺静脈、気管支を確実に同定し、それらを注意深く個々に分離・処理する。小型犬や猫では、肺血管や気管支を個々に分離せずに、ミラー変法や貫通結紮にて肺門部を一括処理することが可能である。また、サージカルステープラーを用いることも可能である。

(iii) 片側肺全摘出術 (Pneumonectomy)

　片側肺全摘出術は、左側または右側の全肺葉を摘出することで、犬と猫のどちらでも実施可能である[7-10]。犬では、肺を75％以上切除すると致死的である[11]。犬の肺容積は、左42％、右58％であるため[12]、残存肺の機能が健全であれば左右どちらの肺

表2 原発性肺腫瘍の臨床ステージ（TNM分類）

T	原発性肺腫瘍	T0	腫瘍なし
		T1	肺または胸膜内に孤立性腫瘍あり
		T2	大小不同の腫瘍あり
		T3	腫瘍が隣接組織へ浸潤
N	所属リンパ節転移	N0	所属リンパ節転移なし
		N1	気管支リンパ節への転移あり
		N2	遠隔リンパ節への転移あり
M	遠隔転移	M0	遠隔転移なし
		M1	遠隔転移あり

も全摘出可能である。肺機能は、残存肺の過膨張や肺血流の増加により維持される。さらに肺機能は、肺胞-毛細血管ネットワークがリモデリングされることにより代償される[7, 9, 10, 13]。

腫瘍摘出後、閉胸前にグローブと手術器具を交換する。胸腔内に温かい生理食塩水を満たし、陽圧換気を数秒維持して切除断端からのエアーリークをチェックする。閉胸前に胸腔チューブを設置し、常法に従って閉胸する。胸腔チューブは、漿液が2.2 mL/kg/day（チューブが入っている刺激による漿液量）以下となった時点で抜去する[6, 14]。術後の鎮痛は、換気能を改善するために重要なので、疼痛管理をしっかり行う[6]。

〈主な合併症〉

肺葉切除術の主な合併症は、気胸もしくは出血である。エアーリークが少量の場合は、自然に閉塞する可能性がある。気胸が持続するときや出血量が多いときは、再度、開胸による処置が必要となる。これらの合併症は手術手技に関連するものがほとんどだが、通常はあまり起こらない[15]。合併症のリスクを低くするため、腫瘍病変や壊死組織が切除ラインにかからないところで切除する。その他の合併症としては、感染、残存肺の捻転、血餅や分泌物による気道閉塞などがあげられる。部分肺葉切除と完全肺葉切除の周術期死亡はまれである。片側肺全摘出術では、急性または慢性の呼吸器疾患、循環器疾患、消化器疾患の合併症が報告されている[7]。

(3) 成績

犬の原発性肺腫瘍において最も重要な予後因子は、領域リンパ節への転移の有無である[2, 4, 16]。リンパ節転移のある犬では無病期間（DFI）6日間、生存期間の中央値（MST）26日間と、転移のない犬のDFI 351日間、MST 452日間より、どちらも短くなる[4]。組織学的グレードも予後に関連しおり、高分化型ではDFI 493日間、MST 790日間、中分化型ではDFI 191日間、MST 251日間、未分化型ではDFI 0日、MST 5日間と、未分化になるほどDFI、MSTともに短くなる[4]。また、扁平上皮癌（MST 8ヵ月間）は、腺癌（MST 19ヵ月間）よりも予後は悪い[17]。原発巣のステージ（表2）はMSTに関連し、T_1は790日、T_2は196日、T_3は81日と報告されている。腫瘍が肺葉辺縁に存在する症例は、完全切除できる可能性が高いため肺門部近くに腫瘍が存在する症例よりも予後が良い[18]。また、臨床症状も予後に関連しており、臨床症状がない場合はMSTが545日間であるのに対し、臨床症状がある場合は240日間と有意に短縮する[4]。腫瘍が小さく（直径5 cm以下）孤立性で辺縁にある高分化型の腺癌で、リンパ節転移や胸水がない症例

は、最も良好な予後が期待でき、その1年生存率は50％以上となる[2, 17]。犬の肺原発性組織球性肉腫においても、転移が認められない症例に対する外科療法は有用であることが示唆されている[19]。手術と補助的化学療法を受けた症例の無増悪生存期間（PFS）と全生存期間（OS）はそれぞれ274日間および374日間と、化学療法単独の症例の91日間および131日間と比較して、いずれも有意に延長した。

猫の原発性肺腫瘍は、診断時にすでに進行していることや強い転移性を有しているため、犬よりも予後が悪いことが多い。原発性肺腫瘍の猫の75％以上の症例が、腫瘍が発見された時点ですでに転移病変や局所浸潤が認められている[5, 20]。リンパ節転移の有無や組織学的グレードは、猫の原発性肺腫瘍においても予後予測因子となる[5]。リンパ節腫大がない場合は（MST 421日間）は、腫大がある場合（MST 73日間）と比較して生存期間は長い。また、中分化型の場合（MST 698日間）は、未分化型（MST 75日間）よりも生存期間が有意に長い。

参考文献

1. Evans HE, de Lahunta A. The respiratory system. In Miller's anatomy of the dog, 4th ed. (Evans HE, de Lahunta A. eds.) Missouri: Elsevier, 2013; pp.349-360.
2. Ogilvie GK, Weigel RM, Haschek WM, et al. Prognostic factors for tumor remission and survival in dogs after surgery for primary lung tumor: 76 cases (1975-1985). J Am Vet Med Assoc. 1989; 195: 109-112.
3. O'Brien MG, Straw RC, Withrow SJ, et al. Resection of pulmonary metastases in canine osteosarcoma: 36 cases (1983-1992). Vet Surg. 1993; 22(2): 105-109.
4. McNiel EA, Ogilvie GK, Powers BE, et al. Evaluation of prognostic factors for dogs with primary lung tumors: 67 cases (1985-1992). J Am Vet Med Assoc. 1997; 211(11): 1422-1427.
5. Hahn KA, McEntee MF. Prognosis factors for survival in cats after removal of a primary lung tumor: 21 cases (1979-1994). Vet Surg. 1998; 27(4): 307-311.
6. Kuntz CA. Thoracic surgical oncology. Clin Tech Small Anim Pract. 1998; 13(1): 47-52.
7. Liptak JM, Monnet E, Dernell WS, et al. Pneumonectomy: four case studies and a comparative review. J Small Anim Pract. 2004; 45(9): 441-447.
8. Clements DN, Hogan AM, Cave TA. Treatment of a well differentiated pulmonary adenocarcinoma in a cat by pneumonectomy and adjuvant mitoxantrone chemotherapy. J Feline Med Surg. 2004; 6(3): 199-205.
9. Majeski SA, Steffey MA, Mayhew PD, et al. Postoperative respiratory function and survival after pneumonectomy in dogs and cats. Vet Surg. 2016; 45(6): 775-781.
10. Monnet E. The respiratory system. In Veterinary Surgery small animal. 2nd ed. (Johnston SA, Tobias KM, et al. eds.). Missouri: Elsevier, 2018; pp.1983-1999
11. Dunning D, Orton CE. Lung and thoracic cavity. In Current Techniques in Small Animal Surgery, 4th ed. (Bojrab JM, et al. eds.) Baltimore: Williams & Wilkins. 1998, pp.393-417.
12. Ravikumar P, Yilmaz C, Dane DM, et al. Defining a stimuli-response relationship in compensatory lung growth following major resection. J Appl Physiol (1985). 2014; 116(7): 816-824. doi: 10.1152/japplphysiol.01291.2013. Epub 2014 Jan 30.
13. Hsia CC, Fryder-Doffey F, Stalder-Nayarro V, et al. Structural changes underlying compensatory increase of diffusing capacity after left pneumonectomy in adult dogs. J Clin Invest. 1993; 92(2): 758-764.
14. Catriona MacPhail C, Fossum TW. Surgery of the lower respiratory system: Pleural cavity and diaphragm. In Small Animal Surgery, 5th ed. (Fossum TW, et al. eds.) Philadelphia: Elsevier, 2018; pp.916-955.
15. LaRue SM, Withrow SJ, Wykes PM. Lung resection using surgical staples in dogs and cats. Vet Surg. 1987; 16(3): 238-240.
16. Polton GA, Brearley MJ, Powell SM, Burton CA. Impact of primary tumour stage on survival in dogs with solitary lung tumours. J Small Anim Pract. 2008; 49(2): 66-71.
17. Mehlhaff CJ, Mooney S. Primary pulmonary neoplasia in the dog and cat. Vet Clin North Am Small Anim Pract. 1985; 15(5): 1061-1067.
18. Rebhum RB, Culp WTN. Pulmonary neoplasia. In: Small Animal Clinical Oncology, 5th ed. (Withrow SJ, et al. eds.) St Louis: Elsevier Saunders, 2012; pp. 453-462.
19. Marlowe KW, Robat CS, Clarke DL, et al. Primary pulmonary histiocytic sarcoma in dogs: A retrospective analysis of 37 cases (2000-2015). Vet Comp Oncol. 2018 Sep 23. doi: 10.1111/vco.12437.
20. Hahn KA, McEntee MF. Primary lung tumors in cats: 86 cases (1979-1994). J Am Vet Med Assoc. 1997; 211(10): 1257-1260.

6. 腹腔（腹部）の腫瘍

1）肝胆道系腫瘍

(1) 疫学、病理、生物学的挙動[1]

　原発性の肝胆道系腫瘍の発生はまれであり、全腫瘍の中で犬では1.5％、猫では1.0～2.9％を占めるにすぎない。脾臓や膵臓、消化管の悪性腫瘍が肝臓に転移することがある。肝臓に発生する腫瘍は、肝細胞由来（肝細胞腺腫、肝細胞癌、肝芽細胞腫）、胆管由来（胆管腺腫、胆管癌）、神経内分泌系由来（カルチノイド）、間葉由来（肉腫）に分類される。また、原発性肝臓腫瘍は形態学的に、一葉に限局して大きな腫瘍塊を形成する塊状型、複数の肝葉に多数の腫瘍結節を形成する結節型、多発してすべての肝葉に病変が及ぶ浸潤型に分類される。

　犬では肝細胞由来の腫瘍が最も多く認められ、一般的に塊状型である。腫瘍ではないが、肝細胞の結節性過形成でも同様に塊状型の腫瘤を形成することがあり、鑑別が非常に難しい。肝細胞癌は遠隔転移をほとんど認めないものの、まれに肝内転移を起こすことがある。しかし、まれではあるが、結節型やびまん型の肝細胞癌の場合は転移しやすく、挙動は悪い。犬では、胆管癌は肝細胞癌に次いで多い。ラブラドール・レトリーバーに発生が多く、転移率が高い。主に肝リンパ節や肺に転移するものが多い。

　一方、猫では胆管由来の腫瘍が多いとされ、次いで肝細胞癌が認められる。胆管腺腫は最も発生が多く、猫の肝胆道系腫瘍の50％以上を占める。胆管腺腫は囊胞状の形態（胆管囊胞）を示すことが多い。胆管癌は犬と同様、猫でも挙動は悪い悪性腫瘍である。

　神経内分泌系由来の腫瘍はカルチノイドとして知られており、犬や猫では珍しい。カルチノイドは他の肝胆道系腫瘍と比較して若齢で発生しやすい傾向

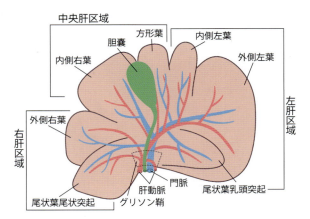

図52　肝臓の解剖（臓側面）
肝臓は左から外側左葉、内側左葉、方形葉、胆囊、内側右葉、外側右葉、尾状葉の順に配置しており、尾状葉は尾状突起と乳頭突起に分葉している。脈管解剖から、外側左葉と内側左葉は左肝区域、方形葉と内側右葉は中央肝区域、外側右葉と尾状葉は右肝区域に分類される。

がある。形態学的には浸潤型か結節型に分類され、転移率が高く、攻撃的な生物学的挙動を示す。

　肝臓原発の間葉系腫瘍は犬および猫ではまれであるものの、転移率が高く、攻撃的な生物学的挙動を示す。一般に、結節型もしくは塊状型の形態を示す。原発性肉腫の中では血管肉腫が最も多く、次いで平滑筋肉腫や線維肉腫が多い。

(2) 解剖

　肝臓は左から右に、外側左葉、内側左葉、方形葉、内側右葉、外側右葉、尾状葉（尾状突起、乳頭突起）に分葉しており、内側右葉と方形葉に包まれるように胆囊が位置している。脈管系を基本にして肝区域に区分されており、右、中央、左の肝区域に分類される。右肝区域には外側右葉と尾状葉、中央肝区域には内側右葉と方形葉、左肝区域には内側左葉、外側左葉が含まれる（図52）。

　各肝葉は肝区域ごとに後大静脈に付着する手前で肝実質が連結して冠状間膜によって後大静脈に付着して固定されている。肝臓の横隔面側を固定しているものは左右三角間膜と鎌状間膜である。肝臓の臓側面側を固定しているものには、肝腎間膜、肝十二

第6章 外科療法

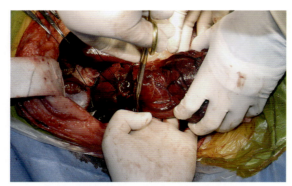

図53 外側右葉から発生した肝細胞癌を切除しているところ
外側右葉の辺縁から発生していたため、十分にマージンを取って複数の縫合糸（0号のナイロンブレード糸）によって腫瘍の基部を結紮してギロチン法にて切除を行った。結紮糸から5mm程度離して切断するようにし、結紮糸が滑り抜けないように注意する。

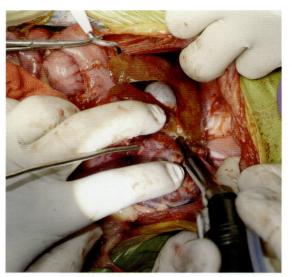

図54 外科用超音波吸引装置を用いて左肝区域と中央肝区域を分離しているところ
外科用超音波吸引装置は肝実質を乳化させながら吸引することができ、脈管や神経、線維組織などは共振するために残すことができる。肝実質を吸引した後に、それらの組織を処理することによって出血量を抑えることができる。しかし、肝実質からも湧出性出血（ウージング）が認められるため、この装置単独では出血量が多くなる場合があり、注意深く使用する必要がある。

指腸間膜、肝胃間膜があるが、肝十二指腸間膜と肝胃間膜は小網を形成する。

　肝臓に流入する血管は肝動脈と門脈であり、肝臓から流出する血管は肝静脈である。肝動脈や門脈はすべて肝門部から流入する。肝動脈の分岐にはバリエーションがあり、2～5本程度が分布している。一方、門脈は比較的バリエーションが少なく、短い右枝と長い左枝に分かれ、右枝は右肝区域に分布し、左枝は中央肝区域と左肝区域に分布する。

　一方、肝静脈は右肝区域では肝臓の中で後大静脈に注ぎ込むために外側からは肉眼で確認できないものの、中央肝区域および左肝区域では横隔面で後大静脈に注ぎ込んでいるところが確認できる。右肝区域では副右肝静脈と右肝静脈が後大静脈に直接流入し、中央肝区域では副中肝静脈と中肝静脈が直接流入する。しかし、左肝区域では左肝静脈が1本存在するのみである。

(3) 術式

　肝胆道系腫瘍を摘出する手術には、部分肝葉切除術と完全肝葉切除術がある。いずれの術式を適用するかについては、術前の画像検査に基づいて計画される。

　一般に、肝臓胆道系腫瘍へのアプローチは腹部正中切開が用いられるが、非常に大きな腫瘍塊を摘出する場合には尾側胸骨正中切開や傍肋骨切開を併用することによって術野を確保する。それらを組み合わせたメルセデス切開（前腹部正中切開＋左右傍肋骨切開による開腹術）は肝門部を巻き込むような大型の腫瘍を摘出する際には有効である。

(i) 部分肝葉切除術

　腫瘍が辺縁に限局している場合に選択される術式である。肝臓の途中で正常肝臓を残して腫瘍の取り残しがないように切除する。この方法では縫合糸を用いたギロチン法によって止血して切断するか、鉗子や手指などによる挫滅を行って鈍性に分離し、脈管を結紮や外科用デバイスを用いて止血しながら切断する（図53）。この鈍性分離には外科用超音波吸引装置を適用することもでき、この装置の特性として肝臓の実質を吸引して脈管や神経などを露出することができる（図54）。脈管のシーリングや切

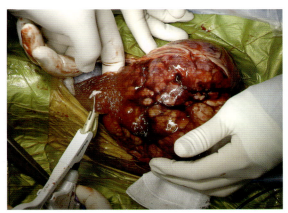

図55 ベッセルシーリングシステムを用いて内側右葉に発生した肝細胞癌を切除しているところ
ベッセルシーリングシステムでは7mmの血管までシールすることが可能であるため、辺縁部に発生した腫瘍の切除に応用することができる。ベッセルシーリングシステムに超音波凝固機能が組み込まれた装置も開発されており、より迅速にシールしながら切断することが可能となった。しかし、このような装置だけで肝葉基部に用いて完全肝葉切除を行うことは危険であり、シーリング可能な血管径を十分に認識しながら使用する。また、側方に熱損傷が加わるため、大血管周囲で用いることも危険であり、装置の特性を十分に理解しながら使用する必要がある。

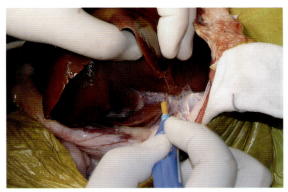

図56 外側左葉に発生した肝細胞癌を摘出しているところ
外側左葉は基部で横隔膜と左三角間膜でつながっていることから、外側左葉の完全肝葉切除を実施するためには左三角間膜を切断する必要がある。

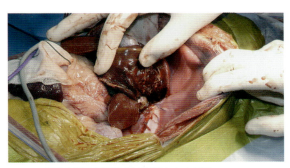

図57 外側左葉の肝細胞癌を切除したところ
左三角間膜や肝胃間膜を処理した後に、外側左葉の基部に縫合糸（0号のナイロンブレード糸）を2本かけて結紮して切断した。

断には超音波凝固切開装置やベッセルシーリングシステムを用いることもできるが、適用できる血管径（超音波凝固切開装置は直径3mmまで、ベッセルシーリングシステムは直径7mmまで）には限界があるため、それを十分に理解した上で用いる（図55）。いずれの方法を用いたとしても、腫瘍を確実に切除できるように切開線を計画し、切除断端からの出血には十分注意する。

(ⅱ) 完全肝葉切除術

腫瘍が肝葉1葉に広く存在している場合に選択される術式である。罹患肝葉を基部から腫瘍を含めて完全に切除する。左肝区域に属する外側左葉や内側左葉は肝葉基部に結紮糸をかけることにより切除できるものの、左三角間膜や肝胃間膜などを切断してから行う（図56、57）。腫瘍が基部に近い場合、完全切除を目指すには左肝区域ごと切除することも考慮する。大型犬や肝葉基部が幅広い場合では、結紮糸のみで切除することは推奨されず、肝門部で脈管を分離結紮する方がよい。また、TAやGIAなどのサージカルステープラーを用いることで短時間に肝葉基部で切断することができるが、その使用には十分慣れておく必要がある。

中央肝区域に属する内側右葉や方形葉は場合によっては胆嚢ごと切除することが要求される。右肝区域の場合、完全肝葉切除術を行うことは困難であり、内包する後大静脈に注意しながら結紮切離する。この場合、外科用超音波吸引装置を用いることで、肝臓内に分布する肝静脈を分離することができるが、後大静脈を破綻しないように注意する。また、肝臓に流入する肝動脈や門脈の分離や結紮を行う際には肝阻血法を行うことによって出血量を低減できる可能性がある。

第6章 外科療法

(4) 合併症

　合併症として最も発生頻度が高いのは出血であり、特に肝静脈や後大静脈からの出血には十分注意する。肝葉基部で一括結紮する場合には、その結紮糸が外れることによって大出血を招くことがあり、十分組織量を減らしてから結紮するようにする。また、結紮後に組織を切断する際には十分なマージンを取って切断するようにする。術後はPCVをチェックして出血の有無を確認する。術後も出血のモニタリングができるように、必要に応じてアクティブドレーンを腹腔内に設置する。

　大掛かりな肝切除を実施した後には、門脈圧亢進症、腹水、発熱、凝固障害、胆汁瘻、腹膜炎などが発生する危険性がある。また、膵炎や低血糖などの発生にも注意する。

(5) 予後

　犬の肝細胞癌や肝細胞腺腫、猫の胆管腺腫は完全切除可能な場合は予後良好である。特に、犬の肝細胞癌において、摘出手術を行った場合の生存期間の中央値（MST）は1460日間以上であり、手術しなかった場合のMSTは270日間と有意に短縮していたと報告されている[2]。犬や猫の胆管癌では、塊状型の場合は外科的切除が実施されるが、局所再発や転移によってそのほとんどが術後6ヵ月以内に死亡するため、生存期間は短い。肝カルチノイドは早期に転移がみられ、予後は不良である。原発性肉腫の場合、転移しやすく予後は不良である。

参考文献
1. Withrow SJ, Vail DM, Page RL(ed). Cancer of the gastrointestinal tract; hepatobiliary tumors. In: Withrow and MacEwen's Small animal clinical oncology 5e, Saunders, 2012; 405-411.
2. Liptak JM, Dernell WS, Monnet E, et al. Massive hepatocellular carcinoma in dogs: 48 cases(1992-2002). J Am Med Assoc 2004; 225(8): 1225-1230.

2) 腎・膀胱・前立腺

〈腎臓腫瘍〉

(1) 解剖（図58）[1]

　腎臓は腹腔の背側で椎体の外側に位置し、後腹膜に包まれた左右両側に存在する臓器（後腹膜臓器）である。通常、右腎は左腎よりも頭側に位置する。犬では、右腎は第1～第3腰椎、左腎臓は第2～第4腰椎付近に存在する。右腎は頭側で尾状葉尾状突起に接しており、両者の間には肝腎間膜と呼ばれる膜状構造物が広がっている。腎動脈は腹大動脈の外側面から起始するが、右腎が左腎より頭側にあるため右腎動脈は左腎動脈より頭側から起始する。基本的に腎動脈は1本であるが、複数の腎動脈をもつ例が犬で13％、猫で10％程度報告されている（左腎で多い）[2]。また、腎動脈は通常腹大動脈から分岐し、腎門部で背側枝と腹側枝に分かれるが、分かれる部位はさまざまで、腹大動脈から分岐した後すぐに分かれるもの、分かれずに腎門を通過するものもある。腎静脈は腎動脈の腹側を走行しており、左腎静脈には雄で左精巣静脈、雌で左卵巣静脈が連絡する。

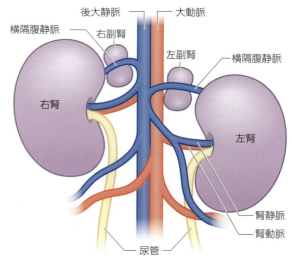

図58　腎臓周囲の血管解剖
腎動脈は基本的には腎門部で背側枝と腹側枝に分かれるが、個体によりバリエーションがあるのでできればCTで確認する。

(2) 術式（図59～65）・合併症[2, 3]

　片側の腎臓腫瘍で、対側腎が十分に機能している場合は一般的に腎臓摘出術が実施される。腎臓は傍肋骨切開あるいは腹部正中切開によるアプローチで露出できるが、対側腎の評価や腹腔内転移の評価が十分に実施でき、また、膀胱レベルでの尿管結紮が

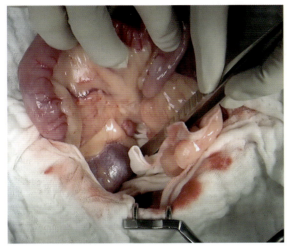

図59　左腎の露出
下行結腸を持ち上げて小腸を右側に寄せる。
頭側はガーゼパッキング。

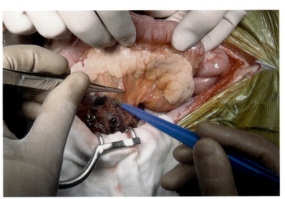

図60　右腎の露出
十二指腸を持ち上げて小腸を左側に寄せる。

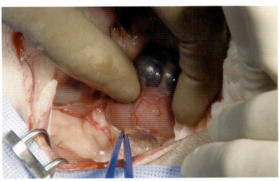

図61　左腎摘出術
左腎を後腹膜から剥離しているところ。

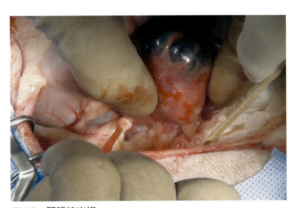

図62　腎臓摘出術
腎臓を挙上して内側に牽引し、腎門部に向かって腎周囲脂肪を鈍性剥離しているところ。

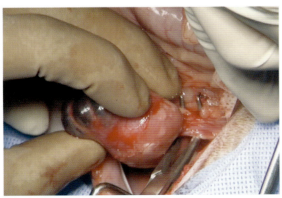

図63　腎臓摘出術
直角鉗子で腎動脈、腎静脈を分離しているところ。

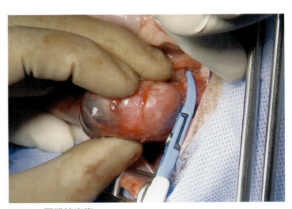

図64　腎臓摘出術
腎動脈、腎静脈をそれぞれ二重結紮し、離断するが、本例では血管シーリング装置を使用している。

第6章 外科療法

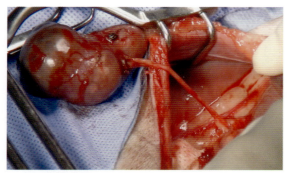

図65　腎臓摘出術
尿管を後腹膜から分離しているところ。できるだけ膀胱に近い部位まで分離、剥離し、可能なかぎり膀胱に近い部位で結紮し、離断する。

容易であることから腹部正中切開によるアプローチが推奨される。腹部正中切開は、剣状突起から恥骨前縁部の前方2/3程度の切開で実施するが、必要に応じて恥骨前縁部まで切開を延長する。鎌状間膜を切除後、開創器（バルフォアなど）を設置し、まず腹腔内の精査を行う。腎臓摘出術で傍肋骨切開を追加する必要はほとんどないが、腎腫瘍が大きくて露出が悪い場合には躊躇なく実施すべきである。左腎は結腸間膜を、右腎は十二指腸を利用して小腸を包むようにしながら牽引して露出する。罹患腎を露出後、腎臓は後腹膜付着部から鋭性あるいは鈍性に剥離し遊離するが、右腎では肝腎間膜を切断する必要がある。この際の被膜血管からの少量の出血は電気メスでコントロールする。大きめの血管は結紮、ヘモクリップ、血管シーリング装置などで処理する。特に病的な腎臓では周囲腹膜に多数の血管が認められるので注意する。腎臓を挙上して内側に牽引し、腎門の背側面の腎周囲脂肪を露出する。腎周囲脂肪を綿棒や指などで鈍性剥離し、腎動脈・腎静脈・尿管を露出し、それぞれを慎重に分離する。まず腎動脈にアプローチする。分離した腎動脈を吸収糸あるいは非吸収糸で腹大動脈のできるだけ近くで二重結紮し離断する。上述の通り、基本的に腎動脈は1本であるが、複数の腎動脈をもつ例があり、また、腎動脈起始部から腎門までの分岐部位や分岐形態も変

化に富むため、これらの解剖学的変異の可能性を認識しておくことが重要である。なお、これらの分岐形態の変異を術前に造影CT検査で確認しておくことは有用である。次に分離した腎静脈を二重結紮し、離断する。左腎静脈には雄で精巣静脈、雌で卵巣静脈が流入するので未避妊犬で不妊手術を実施しない場合には流入部の上流で結紮離断する。次いで尿管を後腹膜から分離し膀胱のレベルまで遊離させ、可能なかぎり膀胱に近い位置で結紮して離断する。これにより残存した尿管内への尿の逆流や貯留を防ぎ、感染を防止できる。その後、出血がないかを確認して常法にしたがって閉腹する。腎臓摘出術に伴う合併症は、出血、感染、すでに存在していた腎疾患の顕在化や進行、急性腎不全などであり、尿腹はきわめてまれである。

(3) 成績

腎臓腫瘍の動物の予後はまだ不明な点が多いが、腫瘍のタイプにかかわらない腎臓摘出後の生存期間の中央値（MST）は16ヵ月間と報告されており、組織学的タイプ別のMSTは腎細胞癌で16ヵ月、肉腫で9ヵ月間、腎芽細胞腫で6ヵ月間と報告されている[3,4]。

参考文献
1. 谷 新司. 腎臓の局所解剖. Tech Mag Vet Surg. 2008; 12(3): 6-10.
2. Tillson DM, Tobias KM. Urogenital system. Kidneys. In : Veterinary Surgery: Small Animal. (Tobias KM and Johnston SA. ed.) 2012. Elsevier Saunders. pp1944-1961.
3. Bacon NJ, Farese JP. Urinary tract. In: Veterinary Surgical Oncology. (Kudnig ST., Seguin B. ed) 2012. pp.369-370.
4. Bryan JN, Henry CJ, Turnquist SE et al. Primary renal neoplasia of dogs. J Vet Inten Med. 2006; 20: 1155-1160.

〈膀胱腫瘍〉
(1) 解剖（図66〜69）[1,2]

膀胱は頭側の膀胱尖、中間の膀胱体、尾側に位置

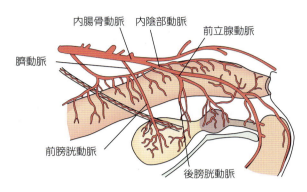

図66　雄犬の骨盤内臓器の動脈支配

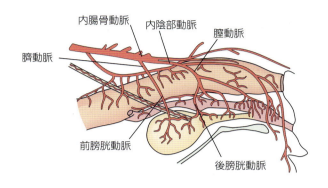

図67　雌犬の骨盤内臓器の動脈支配

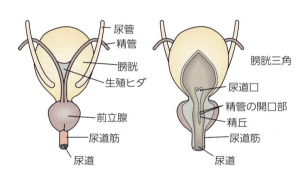

図68　膀胱・前立腺とその関連構造

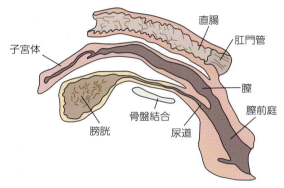

図69　雌犬の骨盤内臓器（左外側像）

し尿道に続く膀胱頸に分けられる。膀胱頸は内尿道口を経て尿道に続く。膀胱壁は漿膜、筋層、粘膜の3層からなり、筋層が最も厚く発達している。左右の尿管ヒダに囲まれる部分が膀胱三角と呼ばれる部位である。

　膀胱は前膀胱動脈（臍動脈の枝）と後膀胱動脈（前立腺動脈あるいは膣動脈からの枝）から血液供給を受けるが、前膀胱動脈はあまり発達しておらず、主体は後膀胱動脈である。それぞれの膀胱の静脈叢は主として内陰部静脈へ流入する。

　膀胱は自律神経（交感神経と副交感神経）による神経支配を受けている。下腹神経（交感神経）と骨盤神経（第2、第3仙骨神経由来の副交感神経）は膀胱尿道周囲で合流して骨盤神経叢を形成する。

（2）術式・合併症

膀胱腫瘍の外科的治療には以下のものがある。
・膀胱部分摘出術
・膀胱全摘出術
・膀胱腹壁造瘻術（膀胱瘻チューブ設置術）

（ⅰ）膀胱部分摘出術[1,3]

　膀胱の部分摘出において正確に何％までの切除であれば長期的に観察した場合、頻尿や尿失禁を起こさずに経過するかどうかはわかっていないが、犬での実験的な研究では35〜40％の切除であれば術後10ヵ月までに膀胱許容量は術前と同等まで回復すると報告されている[1]。また、臨床例11例に対して40〜70％の膀胱を部分摘出した研究では、術後に尿失禁を呈した例はなく、6例で頻尿が認められたが、術後2ヵ月までに4例で頻尿は消失し、2

第6章 外科療法

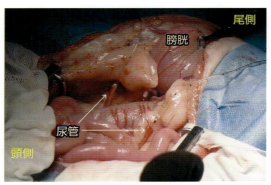

図70 膀胱全摘出術（尿管−包皮吻合）
精管と尿管を離断し、尿管内にカテーテルを挿入したところ。

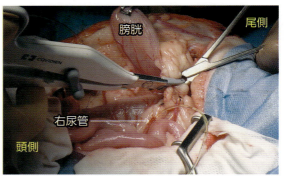

図71 膀胱全摘出術（尿管−包皮吻合）
膀胱に流入している後膀胱動脈などの血管を周囲脂肪組織ごと離断しているところ。

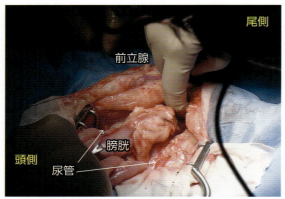

図72 膀胱全摘出術（尿管−包皮吻合）
前立腺より尾側の尿道を骨盤内周囲組織から分離しているところ。

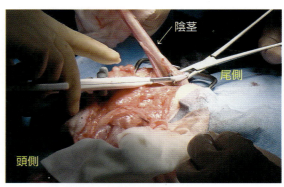

図73 膀胱全摘出術（尿管−包皮吻合）
陰茎を分離しているところ。この後、一括で膀胱−前立腺−尿道を切除する。

例で頻尿が継続したと報告されている[4]。膀胱部分摘出術は後腹部正中切開でアプローチする。膀胱を腹腔外に牽引し、腫瘍の播種のリスクを最小限にするために開腹スポンジを用いて膀胱を周囲組織から隔離する。膀胱壁を通して触診で腫瘍の位置が確認できたら適切な位置に支持糸を設置し、触知できる腫瘤よりマージンを1～3cmとって膀胱に切開を加える。切開部より尿を吸引し、メッツェンバウム剪刀を用いて切開創を広げる。腫瘍から肉眼的に正常な尿路上皮のマージンを1cm以上とって膀胱壁の全層切除を行う。腫瘍が膀胱三角部近くにある場合、腫瘍切除中の医原性損傷と膀胱閉鎖時の不注意な尿管の縫合を避けるため、尿管内にカテーテルを入れておくことが重要である。適切なマージンを得るために尿管開口部ごとの切除と膀胱尖部への尿管再移植を行うことは可能である。切除後は膀胱をモノフィラメント吸収糸で単純結節縫合あるいは連続縫合で閉鎖する。膀胱閉鎖後は開腹スポンジを除去し、腹腔洗浄を実施し、手袋と手術器具を交換することにより腫瘍の播種のリスクを最小限にすることが重要である。その後、常法に従って閉腹する。術後合併症はまれであるが、尿腹、腫瘍の播種、局所再発、医原性尿管閉塞、頻尿と尿失禁（通常一時的）がある。

(ⅱ) 膀胱全摘出術（図70～81）

過去には膀胱全摘出後の尿路変更術として尿管結腸吻合術が報告され、非常に重度の合併症（高クロール性アシドーシス、高アンモニア血症、腎盂腎炎など）のため実施すべきではないと考えられ

各論

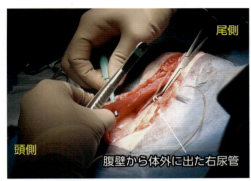

図74 膀胱全摘出術（尿管-包皮吻合）
皮膚用トレパンを利用して膜壁にトンネルを作成しているところ。そのトンネルから尿管を体外に引き出す。

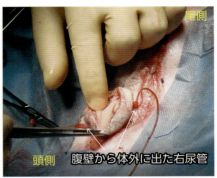

図75 膀胱全摘出術（尿管-包皮吻合）
包皮を切開し、包皮粘膜を露出しているところ。

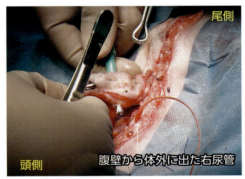

図76 膀胱全摘出術（尿管-包皮吻合）
皮膚用トレパンを利用して包皮粘膜にトンネルを作成しているところ。

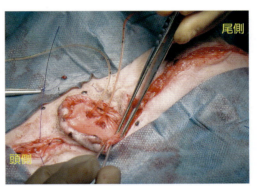

図77 膀胱全摘出術（尿管-包皮吻合）
両側の尿管を包皮粘膜に縫合したところ。

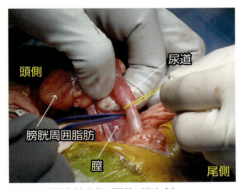

図78 膀胱全摘出術（尿管-膣吻合）
尿管の離断と膀胱周囲の血管の離断を雄と同様に実施した後、尿道を膣から分離しているところ。

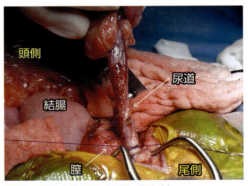

図79 膀胱全摘出術（尿管-膣吻合）
尿道を結紮離断しているところ。

ていたが、最近では本邦を中心に手技の改良が行われ、再検討されている。腫瘍の浸潤程度や術者の好みにより手技は統一されていないが、一般的には雄の場合、膀胱-前立腺-尿道を全摘出し、尿管を包皮粘膜に吻合する方法、遠位尿道を温存し、尿管を尿道に吻合する方法がある。雌の場合、膀胱-尿道全摘出し、尿管を膣に吻合する方法、遠位尿道を温存し、尿管を尿道と吻合する方法がある。また、SUB（subcutaneous ureteral bypass）システムを用いた尿路変更も報告されている。合併症は、尿失禁、腎盂腎炎、尿管狭窄による尿管閉塞、吻合部離開、腎不全、尿腹、尿の皮膚への接触による皮膚

第6章 外科療法

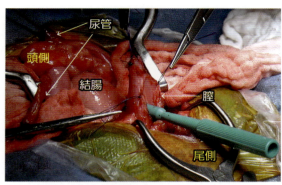

図80　膀胱全摘出術（尿管−膣吻合）
膣に縦切開を加え、皮膚用トレパンで粘膜腹側面にトンネルを形成しているところ。

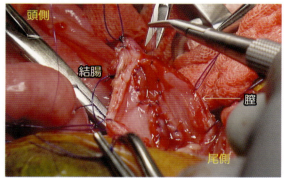

図81　膀胱全摘出術（尿管−膣吻合）
尿管と膣粘膜面を吻合したところ。この後、膣背側面を単純連続あるいは単純結節で縫合する。

炎などである。

（ⅲ）膀胱腹壁造瘻術（膀胱瘻チューブ設置術）[5]

膀胱移行上皮癌や前立腺癌などの下部尿路閉塞を伴う腫瘍で内科的治療や他の術式が適応できない場合に行われる緩和的治療である。人用のさまざまなタイプの胃瘻チューブが膀胱瘻チューブとして使用されている。合併症は、瘻孔からの尿漏れ、尿漏れによる皮膚炎、細菌性膀胱炎、上行性尿路感染と上部尿路への腫瘍の播種、瘻孔周囲の肉芽腫、膀胱結石、想定外のチューブ抜去、チューブの自傷による抜去や破損、長期使用での劣化による破損などがある。

（3）成績

膀胱移行上皮癌で膀胱部分摘出術（±補助治療）を実施した37例における全生存期間は348日間と報告されている。膀胱部分切除後にピロキシカムを1日1回（±化学療法）で使用した症例のMSTは772日間であり、ピロキシカムを2日に1回で投与した症例のそれは253日間であったと報告されている[6]。

膀胱全摘出術に関しての報告は少なく、膀胱全摘出術（±補助治療）を実施した犬のMSTは141〜385日間と報告されているが[7]、現時点では不明な点も多く今後の研究結果が待たれるところである。

参考文献

1. Lipscomb VJ. Urogenital system. Bladder. In: Veterinary Surgery: Small Animal, (Tobias KM and Johnston SA. ed.) Elsevier Saunders, 2012; pp1978-1992.
2. 神谷新司. 膀胱の局所解剖. Tech Mag Vet Surg 2010; 14(4): 6-9.
3. Bacon NJ, Farese JP. Urinary tract. In: Veterinary Surgical Oncology. (Kudnig ST and Seguin B. ed.) Wiley-Blackwell, 2012; pp.372-382.
4. Stone EA, George TF, Gilson SD, et al. Partial cystectomy for urinary bladder neoplasia: surgical technique and outcome in 11 dogs. J Small Anim Pract. 1996; 37(10): 480-485.
5. Beck AL, Grierson JM, Ogden DM, et al. Outcome of and complications associated with tube cystotomy in dogs and cats: 76 cases (1995-2006). J Am Vet Med Assoc. 2007; 230(8): 1184-1189.
6. Marvel SJ, Seguin B, Dailey DD, et al. Clinical outcome of partial cystectomy for transitional cell carcinoma of the canine bladder. Vet Comp Oncol. 2017; 15(4): 1417-1427.
7. Saeki K, Fujita A, Fujita N, et al. Total cystectomy and subsequent urinary diversion to the prepuce or vagina in dogs with transitional cell carcinoma of the trigone area: A report of 10 cases (2005-2011). Can Vet J. 2015; 56: 73-80.

〈前立腺腫瘍〉

(1) 解剖（図68、82）[1]

前立腺は前立腺体と前立腺伝播部により構成され、前立腺体は表面を縦に走る溝によって右葉と左葉に区分される。前立腺は内腸骨動脈の枝である内陰部動脈の分岐である前立腺動脈から血液供給を受ける。前立腺動脈の主幹は前立腺背側部で精管動脈や後膀胱動脈を分け前立腺体に達する。その一部は前立腺伝播部への前立腺動脈尿道枝となって分布するが、一般的には内陰部動脈の枝である尿道動脈が分布する。それぞれの静脈血は前立腺静脈に至ったのち、内腸骨静脈、総腸骨静脈に至り後大静脈に帰流する。神経支配は下腹神経（交感神経）と骨盤神経（副交感神経）であり、それらは前立腺体の背側で骨盤神経叢を形成する。そこからの神経線維が前立腺体および尿道壁内に存在する前立腺伝播部に分布する。

(2) 術式・合併症

前立腺腫瘍の外科的治療には以下のものがある。
・前立腺部分摘出術
・前立腺全摘出術

(i) 前立腺部分摘出術

前立腺部分摘出術の目的は罹患組織の大半を切除することで尿道や結腸の圧迫に起因する臨床症状を緩和することと、前立腺背側の神経支配を温存、つまり排尿機能を温存することである。Nd:YAGレーザーや超音波吸引装置を用いた方法などが報告されている[3]。合併症は出血、改善しない排尿困難、三角部の腫瘍病変による両側尿管閉塞などである。

(ii) 前立腺全摘出術（図83〜90）

前立腺全摘出術は、手技が難しく、術後の合併症が多いこと[4]、過去の報告では予後の改善が得られていないことなどから実施されることは少なく、基本的には推奨されていないのが現状である。しかしながら近年の報告では過去に報告されているほどの重度の合併症は少なく、予後の改善が得られている。手術に先立って可能であれば尿道カテーテルを挿入しておく。アプローチは後腹部正中切開後、膀胱を支持糸などで頭側に牽引し、前立腺を露出する。膀胱を牽引しても前立腺の露出が不十分な場合には骨盤切開（恥骨骨切り術など）を実施する。膀胱を反転し、まず精管をそれに並走する血管とともに結紮離断する。膀胱を頭側に牽引しながら前立腺周囲の脂肪をバイポーラーや綿棒を利用して可能なかぎり前立腺被膜の近くで剥離し、外側に反転させ、背

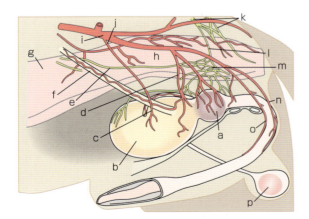

図82　膀胱・前立腺周囲の神経支配[2]
a.前立腺　b.膀胱　c.前膀胱動脈　d.後膀胱動脈　e.下腹神経　f.尿管　g.直腸・結腸　h.前立腺動脈　i.内腸骨動脈　j.臍動脈　k.仙骨神経　l.骨盤神経　m.骨盤神経叢　n.会陰動脈　o.陰茎動脈　p.精巣

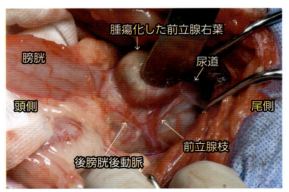

図83　前立腺全摘出術
前立腺周囲の脂肪を剥離し外側に反転し、前立腺背側に存在する血管と神経構造を確認している。後膀胱動脈は温存する。

第6章 外科療法

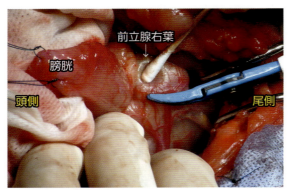

図84　前立腺全摘出術
前立腺に沿って背側に存在する血管を処理しているところ。背側に存在する神経を損傷しないよう可能なかぎり前立腺近傍で分離する。

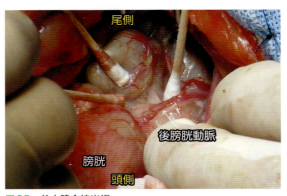

図85　前立腺全摘出術
綿棒やバイポーラーを使用しさらに前立腺に沿って背内側を剥離する。この写真では、後膀胱動脈が温存されていることがわかる。

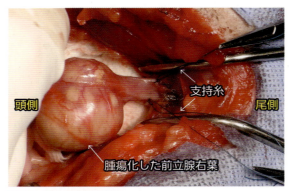

図86　前立腺全摘出術
前立腺尾側の尿道を切断する際は、尿道切断により、遠位尿道が骨盤腔内に引き込まれないよう支持糸をかける。

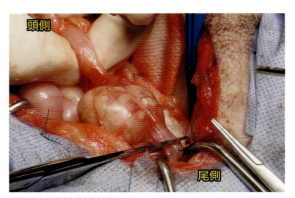

図87　前立腺全摘出術
前立腺尾側の尿道を切断しているところ。前立腺からのマージンは1cm程度を理想とするが、膀胱と尿道の吻合部に過大な張力がかからない範囲で決定する。

側部分の神経血管構造を確認する。後膀胱動脈を温存しながら、背側に存在する神経を可能なかぎり損傷しないよう、前立腺被膜の近くで背外側に存在する血管を結紮離断（あるいはシーリング後離断）する。綿棒やバイポーラーを使用し、さらに前立腺被膜に沿って背内側を剥離する。反対の葉でもこれと同様の処理をし、前立腺を全周性に分離する。尿道カテーテルを前立腺尾側の尿道の切断予定部位より尾側に牽引し、次に尿道を切断するが、尿道切断で遠位尿道が骨盤腔内に引き込まれないように支持糸をかけておく。尾側尿道切断に引き続き頭側の尿道あるいは膀胱頸部を切断し前立腺切除を完了するが、尿管開口部を損傷しないよう注意する。前立腺切除後、尿道カテーテルを前進させ、膀胱内に挿入する。次に膀胱（あるいは尿道）断端と尿道断端を4-0（または3-0）のモノフィラメント吸収糸を用い、単純結節縫合で端々吻合する。常法に従って閉腹し終了とする。合併症は、尿失禁、膀胱頸部の壊死、吻合部離開による尿腹、恥骨前部のヘルニア、尿道狭窄などである。

(3) 成績

前立腺癌による前立腺部分摘出術を実施した犬での予後を報告した研究は少ないが、Nd:YAGレーザーを用いて実施した8例でのMSTは103日間（範囲5〜239日間）と報告されている。3例は術後

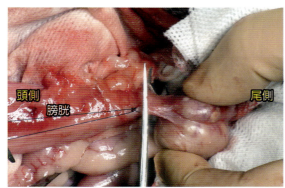

図88 前立腺全摘出術
前立腺頭側の尿道を切断しているところ。こちらも理想的にはマージンを1cm程度とするが、膀胱頸部が近いため、尿管開口部を損傷しないよう注意する。

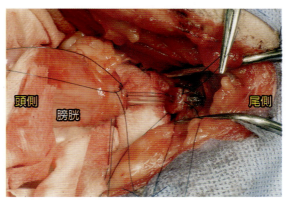

図89 前立腺全摘出術
膀胱側断端と尾側尿道断端を単純結節縫合で、端々吻合するが、この際、1糸ごとに結紮するのではなく、全周に糸を8ヵ所（180°で4ヵ所）ほどかけてから最後にまとめて結紮する。

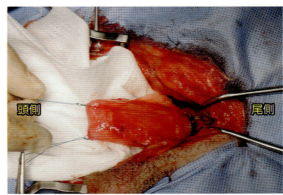

図90 前立腺全摘出術
すべて単純結節縫合し終わったところ。

16日以内に合併症により死亡あるいは安楽死されており、残りの5例におけるMSTは183日間（範囲91〜239日間）と報告されている[2]。

　前立腺癌による前立腺全摘出を実施した犬での予後を報告した研究も少ない。前立腺全摘出術を実施した25例の犬でのMSTは231日間（範囲24〜1255日間）であり、軽度から重度の永続的な尿失禁を示した例は8/23例であり、15/23例は術後4週以内に排尿をコントロール可能となったと報告されている[5]。また、前立腺癌の犬で内科療法と外科療法（前立腺全摘出術あるいは前立腺膀胱全摘出術）での転帰を比較した研究では、外科療法群の方が外科未実施群に比べ、有意に初期評価後の生存期間が長かった（外科療法群391日間vs. 未実施群99日間）と報告されている。また、前立腺全摘出群の方が前立腺膀胱全摘出群に比べ、術後生存期間が有意に長く（386.5日間vs. 138日間）、前立腺全摘出群では尿失禁の程度は軽度な症例が多かったと報告されている[6]。

参考文献
1. 竹花一成. 前立腺の解剖学. Tech Mag Vet Surg. 2014; 18(3): 4-9.
2. Gourley IM, Gregory CR. Prostate gland. In : Atlas of small animal surgry. Gower Medical Publishing, 1992 ; pp21. 3.
3. L'Eplattenier HF, van Nimwegen SA, van Sluijs FJ et al. Partial prostatectomy using Nd:YAG laser for management of canine prostate carcinoma. Vet Surg. 2006; 35(4): 406-411.
4. Goldsmid SE, Bellenger CR. Urinary incontinence after prostatectomy in dogs. Vet Surg. 1991; 20(4) :253-256.
5. Bennett TC, Matz BM, Henderson RA, et al. Total prostatectomy as a treatment for prostatic carcinoma in 25 dogs. Vet Surg. 2018; 47(3): 367-377.
6. Ishigaki K, Fujimoto T, Yoshida O, et al. A comparison of outcome between medical and surgical treatment for canine prostate adenocarcinoma: thirty-one cases (2008-2016). ACVS Surgery Summit. Proceedings 2017; pp.12.

第6章 外科療法

3）犬の副腎の腫瘍

（1）解剖

原発性副腎腫瘍の発生率は犬では0.17〜0.76％程度と少なく、猫では0.03％とさらに少ないとされている[1]。原発性副腎腫瘍は皮質由来と髄質由来に大きく分類され、組織学的には、皮質由来では副腎皮質腺腫および副腎皮質腺癌、髄質由来では褐色細胞腫が最も一般的である。

右副腎は右腎臓の頭側、肝尾状葉の後方で、後大静脈に接して存在する。腹側面は肝腎間膜があり、その背側に存在することから、アプローチでは肝腎間膜の切開が必要である。横隔腹静脈は右副腎の腹側面の真ん中を走行し、副腎の頭側で後大静脈に流入している。一方、左副腎は左腎臓の頭側に位置し、腫大した場合は後大静脈よりも後大動脈、腹腔動脈、前腸間膜動脈に近接するため、分離には注意を要する。左右の副腎とも背尾側には腎動静脈が近くを走行している（図91）。

副腎に分布する動脈は副腎動脈であるが、横隔腹動脈だけでなく、腎動脈、腰動脈、大動脈などさまざまな動脈から分枝しており、解剖学的バリエーションが豊富である。細かい動脈血管が20〜30本程度と多数存在すると言われている[2]。一方、静脈は副腎静脈が横隔腹静脈、腎動脈、後大静脈などに分布している。腫瘍栓はこれらの静脈に形成される。副腎は皮質と髄質、2つの異なる由来から形成されており、それぞれから腫瘍が発生する。皮質由来の腫瘍として腺腫と腺癌が一般的であり、腺腫は腺癌に比較して約4倍発生が多いとされている[1]。皮質由来の腫瘍は機能性であればコルチゾールの過剰産生をもたらしてクッシング症候群を引き起こす。クッシング症候群の80〜85％は下垂体性（PDH）であり、機能的な腺腫および腺癌によるものは15〜20％程度であると言われており[1]、副腎皮質腫瘍に由来するクッシング症候群はさほど多くない。まれに、コルチゾールではなく、アルドステロンの過剰産生をもたらしてコーン症候群を引き起こす症例に遭遇することがある。さらには、アンドロステンジオン、プロゲステロン、テストステロンのような性ホルモンが過剰に分泌されることもあり、クッシング症候群に類似した臨床症状を示すものの、コルチゾール値に異常は認められないものも存在する。

髄質由来は、そのほとんどが褐色細胞腫であり、カテコラミン産生に関連して機能性と非機能性に分類される。カテコラミンの過剰産生が認められる機能性では、高血圧や頻脈、呼吸促迫などが認められる。しかし、それらの臨床症状は一貫しておらず、カテコラミンの発作性分泌に起因して間欠的に認められることがある。一般に、後大静脈や腎静脈などへの血管浸潤は褐色細胞腫で比較的多く認められる。また、腫瘍栓形成が確認されたからといって、褐色細胞腫であると確定診断はできない。副腎皮質腺癌の症例でも腫瘍栓の形成を認めることがある。

また、腫瘍からの出血は褐色細胞腫で認められることがあるが、副腎皮質由来の腫瘍でも発生することがある（図92、93）。

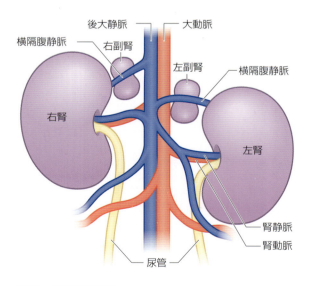

図91　副腎の模式図

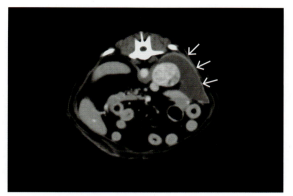

図92　副腎皮質腺癌のCT画像
この症例では虚脱と貧血を呈し、後腹膜内に出血が認められた。

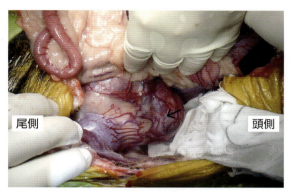

図93　左副腎の褐色細胞腫の術中所見
本症例は多数の血管新生と周囲組織への浸潤が認められた。

(2) 術式・合併症

　副腎腫瘍の治療の第一選択は副腎摘出術である。
　基本的には腹部正中切開で行うが、場合によっては傍肋骨切開によりアプローチすることもできる。また、大きな腫瘍では腹部正中切開と傍肋骨切開を組み合わせてアプローチする。最近では腹腔鏡による副腎摘出術が報告されているものの、その適応は確立されておらず、慎重に進める必要がある。
　開腹後は肝臓、脾臓、胃、腎臓、後大静脈、十二指腸、下行結腸などを必要に応じてリトラクターを用いてやさしく牽引して術野を展開する。副腎腫瘍の周囲組織は電気メスやベッセルシーリングシステムなどを利用して止血しながら腫瘍を分離していくことが望ましい。前述のとおり、細かな血管が多数存在していることから、それらを焼灼凝固することで効率よく分離ができる。ていねいに周囲血管の処理をして、腫瘍前後の横隔腹静脈は結紮・離断し、出血を最小限に抑えて摘出を行う。特に、分離に際して腫瘍を操作しているときに、褐色細胞腫ではカテコラミンの分泌が促されることがあり、術中の高血圧や頻脈に注意する。後大静脈に腫瘍栓が認められる場合には、腫瘍前後の血管の遮断をターニケットあるいはサティンスキー鉗子を用いて行う必要がある。血流を遮断しながら、横隔腹静脈あるいは後大静脈血管切開を行って腫瘍栓を摘出する。摘出後は血管壁を5-0か6-0のモノフィラメントの縫合糸（ポリプロピレンなど）を用いて連続縫合にて閉鎖する。
　周術期管理に関しては周到な準備が必要である。術後にアジソン様症状やクリーゼが発現した場合には、デキサメタゾンやハイドロコルチゾンコハク酸ナトリウム（ソルコーテフ®）を注射あるいは点滴で投与する。術前のアトロピン投与については症例によって異なり、機能性褐色細胞腫の場合は使用禁忌である。褐色細胞腫である可能性が非常に高い場合には、アトロピンの他にケタミン、キシラジン、メトクロプラミド、アセプロマジンなどの投薬もカテコラミン分泌の刺激になることがあるために使用すべきでない。
　術中は吸入麻酔で維持するものの、心肺機能は抑制されるために循環を補助する目的でドパミンやドブタミンなどの陽性変力剤を点滴静注することが多い。しかし、すでにカテコラミンが過剰分泌されている褐色細胞腫の場合では心拍数増加や動脈圧上昇が術中にも認められることがある。その場合は、陽性変力剤の投与ではなく、βブロッカーのエスモロール（プレビブロック®）やαブロッカーのフェントラミン（レギチーン®）を点滴静注する。腫瘍の術中操作によってカテコラミンが一過性に分泌されることがある。その場合、突然頻脈や高

第6章 外科療法

血圧が認められることがあるため、準備をしておき、必要に応じて注射や点滴静注を行う。したがって、褐色細胞腫の場合には麻酔医は常に生体情報モニタをチェックし、これらの薬剤を投与する、あるいは中断することを調節する必要がある。また、不整脈防止および鎮痛の目的でリドカインも積極的に投与しており、術後もそのまま継続することが多い。

副腎摘出術の合併症として最も発生率が高く、問題となるのは出血である。出血に際しては止血の徹底と輸血の準備が必要となる。副腎皮質腫瘍が機能性であった場合、血栓塞栓症や副腎皮質機能低下症に注意する必要がある。特に、血栓形成が発生する部位によっては肺血栓塞栓症、腎不全、膵炎、膵臓壊死などが引き起こされる危険性があり、重篤であるとDICから多臓器不全に移行するケースもある。また、副腎髄質腫瘍でカテコラミンが過剰分泌されると、高血圧や頻脈だけでなく、心室性不整脈や心停止などに至ることがある。

(3) 成績

これまでの報告から、副腎腫瘍の周術期死亡率は約20%とされている[3-7]。予後予測因子にはいくつか報告があり、腎臓を一緒に摘出する場合、術前のBUNが高値を示している場合、腫瘍サイズが5cm以上である場合、腫瘍栓が形成されている場合、遠隔転移がある場合、腹腔内出血がある場合、髄質由来である場合、被膜を超えて周囲組織に浸潤している場合などで予後は悪くなることが証明されている。しかし、転移がなくて周術期を乗り越えて生存している場合の長期予後は良好であるとされている[7]。

参考文献

1. Lunn KF, Page RL. Tumors of the Endocrine System In: Small Animal Clinical Oncology 5th ed (Withrow SJ, Vail DM, Page RL eds). 2013; 504-531.
2. Smithcors JF. The Endocrine System In: Miller's Anatomy of the Dogs 4th ed (Evans HE, Lahunta AD eds). 2013; 406-427.
3. Kyles AE, Feldman EC, De Cook HE, Kass PH, Mathews KG, Hardie EM, Nelson RW, Ilkiw JE, Gregory CR. Surgical managenment of adrenal gland tumors with and without associated tumor thrombi in dogs: 40 cases (1994-2001). J Am Vet Med Assoc. 2003; 223: 654-662.
4. Schwartz P, Kovak JR, Koprowski A, Ludwig LL, Monette S, Bergman PJ. Evaluation of prognostic factors in the surgical treatment of adrenal gland tumors in dogs: 41 cases (1995-2005). J Am Vet Med Assoc. 2008; 232: 77-84.
5. Massari F, Nicoli S, Romanelli G, Buracco P, Zini E. Adrenalectomy in dogs with adrenal gland tumors: 52 cases (2002-2008). J Am Vet Med Assoc. 2011; 239: 216-221.
6. Lang JM, Schertel E, Kennedy S, Wilson D, Barnhart M, Danielson B. Elective and emergency surgical management of adrenal gland tumors: 60 cases (1999-2006). J Am Anim Hosp Assoc. 2011; 47: 428-443.
7. Barrera JS, Bernard F, Ehrhart EJ, Withrow SJ, Monnet E. Evaluation of risk factors for outcome associated with adrenal gland tumors with or without invasion of the caudal vene cava and treated via adrenalectomy in dogs: 86 cases (1993-2009). J Am Vet Med Assoc. 2013; 242: 1715-1721.

4）脾臓（特に血管肉腫について）

(1) 解剖

脾臓は、左上腹部で、大網よりも外側の背側から腹側にかけて、体壁に沿うように存在している（図94）[1]。背側に位置する脾頭部は、大網と連続する胃脾間膜によって胃の大弯頭左側部と内側で短くつながって固定されており、その可動性は低い（図95）。これよりも腹側に位置する脾体部および尾部は、内側の脾門部で脈管を含む大網と連続しているのみであり、大きな可動性を有している（図96）。

脾臓への動脈の供給は、主に腹腔動脈からの分枝である脾動脈によって行われる（図97）。脾動脈は、大網深壁内を脾左葉に並走しながら脾左葉へ複数の分枝を出し、背側や腹側への分枝に分かれる（図98a、b）。背側への分枝は、脾頭部へ向かい、脾門部で脾臓実質に侵入する複数の分枝を分けながら

各論

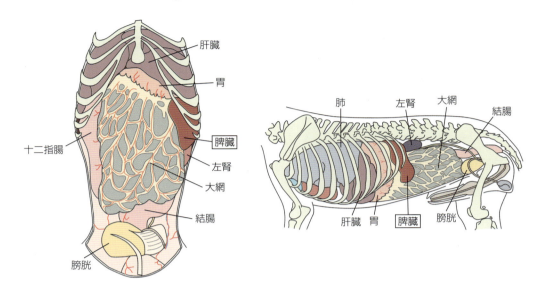

図94　腹腔内における脾臓の位置[1]
脾臓は左上腹部に存在しているが、腫大の程度によっては腹側正中を越えることもある。

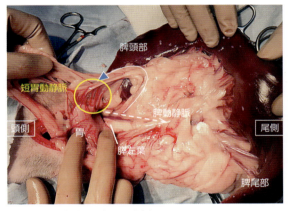

図95　胃脾間膜内の短胃動静脈
脾頭部臓側面は胃脾間膜（○）によって胃と固定されている。胃脾間膜内には脾動静脈から脾頭部を経由して連続する短胃動静脈が存在する。

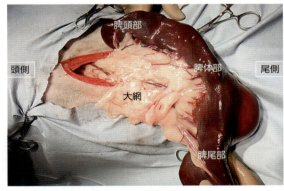

図96　脾臓の臨床的な解剖学的名称と可動性
脾臓は臨床的に頭部、体部、尾部に分けられている。癒着がなければ脾頭部以外の可動性は高く、腹腔外に挙上することは容易である。

最終的に胃脾間膜内で短胃動脈として胃大弯へと至り（図95）、左胃動脈からの分枝と吻合する。腹側への分枝は、脾体部や脾尾部の脾門部へと向かう分枝を出しながら左胃大網動脈となって胃大弯へと至り、右胃大網動脈と吻合する（図99）。脾門部への分枝は、さらに脾臓実質への複数の分枝を分け、脾尾部では大網への分枝に連絡する。

脾臓の静脈は脾臓の動脈系におおむね並走するように存在している。脾門部より出る複数の血管が合流して脾静脈となる。脾静脈は、途中で左胃大網静脈や左胃静脈と合流し、門脈に流入している（図100）。

脾臓に向かって分枝を分ける直前の脾動静脈近傍（膵左葉末梢付近）には脾リンパ節が存在している（図101）。

(2) 術式

脾臓の摘出手術としては全摘出や部分摘出があるが、腫瘍外科においては、腫瘍残存の危険性を考慮

第6章 外科療法

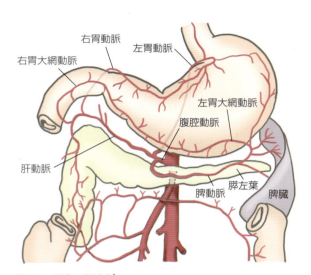

図97　脾臓の動脈系[1]
脾臓は腹腔動脈からの分枝である脾動脈からの血液供給を受ける。

し、全摘出が基本的な選択となる。

　腫瘤摘出を目的とした脾全摘出術において、上述した解剖学的構造がわかりやすい状態であることは、腫瘤の存在や癒着によって、実際には少ない。十分な大きさで開腹し、慎重に癒着を分離していくことで、解剖学的構造を確実に把握しながら手技を進めていくことが重要となる。開腹は基本的に上腹部正中切開にて行うが、腫瘤の大きさや癒着の状況によっては、正中切開を延長もしくは左側傍肋骨切開を加えることがある。そのため、これらを想定した範囲で毛刈りを行っておく必要がある。開腹後に肝鎌

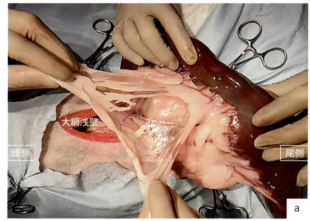
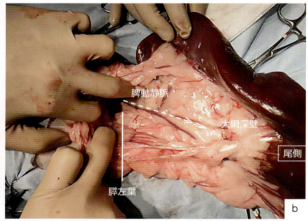

図98　大網深壁内の脾動静脈
a：脾門部より連続する大網の浅壁を持ち上げている。b：大網浅壁を裂き、その奥に位置する大網深壁内の脾動静脈を示している。脾動脈の基部は膵左葉に並走するように存在している。

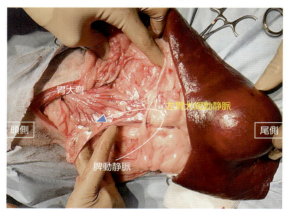

図99　左胃大網動静脈
左胃大網動静脈は、脾動静脈より分岐し胃大弯に至り、大弯に沿って幽門側へ走行し、胃へ複数の分枝を出しながら右胃大網動静脈と吻合する。

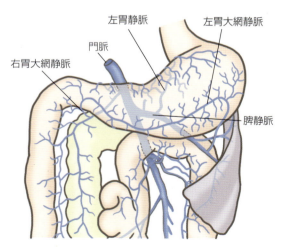

図100　脾臓の静脈系[1]
脾臓の静脈系は動脈系と並走するように存在している。脾静脈は左胃大網静脈や左胃静脈と合流し、門脈に流入する。

各論

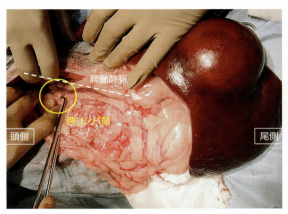

図101 脾リンパ節
脾左葉先端付近の脾動静脈基部には複数個の脾リンパ節が存在している。

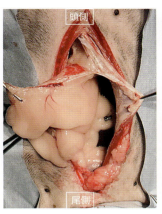
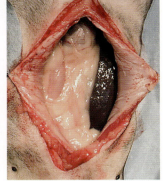

図102 肝鎌状間膜内の脂肪組織
肝鎌状間膜に付着する脂肪組織を除去すると術野が拡がる。

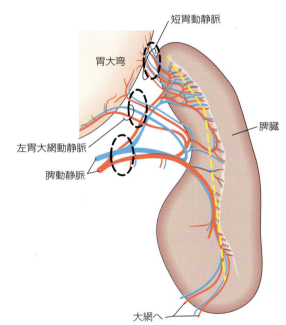

図103 脾臓摘出における血管の切離部位[1]
脾臓摘出には脾門部で血管を処理する方法（黄点線）と脾臓に連続する主要な血管を処理する方法（黒点線）があり、どちらの方法でも問題はない。

状間膜およびこれに付着する脂肪を除去することでも術野を多少拡げることができる（図102a、b）。

脾全摘出術は、脾臓と連絡する血管および腫瘍との癒着を切離していく作業となる。摘出に際して重要となる血管は、短胃動静脈、左胃大網動静脈、脾動静脈および脾尾部の大網枝の4つである。摘出手技にはこの4つの血管を処理（切離）する方法と脾門部における終末血管を処理する方法がある（図103）。短胃動静脈や左胃大網動静脈を遮断しても他の血管からの血流のために胃に問題が起こることはなく[2,3]、どちらの方法を選択しても問題はない。腫瘍や癒着の状況、症例の状態、利用できる手術器具などによって選択することが合理的であろう。

癒着が少なく脾門部へのアプローチが容易であり、出血を起こしていない安定した症例であれば、脾門部での処理が、他臓器への血流阻害や損傷を起こしにくく、他臓器保護の観点からは理想的な方法となる。胃への血流は左胃動静脈や右胃大網動静脈からもあるとはいえ、今後胃の手術を行わないとは限らず、温存できるものは温存すべきである。しかし、癒着によって脾門部へのアプローチが困難である場合や出血などによって短時間で脾臓への血流を遮断しなければならないような場合はこの限りではない。また、超音波凝固切開装置やベッセルシーリングシステムなどがあれば、脾門部での処理も短時間ですむ（図104）が、これらが利用できない場合は多数の血管を結紮することとなるため、手術時間短縮のために上記4つの主要血管の結紮による方法を選択することもある。

第6章 外科療法

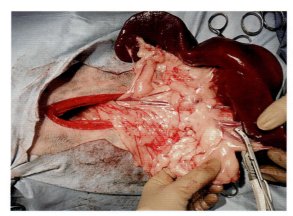

図104　ベッセルシーリングシステム
ベッセルシーリングシステムや超音波凝固切開装置があれば脾門部での処理も短時間ですむが、それぞれの装置の特性を知ったうえで使用しないと結紮よりもかえって危険となるため、注意が必要である。

　腫瘤は大網と癒着していることが多く、出血や腫瘍残存リスク軽減のため、腫瘤側に癒着した大網をつけたまま腫瘤を分離していく必要がある。無理に腫瘤より癒着を剥離しようとすれば出血や腫瘍残存の危険性が高くなる。しかし、癒着が消化管など重要な臓器と起きているのであればこの限りではなく、重要臓器にできるだけ侵襲を加えず温存するべきである。術前に診断ができているとは限らないが、腫瘍残存が問題となるような脾臓の悪性腫瘍であれば、治療目的は多くの場合で緩和的となる。重要臓器に侵襲を加えることによって、術後併発症や術後の化学療法を遅延させるリスクを高めてまで完全切除にこだわる意義は低い。重要臓器の摘出は、これが余儀なくされるような状態（出血が制御できない、もしくは当該臓器の血流を温存できない状況など）に限るべきであろう。

　脾臓および腫瘤と連続する血管や癒着をすべて切離できれば脾臓摘出は完了する。

(3) 合併症

　脾臓摘出の手技的な問題による主な合併症は出血である。主要血管の結紮によって摘出する場合、脾動静脈以外の結紮は周囲の脂肪組織ごと行うこととなるが、無理に一括結紮を行うのではなく、複数に分けての結紮やミラー変法、二重結紮などによって、結紮不全とならないように配慮する必要がある。結紮部となる脾動静脈はそれぞれ1本で並走しており、周囲組織から分離して二重結紮を行うことで結紮不全となることはまずない。脾動静脈を周囲組織から分離せずに結紮すると結紮不全の原因になるとともに、膵左葉を巻き込んで結紮してしまう可能性もある。

　犬の脾臓血管肉腫での周術期死亡率は7.9%であり、その死因の多くが血栓や凝固異常、制御できない出血であったとの報告がある[6]。この報告における周術期死亡の危険因子は、術前の貧血（PCV<30%）や血小板減少、術中の心室性不整脈であった。これを考慮すると、術前より出血を起こして貧血がある場合や、血小板減少もしくは播種性血管内凝固の徴候がある場合には、周術期における輸血療法の併用が理想的であろう。また、不整脈防止や疼痛緩和のために周術期にリドカインの持続点滴も考慮したほうがよい。

(4) 成績・予後

　脾臓摘出後の予後は脾臓腫瘍の組織学的タイプに強く依存する。犬に発生する脾臓腫瘍のうち、悪性腫瘍の割合はおおむね50%であり、そのうちの50%（全体の25%）が血管肉腫である[5]。これは50%-50%ルールと呼ばれることもある。そのほかの悪性腫瘍としては、（脾臓）肉腫や組織球性肉腫、リンパ腫などが発生する[5,6,7]。脾臓に発生する悪性腫瘍の予後は、marginal zone lymphomaなど一部の例外を除いて一般に悪く、その最たるものが血管肉腫である。脾臓血管肉腫の摘出のみでは、生

存期間の中央値（MST）は1〜3ヵ月間、1年生存率10%未満である[8]。摘出後にドキソルビシンもしくはエピルビシンを主体とした補助的化学療法を行うことで生存期間の延長が期待できるものの、そのMSTは4〜6ヵ月間、1年生存率10%と長期生存は難しい[8]。脾臓肉腫や組織球性肉腫も高率に転移もしくは播種を起こし、長期間の制御は困難であることが多い[6, 9, 10]。一方、脾臓には良性病変も発生し、周術期を乗り越えた後の予後は良い。つまり、脾臓の腫瘤がそのまま予後の悪い血管肉腫を意味するのではなく、約半数は摘出によって根治に至る。

脾臓腫瘤が悪性腫瘍である確率は腹腔内出血の有無にも依存している。腹腔内出血を伴う犬の脾臓腫瘤に限定すれば、悪性腫瘍である確率は70%（そのうちの90%が血管肉腫）となる[7,11]。一方、腹腔内出血など顕著な臨床徴候を伴わず偶発的に見つかった脾臓腫瘤に限定した場合、悪性腫瘍である確率は30%となる[7,11]。つまり、治療後の予後予測として腹腔内出血は重要な所見となりうる。しかし、この報告は良性腫瘍であっても腹腔内出血を起こす可能性があることを同時に示しており、腹腔内出血の有無のみで予後を判断することはできない。

参考文献

1. Evans HE, deLahunta A. Miller's Anatomy of the dog 4th ed, Saunders, 2012.
2. Hosgood G, Bone DL, Vorhees WD 3rd, Reed WM. Splenectomy in the dog by ligation of the splenic and short gastric arteries. Vet Surg. 1989；18（2）：110-3.
3. Warzee CC. Hemolymphatic system. In：Kudnig ST and Séguin B, ed. Veterinary Surgical Oncology. Iowa：Wiley-Blackwell, 2012, 443-464.
4. Wendelburg KM, O'Toole TE, McCobb E, et al. Risk factors for perioperative death in dogs undergoing splenectomy for splenic masses: 539 cases (2001-2012). J Am Vet Med Assoc. 2014；245（12）：1382-90.
5. Spangler WL, Kass PH. Pathologic factors affecting postsplenectomy survival in dogs. J Vet Intern Med. 1997；11（3）：166-71.
6. Moore AS, Frimberger AE, Sullivan N, et al. Histologic and immunohistochemical review of splenic fibrohistiocytic nodules in dogs. J Vet Intern Med. 2012；26（5）：1164-8.
7. Eberle N, von Babo V, Nolte I, et al. Splenic masses in dogs. Part 1: Epidemiologic, clinical characteristics as well as histopathologic diagnosis in 249 cases (2000-2011). Tierarztl Prax Ausg K Kleintiere Heimtiere. 2012；40（4）：250-60.
8. Thamm DH. Section A, Miscellaneous Tumors, In: Withrow SJ, Vail DM, Page RL. eds. Withrow and MacEwen's small animal clinical oncology, 5th ed, Elsevier, 2013, 679-688.
9. Weinstein MJ, Carpenter JL, Schunk CJ. Nonangiogenic and nonlymphomatous sarcomas of the canine spleen: 57 cases (1975-1987). J Am Vet Med Assoc. 1989；195（6）：784-8.
10. Spangler WL, Culbertson MR, Kass PH. Primary mesenchymal (nonangiomatous/nonlymphomatous) neoplasms occurring in the canine spleen: anatomic classification, immunohistochemistry, and mitotic activity correlated with patient survival. Vet Pathol. 1994；31（1）：37-47.
11. Hammond TN, Pesillo-Crosby SA. Prevalence of hemangiosarcoma in anemic dogs with a splenic mass and hemoperitoneum requiring a transfusion: 71 cases (2003-2005). J Am Vet Med Assoc. 2008；232（4）：553-8.

7. 消化管の腫瘍

1）胃

(1) 解剖

(i) 解剖学的位置

胃は食道と十二指腸間に位置し、噴門部、胃底、胃体、幽門部に分けられる（図105）。噴門部は食道と連続し腹腔正中左側に位置する胃の左側に位置する。胃底は胃上部のふくらんだ噴門に近い部位で、胃底に続く胃の中央部の大部分を占める部位を胃体、胃の出口へと続く部位を幽門部という。幽門部は胃体と連続する幽門洞と十二指腸に続く幽門管に分けられる。

胃の背側縁のくぼんだ湾曲した部分を小弯、腹側縁の膨隆し湾曲した部分を大弯、小弯に面し胃体と

第6章 外科療法

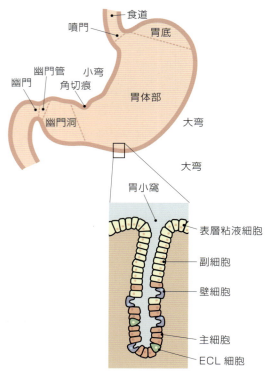

図105　胃の解剖

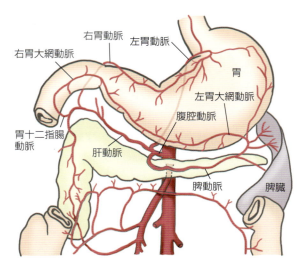

図106　胃の動脈系[1]

幽門部の結合する部分は鋭角に陥凹し角切痕という。小弯には小網、大弯には大網が付着する。

(ⅱ) 胃壁の構造

内層より粘膜、粘膜下組織、筋層、漿膜で構成される。犬猫では食道付近は無腺部であるが、他の部位は腺部より構成され、噴門腺部、幽門腺部と胃底や胃体に位置する固有胃腺がある。固有胃腺は主細胞、壁細胞、副細胞により構成される。主細胞はペプシンの前駆体であるペプシノーゲンを分泌、壁細胞は胃酸や内因子を分泌し、副細胞は粘液を分泌する。また、胃の幽門部にはG細胞が存在しガストリンを分泌する。

(ⅲ) 胃の筋層

内輪筋層と外縦筋層で構成され、噴門部と幽門管に位置する噴門括約筋と幽門括約筋は内輪筋層で外縦筋層より発達している。

(ⅳ) 胃への血液供給と神経支配

犬と猫の胃への血液供給は腹腔動脈より起始する左胃動脈、肝動脈、脾動脈の分枝より派生する（図106）。左右胃動脈は小弯、左右胃大網動脈は大弯に沿って走行する。左胃動脈は腹腔動脈より直接分岐し、胃に流入する大半の血液を供給する。肝動脈は肝臓への血液供給をするとともに右胃動脈と右胃大網動脈に分岐して胃に血液を供給する。脾動脈は脾臓に血液を供給し、左胃大網動脈へ分岐し大弯へ血液を供給する。また、脾動脈から短胃動脈が分岐し胃底へ血液を供給する。血流の80％は直接粘膜に、20％は漿膜、筋層と粘膜下層に分布する[2]。静脈は動脈に類似し門脈へ合流し肝臓へと流入する。

胃のリンパ節は粘膜層に存在し、肝門リンパ節周囲に最初に流入する[2]。

胃は迷走神経幹に由来する副交感神経と交感神経の二重支配を受け、迷走神経は胃酸の分泌を刺激する。

(2) 術式

犬と猫の胃腫瘍の発生率は低く、全腫瘍中約1％[3]と報告されている。犬の胃に発生する代表的な腫瘍

として、良性腫瘍は平滑筋腫、悪性腫瘍は腺癌、消化管間質腫瘍、リンパ腫、平滑筋肉腫が報告されている。これに対し、猫ではリンパ腫の発生が最も多い[4]。

胃腫瘍の術式として、①粘膜下切除、②胃部分切除（ビルロート1およびビルロート2含む）があげられる。

（i）粘膜下切除（Submucosal resection）

主に、粘膜に限局した病変や粘膜ポリープなどの良性病変に対し実施する。腫瘍と反対側の胃切開を行い、視認または術中超音波検査などで病変を確認後に、病変の周囲1cmを正常組織マージンとして確保し、粘膜および粘膜下層を一括で切除する。切除部の粘膜と粘膜下層は吸収糸で単純結節または連続縫合で実施[5,6]する。

（ii）胃部分切除（Partial gastrectomy）

胃平滑筋腫や消化管間質腫瘍などと異なり、腺癌やリンパ腫は浸潤性、びまん性病変であり、また、診断時にすでに進行していることも多く外科適応となるケースは少ない。

病変が胃体部や幽門部に限局していると判断される場合や、遠隔転移の有無にかかわらず腫瘍からの出血により重度貧血を呈し内科的治療により止血が困難な場合に胃部分切除が適応となる。

胃部分切除の術式として、ビルロート1法とビルロート2法があげられる（図107）。

①ビルロート1法

ビルロート1法は、幽門部切除および胃十二指腸吻合術を行う術式である。幽門部領域には総胆管、膵管、門脈、肝動脈が存在し、幽門部周囲の血管処理および十二指腸側の切除の際には注意が必要である。胃肝靱帯および十二指腸腹膜を切除することにより幽門部の可動性が増加し、胃背側面へのア

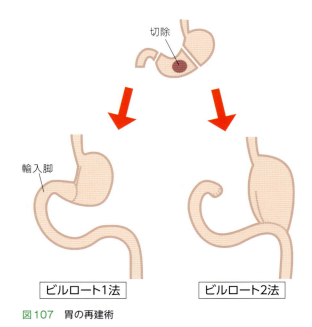

図107　胃の再建術

プローチが可能となる。切除予定部は術中超音波検査または術中内視鏡検査により腫瘍の位置を再確認し、最低2cmの正常組織マージンを確保して切開予定部に支持糸をかける[7]。切除予定部に流入する動脈および静脈を吸収糸での結紮または外科用エネルギーデバイスで確実に止血する。胃切開の際の胃内容物の流出や腫瘍播種を予防するため、X線不透過性ガーゼなどで腹腔内をカバー後に腫瘍形成部と反対側より胃切開を行い、肉眼で腫瘍の位置と浸潤範囲ならびに切開予定部位を確認しながら全周性に胃切開を加える。続けて、十二指腸側の切開を行うが、総胆管開口部の確認には、目視での観察の他に術中内視鏡の併用により十二指腸乳頭の位置の確認も効果的である。十二指腸側の切除の際には術後の総胆管閉塞を予防するため十二指腸乳頭より最低1cmの十分な縫合距離を確保する[7]。十二指腸乳頭切除が必要となった場合は、総胆管移設や胆嚢十二指腸吻合術や胆嚢空腸吻合術などが必要となる。

胃部分切除後は、可能な限り感染や腫瘍の播種を予防するため、手袋や器具は交換して胃十二指腸吻合術（端々吻合）を開始する。胃開口部と十二指腸

第6章 外科療法

断端の口径は異なるため、胃開口部は部分的に単純結節縫合または連続縫合で縫縮する。胃開口部と十二指腸の口径を一致させた後に胃十二指腸吻合を単純結節・縫合で実施する。縫合断端は並置させ、縫合は2～3mm間隔、辺縁より2～3mmで行う[7]。ビルロート1法と比較し、食物が胃→十二指腸→空腸と通過するため生理的であるが、十二指腸は腹膜で固定されているため吻合部に張力がかかりやすく、残胃が小さいと距離的に吻合が難しい場合がある。

②ビルロート2法

ビルロート2法は、幽門部切除および胃空腸吻合術を実施する術式である。胃部分切除までの血管処理を含むアプローチはビルロート1法と同様に行う。十二指腸断端は総胆管開口部を閉塞させないように単純結節縫合または連続縫合で閉創する。胃開口部をビルロート1と同様に一部縫縮後に空腸と側々吻合を行う。胃開口部と空腸の吻合部口径は空腸直径の2倍以上に設定し[7]、縫合予定部の胃と吻合予定部の空腸の漿膜を吸収糸で連続縫合して固定後、空腸に切開を加える。胃開口部と空腸は吸収糸を用いて全層連続縫合で実施する。縫合終了後は縫合部からの内容物流出の有無の確認のため、リークテストを実施する。ビルロート1法と同様に、自動吻合器を使用した同法の実施も可能である。

ビルロート2法では空腸は固定されていないため、残胃が小さい場合でも吻合可能であるが、輸入脚症候群や盲管症候群（blind loop syndrome）などを呈する可能性がある。これらの発症を軽減するため、ブラウン縫合やRoux-en-Y（ルーワイ）法などが実施される場合がある。

(3) 合併症

犬と猫でのビルロート1法、ビルロート2法に関する合併症の報告は限られている。報告されている術後合併症として、縫合部離開・漏出、低アルブミン血症、貧血、低血圧、低血糖、誤嚥性肺炎、膵炎があげられる[7]。

輸入脚症候群とは、輸入脚の屈曲・捻転や吻合部狭窄などにより輸入脚に通過障害を起こす病態である。胆汁や膵液がうっ滞し、輸入脚の内圧が上昇することで胆汁や膵液が胃に逆流し胆汁性嘔吐などの原因となる。

盲管症候群は、閉創した十二指腸断端は盲管となるため、腸の内容物が停滞することにより腸内細菌の異常繁殖を起こす。胆汁酸の脱抱合による脂肪・脂溶性ビタミンの吸収阻害、ビタミンB_{12}の消費欠乏が生じる。ビタミンB_{12}欠乏により巨赤芽球性貧血が生じることがある。

(4) 成績

犬の胃腺癌の遠隔転移率は高く、76%（100/132）で遠隔転移を認めたと報告されている[8]。主な遠隔転移部位として、所属リンパ節（81）、腹膜（27）、肝臓（19）、脾臓（15）、肺（13）、副腎（6）、膵臓（5）があげられる。胃腫瘍の生存期間は腫瘍の種類によりさまざまであり、臨床症状を認める犬の無治療での生存期間は3ヵ月未満と報告されている[8]。

また、1例報告であるが、胃腺癌の犬に対して胃全摘出術を実施したところ、約8ヵ月の生存したとの報告もある[9]。

胃腫瘍切除の術後の栄養管理は患者の回復において非常に重要である。ビルロート1法を実施した犬では術前に体重減少を認めた犬と比較して体重減少を認めない犬では有意に生存期間が延長していたとの報告がある[1]。

参考文献
1. Eisele J. Evaluation of risk factors for morbidity and mortality after pylorectomy and gastroduodenostomy in dogs. Vet Surg. 2010 ; 39 : 261-267.
2. Grandage J. Functional anatomy of the digestive system. In Textbook of Small Animal Surgery, 3rd edition. Philadelphia : Elsevier, 2003 ; pp.505-

521.
3. Withrow SJ. Gastric cancer. In Small Animal Clinical Oncology, 5th edition. St Louis : Elsevier, 2013 ; pp.402-404.
4. Kapatkin AS. leiomyosarcoma in dogs: 44 cases (1983-1988). J Am Vet Med Assoc. 1992 ; 201 : 1077-1079.
5. Kerpsack SJ and Birchard SJ. Remocal of leiomyomas and other noninvasive masses from the cardiac region of the stomach. J Am Anim Hosp Assoc. 1994 ; 30 : 500.
6. Rasmussen L. Stomach. In Textbook of Small Animal Surgey, 3rd edition. Philadelphia : Elsevier, 2003 ; pp.592-640.
7. William TN Culp, Ryan P Cavanaugh, et al. (2012) : Stomach. In Veterinary Surgical Oncology. UK : John Wiley and Sons, 2012 ; pp. 186-195.
8. Swann HM and Holts DE. Canine gastric adenocarcinoma and leiomyosarcoma: A retrospective study of 21 cases (1986-1999) and literature review. J Am Anim Hosp Assoc. 2002 ; 38 : 157-164.
9. Sellon RK. Long-term survival after total gastrectomy for gastric adenocarcinoma in a dog. J Vet Inter Med. 1996 ; 10 : 333-335.

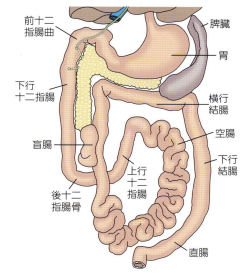

図108　消化管の模式図

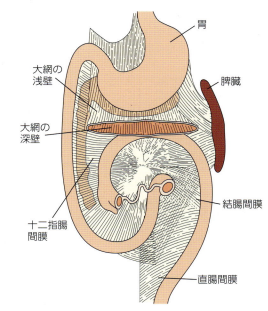

図109　消化管と腹膜の関係

2）腸

(1) 解剖

犬猫の腸の発生する腫瘍には腺腫、腺癌、平滑筋腫、平滑筋肉腫、カルチノイド、リンパ腫、形質細胞種、肥満細胞腫、炎症性ポリープなどが報告されている。犬では大腸下部に発生する腺腫・腺癌が最も多く、猫では小腸でも大腸でもリンパ腫が最も多い。

犬猫の腸管は小腸（十二指腸、空腸、回腸）、大腸（盲腸、結腸、直腸、肛門管）となっている（図108、109）。

十二指腸は腹腔内で比較的固定されており、およそ25cmの長さをもち、胃の幽門部から頭背側に走行し、前十二指腸曲を経て下行十二指腸となり、後十二指腸曲を経て上行十二指腸となる。十二指腸は膵臓とともに前および後膵十二指腸動脈から血液供給を受けているので、十二指腸切除の際は膵臓の血液供給に留意する必要がある（図110）。

空腸は腸の中で最も長い部位であり、腸間膜が長いため自由に動くことができる。腸間膜根の左側から始まり、非常に短い部位である回腸につながる。空・回腸はそれぞれ前腸間膜動脈から分岐する空腸動脈・回腸動脈から血液供給を受けている（図

第6章 外科療法

110)。

盲腸は犬においては回腸とは連絡しておらず、結腸近位部の憩室として存在し、回盲ヒダで回腸と固定されている。

結腸は上行結腸から始まり、右結腸曲を経て横行結腸となり、左結腸曲を経て下行結腸となり、直腸につながる。

直腸は骨盤前口で始まり肛門管起始部で終わる。

大腸は、回結腸動脈から分岐した右結腸動脈（盲腸・上行および横行結腸）・中結腸動脈（横行および近位下行結腸）・左結腸動脈から血液供給を受けている（図110）。

肛門管は消化管の終末開口におよそ1cmの長さで存在し、粘膜は肛門皮帯・肛門中間帯・肛門柱帯に分けられ、肛門括約筋によって取り囲まれている。

(2) 術式・合併症

(ⅰ) 腸管の縫合法

小腸および大腸の縫合には単純縫合、ギャンビー縫合、アルベルト・レンベルト縫合がある（図111）。適切に実施可能であれば一層単純縫合の方が癒合や術後狭窄防止の観点から望ましい。また、用いる縫合糸としてはモノフィラメント吸収糸が基本となる。

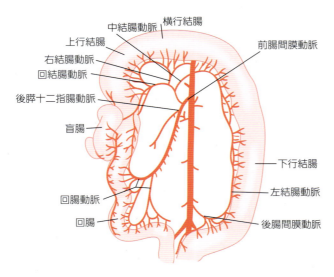

図110 前腸間膜動脈と後腸間膜動脈の分枝

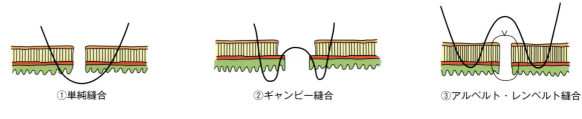

図111 小腸および大腸の縫合法

①単純縫合　②ギャンビー縫合　③アルベルト・レンベルト縫合

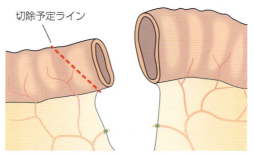

口径が細いほうの腸を斜めに切断する。
図112 断端斜位縫合[1]

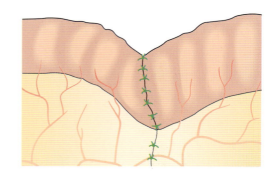

270

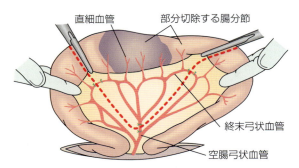

図113　腸管部分切除：小腸

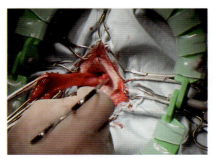

直腸平滑筋を粘膜外層から剥離している。

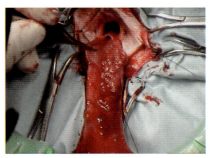

充分に粘膜を引き抜いた後に粘膜を切開し病変が取り切れていることを確認する。

図114　結直腸粘膜プルスルー法

（ⅱ）断端斜位縫合

腸管吻合部の口径に違いがあるときに用いられる。細い方の腸を、腸間膜付着部側が長くなるように角度をつけて斜めに切断する（図112）。腸間膜付着部反対側を長く残した場合は組織血流量が低いため癒合不全の可能性が高まる。

（ⅲ）腸管部分切除：小腸

切除予定範囲に血液供給している弓状血管を結紮し、ついで終末弓状血管を結紮する（図113）。切断部位外側に非挫滅性の腸鉗子をかけて腸内容の漏出を防ぎ切除する。切除断端の長さに応じて端々吻合、端側吻合、側々吻合で吻合する。切離した腸間膜は絞扼性イレウス防止のために縫合し、可能であれば吻合部に大網を巻きつけるように縫い付ける。

腫瘍が盲腸に限局している場合には回盲動脈の盲腸枝を結紮し、回盲部の腸間膜付着部（回盲ヒダ）を切開し、盲腸を回腸と結腸から分離して切除する。

腫瘍が結腸や回腸に及んでいる場合には盲腸および回腸空腸部分切除を行い、吻合口径に合わせて回腸結腸の端々・端側・側々吻合を行う。

（ⅳ）腸管部分切除：結腸

結腸の部分切除は結腸の大半で適応可能であるが、結腸下部の腹膜反転部近くでは切除後の尾側の腸の縫い代が確保できないために適応が難しく、その場合は恥骨切除術や自動吻合器を用いた低位（高位）前方切除が必要になることもある。縫合が難しい場合は次項に述べる結直腸粘膜プルスルー法を用いる。

（ⅴ）結直腸粘膜プルスルー法（結直腸粘膜引き抜き術）

直腸粘膜プルスルーは経肛門的に直腸粘膜を全周にわたって引き抜く術式であり（図114）、主にミニチュア・ダックスフンドにみられる多発性のポリープに適応される。この術式では粘膜と粘膜下織のみを切除するため粘膜下に浸潤を示す腫瘍には適応できない。また、この術式では広範囲に粘膜を切除することによりポリープの発生母地を切除するというメリットもある。直腸全層プルスルーと比較した場合、外肛門括約筋を温存できるために肛門機能が温存できること、粘膜に関してはより広範囲の切除が可能なことがメリットとして考えられる。

結直腸粘膜プルスルー法の合併症として、しぶり、

第6章 外科療法

血便、粘液便、術創離開、術創の腫脹による狭窄、剥離した平滑筋層の引きつれによる狭窄、便失禁が考えられる。本法を実施した13例（腺癌5例、ポリープ5例、化膿性大腸炎2例、腺腫1例）の報告では軽度のしぶりが3例、便失禁が1例で認められたのみであり、いずれも術後数ヵ月間で自然に解消した[2]。また、腺癌では全例で観察期間内において再発・転移はみられなかった[2]。

(vi) 結直腸全層プルスルー法

前述の結直腸粘膜プルスルー法は粘膜に限局している病変に適応されるのに対し、結直腸全層プルスルー法は粘膜下への浸潤を伴う直腸や下行結腸尾側部に発生した腫瘍に適応される。直腸全周に支持糸をかけ直腸を反転させ、可能なかぎり肛門より頭側部の直腸から切開を進め、前直腸動脈を結紮する。十分なマージンを確保した後に切断し、肛門側と結腸側を縫合するが、いきなり完全に切断すると切除端が腹腔内に引き込まれるおそれがあるため、支持糸や仮縫合を用いる。

(3) 成績

Crawshawらによると、犬の小腸腺癌の予後は、転移がない症例では15ヵ月、転移がみられた症例では3ヵ月と報告されている[3]。また、Ogilvieらによると犬の大腸・小腸の腺癌には輪状狭窄型、敷石状、有茎状の3タイプがあり、輪状は粘膜下への浸潤および硬化を伴い生存期間の中央値（MST）1.5ヵ月間と予後が非常に悪い。敷石状は主にミニチュア・ダックスフンドにみられ粘膜下への浸潤や効果はあまりみられずMSTは12ヵ月間、有茎状ではMST36ヵ月間と報告されている[4]。

猫の腸腺癌に対して腸部分切除を行った32症例の報告ではMSTは15ヵ月間（1.5～50ヵ月間）と報告されている[5]。

参考文献

1. 信田卓男．小腸疾患の診断と手術．消化器外科の実際，東京：学際企画，1993; pp17-27.
2. Shida T, Maruo T, Suga K, et al. Rectal mucosal pull-through surgical technique for canine rectal multiple tumor. 獣医麻酔外科誌 2008: 39(1): 11-16.
3. Crawshaw J, Berg J, Sardinas JC, et al. Prognosis for dogs with nonlymphatous, small intestinal tumors treated by surgical excision. J Am Anim Hosp Assoc. 1998; 3: 451-456.
4. Ogilvie GK, Moore AS. Managing the canine cancer patient — A practical guide to compassionate care. Veterinary learning systems. 2006.
5. Koovsky JE, Matthiesen DT, Patnaik AK. Small intestinal adenocarcinoma in cats: 32 cases (1978-1985). J Am Vet Med Assoc. 1988; 192: 233-235.

8. その他

1) 皮膚肥満細胞腫

〈犬の皮膚肥満細胞腫〉

(1) 解剖

皮膚肥満細胞腫はどこにでも発生し、手術においては切除後に広範囲の皮膚欠損を伴うことが多く、各種皮弁形成術が必要になる場合があるため、術前に成書などで局所の解剖を確認しておく。

(2) 術式・合併症

(i) 術前準備、投薬について

肥満細胞腫は細胞内にヒスタミンやタンパク分解酵素などの生理活性物質を有するため、術中、術後のそれらの影響による周術期合併症を抑える目的で、術前にH_1ブロッカー、H_2ブロッカーを投与する。触診や術前の剪毛（バリカンの振動など）、術野滅菌操作による機械的・物理的刺激を極力避け、ダリエ徴候の回避に努める。また、ヒスタミンなど細胞内生理活性物質により気道粘膜浮腫や肺水腫、循環

不全などの合併症を起こすことがあるため、腫瘍の取り扱いは慎重に行い、必要に応じてX線検査やエコー検査を実施する。

（ⅱ）手術手技（サージカルマージン）および術中の注意

腫瘍外科には根治目的（根治的拡大切除）と緩和目的があり、当然ながら肥満細胞腫においても目的によりサージカルマージンは異なる。根治的切除が可能か否かについては、腫瘍の浸潤程度や症例の状態により決まる。

サージカルマージンの設定にはさまざまな報告がある。Simpsomらの報告では、グレードⅡの肥満細胞腫において「マージン1cmおよび底部筋膜切除」では75％、「マージン2cmおよび底部筋膜切除」では100％の症例で完全切除されていた[1]。Fulcherらも同様に、マージン1cmで68％、マージン2cmで98％が完全切除可能であったと報告している[2]。しかし、より確実に根治的切除を計画するには、特に数字にこだわらず、術者の判断でマージンを決定すれば良い。切除後に腫瘍残存が疑われる周囲組織をマージンとして採材することで、より詳細な評価が可能である。重要なのは切除範囲を水平方向と深さ方向の三次元的にとらえることであり、特に深さ方向のマージン確保には注意が必要である（図115～117）。

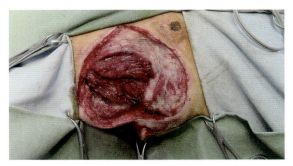

図115　底部のマージンとして筋膜まで切除したところ

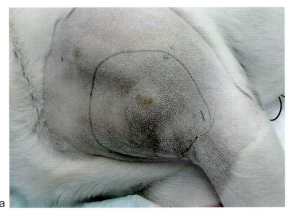
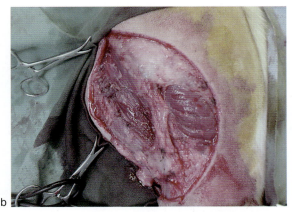

図116　大腿後部に発生した3cmのマスに対し、（a）横方向約3cmのマージン、および（b）底部筋膜および筋肉表面までマージンとして摘出した。膝窩リンパ節も一括切除してある。

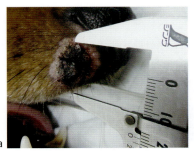
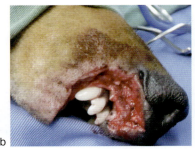
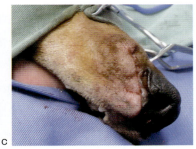

図117　（a）口唇部に発生した2cmのマスに対し、（b）口唇部部分切除を行い、（c）伸展皮弁術により閉創した。

第6章 外科療法

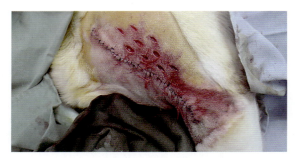

図118　図116と同じ症例、減張切開により閉創した。

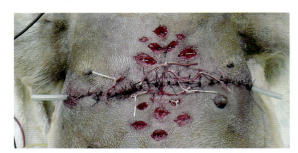

図119　胸部皮膚に発生した4.5cmのマスに対して拡大切除を行った後、減張縫合および減張切開により閉創した。

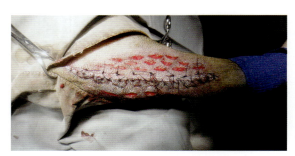

図120　膝部に発生したマス切除後、減張切開にて閉創した。

表3　各組織学的分類に対する手術の成績

文献	分化型	中間型	未分化型	観察期間
Bostock DE[5]	生存率79%	生存率37%	生存率15%	術後7週
Patnaik AK et al.[6]	生存率83%	生存率44%	生存率6%	術後1500日
Séguin B et al.[7]	―	84%再発なし	―	術後540日
Weisse C et al.[8]	―	84%再発なし	―	術後17ヵ月

　肥満細胞腫の手術においては広範囲な皮膚欠損を伴うことが多く、各種皮弁（伸展皮弁、転位、回転皮弁など）、縫合法（減張縫合、V字縫合、Z-Y縫合など）、皮膚移植術（有茎皮膚移植、遊離皮膚移植など）、ドレーン設置（開放式、閉鎖式）の検討が必要である（図118〜120、本章「総論」参照）。

　適切な閉創を行わないと、術創の離開、皮膚壊死、漿液腫などが起こることがある。

(3) 切除後の病理組織診断の理解と臨床的対応および成績

　肥満細胞腫は、以前からPatnaik分類によって悪性度（グレード分類）が評価されてきた。近年、Patnaik分類は再現性や病理医間の診断の相違が指摘されており、Kiupelによる2分類法も提唱されている[3]。臨床医はこれらの報告をふまえつつ、病理組織的検査を解釈し、サージカルマージン、組織学的悪性度、脈管内浸潤、リンパ節の状態を確認する。外科手術単独での治療成績は表3に示した。SéguinらはPatnaik分類グレードIIの不完全切除例の局所再発率は23.3%であり、不完全切除でも必ず再発するというわけではないと報告している[4]。

　現在では*c-kit*遺伝子を標的とした分子標的療法（チロシンキナーゼ阻害剤）の有効性が報告されているので、遺伝子変異検査も考慮する。

〈猫の皮膚肥満細胞腫〉
(1) 臨床的特徴

　猫の皮膚肥満細胞腫は、頭部、頸部に発生が多く、分化型が多い。組織球型と肥満細胞型があるとされているが、組織球型は若い猫にみられ、通常は肥満細胞型である。内臓（消化管、脾臓）の肥満細胞腫からの転移で皮膚に病変が形成される場合もある。全身への影響として、高ヒスタミン血症、消化管潰瘍形成、消化器徴候（慢性嘔吐・メレナ）などがみられることもある。

(2) 診断と治療

　皮膚の腫瘍は通常細胞診で容易に診断可能である。犬で用いられているPatnaik分類（組織グレー

ド）は猫では利用できず、分化型、未分化型に分類される。皮膚の孤立性腫瘍（組織球型ならびに多くの肥満細胞型）は、完全切除で予後良好とされている。サージカルマージンの設定では広範囲切除が望ましいと報告されているが、多くの場合、猫の肥満細胞腫では局所での攻撃性がなく、良性の挙動をとる。脾臓肥満細胞腫の予後は外科切除により比較的良好であるが、皮膚や全身への転移を起こしている例では予後不良である。皮膚に肥満細胞腫がみられた場合には内臓（消化管、脾臓）の肥満細胞腫の皮膚転移でないことを鑑別しておく必要がある。

参考文献
1. Simpson AM, Ludwig LL, Newman SJ. Evaluation of surgical margins required for complete excision of cutaneous mast cell tumors in dogs. J Am Vet Med Assoc. 2004; 224: 263-240.
2. Fulcher RP1, Ludwig LL, Bergman PJ, et al. Evaluation of a two-centimeter lateral surgical margin for excision of grade I and grade II cutaneous mast cell tumors in dogs. J Am Vet Med Assoc. 2006; 228(2): 210-5.
3. Kiupel M, Webster JD, Bailey KL, et al. Proposal of a 2-tier histologic grading system for canine cutaneous mast cell tumors to more accurately predict biological behavior. Vet Pathol. 2011 ; 48(1): 147-55.
4. Seguin B, Besancon MF, McCallan JL, et al. Recurrence rate, clinical outcome, and cellular proliferation indices as prognostic indicators after incomplete surgical excision of cutaneous grade II mast cell tumors: 28 dogs (1994-2002). J Vet Intern Med. 2006; 20(4): 933-40.
5. Bostock DE. The prognosis following surgical removal of mastocytomas in dogs. J Small Anim Pract. 1973; 14: 27-41.
6. Patnaik AK, Ehler WJ, MacEwen EG. Canine cutaneous mast cell tumor: morphologic grading and survival time in 83 dogs. Vet Pathol. 1984; 21: 469-474.
7. Séguin B, Leibman NF, Bregazzi VS, et al. Clinical outcome of dogs with grade-II mast cell tumors treated with surgery alone: 55 cases (1996-1999). J Am Vet Med Assoc. 2001; 218(7):1120-3.
8. Weisse C, Shofer FS, Sorenmo K. Recurrence rates and sites for grade II canine cutaneous mast cell tumors following complete surgical excision. J Am Anim Hosp Assoc. 2002; 38(1): 71-3.

2）雌性生殖器腫瘍

〈卵巣腫瘍〉
（1）解剖
卵巣は腎臓の尾側に位置し、卵巣提索によって最後肋骨に付着し、固有卵巣索によって子宮角に付着している。卵巣間膜には卵巣動静脈が含まれ、卵巣動脈は左右とも大動脈から分岐するが、卵巣静脈は左右で走行が異なり、右卵巣静脈は後大静脈、左卵巣静脈は左腎静脈に流入する（図121）。

（2）術式・合併症
転移の徴候が認められない場合には、卵巣子宮摘出術が適応となる。開腹時には腹膜や大網、横隔膜、他の臓器を注意深く観察し、異常がある場合には生検を行う。腹膜播種を防ぐために、組織をていねいに扱う必要がある。

（3）成績
腫瘍の病理診断、摘出の完全性、進行度に左右される。良性腫瘍あるいは悪性腫瘍でも限局しており、

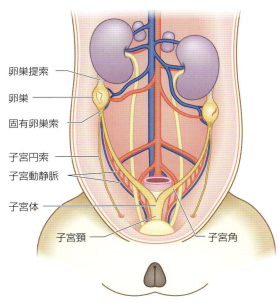

図121　雌性生殖器の解剖

第6章 外科療法

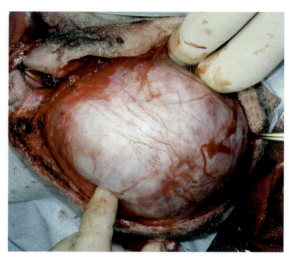

図122　膣の平滑筋腫

完全切除が可能であれば予後は期待できるが、転移が認められる症例では予後が悪い。

〈子宮・膣の腫瘍〉

(1) 解剖

子宮は細長い子宮角が合流して子宮体となり、さらに尾側が子宮頸となる。膣は長く、尿道開口部で膣前庭に連続する。子宮や膣へは内陰部動脈の分枝である子宮動脈や膣動脈によって血液供給が行われており、子宮動脈は子宮広間膜内に含まれる。

(2) 術式・合併症

子宮の腫瘍に対しては卵巣子宮摘出術が適応される。膣の腫瘍でも腫瘍切除と同時に卵巣子宮摘出術を行うことが推奨される。外陰部に近い部位に発生している場合には会陰切開を行うことで腫瘍にアプローチしやすくなる（図122）。腹腔内に存在している場合には、視野を確保するために恥骨切除術が必要になることがある。良性腫瘍では膣内に有茎状に発生していることが多く、腫瘍基部での切除が可能であるが、膣壁に固着している場合には膣切除を行う。また、尿道開口部や尿道への浸潤が認められる場合には、膣および外陰部の切除に加えて尿道造瘻術が必要となる。膣の手術時には尿道にあらかじめカテーテルを挿入しておくことで、損傷を防ぐことができる。

(3) 成績

犬では子宮や膣の腫瘍の多くは良性であるため手術は根治的治療となる。悪性腫瘍であっても限局した腫瘍で完全切除できれば予後は良好であることが多いものの、転移が認められる場合は予後不良となる。猫では犬と比べて悪性上皮系腫瘍が多いため、転移が生じやすく予後は悪い。

3) 雄性生殖器腫瘍

〈犬の精巣腫瘍〉

(1) 解剖

精巣と精巣上体は総鞘膜に包まれており、精巣上体は精管に移行し、鼠径輪から入って前立腺背側の前立腺尿道に終始する。精巣への血液供給は卵巣と同様で、精巣動脈は左右とも大動脈から分岐するが、右精巣静脈は後大静脈、左精巣静脈は左腎静脈に流入する。

(2) 術式・合併症

両側の精巣摘出術を実施する。浸潤がない腫瘍では開放法の精巣摘出術も選択されるが、総鞘膜への浸潤が疑われる場合には、総鞘膜ごとの切除（閉鎖法）や陰嚢切除術が適応となる。

(3) 成績

多くは外科手術により治療が可能で、予後は良好であるが、遠隔転移やリンパ節浸潤が認められる場合の予後は悪い。セルトリ細胞腫において、高エストロゲン血症による骨髄抑制が認められる場合は予後に注意する。

〈犬の陰茎、包皮、陰嚢の腫瘍〉

(1) 解剖

陰茎は近位から陰茎根、陰茎体、陰茎亀頭に分けられる。陰茎海綿体は坐骨弓に付着し、陰茎根から陰茎体に沿って陰茎骨の尾側まで存在し、尿道海綿体は尿道を取り囲むように存在する。陰茎へは内陰部動脈の分枝である陰茎動脈が分布しており、海綿体は血流が豊富なため手術時に出血しやすい。陰茎後引筋は仙骨あるいは第1、2尾椎から始まり、陰茎腹側を通り陰茎亀頭に終始している。

(2) 術式・合併症

陰茎の遠位端に発生した腫瘍に対して陰茎部分切除術を実施する（図123）。広範囲に浸潤した腫瘍や近位に発生した腫瘍に対しては、拡大切除および陰嚢尿道造瘻術が必要となる。

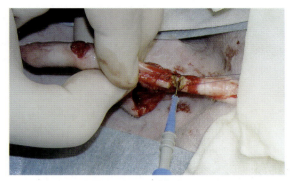

図123　陰茎の血管腫に対して陰茎部分切除術を実施しているところ

(3) 成績

腫瘍の完全切除ができない場合には予後に注意が必要である。

参考文献

1. Fossum, TW. Surgery of the Reproductive and Genital Systems. In : Small Animal Surgery, 5th ed., Philadelphia, Elsevier, 2019, No.33966-37111/87996.
2. 林良博, 橋本善春 監修：犬の解剖アトラス 日本語版（第2版）, 学窓社, 2002; 67.

第7章 放射線療法

総論

1. 各種放射線（放射線の種類と特徴）

放射線は、現在の自然科学では「空間を伝わる波や粒子などのエネルギーの流れ」と定義され、物理学的には大きく以下の4つに大別される[1,2]。

1. 電磁波（光子）：ラジオ波、マイクロ波、赤外線、可視光線、紫外線、X線、γ線など
2. 粒子線：荷電粒子線（α線〈Heの原子核〉、β線、陽子線、重粒子線など）、非荷電粒子線（中性子線、ニュートリノなど）
3. 音響放射：超音波、音波、地震波、マグマ活動、火山噴火、津波など
4. 重力波：重力によって時空曲線を構成する波

しかしながら、わが国では1.電磁波（光子）と2.粒子線のみをもって放射線としてほぼ例外なく取り扱われる。これら放射線の中でも物質を電離する能力を有する放射線を電離放射線という。紫外線は励起作用のみならず電離作用も有するため、殺菌効果のほか日焼けや皮膚癌の原因にもなるが、電離放射線には含まれない。また電離放射線には荷電粒子（α線や電子線など）のように原子・分子を直接電離することができる直接電離（性）放射線と、X線や中性子線のように、いったん原子の束縛電子や原子核と相互作用して荷電粒子線を発生させ、二次的に発生した荷電粒子線が物質に電離作用を及ぼす間接電離（性）放射線がある。

わが国では放射線というと電離放射線を指すことが一般的である。表1に放射線をその物理学的特性に基づき分類した。

放射線は加速された電子の減速や反跳または軌道電子における電子の励起、エネルギー順位の変化や電離（電磁波）、あるいは加速された荷電粒子、核反応あるいは核改変後の原子核内からの電磁波（γ線）や粒子線（α線、β線、ニュートリノ）、反物質との遭遇による消滅放射線などによって生じる。特に放射性同位元素から放出される放射線の単位を

表1　各種放射線の分類

放射線	非電離放射線	電磁波・光子	低エネルギー電磁波（電子由来）	電波、マイクロ波、赤外線、可視光線、紫外線など
			高エネルギー電磁波（電子由来）	X線（特性X線、制動X線）、散乱線
			高エネルギー電磁波（原子核由来）	γ線、陽電子対消滅放射線、散乱線
	電離放射線	粒子線	荷電粒子線（直接電離放射線）	加速電子線、二次電子線
				β線：β⁻線、β⁺線（ポジトロン）
				α線（ヘリウムの原子核）
				加速粒子線（p、d、t、He、重イオン線など）
				宇宙線：一次宇宙線、二次宇宙線
				荷電中間子線・核分裂片など
			非荷電粒子線（間接電離放射線）	中性微子（ニュートリノ）
				非荷電中間子線
				中性子線（熱中性子、高速中性子）など

＊法令による定義：「放射線」とは電磁波又は粒子線のうち、直接又は間接に空気を電離する能力をもつもので、政令で定めるものを言う（「原子力基本法」第3条第5号）。

第7章 放射線療法

表2 低LET放射線と高LET放射線

低LET放射線	高LET放射線
・X線、γ線、β線	・速中性子線、中間子線、α線、重イオン線
・間接作用が主体をなす	・生物学的効果比が高く、大きな殺細胞効果
・酸素効果が認められる	・酸素の影響を受けにくい
	・細胞周期依存性が少ない
	・損傷の修復をほとんど起こさない
	・直接作用が主体をなす

Bq（ベクレル）と定義され、1Bqは1秒間に1つの核改変が生じていることをいう。また、放射線の照射線量や吸収線量の単位にはGy（グレイ）、生物学的影響を考慮した被曝線量（等価線量、実効線量）の単位にSv（シーベルト）が用いられる。また、線量を時間当たりの概念で表現することを線量率と呼び、Gy/h、Sv/hなどのように表される。

放射線発生装置には、X線管、直線加速器、ガンマナイフ、サイクロトロン、シンクロトロンや放射性物質を金属内に埋め込んだシーズ線源などがある。

・**高LET放射線と低LET放射線**（表2）

LET（linear energy transfer）は電離粒子または光子が組織内を通過する際、飛跡1μm当たり失うエネルギーをkeV単位で表したものであり、LETの違いは放射線の線質の違いを表現する言葉としてよく用いられる。

・**放射線加重係数**

照射線量（吸収線量*）と被曝線量（等価線量）を仲立ちする放射線荷重係数（線質係数）があり、等価線量＝吸収線量×放射線荷重係数で表される。X線やγ線などの光子や電子線の放射線荷重係数は1であり、α線では20、中性子線ではそのエネルギーにより5～10の値を取る。

＊吸収線量：照射線量と吸収線量は厳密には同一ではない。

2. 放射線生物学

医療・獣医療で用いられる放射線が生物に与える影響は個体レベル・細胞レベルで調べられており、生物に対する放射線の直接的な影響は遺伝子（DNA）の損傷と修復過程、および細胞膜などの損傷によるアポトーシスの誘導という現象である。

放射線によりDNAが損傷し、DNAの損傷が修復されなければ、細胞分裂が破綻し、その細胞は死ぬ。多くの例で細胞に放射線が照射されると細胞は1回ないしは数回分裂した後に分裂を止めるが、分裂を止めた細胞でも核酸・タンパク合成などの活動は継続している。つまり、細胞の代謝は継続しているが、分裂能力を失った状態となる。この状態を増殖死と定義している。一方、間期死は細胞が分裂することなく不活化し、死ぬことと定義される。大線量の放射線で細胞機能が失われたり、小線量の放射線によるリンパ球の細胞死は間期死に区分される。また、間期死は受動的・病理的な細胞死（壊死／ネクローシス）、能動的・生理的な細胞死（アポトーシス）と呼んで区別される。

・**生物学的効果比**

（relative biological effectiveness：RBE）

放射線の種類によって生物に与える影響度を表す指標である。着目している放射線と基準となる放射線が同じ生物効果を与えるのに必要とする吸収線量の割合であり、以下の計算式から求める。

$$RBE = \frac{\text{ある生物効果を生じさせるのに必要な基準放射線の吸収線量}}{\text{同じ生物効果を生じさせるのに必要な着目放射線の吸収線量}}$$

このとき、基準放射線には通常X線が用いられる。

表3 放射線の直接作用と間接作用

直接作用	間接作用
高LET放射線で主体をなす	水分子に作用し、分子の電離、フリーラジカル、励起が起こり、さらにこれらは種々のフリーラジカルやイオンを生成し、DNAを障害する
	低LET線では間接作用が直接作用の2倍ほど高い

- 希釈効果

　溶液あるいは懸濁液を照射した場合、濃度が低いとき、すなわち希釈したときの方が溶質分子の変化の割合が大きくなることを言う。放射線の間接作用（表3）の証拠とされている現象。

- 酸素効果

　O_2はフリーラジカルと反応するため、細胞内の酸素分圧が低下すると放射線抵抗性が増加する。

$$酸素増感比（OER）＝\frac{無酸素下で同じ効果を得るのに要する線量}{酸素存在下で生物学的効果を得るのに要する線量}$$

　酸素効果は低LET線では最大3程度であり、高LET線ではそれよりも小さい。

- 保護効果

　-SH基や-S-S-結合はフリーラジカルを奪い取る作用がある。つまり、システインやシステアミン、シスタミンなどはラジカルを捕捉、吸収する。この結果、放射線の細胞に対する効果はみかけ上減少する。

- 温度効果

　温度の低下とともに放射線の生物学的効果が減少する（フリーラジカルの動きが鈍化、酸素効果も併せて減少）。

- 線量率効果

　同じ線量の放射線を受けても、線量率が低い場合（すなわち、長い時間をかけて放射線を受けた場合）ほど、生物効果が小さくなる。このような現象を線量率効果と言う。放射線によってDNAに生じた亜致死損傷（可逆的な損傷）が照射中に回復することによる現象であると考えられている。

- 線量-効果関係

　生存率曲線は、横軸に線量、縦軸に細胞生存率をとって表現される。

- 標的理論

　細胞に致死線量の放射線が当たると、細胞は死滅する。放射線による細胞致死効果は、細胞内の特定の場所（ただちに生命維持ができなくなる部分〈標的〉）に放射線が命中（ヒット）することによって生じると考えられる（標的理論）。しかし実際には、放射線が標的にヒットしても修復や調節というシステムも存在する。

  - 1標的1ヒット型：細胞内には1標的、標的に1ヒットで細胞死が起こる（図1）。
  - 多標的1ヒット型：細胞内に複数標的があり、各標的に1ヒットで細胞死が起こる（図2）。
  - 1標的多ヒット型：標的は1つだが、細胞死には多ヒットを要する。
  - 多標的多ヒット型：複数の標的に、それぞれ多ヒットを要する。

- 亜致死損傷（sublethal damage：SLD）

　追加照射されなければ数時間で回復しうる障害。その回復はSLD回復と言い、高LET放射線では小さいかほとんど認められない。正常分裂細胞、がん細胞に共通して認める。

第7章 放射線療法

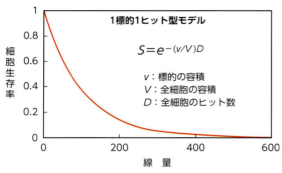
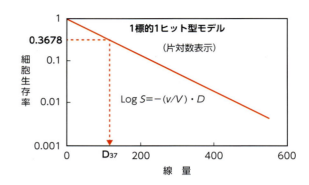

図1　1標的1ヒット型モデルの生存率曲線
左：普通尺，右：片対数尺。$S=e^{-(v/V)D}$。$v/V \cdot D=1$ならばすべての細胞の標的に平均1ヒットとなる。そのとき、$S=e^{-1}=0.36788 \fallingdotseq 0.37$。つまり、平均的な1ヒットの場合の生存率は37%となる。

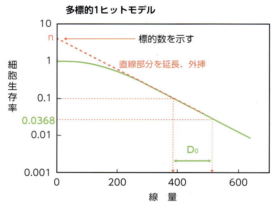

図2　多標的1ヒットモデルの生存率曲線
$S=1-(1-e^{-aD})^n$

・**潜在性致死障害（potentially lethal damage：PLD）**

照射後に細胞の環境を変えることで、死に至るべき細胞が回復する障害。この回復をPLD回復と言い、高LET線では小さいかほとんど認められない。

・**組織による放射線感受性**
ベルゴニー・トリボンドーの法則（Bergonie-Tribondeau's law）

フランスの医師・生物学者の、ジャン＝アルバン・ベルゴニエ（1857～1925）とルイ・トリボンドー（1872～1918）が1906年に発見した放射線の生体組織への影響に関する法則である。2人は雄ラットの生殖細胞にガンマ線を照射し、その後の組織標本を顕微鏡で観察した。この結果、精原細胞→精母細胞→精細胞→精子の順で障害が軽減することを発見した。これらの結果から、一般的に放射線による細胞の放射線感受性は、
①細胞分裂頻度が高いほど高い。
②組織の再生能力が大きいほど（将来の分裂回数が多いほど）高い。
③形態的、機能的に未分化なほど高い。
とされる。

また、細胞の放射線に対する感受性は、その細胞の再生能力に比例し、分化の程度に反比例すると表現されることもある。この法則は多くの場合に成り立つが、リンパ球や、組織レベルの反応などで、成り立たない場合も知られている。

・**細胞再生系と組織の感受性**

細胞再生系組織では、細胞増殖のもとになる未分化な幹細胞があり、これが分裂して2個の細胞になると片方はもとの幹細胞になり、もう一方が分化を続ける芽細胞になる。芽細胞は、分化・成熟してある機能をもつ細胞になり、最後には細胞の寿命が終わって死滅する。このように細胞再生系では古い細胞と新しくつくられた細胞とが、絶え間なく交代し

ていて、老化死滅する細胞と、新成される細胞との数がほぼ一定に保たれている。これら細胞再生系の細胞は放射線に対する感受性が高く、放射線障害を受けやすい。他方、筋組織、神経組織は、成体では主として細胞分裂の能力を失った細胞からなり、非再生系と呼ばれる。なお、通常はほとんど分裂しない細胞も、器官の一部を切除したり、破棄したりすると、活発に分裂増殖するようになり、このときは再生系と同様に放射線の感受性が高くなる**（表8参照）**。

・細胞非再生系

　細胞再生系と異なり、個体発生の初期に細胞分裂を行って一定数の細胞がつくられた後は、分化・成熟してもはや細胞分裂を行うことのない細胞の集まった組織は細胞非再生系と呼ばれる。これらの組織には幹細胞が含まれないので、一般的に放射線感受性が低い。脳にある神経細胞や筋組織、脂肪組織などは細胞非再生系である。

・条件的細胞再生系

　肝臓や腎臓には再生能力はあるが通常は分裂しない。しかし、損傷や病気に侵されたり外科的に部分切除したりすると、残された組織から分裂を開始する。これらの組織は条件的細胞再生系と呼ばれる。その放射線感受性は中程度である。

LQモデル（linear-quadratic model 図3参照）

　LQモデルは標的理論を拡張し、線量に比例する部分と線量の2乗に比例する部分を併せたもので、細胞生存率（SF）は、

$$SF = e^{-(\alpha D + \beta D^2)}$$

　　　　　D：一回線量、αとβ：係数

で表される（295ページ）。

　生物学的モデルは *in vitro* で1回照射された細胞の

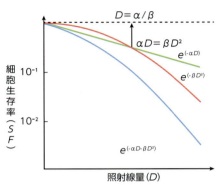

図3　LQモデル（linear-quadratic model）

生存率曲線を数値モデルとして分析することから始まったが、LQモデルの長所は、回復が完全で、再分布、再増殖、再酵素化が生じなければ、分割照射でもその再現性が確保されていることである。一般に、急性期反応や分裂増殖細胞、がん細胞のα/β比は10前後、非分裂細胞や晩期障害でのα/β比は3程度（1～5Gy）とされており、分割照射による晩期障害の軽減とよく一致する。

・α/β比

　分裂増殖細胞や腫瘍組織では10Gy前後、非分裂細胞や晩発性障害では1～5Gyを示すことが多い。

・細胞周期と放射線感受性（図4）

　M期、G_2期、（G_1期が長ければG_1後期）で感受性が高い。SH複合体（-SH基を有する保護物質）の濃度がS期に高く、M期に低い。

3. 分割照射の理論（4R因子）

　放射線治療においては、正常組織にできるだけ放射線による障害を与えず、一方、腫瘍組織にはできるだけ多くの損傷を与えて腫瘍細胞を致死（増殖死）させるわけであるが、この腫瘍細胞を効率よく致死させるためには放射線照射によって引き起こされる正常組織および腫瘍組織の放射線応答を

第7章 放射線療法

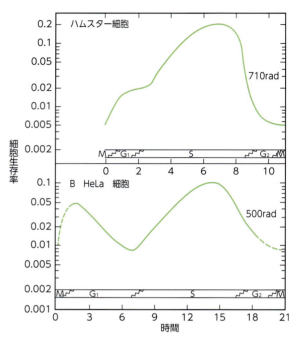

図4 細胞齢とその放射線感受性の変化[3]
Aはハムスター細胞で代表されるG₁期の短い細胞、BはHeLa細胞のようにG₁期の長いもの、時間のスケールを合わせると、S期の長さは両者で変わらないことがわかる。

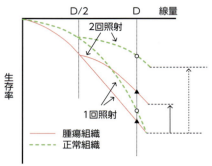

図5 一回照射と分割照射における正常組織と腫瘍組織の生存率の回復

利用する。この放射線応答を修飾する因子は、回復（repair, recovery）、再同調（redistribution）、再酸素化（reoxygenation）、組織再生（再増殖）（regenaration, repopulation）の4R因子としてまとめられている。また、放射線治療ではこの4R因子に基づいて分割照射が行われている。

1) 回復（repair, recovery）

細胞は放射線による障害から回復する能力を有する。照射した総線量が同じでも一度に照射した場合よりも分割照射した方が、細胞は放射線によるダメージから回復するため生存率は上昇する。これを亜致死損傷回復（sublethal damage repair：SLD回復）もしくはエルカインド回復と呼ぶ。図5は一回照射と分割照射による生存率の違いを表している。分割照射による生存曲線はD/2照射後のD/2の追加照射では、0から始まる曲線と同様の照射効果の低い領域が再現されるため、トータルDの線量の照射による生存率は、一度にDの線量を照射した場合よりも上昇する。この分割照射においてエルカインド回復をさせる照射間隔は細胞や組織に依存するが、一般に約6時間程度で回復すると考えられている。

放射線治療では、このエルカインド回復を利用した分割照射によって正常組織を回復させ、正常組織と腫瘍組織の放射線感受性差を広げている。一般的に正常組織と腫瘍組織の回復能力はさまざまであるが、腫瘍組織と正常組織の遅発性反応組織（骨、中枢神経、肝、腎、肺など）では、遅発性反応組織において回復能力が大きいことが多い。放射線治療では特に遅発性反応組織に放射線障害を出さないように注意をはらうため、分割照射によるエルカインド回復によって遅発性反応組織を回復させて、腫瘍組織との放射線感受性の差を拡大することができる。つまり、放射線治療では分割照射による回復によって、正常組織の保護が可能となり、治療効果比を向上させている。

2) 再同調（redistribution）

細胞は細胞分裂によって増殖をする。この細胞分裂から細胞分裂までのサイクルを細胞周期と呼ぶ。細胞周期は大まかに4つのステージに区別され

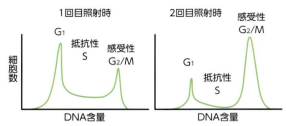

図6 放射線照射による細胞周期の各ステージの割合の変化と同調

る。DNAが複製されDNA含量が倍加するときをDNA合成期（S期）、2つの細胞に分裂するときを分裂期（M期）、M期からS期までの間をG_1期、S期からM期までの間をG_2期と呼ぶ。腫瘍組織ではさかんに増殖しているため、細胞周期がかなり回っている。放射線照射による致死効果は細胞周期のどのステージも同じ感受性を示すわけではなく、一般的にはS期が最も抵抗性で、M期が最も感受性である。腫瘍組織へ放射線を照射するとき、腫瘍組織は細胞周期が回っているので、腫瘍組織内でまず、M期の細胞が死滅する。また、細胞は放射線照射によるダメージを受けたとき、細胞周期が回っている細胞は細胞周期を止めて、ダメージから回復するための時間稼ぎを行う。これを細胞のチェックポイント機構と呼ぶ。

図6は、細胞周期の回っている細胞のフローサイトメトリーの結果を示している。細胞に放射線照射を行うと、まず、感受性であるG_2/M期の細胞が死滅するが、抵抗性であるS期は残存する。しばらくすると細胞周期が進行し、残存したS期はG_2/M期へと移行する。さらに、腫瘍細胞ではG_2期チェックポイント機構が働き、細胞周期は進行せず、G_2/M期で停止する。このため、組織内ではG_2/M期の割合が増加することとなり、細胞周期が部分的に同調する。放射線治療では、1回照射後に細胞周期が同調し、放射線感受性の高いG_2/Mに2回目の照射を行うことによって、より効果的に細胞致死を誘導することができる。つまり、分割照射は腫瘍組織に放射線照射後、放射線感受性が高いステージに同調した腫瘍組織に次の照射を行うプロトコールである。

3）再酸素化（reoxygenation）

細胞の放射線による致死効果は細胞の酸素環境によって大きく異なり、低酸素下の場合は、酸素下に比べ放射線による細胞致死効果が低下する。これを酸素効果と呼ぶ。しかし、この酸素効果は、酸素濃度が高ければ高いほど放射線による細胞致死効果が高くなるわけではなく、約30mmHgで飽和する。静脈血の酸素濃度は約30mmHgであるため、正常組織の細胞はほとんど酸素状態にあると考えてよい。一方、腫瘍組織の細胞はさかんに分裂して大きくなるため、血管から離れていく。血管からの栄養や酸素の拡散は約70〜100μmと言われているため、この外側は低酸素状態の細胞群が形成される。さらに、低酸素細胞の外側は壊死細胞となる。つまり、腫瘍組織には低酸素状態の細胞が含まれており、腫瘍組織内の低酸素細胞の比率は約10〜50％であると考えられている。このため、腫瘍組織は酸素効果の影響を受けて、血管の近傍の酸素細胞は比較的放射線に対して反応する。一方で低酸素細胞は放射線抵抗性を示すため、放射線治療後に残存して再発の要因の1つになると考えられ、治療効果を悪くする。

しかし、分割照射を行うことによって低酸素細胞をコントロールし、放射線治療効果を改善できる。つまり、腫瘍組織に放射線を照射すると放射線感受性の細胞が死滅もしくは機能低下によって酸素や栄養の消費が減少し、酸素が低酸素細胞まで届くようになり、低酸素細胞の一部が酸素細胞になる。この低酸素細胞が酸素細胞になる現象を再酸素化と呼ぶ。再酸素化されたタイミングで次の照射を行うと、もともと低酸素細胞であった細胞が酸素細胞になるため、放射線感受性になり死滅しやすくなる。この死滅によって、低酸素細胞であった細胞にさらに酸素

第7章 放射線療法

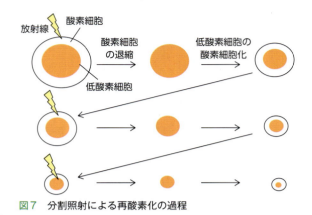

図7 分割照射による再酸素化の過程

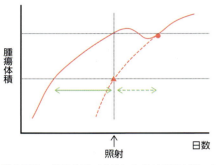

図8 腫瘍組織の増殖曲線（実線）と放射線照射後の再増殖

が拡散するようになり、酸素細胞へと変わる（図7）。このように再酸素化するタイミングで分割照射を行うことによって、放射線抵抗性の低酸素細胞を死滅させ、治療効果の高い放射線治療を行うことができる。この再酸素化が起こるタイミングは腫瘍組織に依存するが、一般的に1～4日程度と言われている。

4) 組織再生（再増殖）（regenaration, repopulation）

腫瘍細胞は無限増殖能を有しているため指数関数的に増殖する。しかし、腫瘍塊が肉眼的な大きさになると増殖は遅くなる。図8の実線は、腫瘍組織の増殖を腫瘍体積と日数の関係で表し、さらに放射線照射後の腫瘍体積の経日変化を表している。指数関数的に増殖した腫瘍組織は、放射線照射後にやや増殖してから退縮するが、その後再び腫瘍体積が増加する。このとき、再び腫瘍体積が増加する曲線に外挿した曲線（点線）と照射時との交点（▲）は、照射によって腫瘍組織に増殖可能な細胞が▲のところまで減少したことを表している。また、外挿曲線と腫瘍増殖曲線との交点（●）は、放射線照射によって残存した腫瘍細胞が再び増殖を始めて肉眼的な大きさまで再増殖したことを表している。そこで、非照射の腫瘍細胞が増殖する期間（実線矢印）と放射線照射によって残存した細胞が増殖する期間（点線矢印）を比較したとき、放射線照射によって残存した細胞が増殖する期間（点線矢印）の方が短い。このように、放射線照射によって腫瘍組織が退縮しても、その後腫瘍組織が増加することを組織再生（再増殖）と呼び、この組織再生では照射された腫瘍組織はその内部で劇的な細胞動態の変化を起こし増殖が促進される（加速再増殖）。これは、欠損した組織を補おうと残存した腫瘍細胞同士および正常細胞（線維芽細胞など）と腫瘍細胞のシグナル伝達が活性化され、増殖能の亢進が誘導されると考えられている。このことから、放射線治療において分割照射を行う際、分割間隔が長くなると組織再生が起こるため、同一の治療効果を得るためには総線量を多くする必要がある。また、組織再生の間隔は常に一定ではなく、腫瘍組織に依存する。

4. 放射線治療の適応

1) 細胞死滅効果

放射線治療による細胞死滅効果には、間期死と呼ばれるものと増殖死と呼ばれるものの2種類がある。間期とは、細胞分裂と細胞分裂の間の期間のことであり、間期死とはこの間に起こる細胞死のことをさ

す。通常、分裂期以外の細胞をただちに死に至らすには、大量の線量が必要であるため、間期死は放射線治療に用いるような線量ではリンパ球などの一部の細胞でしか起こらない。これに対して、その他の大部分の組織中の細胞では、放射線照射後も間期死には至らず、核酸・タンパク合成などの生命活動・代謝活動を維持する。しかしながら、放射線により染色体に致命的な損傷を受けた細胞は分裂増殖能を失い、細胞分裂をしなくなるか、もしくは数回分裂を続けた後死に至る。この増殖能の喪失を増殖死という。腫瘍の放射線治療において、がん組織に対する放射線の効果および正常組織に対する副作用の発現様式（第6章参照）を理解する上で、増殖死の概念を理解することは大変重要である。

　放射線治療の対象となる固形がんにおける細胞殺傷効果の大部分は、増殖死によるものである。そのため、放射線治療後ただちに腫瘍の縮小がみられるわけではない。腫瘍組織の成長は常に、細胞増殖と細胞死のバランスによって決まる。放射線治療によって細胞分裂が止まれば、必然的に細胞死が増殖率を上回り、結果として腫瘍は縮小する。増殖死では細胞は次の分裂時までは生存するため、甲状腺癌など、元来細胞分裂がさかんでなく、成長が緩徐な腫瘍では、放射線治療の効果が肉眼的に現れるまでに数ヵ月もの期間を要することもある。この腫瘍の退縮が比較的緩徐な変化として起こるという放射線治療の特徴は、広範囲の壊死や出血・疼痛・炎症などを伴うことなく腫瘍の縮小または成長の停止を達成できるというように、臨床的に有利に働くことがある。一方で、骨盤腔腫瘍による排便障害など、腫瘍の速やかな退縮もしくは減量が必要とされる状況では、症状が緩和されるまでに長期間を要する、もしくは腫瘍の成長停止効果は得られても退縮までは望めないなど、臨床的に不利に働くこともある。緩和的な腫瘍の縮小をねらう場合、放射線治療を選択すべきか減量手術を選択すべきかは、腫瘍の放射線感受性、解剖学的な発生部位および症状緩和の緊急性などの各要因を考慮して判断する。

(1) 外科・化学療法との比較

　放射線治療を外科療法および化学療法と比較した場合、化学療法が全身療法であるのに対し、放射線治療と外科療法はどちらも局所療法であり、一般的には体の一部に限局した固形がんの治療に用いられる。腫瘍細胞数の減量や根治性という点からは、物理的に腫瘍組織を摘出する外科療法の方が優れているが、治療範囲の広さおよび治療対象領域内での腫瘍選択性の点では放射線治療の方が優れていると言える。すなわち、外科療法は切除範囲内の腫瘍細胞は確実に除去できるが、そこに含まれる正常組織の損傷は免れないため、広範囲に及ぶ病変には不適である。放射線治療は照射野内の腫瘍細胞が確実に根絶できるわけではないが、照射野内において腫瘍細胞を選択的に殺傷できるため、広範囲に照射してもそこに含まれる正常組織の機能を温存しつつ抗腫瘍効果を達成できる。そのため、放射線治療と外科療法の適応基準としては、機能や外観を損なうことなく完全切除可能な腫瘍であれば外科療法を第一選択とし、外科的アプローチが困難な部位に発生した腫瘍もしくは外科的に完全切除できなかった腫瘍に対しては放射線治療を考慮する。放射線治療はあくまで局所療法であるため、全身性に播種・転移した症例に対してや転移率が高い腫瘍に対する延命効果は限られている。遠隔転移を伴う症例では化学療法の適応を考慮する。

2) 放射線治療の代表的な適応

(1) 主治療としての放射線治療

　解剖学的な理由から外科療法が不適な部位の腫瘍に対しては、放射線治療単独で治療することがある。例としては、頭蓋内腫瘍、鼻腔内腫瘍、外科不適応な口腔腫瘍や甲状腺腫瘍などの頭頸部腫瘍などがあ

第7章 放射線療法

る。これらは、主病巣が局所に限局した固形がんであるものの、外科的摘出が困難であり、また化学療法に対する感受性が低いため、放射線治療を主として治療する。

(2) 補助療法としての放射線治療

放射線高感受性の一部の腫瘍を除いて、肉眼的病変を放射線治療単独で根治することは困難である。そのため、補助療法として外科療法と併用されることが多い。すなわち、肉眼的病変を外科療法にて摘出し、その周囲に浸潤する顕微鏡的病変を放射線にて治療するという方法である。代表例として、犬の肥満細胞腫や軟部組織肉腫の不完全切除後の放射線治療や、猫の注射部位肉腫に対する術前もしくは術後放射線治療などがある。物理的に腫瘍細胞を摘出するという外科療法のメリットと、正常組織を温存しながら腫瘍細胞を選択的に殺傷するという放射線治療のメリットを組み合わせた使い方である。

放射線治療と外科療法の併用を考えた場合、放射線治療を外科療法に先行させ、腫瘍-正常組織境界部の顕微鏡レベルで周囲に浸潤した腫瘍細胞を殺傷した後、主病巣を摘出する方法（術前照射）と、外科療法後にマージン部に残存した顕微鏡的病変を根絶するために術床に対して放射線治療を行う方法（術後照射）とがある。これらのうちどちらを選択すべきかは症例によって異なるが、適切な照射法を選択する上で、術前照射と術後照射のメリットおよびデメリットについて整理して理解することが重要である（表4、5）。

術前照射では、腫瘍の肉眼的病変にマージンをつけて照射するため、照射野に含まれる正常組織の量は最小限ですむ。また、腫瘍が術前の放射線治療によって縮小することにより、手術の難易度が下がることがある。放射線治療では、低酸素による放射線抵抗性領域の出現がしばしば問題となるが、術前照射では手術操作によって医原性に低酸素領域をつく

表4 術前照射のメリットおよびデメリット

メリット
・照射範囲が最小限
・外科手術を容易にすることがある
・照射野内の血流維持
・転移・播種の抑制
デメリット
・腫瘍摘出の遅延
・外科手術の合併症率の上昇
・外科マージンの評価困難

表5 術後照射のメリットおよびデメリット

メリット
・即座の腫瘍の摘出
・正常な術創の治癒
・正確なマージン評価
デメリット
・照射範囲の拡大
・外科手術前の腫瘍縮小なし
・照射野内の血流を障害
・手術操作による腫瘍の転移・播種の誘発

り出すおそれがない。また、病変中の腫瘍細胞を一定の割合で増殖死の状態にするため、手術操作による医原性の播種・転移の可能性を減少させるといったメリットがある。しかし術前照射では、放射線治療期間中腫瘍の切除は行われないため、腫瘍の存在による臨床症状は継続する。また、周囲正常組織に放射線障害をきたすため、術後の創の治癒機転を遅らせ、術創の裂開や感染などの合併症の危険性を増悪させる。放射線治療により増殖死に陥った細胞と増殖能を保持した腫瘍細胞とは、病理組織学的検査では見分けることは不可能なため、摘出標本のマージンの評価や再発リスクの予測が困難になるといったデメリットもある。術後照射のメリットとデメリットは術前照射のメリットおよびデメリットの逆を考えればよい。

(3) 緩和的治療

治療による腫瘍の長期制御が見込めない症例において、症状の緩和とQOLの改善のみを目的として放射線治療を行うことがある。すでに全身播種して

いる症例において、臨床症状の原因になっている病巣の短期的縮小、骨転移巣や原発性骨腫瘍に対して疼痛緩和を目的に実施する。

3）治療目的（根治・緩和）

獣医療においては、「根治的放射線治療」や「緩和的（対症的）放射線治療」という言われ方がよくされる。根治的か緩和的かという区別は、放射線治療によって実際に腫瘍の根治が期待できるかどうかとは必ずしも関係していないため、混同しないよう注意されたい。根治的放射線治療とは、一般にその発生部位において可能なかぎりの高線量を照射する治療であり、正常組織の晩発障害のリスクを抑えるために通常週3～5回の照射を行う。一回線量と総線量は照射野に含まれる正常組織によって決まる。これに対して、緩和的放射線治療とは、大線量（6～8Gy）を週に1回照射する、いわゆる低分割照射法である。すなわち、抗腫瘍効果を優先させれば高分割高線量照射の方が優れている場合に、通院や頻回の麻酔などによる負担を考慮してあえて低分割で低線量の照射にとどめる方法である。鼻腔腫瘍などでは根治的放射線治療が実施されることが多いが、腫瘍が根治できるわけではないし、逆に放射線感受性の高い腫瘍では緩和的放射線治療でも根治可能な場合も多い。一般には、外科療法後の顕微鏡的病変や転移率の低い局所に限局した固形がんの場合は根治的放射線治療を選択する。根治的放射線治療は、動物に対する麻酔の影響、急性障害、および飼い主に対する経済的負担が大きいため、予後不良と予測される症例や麻酔リスクが極端に高い症例などでは適応しない場合もある。

5. 一般的な治療プロトコール

放射線照射の治療プロトコールは、治療目的が根治的なのか緩和的なのか、および照射野に含まれる正常組織の種類およびその量（＝発生部位）によって決まる。化学療法とは異なり、腫瘍の種類によって治療プロトコールが決まっているわけではない。

根治的放射線治療では、一回線量をできるかぎり低くし、照射回数を多くすることで正常組織の晩発障害を避けながら高い総線量を照射する。理論的には、一回線量は低く設定すればするほど高い総線量が照射可能であるが、一回線量を低くするほど、照射回数は増え、麻酔リスクおよび治療費が高まる。また、治療に要する期間も重要な因子であり、治療回数が増えたからといって治療期間も延長しては、治療期間中に腫瘍細胞の増殖が起こり、逆に治療効果が弱まってしまう。これらの因子の相互関係を考慮して、獣医療では3Gyを17～19回（総線量51～57Gy）、もしくは4Gyを12回（総線量48Gy）とするプロトコールが最も一般的である（表6）。ただし、照射野に放射線感受性が高く晩発障害をきたしやすい臓器（late responding tissue）が含まれるときには、一回線量を低く抑える必要がある場合がある。

緩和的放射線治療の場合は、一回線量を比較的高線量に設定し、その分照射回数を減らして、麻酔リスクや通院・入院にかかわる負担の軽減に努める。また、緩和的放射線治療の目的は腫瘍の制御よりもQOLの改善であるため、QOLの低下につながるような急性障害（皮膚炎など）を軽度に抑えるため、また一回線量が高く晩発障害が出やすいために、総線量は低く設定する（表7）。根治的放射線治療と比較して、緩和的放射線治療のプロトコールは、正常組織の耐容線量ぎりぎりを用いるわけではないため、プロトコールはそれほど厳密なものではなく、一回線量や全照射期間に多少の自由度があってもよい。

リンパ腫などの放射線高感受性腫瘍の場合は、1回の照射でも劇的な腫瘍の縮小を認めるため、緩和

第7章 放射線療法

表6 代表的な照射部位における根治的プロトコールの例

照射部位	一回線量	照射回数	総線量
鼻腔	3 Gy	17〜19回	51〜57 Gy
	4 Gy	12回	48 Gy
	4.2 Gy	10回	42 Gy
口腔	3 Gy	17〜19回	51〜57 Gy
	4 Gy	12回	48 Gy
頭蓋内	3 Gy	16回	48 Gy
	2.5 Gy	20回	50 Gy
体表	3 Gy	17〜19回	51〜57 Gy
	4 Gy	12回	48 Gy

表7 一般的な緩和的プロトコールの例

照射対象	一回線量	照射回数	総線量
骨病変	8 Gy	3回	24 Gy
(疼痛緩和目的)		(0、7、21日)	
	8 Gy	4回（週1回）	32 Gy
	8 Gy	2回（連続）	16 Gy
各種腫瘍	8 Gy	3〜4回（週1回）	24〜32 Gy
	6 Gy	4〜6回	24〜36 Gy

目的の場合には、必ずしも複数回の照射が必要とはかぎらない。症例の全身状態や腫瘍の主治療（化学療法など）を優先させ、局所の放射線治療は必要最小限にすることもある。

一般原則として押さえておくべきは、根治的放射線治療は、腫瘍細胞に対する殺細胞効果を最大にするため、正常組織の耐容線量に近い線量を照射する。そのため、照射野内の急性障害が重度となり、一時的に症例のQOLの低下をみることがある。しかし、一回線量が低いため、将来晩発障害を発生する危険性は低い。これに対し、緩和的放射線治療は、一回線量が比較的高いため、照射野内正常組織における晩発障害の危険性が高く、ある程度の安全性を確保した上で照射できる総線量は低くなる。このため、急性障害は軽度であり、放射線治療によって症例のQOLが低下することは少ないが、言い換えれば抗腫瘍効果も根治的放射線治療に比べれば低いことになる。

6. 放射線障害

生物が放射線を浴びることを被曝という。被曝の程度によって生物個体レベルで現れる影響に、急性障害（早期反応）と晩発障害（後期反応）がある。

1）急性障害

急性障害は、比較的短期間に大量の放射線を全身または身体の広い範囲に受けた場合に、被曝後遅くとも2〜3ヵ月以内に現れる障害を言う。このため通常は、放射線被曝との因果関係はわかりやすい。急性障害は、臓器・組織を構成している細胞の死によって生じ、一般的に細胞分裂がさかんな臓器・組織ほど細胞死は起こりやすい（表8）ので、造血臓器、消化管、生殖腺、皮膚などが問題となる。放射線感受性の高い組織は、細胞再生系あるいは階層性（モデル型）組織と言われる。細胞再生系の組織では幹細胞が分裂を繰り返し、分化・成熟を開始し、ある程度分化すると分裂しない機能細胞となる。機能細胞は組織によってその寿命により死ぬ。幹細胞は放射線感受性が高いために、幹細胞の細胞死が起こると機能細胞が補充できなくなる。このため、幹細胞を頂点とする階層性組織は、一定期間（分化・成熟の時間＋機能細胞の寿命）を経過するとその組織全体から欠落する。その欠落の規模により個体は死に至ることがある。

・骨髄死（造血死）

全身に1〜10Gyの線量が照射された場合、骨髄の造血能が著しく抑制され、白血球、血小板などの成熟した血球が減少する。そのため、照射後感染と出血が起こって7〜60日目にかけて死亡することを骨髄死という。

表8 放射線感受性による組織の分類

細胞分裂頻度	組織	放射線感受性
高い	A群：リンパ組織、造血組織（骨髄）、睾丸精上皮、卵胞上皮、腸上皮	最も高い
かなり高い	B群：咽頭口腔上皮、皮膚表皮、毛包上皮、皮脂腺上皮、膀胱上皮、食道上皮、水晶体上皮、胃腺上皮、尿管上皮	高度
中程度	C群：結合組織、小脈管組織、成長している軟骨、骨組織	中程度
低い	D群：成熟した軟骨、骨組織、粘液漿液腺上皮、汗腺上皮、鼻咽頭上皮、肺上皮、腎上皮、肝上皮、膵臓上皮、下垂体上皮、甲状腺上皮、副腎上皮	かなり低い
細胞分裂をみない	E群：神経組織、筋肉組織	低い

＊出典：急性障害と晩発障害 - 緊急被ばく医療研修

・腸死

放射線照射後、悪心または嘔気、全身倦怠感、下血や下痢などの消化器症状を呈し、それが原因となった脱水症や電解質不均衡による死をさす。5～15Gyの線量を全身に受けた場合、腸粘膜上皮が欠損し（粘膜上皮細胞関門破綻）、この部位からの出血、体液の喪失が被曝後3～5日ごろから始まる。粘膜欠落部位の上皮細胞は再生せず出血や体液喪失が持続、さらに感染症を合併して重症度を増し、被曝7～10日後には死に至る。

・中枢神経死

数10Gyを超える線量を被曝した場合、中枢神経系に強い影響が現れる。被曝者はただちに知覚異常を伴う全身の重篤な灼熱感を訴え、急速に興奮の徴候が現れ、その後昏睡に陥り、3日以内に死亡する。死亡者の脳の剖検では脳浮腫とともに表層血管は拡張し、電撃性脳炎の病像を示す。

2）晩発障害

晩発障害は放射線に被曝し急性障害から回復した後、あるいは比較的低線量の1回または分割、遷延照射を受けた後数ヵ月から数年後という長期間の潜伏期を経て発現する。晩発障害には、100mSv程度以上で有意な増加が確認されるヒト発がん（固形がんと白血病）、および実験動物で有意な増加が確認される遺伝的影響（先天異常）などが考慮される。これには突然変異が深く関与している。

3）確定的影響と確率的影響（図9、表9）

・確定的影響

線量がある限界値（しきい値）を超えると症状が現れる障害であり、線量が大きいほど障害の程度が重くなるタイプの障害である。急性障害と発がんを除く晩発障害がこれに含まれる。確定的影響のしきい値は、障害の種類や組織によって大きく異なる。

・確率的影響

放射線管理上の安全側の仮定で、確率的影響にはしきい値が存在しないとされる（linear non-threshold〈LNT〉仮説）。これは、どんなに低い線量でも線量に比例した確率で障害（発がん）が現れるとして扱われる。確率的影響には、発がんと遺伝的影響が含まれるが、遺伝的影響は人では確認されていない。

7. 放射線治療の実施に伴うインフォームド・コンセント

獣医療において放射線治療は十分に普及しているとは言いがたい治療法であるが、人においては悪性腫瘍患者の約25％が放射線治療を受けており、確固たる地位を確立している治療法である。動物に放射線治療を実施するにあたっては、人とは治療目的や照射回数、全身麻酔の有無などが異なるため、インフォームド・コンセントはこれらのことに十分注

第7章 放射線療法

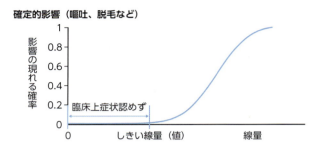
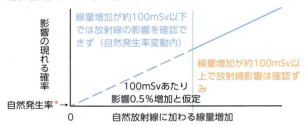

図9　確定的影響と確率的影響

* がん死亡の自然発生率は、年間10死亡のうち約3（確率約30％）

表9　確定的影響と確率的影響の特徴

種類	線量に依存するもの	しきい値	主要な影響
確定的影響	影響の重篤度	あり	脱毛、白内障、皮膚の損傷、造血器障害、受胎能の減退・消失
確率的影響	影響の発現頻度	なし	悪性腫瘍（がん、白血病）遺伝的影響（防護に関係する線量範囲で）

意して行う必要がある。腫瘍の種類や存在部位、全身状態、放射線治療の適応か否かなどを考慮して、治療目的、治療方法、メリット、デメリットなどの説明を行う。この項では獣医療で最も一般的な治療法である、外部照射を行う際のインフォームド・コンセントのポイントについて述べる。

1）治療目的

放射線治療を行う目的として、根治的治療と緩和的治療があるが、放射線治療単独で根治が期待できる腫瘍は少なく、棘細胞性エナメル上皮腫や小さな肥満細胞腫などに限られている。根治目的の照射では主に外科手術などと併用して行うことが多く、後述する術前照射、術中照射、術後照射が行われている。

しかし、獣医療においては、治療の多くが緩和目的である。さまざまな腫瘍に対して適応されているが、主に解剖学的に外科手術が困難な腫瘍が多く、それには脳や脊髄、鼻腔内、進行した口腔腫瘍、咽喉頭腫瘍などがあげられる。このような症例の場合には、腫瘍の縮小だけでなく、増大を抑制すること

による生存期間の延長も期待する。

また、その他の緩和効果として腫瘍からの出血のコントロールがある。切除不適で巨大な自壊した腫瘍に照射を行うことにより、出血を止める効果が期待できる。さらに、骨原発もしくは骨転移腫瘍病変に対して照射を行うことにより、痛みの抑制効果が期待できる。

2）外科療法との併用

放射線治療と外科療法の併用を行う場合、照射時期によって術前照射、術中照射、術後照射のいずれかが選択される。

術前照射は手術を行う前に複数回の照射を行う方法であり、腫瘍サイズの縮小が主な目的である。腫瘍の拡大により完全切除が困難な場合や、周囲組織への浸潤により根治目的で手術マージンを確保しようとした際に、腫瘍周囲の器官に大きな障害が懸念される場合などに行う。

術中照射とは、手術時に肉眼的な腫瘍を切除した後に、その周囲組織への浸潤を確認した上で、術野に照射を行う方法である。主に底部方向へのマージンに対し肉眼的に照射部位を確認しながら行うことができ、皮膚などの組織を避けることにより、高線量の照射が可能である。

術後照射は、手術時の所見や術後の病理組織検査結果により、切除マージンが不十分であることが疑

われる場合に実施される。術中照射と併用された場合、その総線量が耐容線量を超えないように計画し、照射を行う。

3）治療計画

治療目的を明確にした上で、それに則した治療を計画し、その説明を行う必要がある。これは治療目的によって、総線量、一回線量、照射回数、照射範囲などが異なるためである。腫瘍細胞に対しては総線量が高いほど効果的であるが、正常組織にも重大な影響を及ぼすことがある。現況では、正常組織を完全に防護した照射は困難であるため、照射範囲内の正常組織に重大な放射線障害を起こさない線量（耐容線量）をもとに治療計画を立てる。一般的に総線量が同じであれば、一回線量を少なくして照射回数を多くする、少線量・多分割照射の方が放射線障害は少ない。照射回数を多くすることにより総線量を増やすことが可能であり、根治目的の場合には、週3〜5回、計12〜20回の照射を行うことがある。しかし、動物の場合には治療に全身麻酔が必要となるため、緩和目的の場合には週1回、計4回程度の照射を行うことが多い。

4）メリット・デメリット

(1) メリットとデメリット

放射線治療にも他の治療法と同様にメリット・デメリットがあり、治療を勧める上で十分な説明が必要である。放射線治療は腫瘍の治療法としては非侵襲的な治療方法であるため、機能や形態を保ちつつ治療が可能である点がメリットである。同じ局所療法である外科療法と比較すると侵襲が少なく、痛みも伴わず、化学療法で認められるような骨髄抑制や消化器症状も通常認められない。また、その存在部位やサイズなどにより外科手術が適さない症例に対しても治療を行うことができ、全身麻酔をかけることができる症例であれば、照射を行うことが可能である。しかし手術とは異なり、一度の治療では十分な効果が得られず複数回の麻酔が必要となるため、そのリスクは増すこととなる。

放射線治療を行うにあたり、減量効果や増大抑制、疼痛緩和効果が得られる場合とそうでない場合があり、治療効果は確率的で必ずしも良い結果が認められる場合ばかりではないことを十分に説明しておく必要がある。これには、腫瘍の種類やサイズ、存在位置、照射方法なども関係している。放射性感受性が比較的高い腫瘍（リンパ腫、肥満細胞腫など）と比べ、あまり感受性が高くない腫瘍（肉腫など）は当然のことながら治療の反応が異なる。また、放射線感受性の高い正常組織（骨髄、腸粘膜など）が照射範囲に入ってしまう部位（腹腔内、広範囲な照射など）は高線量を照射しにくい。さらに、同じ腫瘍でもそのサイズが大きいほど放射線の効果が低いことが多く、放射線治療を勧めるにあたってはこれらのことを把握しておく必要がある。

また、リニアックでは、その導入・維持・管理に多くの費用がかかる。さらに、動物の場合では全身麻酔が必要となるため、照射回数によっては、その期間中入院を必要とすることもあり、飼い主の費用負担も大きくなる。治療を行う施設や照射回数、入院の有無などにより費用は異なるが、一般に高額であるためあらかじめ十分に説明をし、同意を得る必要がある。

(2) 放射線障害

放射線障害の可能性についても説明が必要である。放射線障害についての詳しい説明は、前項を参照していただきたい。ここではインフォームド・コンセントを行うにあたって、特に重要と思われるポイントについて述べる。

急性障害としては、細胞分裂がさかんな正常細胞が障害を受けやすい。これには骨髄や腸粘膜上皮、皮膚表皮、その他口腔などの粘膜上皮などがあり、

発症は数週〜1ヵ月程度で認められ、炎症反応が主である。説明を行うにあたって重要なのは、障害が起こる可能性があることと、その症状は一時的で時間の経過により回復することが多いということである。

しかし、晩発障害は3ヵ月から1年以上経過した後に、皮膚壊死、骨壊死、その他組織の壊死が起こり、障害は永続的でQOLの悪化が懸念されるため、その障害の起こる可能性があることについて、十分に説明を行う必要がある。一般的に照射計画を行うにあたっては、晩発障害の起こる可能性が5％以下になるように計画を行っている。

照射後の腫瘍の再増大には、2クール目の追加放射線治療を要望されることがある。しかし、1クール目の照射で腫瘍周囲の正常組織にも、重大な障害が出ない範囲での最大の線量を与えていることが多く、追加照射をすることにより、晩発障害のリスクがより高くなる。また、再増大した腫瘍は放射線感受性が低下していることも多く、効果が得られないこともある。これらの理由から、追加照射は推奨されないことが多い。

放射線治療についての説明では、聞き慣れない言葉も多く、一般的な飼い主は短時間で十分に理解することが困難であると予想される。十分に時間をかけ、また重要なことがらは文章にして説明を行うことが重要であると考える。

8. 各正常組織の放射線感受性

正常組織は、一定量以上の放射線を照射したときにその組織を構成する細胞が減少する。それにより組織の機能を維持することができず、障害が発生する。培養した種々の細胞は、種類にかかわらず同じような線量で同程度の影響を受ける。これは、培養細胞が幹細胞とみなされるからである。しかし、実

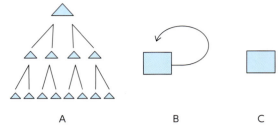

図10 組織の増殖形態
増殖形態は、細胞再生系（A）、潜在的再生系（B）、非再生系（C）に分類される。

際の組織においては異なる細胞成分と周囲の間質から構成される。細胞の感受性については、ベルゴニー・トリボンドーの法則で説明されるように細胞の分化度の違いや細胞死メカニズムの違い（分裂死と間期死）など、複数の因子がかかわり、程度や発生時期が異なる。ここでは、いくつかの要因について述べることにする。

1) 組織の増殖形態

増殖形態は、細胞再生系、潜在的（条件的）再生系、細胞非再生系に分類される（図10）。細胞再生系は幹細胞をもつもので、成熟細胞がその組織の機能を担うものである。この組織は一般に増殖が速い。代表例として、皮膚や腸管、精巣などがある。潜在的再生系は通常、分裂しないが、組織中の細胞欠損が起こるとそれを補うために細胞分裂を行うものである。この組織は、全細胞がすでに機能を担いながら増殖可能である。代表例として、肝臓や甲状腺があげられる。非再生系は分裂を起こさない組織である。代表例として神経細胞がある。

放射線感受性は、細胞再生系＞潜在的再生系＞非再生系の順となる。

2) 構成する細胞の感受性

組織はいくつもの種類の細胞からできており、それぞれの細胞ごとに分化度が異なり、感受性も違ってくる。また、障害の発生時期も異なる。骨髄や生

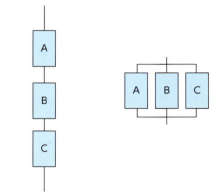

図11　直接器官と並列器官

殖器系、上皮系の細胞は分裂もさかんで、感受性が高い。照射された部分の幹細胞が分裂しなくなるため、皮膚では3週間後、腸粘膜では5日後あたりに上皮欠損となり早期に症状がみられる。同じ上皮であっても膀胱粘膜の分裂は遅く、症状の発現まで数ヵ月を要する。一方、結合組織や血管は細胞再生系に次いで放射線感受性が高く、症状を認めるのに時間がかかることが多い。これらの組織の障害が起こると、過剰な膠原線維の増殖や、血行障害による皮膚壊死などが認められる。

3）直列器官と並列器官

各臓器の解剖学的な機能から、直列器官と並列器官に分類することができる（図11）。直列器官は、各機能が直列になったものであり、その1ヵ所でも影響を受けると全体の機能が障害される。例えば、消化管では一部であっても狭窄すると採食機能に影響が出ることになる。一方、並列器官は各機能が並列になったものであり、照射部位が小さな場合には一部が傷害されても他の組織が機能を保つため臨床的な影響が出ないことがある。例えば、腎臓は無数の腎単位からなり、一部が機能を停止しても他の部分が保っていれば臨床的な影響はない。

4）容積効果

照射線量が一定でも、照射される体積の違いによって、障害の程度も変わり、大きくなるほど障害は強くなる。例えば、人の脳に対して照射した場合に50％の確率で壊死を起こす線量は、脳体積の1/3であれば75Gy、2/3であれば65Gy、全体では60Gyとなる。

5）直線-二次曲線モデル（linear-quadratic model：LQモデル）

放射線治療による細胞死について、急性効果は線量と生存率の対数グラフが直線に近くなるが、後期反応は二次曲線に近くなる。このことから、直線-二次曲線モデルが提案されている（図3参照）。

$$SF = e^{-(\alpha D + \beta D^2)}$$

SF：生存率、D：一回線量、αとβ：係数

上記のことから、急性反応はαD成分が、後期反応はβD^2が多いことになる。そのため、一般に両者の比であるα/βは、急性反応を10前後、後期反応を3前後とすることが多い。上記の式をもとに、組織に及ぼす影響を予測する方法が開発されている。

$$BED = d \times n \left(1 + \frac{d}{\alpha/\beta}\right)$$

BED（biological effective dose）：
生物学的効果線量、d：一回線量、n：照射回数

この式を用いることで、照射プロトコールを比較することが可能になる。一般に、正常組織の急性効果と腫瘍への影響については$\alpha/\beta=10$を、正常組織の後期効果については$\alpha/\beta=3$を用いて算出する。本方法は他のモデルよりよくあてはまるとされているが、照射期間を考慮していないことが欠点とされている。また、一回線量が多いとあてはまらないとも報告されている。

第7章 放射線療法

6）早期反応と後期反応

細胞の消失により組織障害を呈する。その消失時期により、早期と後期に分類される。

分裂の激しい組織（細胞再生系）は早期反応を呈する。早期反応の発現時期は細胞分裂の頻度に依存し、リンパ・造血器系、生殖細胞、腸上皮で速く、皮膚や粘膜が次ぐ。

後期反応の発現は、細胞再生系に次いで放射感受性の高い結合組織や血管の障害に起因する。

7）放射線障害との関連

放射線障害は、早期障害としては炎症を主とし、晩発障害では膠原線維の増加や壊死をもたらす。同一組織で両者が起こることに疑問をもたれるかもしれないが、これはメカニズムが異なるからであると説明されている。早期障害は幹細胞の欠損であり、その修復により治癒する。一方、晩発障害は、血管内皮細胞の肥厚による血行障害やTGF-βを主体とするサイトカインを介した膠原腺維の増加がある。これは創傷治過程と類似するとされており、照射部位の感染や外科的介入（再発の確認のための生検など）は晩発障害を悪化させることがあると言われている。

参考図書
1. Farlex, Inc. "Radiation". The free dictionary by Farlex. Retrieved 2014-01-11.
2. Weisstein, EW. "Radiation". Eric Weisstein's World of Physics. Wolfram Research. Retrieved 2014-01-11.
3. Sinclair WK: Dependence of Radiosensitivity Upon Cell Age. In Proceedings of the Carmel Conference on Time and Dose Relationships in Radiation Biology as Applied to Radiotherapy. Upton, NY, BNL Report 50203（C-57), 1969, pp.97-107.

各論

1. 放射線治療の種類

現在の医学で使用されている放射線治療の種類（照射術式）は、3つに分類される。①外部放射線治療：X線、電子線、^{60}Coからのγ線、粒子線（電子より重い粒子：陽子、中性子、重イオンなど）を体外から腫瘍に照射するもの、②小線源治療（brachy therapy）：放射性同位元素である^{192}Ir、^{137}Csなどの密封線源を組織内あるいは腔内に挿入する治療、③^{131}Iや^{198}Auなどの非密封の放射性同位元素を体内に投与することによる放射線治療である。わが国の獣医療においては、放射性同位元素を使用することに法的な制限があることから、主に外部放射線によるX線および電子線の治療が行われている。したがって本章においても、これらの外部放射線治療について解説する。

1）低エネルギーX線による治療

医学における初期の外部放射線治療では、300kV未満のX線管から発生する低エネルギーのX線が用いられていた。このような装置を常用電圧放射線治療器（オルソボルテージ外部照射装置、orthovoltage）と呼び、これは直線加速器（リニアック）が普及する以前から使用されてきた。低エネルギーX線の特性は、診断用X線装置と同様に皮膚表層でほとんどのエネルギーが吸収されることである。したがって、体表腫瘍の治療には適するが、深部の腫瘍治療には不向きである。

2）高エネルギーX線による治療

深部に存在する腫瘍を治療するためには、高エネルギーを有する放射線が必要である。直線加速器は真空中で荷電粒子（電子）を直線上に走らせながら加速することからこの名前がつけられている。リニアックは、高エネルギー放射線治療のための代表的な装置となり（図12～14）、これまで長年使用されてきた^{60}Coを用いたコバルト遠隔治療装置に取って代わった。

リニアック内では、電子銃から発射された電子を直線軌道である加速管内でほぼ光速に加速する。加速された電子は、高エネルギーの状態にある。この電子線は細いビームであるため、そのままではある大きさをもった腫瘍に照射することはできない。そこで、電子散乱箔（scattering foil）でビーム状の電子線を平面上に拡散して照射することにより、2～20MeVの高エネルギーの電子線が治療に利用可能となる。

さらに、加速された電子をX線ターゲットに衝突させると、4～20MVの高エネルギーのX線が発生する。このX線は平坦化フィルター（flattening filter）で照射野に偏りがないよう調節し、治療用の高エネルギーX線が得られる。

このようにリニアックでは、高エネルギーの電子線およびX線が利用可能であり、この特徴を生かして、表面の腫瘍は電子線、深部の腫瘍はX線といった具合に異なった線種を使い分ける治療が可能である。

3）放射線のエネルギーと物質の相互作用

光電効果は、診断用X線装置や常用電圧放射線治療器から発生する低エネルギーのX線で起こりやすい物理現象である。入射したX線は物質原子に衝突し、そのエネルギーのすべてを電子に渡すことでX線は消失し、一方、衝突された電子が放出され

第7章 放射線療法

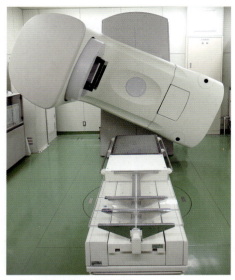

図12　放射線治療装置（LINAC）
装置に組み込まれた加速管内で電子を加速することにより、ガントリーから電子線あるいはX線が照射される。照射角度はガントリーを回転させることにより調整可能であり、任意の方向からがんに対して放射線を照射することができる。

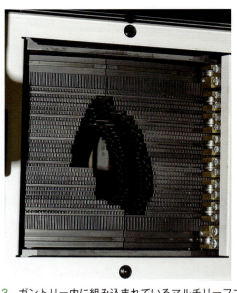

図13　ガントリー内に組み込まれているマルチリーフコリメーター（MLC）
MLCはガントリーから照射されるX線を腫瘍の形に絞り込む装置である。MLCの実装によりX線を腫瘍のみに照射し、少しでも周囲の正常組織に当てないようにすることで、より安全で効果が高い放射線治療が実現されている。腫瘍形態の投影図は照射角ごとに変化することから、MLCの形もガントリーの角度に合わせて、自動的に計算、調整される。なお、電子線照射の際には、MLCではなく、電子線用コーン（図14）が使用される。

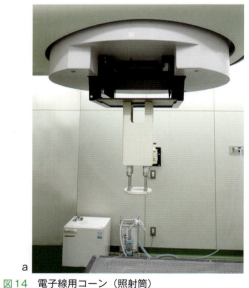

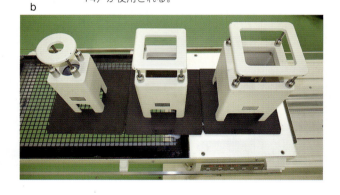

図14　電子線用コーン（照射筒）
電子線用コーンは電子線照射の際にガントリーに装着し（a）、電子線の照射域を決める器具である。電子線の照射部位は皮膚等の表面であることが多いが、腫瘍とそのマージンにより決めた照射域に合わせて、コーンの大きさを選択する（b）。

ることにより電離が起こる。光電効果はX線のエネルギーが小さいほど起こりやすく（吸収されやすい）、原子番号や密度に影響される。特に骨組織は、原子番号が高いカルシウムで構成されており（原子番号20）、光電効果による入射X線の吸収が起こりやすい。このことから、常用電圧装置による放射線治療は、リニアックと比較して、晩発障害の骨壊死や二次的な放射線誘発腫瘍が発生する確率がより高いと考えられている。

コンプトン効果は、入射したX線が物質原子に衝

298

突し、エネルギーを失いながら電子をはじき飛ばすと同時に、入射X線も方向を変えて散乱する現象である。リニアックから発生する高エネルギーのX線は、光電効果よりもコンプトン効果が優位となるため、組織間における吸収線量（エネルギーの付与）の相違があまり認められないことから、放射線治療に理想的である。

4）X線の線量分布

X線は物質中でほぼ指数関数的に減弱するが、エネルギーが高いほど深部に到達する。さらに、X線は物質に入射してから、その線量がビルドアップ効果により急激に大きくなる性質がある。つまり、表面より深部（0.5～1cm程度）において、線量が高くなるわけである。一般に体表面（＝皮膚）の線量は、照射野が大きいほど、またエネルギーが低いほど、大きくなる。このことから、高エネルギーX線を使用することにより、深部に存在する腫瘍の治療が可能になるだけではなく、ビルドアップ効果によって皮膚障害の発生が少なくなる利点がある。

5）電子線の線量分布

物質に入射した高エネルギー電子線は、多重散乱を起こすことにより運動エネルギーを失うと、その物質中で停止する。このとき、電子線が到達する距離は、エネルギーに依存して一定である。一般にリニアックによる電子線治療は、主に表面からある深さまでを治療する表在性腫瘍が対象である。その治療範囲は入射エネルギーがE_0（MeV）である電子線においては、約$E_0/3$（cm）であり、これが電子線治療に有効な表面からの深さである（治療域）。したがって、6MeVの電子線の場合、治療域は表面から深さ約2cmまでとなる。このように、はっきりとした治療域がある特性から、電子線は病巣よりも深部に放射線感受性が高い正常組織が存在し、これを避けたい場合に用いられる。

2. 各腫瘍の放射線感受性

動物種（犬／猫）、腫瘍の組織型、発生部位、病理学的悪性度、臨床病期、患者の年齢、その他により、放射線感受性が異なる。例えば、同じ扁平上皮癌でも、猫の鼻平面に発生したものは放射線感受性が高い一方で、犬の鼻平面に発生したものは初期の反応はよいが、多くは数ヵ月で再増大する。猫の口腔内扁平上皮癌は、放射線治療に加えて積極的な局所切除（片側下顎切除など）を行っても数ヵ月しか生存しないことがある一方で、犬の口腔内吻側に発生した扁平上皮癌は、放射線治療のみで長期の局所制御が可能である。若齢動物の腫瘍は挙動の悪いこと多く、治療が難しいが、例外もある。若齢犬（2～5ヵ月齢）に発生する扁平上皮癌の乳頭状タイプは、局所的な挙動が悪く、広範な骨溶解を引き起こすが、放射線感受性が高く、長期生存が可能と報告されている。

以下に、腫瘍の放射線感受性について代表的なものをあげる。

- 放射線感受性が高い腫瘍：リンパ腫や髄外形質細胞腫などのリンパ増殖性腫瘍、肛門周囲腺腫、可移植性性器肉腫、棘細胞性エナメル上皮腫。
- 放射線感受性が中等度の腫瘍：腺癌、扁平上皮癌、肥満細胞腫、悪性黒色腫。
- 放射線感受性が低い腫瘍：線維肉腫などの軟部組織肉腫、骨肉腫。

具体例は**表10**を参照されたい。

第7章 放射線療法

表10 各腫瘍における放射線治療の効果

部位	犬/猫	腫瘍の種類	治療	結果
鼻腔内	犬	鼻腔内腫瘍	減量 Sx→Ortho	MST＝7.4～16.5mo
		鼻腔内腫瘍	(LINAC or Co) ±Sx	MST＝8～15mo
	猫	鼻腔内腫瘍	RTx	MST＝11.5～20.8mo
		鼻腔内リンパ腫	RTx±Cx	MST＝5.6～32mo
鼻平面	犬	扁平上皮癌	Ortho	MST＝6mo
	猫	扁平上皮癌	Ortho	PFS＝16.5mo
口腔内	犬	悪性黒色腫	RTx	MST＝5.5～10mo
		線維肉腫	RTx	PFI＝3.5mo、MST＝6mo/PFS＝26mo
		線維肉腫（高分化型）	LINAC±Sx、Cx	MST＝18mo
		扁平上皮癌	RTx	MST＝15mo/PFS＝36mo
		棘細胞性エナメル上皮腫	RTx	MST＝37～47.5mo
	猫	扁平上皮癌	RTx±Cx	MST＝2～3.9mo
		扁平上皮癌	RTx+Sx	MST＝14mo
舌下	犬	扁平上皮癌	RTx	MST＝4mo
甲状腺	犬	上皮系悪性腫瘍	LINAC	PFS＝45mo/MST＝24mo
		上皮系悪性腫瘍	Sx+Co	MST＝24.5mo
唾液腺	犬	唾液腺腫瘍	Sx+Co or LINAC	MST＝18mo
	猫	唾液腺腫瘍	Sx+Co or LINAC	MST＝17mo
耳垢腺	犬/猫	腺癌	RTx±Sx	PFS＝39.5mo
下垂体	犬	腺腫/腺癌	Co or LINAC	MST＝11.7～24.4mo
	猫	腺腫/腺癌	LINAC	MST＝17～28mo
脳	犬	髄膜腫など	RTx	MST＝4.9mo/MST＝8mo/MST＝14.4mo/MST＝23mo
		髄膜腫	Sx+Co	PFS＝30mo
皮膚	犬	肥満細胞腫	Co±Sx	DFI＝32.7mo（可視的腫瘍 12mo、顕微鏡的腫瘍 54mo）
		肥満細胞腫 G2, stage0	Sx→Co	1年寛解率 94%
		肥満細胞腫 stage2	Sx→Co	RLN 転移＋: DFI＝36.5mo
		肥満細胞腫 G3, stage0	Sx→RTx	MST＝28mo
軟部組織	犬	軟部組織肉腫	Sx→Co	DFI＝35.5mo/MST＝61.1mo
		浸潤性脂肪腫	Co±Sx	MST＝40mo
	猫	注射部位肉腫	Co→Sx	再発 or 転移 or 死まで：完全切除後 2.7y、不完全切除 0.8y
		注射部位肉腫	Sx→(LINAC or E)	MST＝23～24mo
肛門嚢	犬	腺癌	Sx+Co±Cx	MST＝31.5mo
		腺癌	Co±Sx、Cx	MST＝18mo
外部生殖器	犬	可移植性性器肉腫	RTx	MST＝24mo
膀胱	犬	移行上皮癌	Co+Cx	MST＝10.7mo
四肢	犬	骨肉腫	緩和 Co	MST＝4mo
		骨肉腫	患肢温存 Sx+(LINAC or Co)+Cx	MST＝9.3mo
		骨肉腫	手術的 RTx±Cx	MST＝12mo
胸腺	犬	胸腺腫	RTx+Sx、Cx	MST＝8.2mo
	猫	胸腺腫	RTx+Sx、Cx	MST＝23.7mo

Ortho：常用電圧放射線治療装置による放射線治療、LINAC：直線加速器による放射線治療、Co：コバルト60による放射線治療、RTx：放射線治療（Ortho/LINAC/Coの区別が不要の場合）、E：電子線による放射線治療、Cx：抗がん剤治療、Sx：手術、MST：生存期間中央値（median survival time）、PFS：無進行での生存期間（progression free survival）、PFI：無進行期間（progression free interval）、DFI：無病期間（disease-free interval）、RLN：所属リンパ節（regional lymph node）、mo：月、y：年
＊参考図書1を引用改変

3. 放射線治療の実際

　放射線治療は、その適応決定から治療後の経過観察まで、多くの手順を踏む。常用電圧放射線治療器を使用するとき、通常後述の3）〜6）の過程は行わない。また、リニアックを使用するときでも、治療部位の状態によって、3）〜6）が必要とならないことがある。

1）患者情報の収集と治療適応の決定

　腫瘍の種類と悪性度、臨床病期、治療部位に対する過去の治療歴など、腫瘍についてのすべての情報を把握する。さらに、患者の現在の病状と全身状態などを評価し、複数回の全身麻酔に耐えられるかどうかを判断することが、非常に重要である。これらの情報をもとに、放射線治療の適応の有無や、他の治療との組み合わせの必要性を判断する。

2）飼い主への説明と同意

　病状、予測される効果と副作用、放射線治療の方法、費用などを飼い主に説明する。手術や抗がん剤治療など、他の治療法の効果や副作用、組み合わせの可能性にも触れる。さらに、治療目的（根治・緩和）、治療プロトコールを相談し、放射線治療を行うかどうかを決定する。放射線治療を行わないという選択肢もありうる。

3）治療計画用画像撮影

　実際の治療と同じ体位で、CTを撮影する。このとき、さまざまな固定具を用いたり、マーカーをつけたりすることで、体位の再現性を高める。

4）治療計画・線量計算

　治療計画用CT画像をもとに、放射線治療計画装置（コンピュータ）にて治療計画を立てる。CT画像上で、標的となる腫瘍の位置・形状と、その周囲正常組織の位置関係を把握した上で、腫瘍に高線量で、かつ正常組織には可能なかぎり低線量となるような計画を立てる。使用する放射線の種類（X線、電子線など）、エネルギーや、放射線の入射角度、照射野の形状を決定する。

5）治療計画の確認と検証

　治療計画装置により算出された線量計算の結果が適切かどうか、手計算にて確認する。さらに、治療計画どおりに放射線を照射し、測定器を利用して、目的の線量や線量分布になっているかを検証する。この過程は専門性が高いため、獣医療では実施されないことが多い。

6）照射位置の確認

　治療と同じ体位に保定した上で、リニアックグラフィ（リニアックで撮るX線写真、ポートフィルムとも言う）を撮影する。これを治療計画装置でのシミュレーション画像と比較することで、照射位置の確認を行う。治療初回だけでなく、治療期間中定期的に行う。

7）毎回の治療

　計画された治療方法で照射する。毎回の照射のたびに全身麻酔が必要となるが、不動化が得られればよいため、一般に麻酔深度は浅く、短時間である。照射中は放射線管理区域外で生体モニタを監視する。麻酔導入から飼い主のもとに返すまでに、通常1時間程度を要する。なお、毎回身体検査を行うとともに、必要に応じて血液検査などを行い、絶食や麻酔の影響を評価する。

8）経過観察

　治療が終了しても、その後の経過観察を定期的に行う必要がある。放射線治療の効果は、照射終了後、

第7章 放射線療法

数週間から数ヵ月で出現することが多い。急性放射線障害は治療後半に出現し、治療終了後1ヵ月以内で治まることが多い。エリザベスカラーなどで自傷予防を行い、消炎剤、抗生剤などを適宜処方する。晩発性放射線障害は半年から数年後に出現するため、生涯にわたる経過観察が必要である。一般的な検診スケジュールは、治療終了2週間後、4週間後である。その後は腫瘍の種類、予測される挙動、局所再発/遠隔転移率により異なるが、治療後2ヵ月、3ヵ月、5ヵ月、7ヵ月、9ヵ月、12ヵ月の検診が推奨され、その後は3～6ヵ月ごとに検診を行う。

参考図書

1. McEntee MC, Veterinary Radiation Therpy:Review and Current State of the Art. J Am Anim Hosp Assoc. 42；94-109：2006.
2. Sinclair WK：Dependence of Radiosensitivlty UponCell Age. In Proceedings of the Carmel Conference on Time and Dose Relationships in Radiation Biology as Applied to Radiotherapy. Upton, NY, BNL Report 50203(C-57), 1969, PP. 97-107.
3. 社団法人日本獣医師会HP（http://nichiju.lin.gr.jp/）
4. 社団法人日本放射線技師会放射線機器管理士部会監修. 外部放射線治療装置―放射線機器品質管理実践マニュアル. 日本放射線技師会出版会. 2008.
5. 社団法人日本放射線技術学会、社団法人日本放射線技師会、日本放射線治療専門技師認定機構監修. 熊谷孝三. 医療安全のための放射線治療計画装置の運用マニュアル―受け入れ試験から日常管理まで. 日本放射線技師会出版会. 2007.
6. 日本放射線治療専門技師認定機構監修. 保科正夫編. 放射線治療技術の標準. 日本放射線技師会出版会. 2007.

第8章 化学療法

総論

1. 化学療法の適応

　化学療法剤の多くは、腫瘍細胞だけでなく体内で活発に増殖している正常細胞にも作用し、抗腫瘍効果のみならず、有害な毒性（副作用）も発現することがある。また、一般の薬剤と比較すると有効域と中毒域が近接しているため、容易に毒性が現れることがある。そのような薬剤をあえて使用しなければならないので、その適応症例は慎重に検討しなければならない。

　現在のところ、一般的に考えられている適応基準として、まず悪性腫瘍であると組織学的あるいは細胞学的に証明されていることである。また、その患者の治療にとって化学療法以外の他の治療方法が、無効あるいは有益性が乏しいと考えられるときである。一方、患者側の要因として、十分な実質臓器の機能を有していること、また重篤な合併症を発現していないことがあげられる。つまり、悪性腫瘍であると確定していない症例や他の有効な治療法が考えられる症例、または著しく衰弱している状態の症例への支持療法なしでの化学療法は慎まなければならない。

　以下に、現時点で考えられる化学療法の具体的な適応例をあげる。

①化学療法に感受性があることがわかっている悪性腫瘍をもつ患者（犬の多中心型リンパ腫など）。
②微小転移を根絶するための術後補助的（アジュバント）療法として（犬の骨肉腫あるいは犬の脾臓原発血管肉腫など）。
③不完全切除後の局所再発の予防のため（再切除や放射線治療ができない犬の肥満細胞腫など）。
④外科療法や放射線治療に先行して巨大腫瘍を縮小させる術前治療として（巨大な胸腺腫など）。
⑤切除不能やすでに転移がみられる患者の緩和的効果や生存期間の延長を期待して（膀胱移行上皮癌など）。
⑥放射線治療の増感剤として。

　化学療法は、腫瘍の種類や患者の状態によっては、患者のQOLの改善や維持、生存期間の延長にとって非常に有効である。一方で不適切な治療を行うと、患者にとっては、より不幸な結果がもたらされる。また、ほとんどの化学療法は獣医師の裁量によって実施されていることを改めて自覚する必要がある。

　したがって、化学療法の適応については、十分検討の上、安全に配慮して実施していただきたい。

1) 細胞死滅効果（外科療法・放射線治療との比較）

　化学療法剤による細胞死滅効果は、外科療法のように、一度の切除により大量に腫瘍細胞を除去するわけではない。化学療法は、放射線治療と同様に、理論的には薬剤の投与ごとに指数関数的に腫瘍細胞を減少させる（図1）。

　そのため、一度の薬剤の投与で腫瘍に壊滅的なダメージを与えるのではなく、頻回の投与が必要であり、徐々に腫瘍細胞を減少させていく。一方、化学療法剤の投与に抗して残存した腫瘍塊は、再度増大を始める。また、そのような腫瘍細胞は、ある一定の確率で薬剤に対する耐性を獲得することが示唆さ

第8章 化学療法

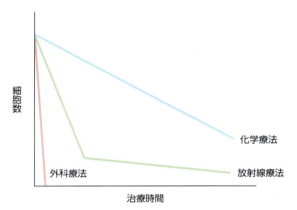

図1 化学療法と他の治療法との比較

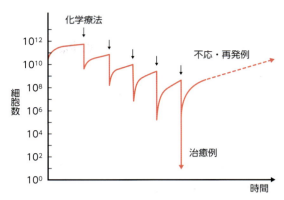

図2 化学療法と腫瘍細胞の再増殖（Norton-Simonの仮説より）
出典：高橋俊二．参考図書22, p276 図6(B)を転載

れている。したがって、十分な腫瘍死滅効果を得るためには、腫瘍細胞の再増殖よりも速い速度で細胞を減少させる必要がある（図2）。それには、化学療法剤の薬剤強度を可能なかぎり強くすることである。そのため、患者の最大許容量の薬用量で、できるかぎり短期間の間隔で連続投与する必要がある。薬剤強度は、投与量と投与間隔に左右される。

2）治療目的（根治・緩和）

実際に化学療法を実施する前に、これから行う治療の目的を明確にしておく必要がある。それは、外科療法と放射線治療でも同様であるが、治療目的が根治目的であるか、あるいは対症（緩和）目的であるかである。

これは、化学療法を実施する獣医師だけでなく、飼い主の治療目的に対する理解を得ることも非常に重要である。飼い主の中には、化学療法を実施すれば、患者のがんが消失して長期間の生存が得られ、完治すると過大な期待を寄せている場合もあるからである。特にリンパ腫の場合は、多くが緩和目的の使用になるが、寛解状態と完治の違いを治療開始前に十分説明し、理解してもらう必要がある。

通常、根治目的の場合は、悪性腫瘍を永久的に根治し、より長期間の生命の維持を得るためには、多少の可逆的な副反応は容認できる。一方、緩和目的で化学療法を実施する場合は、クオリティ・オブ・ライフ（QOL：生活の質）の改善あるいは向上を主な目的とするため、できるかぎり化学療法による副作用は避けるべきである。

現時点では、犬や猫に実施する化学療法において、犬の可移植性性器肉腫以外には化学療法単独で根治させうる腫瘍は、ほとんど存在しない。その大きな理由の1つとして、人で用いられる化学療法に比較して、獣医療では、経験的に薬剤強度が低く抑えられている点があげられる。犬のリンパ腫では、治療成績が薬剤強度に依存していることが示唆されているが、動物の場合、薬剤強度を人並みに上げ、重度の骨髄抑制が発現し、骨髄移植の必要に迫られたり、無菌的環境が必要になっても、通常一般の動物病院では、それらの期待に応えられない。そのため、あらかじめ低い薬用量が設定されていることが多いのである。したがって、化学療法の根治目的としての使用例は少なく、緩和的な目的で使用することが多い。根治目的としての使用の多くの場合は、外科療法後や放射線治療後に残存しているであろう腫瘍細胞に対して行われる術後アジュバント療法としての使われ方が一般的である。

他方、緩和目的では多くの患者に日常的に実施されている。特に、リンパ腫などの造血器系腫瘍では、唯一の治療法である。また、それらの腫瘍は、化学

療法剤に対する感受性も高く、有効な治療法であると言える。一般的に、リンパ腫などでは、根治は比較的難しいが、一部の患者では、良好なQOLを維持したまま、長期間の生存期間が得られることもある。その他、不完全切除後の再発予防目的、外科療法や放射線治療に先行しての術前治療、あるいは、切除不能やすでに転移がみられる患者の緩和的効果や生存期間の延長を期待して用いられている。また、放射線治療の増感剤としての使用も考えられる。

以上のように、根治目的と緩和目的では、おのずと治療のゴールも異なり、許容される副作用も異なってくる。当然、飼い主の化学療法に対する満足度も同じ治療経過をたどったとしても、根治目的と緩和目的では異なったものとなるはずである。したがって、化学療法を実施する場合は、治療前にあらかじめその治療目的を明確にしておく必要がある。

2. がんの生物学的特徴と各種抗がん剤の作用機序(各種抗がん剤の細胞周期特性)

1) がんの生物学的特徴と抗がん剤

がんの治療を行うにあたっては、その腫瘍の性質を勘案してプロトコールを作成していく。また、最大の効果を得ながら生体への副作用を最小限に抑えるよう、その用量決定とプロトコールスケジュールを決定していく必要がある。その最適な抗がん剤用量とプロトコールスケジュールの検討・決定のためにもととなるいくつかの説が考えられている。以下に重要と思われる説について解説する。

(1) Skipperの仮説

白血病などの造血器腫瘍によくあてはまる仮説である。仮に腫瘍細胞の増殖が一定であるなら、腫瘍細胞は指数関数的に、時間に対して直線的に増加している(図3)。この考えに基づくなら、ある化学

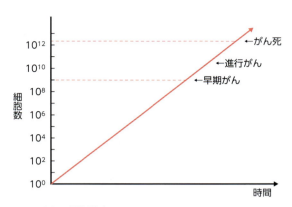

図3　腫瘍の指数増殖
出典：高橋俊二. 参考図書22, p275 図3(A)を転載

療法剤をある用量投与した場合に、その化学療法剤に感受性をもって細胞死を起こす腫瘍細胞の比率はその腫瘍細胞集団の大きさに大小があったとしてもほぼ一定である。

(2) Gompertzian Growth modelとNorton-Simonの仮説

Gompertzian Growth modelとは、腫瘍組織が増殖する際にはS字状カーブを描いて増殖するというものである(図4)。臨床的に検出できる大きさは直径1cmで細胞数が10^9個となったときとされ、10^{12}～10^{13}個以上になったときがん死を起こすと考えられている。小さな腫瘍はその増殖スピードが速く急激な増殖曲線を描くが、ある程度の大きさになると増殖スピードは緩やかとなり、いずれ平衡状態となる。これをもとに考えられたのがNorton-Simonの仮説(図2)であり、つまりは大きな腫瘍はいわゆるG_0期の細胞が多く、一部しか分裂をしていないため(分裂頻度が低い)化学療法が効きにくく、逆に腫瘍が小さければ細胞周期にある腫瘍細胞(分裂頻度が高い)が多いため化学療法に反応しやすくなるという考えである。この仮説は、化学療法の適応基準を考える上で大変重要なものである。また、大型の腫瘍塊に対して化学療法が奏効しにくい理由でもある。

第8章 化学療法

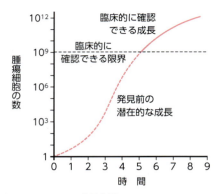

図4 Gompertzianの成長曲線
出典：参考図書4の図7.15を転載

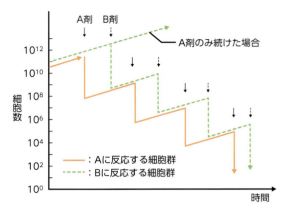

図5 Goldie-Coldmanの仮説
出典：高橋俊二．参考図書22, p276 図5を転載

(3) Goldie-Coldmanの仮説

腫瘍細胞はその腫瘍が発生した当初より薬剤耐性細胞が存在し、その細胞が発生する頻度はその腫瘍の大きさと時間経過に依存するというものである（図5）。つまり、化学療法を行うとき、腫瘍が小さいほど治療効果は期待でき、なおかつ化学療法剤を複数用いることで薬剤耐性細胞の発生頻度を低減できると考えられる。この考えが、早期に治療を開始する重要性や多剤併用化学療法のもととなっている。

2) 細胞周期と各種抗がん剤の作用機序

細胞は、G_1期→S期→G_2期→M期からなる細胞周期に従ってそのサイクルを繰り返すことで細胞分裂を完結している。細胞分裂の必要ないときは細胞は休止状態にあり、その状態をG_0期と呼ぶ。本来、正常状態では生体の必要性に応じ、それを補うかたちで細胞分裂を行い体細胞を維持している。この細胞周期はサイクリン依存性キナーゼ（cyclin dependent kinase：CDK）により調節・促進されている。また、遺伝子が損傷したり複製に異常をきたしたときなどは、G_1期にあるR点と呼ばれる細胞周期にとって重要な審査点で、このまま細胞周期を継続するか否かが審査される。ここで継続が不適であると判断されると、細胞周期は停止し遺伝子の修復へと進む。しかし、遺伝子の修復が不可能となると細胞はプログラム死、いわゆるアポトーシスを起こす。

がん細胞はこの細胞周期のいずれかの場所で異常をきたしている。細胞周期を促進するCDKの過剰発現やがん原遺伝子の活性化、またがん抑制遺伝子（*p51*や*Rb*など）の異常や発現低下、CDK抑制因子の欠失や低下などが知られている。

現在、獣医学領域で使用されている抗がん剤は人医療領域に用いられているもの同様、多岐にわたる。そしてその抗がん剤の作用・効果点は各々異なる。多くの抗がん剤もしくは細胞傷害性薬剤は細胞の成長と分裂過程にその効果を発揮し、抗がん効果を示している。すなわち、細胞周期のどこかに作用し効果を発現している。一般に増殖スピードの速い腫瘍には細胞周期にある細胞が多く存在するが、大きくあまり増殖スピードの速くない腫瘍にはG_0期にある細胞が多数存在すると考えられる。

これら薬剤は、主にその作用機序から以下のグループに分類される。

①アルキル化剤：シクロホスファミド、クロラムブシル、ロムスチン、メルファラン、イホスファミド、ブスルファン、ダカルバジン*など。
〈作用機序〉DNA鎖にアルキル基を挿入してDNAの構造を変化させ、結果として転写、複製そしてタンパク合成を阻害し、がん細胞増殖を抑

制する。細胞周期非特異性である。
* ダカルバジン：アルキル化剤であるが、低用量ではG_1期に、高用量ではG_2期に細胞周期特異性がある。

②抗がん性抗生物質：ドキソルビシン、ミトキサントロン、イダルビシン、アクチノマイシンD、ブレオマイシンなど。

〈作用機序〉DNA二本鎖への挿入（intercalation）やトポイソメラーゼⅡ阻害を介したDNA鎖の切断の結果タンパク合成を抑制する。また、フリーラジカル生成により細胞傷害を惹起する。細胞周期非特異性である。ただしブレオマイシンはG_2期特異性である。

③代謝拮抗剤：メトトレキサート、シトシンアラビノシド、5-FUなど。

〈作用機序〉プリンやピリミジンなどのアナログで、DNAポリメラーゼに侵入、代謝されて核酸合成阻害や修復阻害を起こす。RNAではその機能障害を起こす。S期に細胞周期特異性あり。

④植物アルカロイド：パクリタキセル、ビンブラスチン、ビンクリスチン、ビノレルビンなどの微小管阻害剤と、イリノテカンやエトポシドなどのトポイソメラーゼ阻害剤がある。

〈作用機序〉微小管阻害剤は、主に紡錘体を形成している微小管の主要構成体であるチューブリンに結合し微小管を消滅させる。また、他の作用機序としてチューブリンの脱重合阻害により細胞周期を停止させる薬剤もある。M期に細胞周期特異性がある。トポイソメラーゼ阻害剤は細胞分裂の過程でDNAの切断と再結合を助け、二重らせん構造を解きほぐす働きをもつ酵素トポイソメラーゼの働きを阻害するためDNAが切断されたまま再結合されなくなる。

⑤ホルモン剤：プレドニゾン。

〈作用機序〉主にDNA合成阻害を起こす。

⑥その他の薬剤と作用機序

a. L-アスパラギナーゼ：アミノ酸の一種であるアスパラギンを分解することで、アスパラギン要求性の高い腫瘍細胞に対して殺腫瘍細胞効果を示す。

b. プラチナ製剤：DNA鎖に結合してタンパク合成を阻害する。細胞周期非特異性。

c. ヒドロキシウレア：リボヌクレオチドからデオキシリボヌクレオチドへの転換を阻害する。S期に特異性あり。

3）分子標的薬

従来の抗がん剤は主に核内の核酸合成経路やDNA、微小管などに直接作用し、細胞増殖を阻害して、その効果を発現している。

一方、分子標的薬は細胞内外の、細胞増殖を担う一連のシグナル伝達経路にある特定の伝達物質を標的とし、その経路を阻害することで効果を発現している。そのため、従来の抗がん剤に比して、正常細胞への副作用の軽減も期待される。

分子標的薬には抗体薬（高分子型）と小分子薬（低分子型）とがあり、現行、獣医学分野で使用可能なものは小分子薬のみである。

（1）細胞増殖とシグナル伝達経路

細胞増殖を行うには、主に、細胞膜に貫通する形で存在する受容体（細胞外受容体、細胞膜結合部、キナーゼ部からなる）に自身の細胞内ないし近隣の細胞から分泌された増殖因子（リガンド）が結合することから始まる。リガンドが結合すると受容体は構造変化を起こす（図6）。この構造変化を引き金とし、細胞増殖のためのシグナル伝達が始まる。

細胞内部に存在する構造変化を起こしたキナーゼ部にATPが結合し、受容体のリン酸化が惹起される。細胞内で細胞内伝達物質のリン酸化カスケードが起こり、最終的に核内に細胞増殖のシグナルを伝えることとなる。

第8章 化学療法

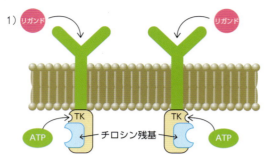

1) リガンドが一量体の受容体型チロシンキナーゼに結合することで活性化する。

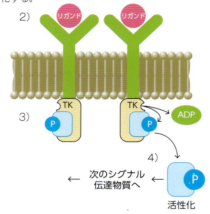

2) 活性化した受容体型チロシンキナーゼは二量体化する。
3) 二量体化したチロシンキナーゼにATPが結合し、チロシンキナーゼにあるチロシン残基にリン(P)が付与され、リン酸基へと転移(リン酸化)する。
4) この付与されたPは細胞内シグナル伝達物質へと次々に付与されていき、核へと増殖シグナルを送る。

図6　受容体型チロシンキナーゼの活性化メカニズム

(2) 分子標的薬の作用機序

細胞増殖とシグナル伝達経路は各種キナーゼを介してリン酸の伝播が行われている。このキナーゼはがん発生と深く関連していることが知られており、特にチロシンキナーゼ群にはがん関連因子が多く存在している。

獣医学領域で使用される分子標的薬はこのチロシンキナーゼ群の中でも特に受容体型チロシンキナーゼ（receptor tyrosine kinase：RTK）に作用するものである。

代表的な受容体型チロシンキナーゼとしてKIT、PDGFR、VEGFRやFlt3などが知られている。

肥満細胞腫や消化管間質腫瘍（GIST）では *c-kit* 遺伝子変異が認められるタイプがある。結果として異常なKITを形成し持続的なシグナル伝達が起こる（機能獲得型変異）。このようなタイプは持続的に受容体にATPが結合し、持続的リン酸化が起こっている。分子標的薬はATPの結合部位で競合拮抗してその持続的リン酸化を阻害する。リン酸化が起こらなくなった腫瘍細胞はアポトーシスへと移行し、消滅して行く。

〈獣医学領域で用いられる分子標的薬〉

・イマチニブ

　標的分子：KIT PDGFR

人の慢性骨髄性白血病（CML）や一部の急性リンパ性白血病（ALL）でBCR-ABLの異常染色体（フィラデルフィア染色体）を形成している症例に用いられている。獣医学領域では肥満細胞腫や消化管間質腫瘍（GIST）で用いられている。

・マシチニブ

　標的分子：KIT PDGFR

動物で承認されている分子標的薬である。イマチニブと構造がよく似ている。日本では承認されておらず、ヨーロッパで犬の肥満細胞腫に対する研究報告がある。チロシンキナーゼと血管新生を阻害する。トセラニブのようにVEGFRの阻害は認めないが、トセラニブに比較してより選択的にターゲットへと結合、阻害する。

・トセラニブ

　標的分子：KIT PDGFR VEGFR CSF-1R Flt-3 RET

動物薬として承認されている分子標的薬である。特に日本においては動物で認可された初の抗腫瘍薬として知られている。トセラニブはチロシンキナーゼのシグナル伝達経路を介して細胞毒性を発揮し、

その他、血管新生阻害や免疫調節機構を介して、細胞をアポトーシスへと導く。前述の薬剤に比較して多くの標的分子を持つため、さまざまな副作用も報告されている。

3. 化学療法の理論

1）治療原則に基づく効果（4理論）

化学療法剤の治療原則は、その腫瘍に対して単剤でも有効性が示されている薬剤を使用すること、可能なかぎり薬剤強度を上げること（できるかぎり短い間隔、最大許容量で投与すること）、単剤よりも多剤併用療法を行うことである。

化学療法剤の効果は、腫瘍の細胞生物学的な特徴と化学療法剤の投与方法に左右される。理論的には、Gompertzianの成長曲線、Goldie-Coldmanの仮説、Skipperとlog cell killの仮説、あるいはNorton-Simonの仮説によって説明されてきた。

Gompertzianの成長曲線では、腫瘍は初期の発生段階では、比較的緩徐な増殖を示し、その後、指数関数的に爆発的に増大する。やがて、大きくなりすぎた腫瘍塊は、再び緩徐な増大傾向となり、さまざまな臨床症状を呈し、動物を死に至らしめる。これは、図4に示すようなS字状曲線を示す。

このGompertzianの成長曲線から、以下のことが示唆される。腫瘍が肉眼的あるいは画像診断などで確認されるときには、既に1cm³以上の体積まで増殖している。1cm³中にはおよそ10⁹個、すなわち約10億個の腫瘍細胞が存在していることになる。腫瘍細胞も正常細胞と同様の細胞周期に従って増殖しているので、このような大きさの腫瘍塊になると実際に細胞増殖過程にある細胞よりも、休止期であるG₀期の細胞の方が多く存在していると考えられる。通常、診断される場合は、1cm³を大きく超え

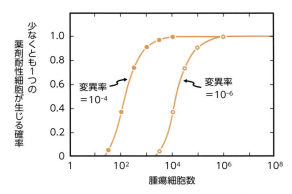

図7 1回の分裂につき、細胞あたり変異率が10^{-6}のもの（○）と10^{-4}のもの（●）が、腫瘍内に少なくとも1個の薬剤耐性を含む確率
腫瘍細胞の発育のほんの短い間にこの確率は増加し、薬剤耐性細胞は臨床的に同定される前に生じる可能性があることに注目。
出典：参考図書1の図を引用・改変

ていることがほとんどである。知られているように、休止期の細胞は化学療法剤や放射線治療に対して感受性が低い。したがって、肉眼的に観察される程度の大きさの悪性腫瘍、特に固形がんに対して、化学療法単独での治療効果は低いと考えられる。しかし、外科療法や放射線治療によって減量が得られると、休止期にいた細胞が再び細胞周期に入り、細胞分裂を開始する。このような状態のときに化学療法を実施すると、効率よく腫瘍細胞を殺滅できる。したがって、術後早期に開始する術後アジュバント療法は、非常に理にかなった化学療法剤の使い方であると言える。

Goldie-Coldmanの仮説では、腫瘍細胞は、同時に10^{-4}～10^{-7}の割合で突然変異を起こすと考えられている（図7）。つまり、腫瘍が発見された時点（10⁹個以上）では、治療開始前から特定の薬剤に耐性のある腫瘍細胞が少なくとも1つは含まれていることになる。また、腫瘍が指数関数的に増大すれば、薬剤耐性腫瘍細胞もそれに比例して増加する。したがって、同等の効果を示す薬剤や交差耐性のない薬剤を複数同時に投与するよりも、交互に投与する方が薬剤耐性をもつ腫瘍細胞が、生き残る可

第8章 化学療法

能性が低くなるとしている。

この仮説が示唆することは、化学療法は可能なかぎり早期に開始すべきであること、複数の有効な薬剤が存在している場合は、単一の薬剤を連続投与しないこと、複数の薬剤を最大許容量で交互に投与すること、肉眼的に存在している固形がんを化学療法単独で完治させることはほぼ不可能であるということである。

Skipperとlog cell killの仮説は、白血病などの造血器腫瘍によくあてはまる仮説である。仮に腫瘍細胞の増殖が一定であるならば、腫瘍細胞は指数関数的に増加している。ある化学療法剤を投与した場合に、その化学療法剤に感受性をもって細胞死を起こす腫瘍細胞の比率は、その腫瘍細胞集団の大きさに大小があったとしてもほぼ一定である。

ここで、例えば$1cm^3$の腫瘍塊に化学療法を行い、非常に有効な治療で一度の投薬で腫瘍細胞の99％を殺滅したとする。$1cm^3$の腫瘍には約10^9個、すなわち10億個の細胞が含まれているので、残存する腫瘍細胞は1,000万個になる。もちろん、臨床的には確認できない大きさであるが、これだけの細胞数が残存していることになる。さらに、腫瘍が再増殖する前に2回目の投与を実施して、さらに99％の腫瘍を殺滅したとすると、10万個の腫瘍細胞が残存することになる。この段階では、分子生物学的にも腫瘍の検出は困難である（図8）。

このように、臨床的あるいは分子生物学的には検出できなくても、腫瘍細胞は相当数残存していることになる。この段階で治療を中断すれば、腫瘍細胞は再び指数関数的に増加するため、すぐに再燃という状態となる。したがって、リンパ腫などでみられる完全寛解に至っても決して完治しているということではなく、現在のわれわれの腫瘍診断方法では、検出できない状態にあるというだけであり、引き続き治療を継続する必要があると言える。飼い主には、このことを十分理解していただき、完治と寛解は異

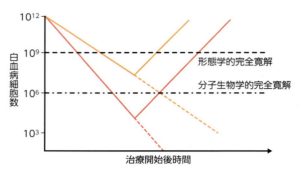

図8 Skipperとlog cell killの仮説に基づく治療に対する反応

なるものであるとあらかじめ説明しておく必要がある。

Norton-Simonの仮説は、化学療法による治療効果は、腫瘍の増殖速度と薬剤強度（dose intensity）に比例し、腫瘍が小さければ、大きい場合に比べて、治療により死滅する細胞が多く、腫瘍が再燃する時に小さい場合の方が速いという仮説である。これは、Gompertzianの成長曲線にあるように、腫瘍が大きくなれば、G_0期の細胞が多くを占めていることが仮説のもととなっている。よって、化学療法を実施する場合、いかにして薬剤強度を強くするかが重要となる。具体的には1回投与量を増加させるか、投与間隔を短くするかであるが、現実的には今以上に薬剤強度を上げるのは、副作用のコントロールという点から困難である。

2）副作用の発生機序

(1) 全般的な副作用（BAG）

ほとんどの化学療法剤は、増殖の速い細胞に強く作用して障害を与えるため、毒性を生じる。主な副作用には骨髄抑制（bone marrow suppression）、脱毛（alopecia）、消化管毒性（gastrointestinal toxicity）があり、頭文字をとりBAGと略される。米国獣医腫瘍学専門医グループ（Veterinary Co-operative Oncology Group：VCOG）は、BAGをはじめとする有害事象（adverse event）の報告

表1 化学療法により犬・猫に発生する主な有害事象とグレード分類

有害事象	グレード I	グレード II	グレード III	グレード IV	グレード V
好中球減少症	1500/μL から＜LLN	1,000～1,499/μL	500～999/μL	＜500/μL	死亡
血小板減少症	100,000/μL から＜LLN	50,000～99,000/μL	25,000～49,000/μL	＜25,000/μL	死亡
食欲不振	なだめすかす、または食餌の変更が食欲維持に必要。	重大な体重減少がない経口摂取の減少（3日以内）。経口的栄養補助や食欲の刺激が必要。	3日未満の期間。重大な体重減少（10％以上）または栄養失調を伴う。静脈内輸液、チューブフィード、または強制給餌が必要。	生命を脅かす。TPNが必要。5日を超える期間。	死亡
下痢	基準と比較して2回未満/日までの排便回数増加。回数は増加しないが、便の硬さが低下する。	基準と比較して3～6回/日の排便回数の増加。投薬が必要。48時間以内の非経口的輸液（静脈または皮下）が必要。日常生活には影響しない。	基準と比較して6回/日を超える排便回数の増加。48時間を超えた便失禁の出現。48時間を超えた静脈内輸液。入院。日常生活に影響あり。	生命を脅かす（例：循環動態の虚脱）。	死亡
嘔吐	24時間あたり3回未満、医療介入の必要なし。	24時間あたり3～10回。5回/日未満が48時間以内で持続。非経口的輸液（静脈または皮下）が48時間以内で必要。投薬が必要。	複数回の嘔吐が48時間を超えて認められ、静脈内輸液またはPPN/TPNを48時間を超えて必要とする。	生命を脅かす（例：循環動態の虚脱）。	死亡
脱毛	被毛が限局性に薄い、もしくは脱毛している、斑状の脱毛。	全身性に被毛が薄い、全身性の脱毛。	―	―	―

＊日常生活：食餌、睡眠、排便、排尿。LLN：正常値下限、PPN：末梢静脈栄養法、TPN：完全静脈栄養法。
出典：Veterinary co-operative oncology group : common terminology criteria for adverse events (VCOG-CTCAE) following chemotherapy or biological antineoplastic therapy in dogs and cats v1.1. Vet Comp Oncol.14(4), 417-446. 2016. より改変。

を標準化する目的で、化学療法または生物学的抗腫瘍治療後の犬・猫に発生したさまざまな有害事象の用語説明およびグレード分類（重症度）を規定した"Common Terminology Criteria for Adverse Events v1.0 CTCAE"（VCOG-CTCAE：v1.0）を発行している。主な有害事象の項目を(表1)に示した。

特定の品種(表2)ではMDR1対立遺伝子の突然変異をもつことがあり、P糖タンパクの薬剤排出ポンプによる基質薬物輸送に欠陥が生じることで、化学療法剤の毒性リスクが高まる可能性がある。これらの品種では治療前にPCR解析により変異の有無を確認し、その結果に基づき非P糖タンパク基質の化学療法剤を用いる必要がある(表3)。

（i）骨髄抑制

骨髄幹細胞は、分裂速度が速いため化学療法に対して高感受性であり、投与後数日から数週間で抑制が引き起こされる。ライフサイクルの短い細胞はより影響されやすいことから、血球半減期の短い顆粒球（4～8時間）、血小板（4～6日）は赤血球（120日）よりも傷害を受けることになり、好中球減少症または血小板減少症（もしくは両方）が現れる(表4)。

（ii）消化管毒性

一般的な消化管毒性の臨床症状には、悪心・嘔吐、

第8章 化学療法

表2 MDR1遺伝子の変異が報告されている犬種

コリー
オーストラリアン・シェパード
シェトランド・シープドッグ
イングリッシュ・シェパード
マクナブ
ジャーマン・シェパード・ドッグ（ホワイト）
オールド・イングリッシュ・シープドッグ
ロングヘアード・ウィペット
シルケン・ウインドハウンド

出典：参考図書14、表1を一部改変し転載

表3 主なP糖タンパクの基質

	P糖タンパクの基質	非P糖タンパクの基質
化学療法剤	○ビンカアルカロイド 　ビンクリスチン、ビンブラスチン ○アントラサイクリン系薬物 　ドキソルビシン、ダウノルビシン、エピルビシン ○エピポドフィロトキシン 　エトポシド、テニポシド ○タキサン系 　パクリタキセル、ドセタキセル ○その他 　アクチノマイシンD	アルキル化剤 シトシンアラビノシド ブレオマイシン
その他	モルヒネ、オンダンセトロン、イベルメクチン（マクロライド系薬剤）、テトラサイクリン、エリスロマイシン、ケトコナゾール、イトラコナゾール、メチルプレドニゾロン、デキサメタゾン、ブトルファノール、シクロスポリン、ジゴキシンなど	

表4 化学療法剤の骨髄抑制

重度	中程度	軽度
ドキソルビシン	メルファラン	L-アスパラギナーゼ*
ビンブラスチン	クロラムブシル	ビンクリスチン*
シクロホスファミド	5-FU	ブレオマイシン
アクチノマイシン-D	メトトレキサート	ステロイド剤
ロムスチン		

*同時投与で骨髄抑制発現の可能性あり
出典：参考図書2を改変

表5 悪心および嘔吐を誘発する化学療法剤

非常に低い	低い	中程度	高い	非常に高い
クロラムブシル	ミトキサントロン	カルボプラチン	ダカルバジン	シスプラチン
L-アスパラギナーゼ	パクリタキセル	シクロホスファミド	ナイトロジェンマスタード	ストレプトゾシン
ビンブラスチン		ドキソルビシン		
ビノレルビン		メトトレキサート		
ステロイド		ダウノルビシン		
ブレオマイシン		イホスファミド		

出典：参考図書2を転載

食欲不振、下痢がある。

　嘔吐は脱水および電解質異常など患者の一般状態悪化をまねくだけでなく、その姿をみる飼い主側としても耐えがたい苦痛であり、治療継続が困難になる場合があるため、その制御は重要である。嘔吐が生じる危険因子として、催吐性の高い化学療法剤（表5）、小型犬、化学療法剤の反復投与、および食物アレルギーなど消化器の基礎疾患の存在があげられる。嘔吐中枢は延髄にあり、迷走神経と交感神経を主とした種々の求心路により刺激され、嘔吐が起こる。腫瘍や化学療法に関連する部位としては、第四脳室底に存在する化学受容体引き金帯（chemoreceptor trigger zone：CTZ）、消化管に存在する5-HT₃受容体、大脳皮質があるが、前庭器官からの刺激はあまり影響しないと考えられる。

　化学療法剤投与後、早期（6～12時間以内）に嘔吐が発生する場合と遅れて（24～48時間後、通常3～5日後）発生する場合があり、多くの化学療法剤は遅延性嘔吐の原因となるが、シスプラチンでは投与後1～4時間以内に嘔吐がみられる。

　下痢は、薬剤のコリン作動性作用による腸管の蠕動亢進に起因するものと、腸粘膜が傷害され、腸絨毛の萎縮、脱落により発生するものがあり、化学療法剤の副作用としては後者が多い。特にドキソルビシン投与2～5日後に、軟便、水溶性下痢、出血性大腸炎を認めることがある。症状が重度、かつ好中球減少の最下点と時期（投与後7～10日）が重なった場合には、正常な腸粘膜バリアが破壊され、腸

内細菌の進入に対する生体防御能も低下していることから、敗血症の発生に十分注意する必要がある。

その他、下痢を起こしやすい化学療法剤として、ダウノルビシン、シスプラチン、シトシンアラビノシド、ダカルバジン、アクチノマイシン、エトポシド、メルカプトプリン、メクロレタミン、メトトレキサートなどがある。

(ⅲ) 脱毛

常に被毛が成長している犬種（プードル、シュナウザー、オールド・イングリッシュ・シープドッグ、テリア種）などでは全身性の脱毛が生じる。その他の犬や猫でも、発毛遅延やひげが脱落することがある。化学療法を中止すれば被毛は生えてくるが、被毛の色や質は変化するかもしれない。脱毛は、動物の生命を脅かすものではないが、飼い主には予想される状況を事前に説明しておくべきである。

脱毛を起こしやすい化学療法剤として、ドキソルビシン、シクロホスファミド、5-FU、ヒドロキシウレア、ブレオマイシンがある。

(2) 抗がん剤の代謝と排泄

各種薬剤は、動物の体内で代謝および排泄されることから、薬剤の用量と毒性はそれらの機能に左右される。確立されたガイドラインはないが、血清ビリルビン濃度が1.5mg/dL以上の場合は肝臓で代謝される薬剤の用量を50％減量し、3.0mg/dL以上の場合は75％減量する。毒性が発現しなければ次回以降、段階的に用量を増加させもとに戻す。腎臓排泄の薬剤では糸球体濾過率をもとに用量を設定するのが理想的であるが、測定不可能な場合には腎性高窒素血症のある動物では50〜75％減量した用量にする。毒性が発現しなければ次回以降、段階的に用量を増加させもとに戻す。薬剤代謝に影響する障害臓器を表6に示す。

表6 化学療法剤と障害臓器

障害臓器	薬剤
腎臓	ブレオマイシン
	カルボプラチン
	シスプラチン
	シクロホスファミド
	メトトレキサート
	ストレプトゾシン
肝臓	シクロホスファミド
	ドキソルビシン
	ビンブラスチン
	ビンクリスチン
	ロムスチン
	ストレプトゾシン

出典：参考図書2を改変

3) 抗がん剤の投与法

ここでは、実際の化学療法剤の投与方法について解説する。

(1) 理想的投与

単一の化学療法剤が非常に有効な腫瘍もあるが、一般的には、複数の化学療法剤を組み合わせて（多剤併用療法）投与する方が、有益であることが多い。

その上で、個々の化学療法剤が最も効果を発揮するためには、その生体が耐えうる薬用量、すなわち最大許容量で、最も短期間で繰り返し、投薬されなければならない。各薬剤の投与量は、プロトコールによってさまざまであるが、おおむね入院治療が必要になる可能性が5％以下、治療による死亡率が1％になるように考慮されている。

また、計算で求められた薬用量は、過不足なく正確に投与されなければならない。科学的な根拠のない安易な薬剤の減量は、抗腫瘍効果の大きな低下をまねくことが知られている。

各腫瘍に対する種々のプロトコールが、報告されている。実際に治療にあたる場合は、各プロトコールを十分吟味の上、その中で使用されている個々の化学療法剤については、その薬用量、投与間隔、投与方法、毒性、さらに使用上の注意点について十分

第8章 化学療法

理解して使用しなければならない。

　また、リンパ腫など多くの腫瘍では、寛解と完治は同義語ではない。化学療法を開始して寛解状態が得られたとしても、臨床的に腫瘍の存在が確認されないだけであり、腫瘍が潜在的に残存している可能性は十分に考えられる。したがって、寛解状態でも安易に化学療法を中断すべきではなく、継続して治療していく必要がある。一方で、どの時点をもって完治したという明確な規定は存在しない。固形がんでは、1年あるいは2年と腫瘍の種類や施設によってさまざまである。また、リンパ腫などの造血器系腫瘍は、現在の動物に使用されている化学療法のプロトコールでは、完治は困難であると考えられている。ある一定期間だけ集中的に化学療法を実施し、寛解状態が続いている場合は、再燃が確認されるまで休薬するプロトコールがある。これは、休薬しても維持治療をしても生存期間に影響がないとの考えから広がった方法である。この継続的な維持治療を実施せず、一時休薬する方法も、将来的には見直されることがあるかもしれない。

　また、前述した最大許容量で、最も短期間で繰り返し投薬するためには、徹底して化学療法による副作用を回避、あるいは軽減しなければならない。特に嘔吐などの消化器症状は、治療よりも可能なかぎり予防に努める必要がある。このような副作用は、患者自体の体力を減弱させ、抗腫瘍効果を低下させるばかりでなく、治療によるQOLの低下は、飼い主の治療意欲まで減退させることがあるからである。また、化学療法剤の投与による骨髄抑制は、プロトコールに定められた頻度で血液検査などでモニタし、早期に対処する必要がある。この副作用が発現すると治療を延期あるいは中断せざるを得なくなり、結果として生存期間の短縮に直結することがある。

　また、化学療法を開始する以前にすでに全身状態が芳しくない症例もしばしば存在する。そのような症例には、十分な支持療法を先行して、あるいは並行して行わないと重度の副作用が発現することがある。多くの場合、化学療法はQOLの維持・向上を目的として実施するため、治療によって患者の状態を悪化させることは避けるべきである。

　理想的に投与するためには、各化学療法剤の特性を熟知するだけでなく、患者の状態を十分把握しておくことが重要である。

(2) 多剤併用投与

　Goldie-Coldmanの仮説で示唆されているように、腫瘍細胞は、同時に10^{-4}〜10^{-7}の割合で突然変異を起こすと考えられている。つまり、腫瘍が発見された時点（10^9個以上）では、治療開始前から特定の薬剤に耐性のある腫瘍細胞が少なくとも1つは含まれていることになる。また、腫瘍が指数関数的に増大すれば、薬剤耐性腫瘍細胞もそれに比例して増数する。そして、実際の化学療法では、理論どおりに腫瘍塊の腫瘍細胞を一度にすべて殺滅できるわけではない。生存した一部の腫瘍細胞は、その投与された薬剤に対して、さらに耐性を獲得すると考えられている。そのため、化学療法による抗腫瘍効果を維持するには、その腫瘍に対して有効な薬剤が他に存在する場合、それらの薬剤を交互に使用した方が薬剤耐性が発現しにくく、長期間の抗腫瘍効果が得られる可能性がある。

　化学療法剤を、多剤併用で使用する場合の原則は、その腫瘍に対して単独で効果が認められる薬剤を作用機序のそれぞれ異なる薬剤、毒性のそれぞれ異なる薬剤を組み合わせること、そして、正常細胞が最低限の修復ができる間隔を空けた投与方法がポイントである。

(3) レスキュー療法

　リンパ腫などで化学療法を継続して使用していると、薬剤の効果が減少、あるいは消失してくることが認められる。これは、残存している腫瘍細胞が、

種々のメカニズムの薬剤耐性を獲得していることが推測される。この薬剤耐性が発現すれば、従来投与していた化学療法剤には反応せず、腫瘍は急速に再増大を開始する。もしそのような状態になれば、速やかに他の薬剤に変更する必要がある。このときに用いられるプロトコールが、レスキュー療法と呼ばれる。

犬のリンパ腫のレスキュー療法には、さまざまなプロトコールが報告されているが、最初の導入プロトコール群と比較すると、やはりそれらの治療成績よりも優れているというようなことはない。その他の腫瘍に対するレスキュープロトコールは、ほとんど報告がない。

薬剤耐性には、種々の機序が考えられているが、比較的よく理解されているものの1つに、P糖タンパクによる細胞膜からの薬剤の排泄亢進があげられる。この耐性機序が発現すると、それまで投与されたことのある薬剤以外の薬剤に対しても耐性を示す。したがって、一度、薬剤耐性が発現すると多くの薬剤が無効となる。

実際に、耐性が発現し薬剤の変更に迫られた場合は、比較的耐性が得られにくいアルキル化剤を中心としたレスキュープロトコールに変更されることが多い。

薬剤耐性が発現すれば、従来投与していた化学療法剤にはほとんど反応せず、腫瘍は急速に再増大を開始する。もしそのような状態になれば、できるかぎり速やかに他の薬剤に変更する必要がある。

第8章 化学療法

各 論

1. 各種抗がん剤の特性（作用・効果・投与制限因子・代謝経路・その他）

1）アルキル化剤（表7）

(1) シクロホスファミド（CPM、CPA）

〈薬品名〉エンドキサン

〈作用〉DNA鎖にアルキル基を挿入してDNAの構造を変化させ、結果として転写、複製そしてタンパク合成を阻害し、がん細胞増殖を抑制する。細胞周期非特異性である。

〈効果〉抗腫瘍効果（リンパ腫、癌腫、肉腫）、免疫抑制効果。

〈代謝経路〉シクロホスファミドはプロドラックである。肝臓で代謝され、4-ヒドロキシシクロホスファミドとアルドホスファミドとなる。これら両薬剤ともに活性型薬剤である。シクロホスファミドの代謝産物はカルボキシホスファミド、アクロレイン、そしてホスフォラミドマスタードである。半減期はほぼ4〜12時間。しかし、投与後72時間以上検出される。

〈投与制限因子〉骨髄抑制（投与後7〜14日で認められ、回復まで4週間程度かかる）、消化器症状、脱毛、無菌性出血性膀胱炎。

〈用量〉注射薬と経口用錠剤がある。錠剤は薬効や安全性に問題があるため分割してはならない。必要であれば管理下で調剤が必要である。また、成書・プロトコールにより投与量が異なるため、その都度確認をすべきである。

犬：50mg/m^2、4日/週、3週間ごと、経口投与。
　　250mg/m^2/週、経口投与ないし静脈内投与。
猫：250mg/m^2、3週間ごと、経口投与ないし静脈内投与。
　　ドキソルビシン投与後3、4、5、6日目に50mg/m^2、1日1回経口投与ないし静脈内投与。

表7 アルキル化剤の種類と用法・用量

薬剤名	投与量	投与回数	投与方法
シクロホスファミド	成書・プロトコールにより投与量が異なるため、その都度確認をすべきである		
イホスファミド	犬：350〜375mg/m^2	3週間ごと	IV
クロラムブシル	各疾患により投与量・投与回数が異なる		PO
ロムスチン	犬：60〜90mg/m^2 60〜80mg/m^2 猫：10mg/頭 60mg/m^2　　など	3週間ごと 4〜6週ごと 3週間ごと 6週間ごと	PO
カルムスチン	犬：50mg/m^2	6週間ごと	IV：10〜20分かけて投与
メルファラン	さまざまな投与量と投与回数が記載されている		PO
ストレプトゾシン	犬：500mg/m^2	3週間ごと	IV：投与前に0.9%生理食塩水を18.3mL/kg/時間で3時間かけて点滴し、利尿を促す。次いで薬剤を生理食塩水で希釈した後18.3mL/kg/時間2時間以上かけて投与する。投与後も2時間以上かけて利尿を行う。
ブスルファン	犬：3〜4mg/m^2	1回/1日	PO
ダカルバジン	犬：800〜1000mg/m^2 200〜250mg/m^2	3週間ごと 1回/1日　5日間 3週間ごと	IV：8時間以上かけて投与 IV
メクロレタミン	犬：3mg/m^2	必要に応じて	IV：ボーラス投与

〈その他〉催奇形性。

　無菌性出血性膀胱炎：1回大量投与後ないし長期にわたる投与により惹起される。2-メルカプトエタンスルホン酸ナトリウム（メスナ）の同時投与で予防する。他の予防法として朝投与し、1日に数度屋外で排尿を促す（投与後2日間）。利尿を促すため新鮮な水の給仕と必要に応じて利尿剤やコルチコステロイドの投与を行う。一度認められた症例では代替薬としてクロラムブシルに変更する。鑑別診断として細菌性膀胱炎を考慮する。

（2）イホスファミド（IFM、IFX）

〈薬品名〉イホマイド1g注
〈作用〉作用機序は他のアルキル化剤と同様であり、代謝産物がDNAの複製とRNAの転写を阻害する。細胞周期非特異性である。
〈効果〉抗腫瘍効果：リンパ腫、皮膚血管肉腫、平滑筋肉腫。
〈代謝経路〉イホスファミドはシクロホスファミドの異性体であり、肝臓で代謝されて活性型となる。尿路系に排出される。
〈投与制限因子〉骨髄抑制、無菌性出血性膀胱炎。
〈用量〉犬：350～375mg/m^2、3週間ごと、静脈内投与。
　　　　猫：記載なし。
〈その他〉シクロホスファミドよりも骨髄抑制は低いものの、尿路毒性は強い。メスナの同時投与が強く勧められ、同時に投与することでその毒性は抑制される。

　メスナ投与方法：イホスファミド投与量の20％を0、2、5時間後に静脈内投与する。

（3）クロラムブシル

〈薬品名〉リューケラン2mg錠（国内未発売）
〈作用〉この薬剤は、DNA鎖に架橋結合をすることによって細胞毒性を発揮する。細胞周期非特異性である。
〈効果〉抗腫瘍効果：リンパ腫、慢性リンパ球性白血病、肥満細胞腫、多発性骨髄腫、真性赤血球増多症、原発性マクログロブリン血症、卵巣腺癌。

　免疫抑制効果。
〈代謝経路〉経口投与後速やかに吸収される。投与後1時間で最高血中濃度になり、血漿タンパクと結合する。肝臓で代謝された後、活性型のフェニル酢酸マスタードとなって、最終的にさらに代謝されて尿中に排出される。
〈投与制限因子〉骨髄抑制、悪心、嘔吐、脱毛。高用量で起こりやすく、投与開始後7～14日で徐々に最下点を迎えるようである。
〈用量〉プロトコールによって投与量が異なる。COPプロトコールでシクロホスファミドの代替として用いる場合は0.8mg/kg経口投与で、ウイスコンシン-マディソンプロトコールで用いる場合は1.4mg/kg経口投与で行う。その他、以下の投与方法が知られている。

　犬：リンパ細網系腫瘍、原発性マクログロブリン血症、真性赤血球増多症：2～6mg/m^2、1日1回ないし2日に1回経口投与。
　　　原発性マクログロブリン血症：2～4mg/m^2、24～48時間に1回経口投与。
　　　慢性リンパ球性白血病：20mg/m^2、1～2週間に1回経口投与、ないし6mg/m^2、1日1回経口投与。
　猫：慢性リンパ球性白血病：2mg/m^2、2日に1回経口投与、ないし20mg/m^2、2週に1回経口投与。

〈その他〉この薬剤は胎盤を通過する。母乳に分泌されるかは明らかではない。神経学的副作用が知られている。

（4）ロムスチン（CCNU）

〈薬品名〉CeeNU 10mg、40mg、100mg カプセ

ル（国内未発売）

〈作用〉はっきりとした作用機序はわかっていないが、他のアルキル化剤と同様に働くと考えられる。異なる点としては、カルバモイル化と細胞タンパクの変化を起こすことである。主要な作用は、DNAとRNAの合成抑制である。細胞周期非特異性である。

〈効果〉抗腫瘍効果：中枢神経腫瘍、リンパ腫レスキュー、肥満細胞腫。

〈代謝経路〉消化管から速やかに吸収され、肝臓で代謝されることで活性型と非活性型になる。最終的に尿中へと排泄されるが、活性型は長い時間をかけて排泄されるため長期にわたってその生物学的活性を発揮する。CSF内でロムスチンは検出されないが、その活性型が大変多く検出される。

〈投与制限因子〉骨髄抑制（蓄積性の好中球減少症と血小板減少症が認められ、投与後1〜5週間のうちに発生し、投与後7〜10日でみられることが多い）、肝毒性（蓄積性、用量依存性、慢性そして非可逆性の肝毒性を呈するとの報告がある。ALTのモニタを行う）、消化器症状、脱毛。

〈用量〉経口用カプセルがある。催奇形性が知られているため、基本的にはカプセルを開けることは勧められない。必要であれば、管理下で調剤が必要である。犬、猫ともにさまざまな投与量が記載されている。

　犬：60〜90mg/m^2、3週間ごと、経口投与。
　　　60〜80mg/m^2、1回/4〜6週、経口投与、など。
　猫：10mg/頭、3週間ごと、経口投与。
　　　60mg/m^2、6週間ごと、経口投与。

〈その他〉ロムスチン投与後は必ずCBCを行い血球減少症のないことを確認する。もし血小板数が200,000/μL以下であれば血小板減少症から回復するまで投薬を中止する。また、ロムスチン投薬開始前に必ず肝機能検査を実施し、異常がない場合でも3〜4ヵ月ごとに肝機能検査を繰り返す。また、臨床症状の悪化などがみられる場合は適宜検査を行うべきである。

(5) カルムスチン（BCNU）

〈薬品名〉カルムスチン100mg粉末

〈作用〉はっきりとした作用機序はわかっていないが、他のアルキル化剤と同様に働くと考えられる。DNAでニトロソウレアをアルキル化薬として架橋結合をさせてDNAの複製と転写を阻害する。細胞周期非特異性である。

〈効果〉抗腫瘍効果：脳腫瘍。

〈代謝経路〉中枢神経系に高濃度に分布する。尿中に排泄され、一部肺からも排泄される。

〈投与制限因子〉骨髄抑制。間質性肺炎。猫では、はっきりとしたことがわかっていない。

〈用量〉犬：50mg/m^2、6週間ごと、10〜20分かけて静脈内投与する。

(6) メルファラン（L-PAM）

〈薬品名〉アルケラン錠2mg

〈作用〉RNAの転写とDNAの複製を阻害することで核酸機能を阻害する。つまり、分裂細胞と休止期細胞を阻害する。この薬剤は肝臓での活性化を必要としない。細胞周期非特異性である。

〈効果〉抗腫瘍効果：多発性骨髄腫、原発性マクログロブリン血症、卵巣癌、リンパ細網系腫瘍、骨肉腫、乳腺腫瘍、肺腫瘍、慢性骨髄性白血病。

〈代謝経路〉吸収は不安定であり、完全とは言えない。メルファランは主に血漿中で加水分解され、尿中と糞便中に排泄される。また体液中に広く分布するが、胎盤、血液脳関門、母乳に分布するかは明らかではない。

〈投与制限因子〉骨髄抑制、消化器症状、肺浸潤、肺線維症。

〈用量〉犬、猫ともにさまざまな投与量が記載されている。

犬：2～4mg/m²、1回/2日、経口投与。
　　1.5mg/m²、1回/1日、7～10日間経口投与。
　　0.1mg/kg、10日間、その後0.05mg/kg、1回/2日経口投与。
　　0.05～0.1mg/kg、1回/1日経口投与。寛解後は1回/2日。
猫：慢性リンパ球性白血病：2mg/m²、1回/2日。プレドニゾンとともに用いる場合はプレドニゾン20mg/m²、1回/2日経口投与。
　　0.1mg/kg、10日間、その後0.05mg/kg、1回/2日経口投与。

(7) ストレプトゾシン（STZ）

〈薬品名〉Zanosar 1g
〈作用〉はっきりとした効果はわかっていないが、他のアルキル化剤と同様と考えられている。DNAへの前駆物質取り込み抑制によってDNA合成を抑制すると考えられる。また犬で、種特異的に膵臓β細胞のニコチンアミドアデニンジヌクレオチド（NAD）濃度を減少させることで糖尿病誘発性効果を示す。細胞周期非特異性である。
〈効果〉抗腫瘍効果：インスリノーマ。
〈代謝経路〉ストレプトゾシンは静脈内投与される。投与後の体内での分布は明らかではないが、ほとんどの組織に分布するものと思われる（膵臓内の濃度は血漿中よりも濃い）。また、代謝は肝臓でされているものと思われる。非代謝性と代謝性薬剤は尿中に排泄される。
〈投与制限因子〉腎毒性、肝毒性、骨髄抑制（まれ）。
〈用量〉犬：500mg/m²、1回/3週、静脈内投与。投与前に0.9％生理食塩水を18.3mL/kg/時間で3時間かけて点滴し、利尿を促す。次いで薬剤を生理食塩水で希釈した後、18.3mL/kg/時間で2時間以上かけて投与する。投与後も2時間以上かけて利尿を行う。

〈その他〉この薬剤は腎尿細管毒性が強いため、インスリノーマの治療経過中に腎毒性を起こす可能性が高い。そのため、投与前後には十分な利尿をかける必要がある。投与制限因子の他に消化器症状、特に催吐作用が認められることも多く、この場合ブトルファノール0.4mg/kg筋肉内投与が行われる。

(8) ブスルファン（BSF）

〈薬品名〉マブリン酸1％
〈作用〉ブスルファンは二官能性アルキル化剤である。はっきりとした効果は決定されていないが、DNA鎖に架橋結合することで、その抗がん効果を発揮する。この薬剤は最初に顆粒球系の細胞に対して作用する。細胞周期非特異性である。
〈効果〉慢性骨髄性白血病。
〈代謝経路〉ブスルファンは経口投与後速やかに吸収される。投与後の体内での分布は明らかにされておらず、CSF、脳内あるいは母乳中に分布するのかわからない。この薬剤は急速に肝臓で代謝され、少なくとも12種類以上の代謝産物となりゆっくりと尿中に排泄される。
〈投与制限因子〉骨髄抑制（白血球減少症は治療開始後10～15日で発現し、最下点は投与後平均11～30日で起こる）。重篤な骨髄抑制から回復するには数ヵ月から数年を要する）。
〈用量〉慢性骨髄性白血病にのみ有効。
　犬：3～4mg/m²、1回/1日経口投与。投与後総白血球数がほぼ15,000となった時点で中止する。その後、必要に応じてこの投与量を繰り返す。良好な反応がみられるまで2週間以上を要することもある。急激に総白血球数の減少がみられる場合には投薬を中止する。
〈その他〉尿酸値の上昇が認められ、高尿酸血症の制御にはアロプリノールの投与が勧められる。

第8章 化学療法

(9) ダカルバジン（DTIC）

〈薬品名〉ダカルバジン100mg

〈作用〉はっきりとしたことはわかっていないが、ダカルバジンの代謝産物であるジアゾメタンの関与を受け架橋結合を行っていると考えられる。また、低用量ではG_1期に、高用量ではG_2期に細胞周期特異性がある。

〈効果〉再燃リンパ腫、軟部組織肉腫、メラノーマ。

〈代謝経路〉ダカルバジンは消化管からの吸収が悪いため、静脈内投与が行われる。この薬剤の分布特性はよく知られていないが、ほんのわずかに血漿タンパクと結合して肝臓に集約される。限られた量が血液脳関門を通過する。胎盤の通過もしくは母乳への分布は知られていない。肝臓で代謝され、胆汁と尿細管から尿へと排泄される。

〈投与制限因子〉消化器症状（嘔吐、食欲不振、下痢など）、骨髄抑制（無症候性で治療開始後数週では血球と血小板の最下点を迎える。時折重篤な造血器毒性を呈し、致死的状態となる）、脱毛、重篤な肝毒性、腎障害、光線過敏症性反応。

〈用量〉
　犬：800～1,000mg/m²、8時間以上かけて静脈内投与する。
　　200～250mg/m²、1回/1日、5日間静脈内投与。3週間ごとに繰り返す。
　　軟部組織肉腫ではダカルバジンとアドリアマイシンの併用療法も知られている。
　猫：用量と適応は明らかにされていない。

〈その他〉ダカルバジンは広範な痛みと組織傷害を引き起こすため、血管外漏出には特に気をつける。投与前にはCBC、肝機能検査ならびに腎機能検査を行い、7～10日目に再度繰り返し毒性の発現がないかを確認すべきである。

(10) メクロレタミン（HN²）

〈薬品名〉メクロレタミン10mg

〈作用〉DNAの複製、RNAの転写そしてタンパク合成を阻害する。体腔内に投与された場合、メクロレタミンは漿膜に付着し、硬化症と炎症性反応を起こす。細胞周期非特異性である。

〈効果〉抗腫瘍効果：リンパ細網系腫瘍、胸腔内・体腔内腫瘍。

〈代謝経路〉投与後血漿中で速やかに加水分解により代謝され（数分以内）、尿細管を通して尿路系に排出される。

〈投与制限因子〉骨髄抑制、消化器症状、聴覚障害（高用量投与ないし局所灌流療法を行うとその可能性が高まる）、脱毛、高尿酸血症、肝毒性、末梢神経障害、消化管潰瘍。

〈用量〉　犬：3mg/m²、静脈内ボーラス投与。
　　　　　猫：記載なし。

〈その他〉血小板を含め、CBCが安定するまで少なくとも1～2週間ごとに確認する。安定後は3ヵ月ごとに行う。肝機能検査は治療開始前と治療開始後3～4ヵ月ごとに行う。また、投与部の血管外漏出について観察を行う。

2）抗がん性抗生物質（表8）

(1) ドキソルビシン（ADM、DXR）

〈薬品名〉アドリアマイシン（adriamycin）

〈作用〉DNAの合成、DNA依存性RNA合成、タンパク合成などの阻害、フリーラジカル産生、トポイソメラーゼの阻害など多彩である。しかし、詳細なメカニズムはわかっていない部分も多い。細胞周期非特異性であるが、S期に特異性が強い。

〈効果〉抗腫瘍効果：リンパ腫、血管肉腫、骨肉種など広く多くの腫瘍に対して用いられ、単独ないしさまざまな多剤併用プロトコルにおいて用いられる。

〈代謝経路〉この薬剤は消化管から吸収することができないため、静脈内投与する。また、組織侵襲性が大変強い薬剤のため皮下投与や筋肉内投与は絶対

表8　抗がん性抗生物質の種類と用法・用量

薬剤名	投与量	投与回数	投与方法
ドキソルビシン	犬：30mg/m² 10kg未満：1mg/kg 猫：20～25mg/m² もしくは1mg/kg	3週間ごと	IV
リポソーム封入塩酸ドキソルビシン	犬・猫：1mg/m²	3週間ごと	IV
ミトキサントロン	犬：5～5.5mg/m² 猫：6mg/m²	3週間ごと 3週間ごと	IV IV
イダルビシン	猫：2mg/kg	3日間連用、3週間ごと	PO：現在日本では経口投与薬は発売されていない
アクチノマイシンD	犬・猫：0.5～0.9mg/m²	3週間ごと	IV：希釈し20分以上かけてゆっくり投与
エピルビシ	犬：30mg/m²	3週間ごと	IV
ブレオマイシン	犬・猫：0.3～0.5mg/kg	3～4日連日 その後7日ごと	SC、IMないしIV（10分以上かけてゆっくり投与）：総量125～200 mg/m²まで

に行わない。投与後は急速に広く体内に分布するが、脳脊髄内には分布しない。組織や血漿タンパクに結合し、おそらく胎盤を通過し、母乳内にも分布すると思われる。ドキソルビシンはアルドケト還元酵素を介し、肝臓や他の組織で最初に活性型のドキソルビシノールへと代謝される。他の非活性型代謝産物も生成される。ドキソルビシンとその代謝産物は最初に胆汁と糞便中へと排泄される。5％の代謝産物は投薬後5日以内に尿中へと排泄される。

〈投与制限因子〉骨髄抑制、心筋毒性、腎機能障害、消化器症状、脱毛、急性過敏症性反応（蕁麻疹、顔面腫脹、嘔吐、不整脈、低血圧）。

〈用量〉犬：30mg/m²、3週間ごと、静脈内投与。
　　　　10kg未満：1mg/kg、3週間ごと、静脈内投与。
　　　　猫：20～25mg/m²ないし1mg/kg、3週間ごと、静脈内投与。
　　　　静脈内投与は、少なくとも10分以上かけてゆっくりと投与することが勧められる。

〈その他〉ドキソルビシンを投薬するためには、投薬により起こりうるさまざまな事象に対処できるように準備をしておく必要がある。特に、犬で多くみられる急性過敏症性反応の発現を防ぐため、ジフェンヒドラミンなどの抗ヒスタミン薬投与やデキサメタゾン投与（0.55mg/kg、静脈内投与）が勧められている。もしこのような反応がみられた場合には他の薬剤に変更する。

認められる変化として、元気消失、血便、投与後2～5日目に起こる軽度の食欲不振と、頻度は少ないものの嘔吐などがある。

ドキソルビシンの心筋毒性は2つのカテゴリーに分けられており、1つは急性タイプであり、投与中ないし投与後数時間後に起こる重篤な心電図の変化（T波の平坦化、ST下降、低電位、不整脈）やまれながら、高血圧クリーゼが認められる。

もう1つのカテゴリーは蓄積性のタイプであり、大変重篤である。通常の治療に反応しない重篤なうっ血性心不全を伴った心筋症が知られている。この心筋毒性のリスクは総投与量が180～240mg/m²を超えたときに起こると考えられている。これらの心筋毒性を完全にモニタする方法はないが、心収縮率（FS）を継続的にモニタすることが勧められている。特に心筋症の好発犬種（ドーベルマン・ピンシャー、グレート・デーン、ロットワイラー、ボクサーなど）では勧められる。

猫における心筋毒性発生率や投与量の上限は知られていないが、犬同様に180～240mg/m²を総量

第8章 化学療法

上限とすることが多い。

　ドキソルビシンの血管外漏出は組織の潰瘍化や壊死などの大変重篤な状態を引き起こす。血管外漏出を防ぐためには確実に血管確保を行うこと、投与中は投与部位を細かく観察することが重要である。もし漏出が確認されたときには、できるだけ早くその部位に8.4％重炭酸ナトリウム注射液5mL、0.9％生理食塩水15～30mL、デキサメタゾン4mgを満たすことが勧められている。その他ステロイド剤とDMSO混合液を局所に投与し、プラスチックラップなどで3～5日覆う。また、心筋毒性と血管外漏出が起こった場合、デクスラゾキサン（dexrazoxane）の有用性が言われている。

　猫では腎毒性がある。そのため治療開始前後でのモニタが重要である。その発現機序はわかっていない。

＊デクスラゾキサン：ドキソルビシンの心筋毒性を防止する。ドキソルビシンの産生する鉄由来のフリーラジカルを防止することで有効性を示す。そのため、心疾患を有する症例、最大蓄積用量に達した症例に有用である。また、血管外漏出を起こした症例に対しても有効性が言われている。ドキソルビシン誘発性心筋症：300mg/m^2、ドキソルビシン投薬30分前に静脈内ボーラス投与。血管外漏出：1,000mg/m^2、6時間で静脈内投与。2日目も同様に投与。3日目は500mg/m^2、静脈内投与（Plumb's veterinary drug handbookに2通り掲載されている用量・方法の1つめの記載より）。

(2) リポソーム封入塩酸ドキソルビシン（liposome）

〈薬品名〉ドキシル
〈作用〉リポソーム封入塩酸ドキソルビシンの主要活性物質は塩酸ドキソルビシンである。塩酸ドキソルビシンはDNAと結合して核酸合成を阻害する。この薬剤は、塩酸ドキソルビシンをステルスリポソームという特殊なカプセルに封入することで血中循環時間を長くしている。その結果、腫瘍血管に効果的に浸潤し薬効を発揮する。細胞周期非特異性である。

〈効果〉抗腫瘍効果：皮膚T細胞リンパ腫、多中心型リンパ腫、血管肉腫、悪性組織球症、猫の注射部位肉腫。

〈代謝経路〉ドキソルビシンと同様の過程をたどるが、血中のドキソルビシン代謝物であるドキソルビノールはほとんど検出されない。

〈投与制限因子〉骨髄抑制（好中球の最下点は投与開始10日目に認められる）、消化器症状。

〈用量〉犬・猫：1mg/m^2、3週間ごと、静脈内投与。

〈その他〉この薬剤はドキソルビシンと比較して心筋毒性や骨髄抑制が低い。高用量のリポソーム注入塩酸ドキソルビシンを投与した場合でも心症のリスクはかなり低い。また、同じように血管外漏出を認めた際には著しい皮膚毒性を示すため、投与には十分に気をつける。

　人と同様、犬で手足症候群（hand-foot syndrome）が知られているが、通常は自然治癒する。ピリドキシン（50mg、3回/日、経口投与）の投与がこの副作用発生率を4倍以上低減する。猫は下顎と手足の脱毛をみる。

(3) ミトキサントロン（MIT、MXT）

〈薬品名〉ノバントロン注10、20mg
〈作用〉DNA鎖に架橋結合することで、DNA合成とRNA合成の両方を阻害する。また、トポイソメラーゼⅡによるDNA切断作用を阻害する。細胞周期非特異性であるが、S期で特にその効果を発揮する。

〈効果〉抗腫瘍効果：リンパ腫、乳腺癌、扁平上皮癌、腎腺癌、子宮肉腫、甲状腺癌、移行上皮癌、血管周皮腫。

猫：口腔内扁平上皮癌の放射線増感剤。
〈代謝経路〉静脈点滴後急速に広範囲に分布する。肝臓、心臓、甲状腺、赤血球内で高濃度に分布する。この薬剤は肝臓で代謝されるがそのほとんどが代謝されず尿中に排泄される。
〈投与制限因子〉骨髄抑制（好中球の最下点は投与開始10日目に認められる）、消化器症状。
〈用量〉　犬：5〜5.5mg/m^2、3週間ごと、静脈内投与。
　　　　猫：6mg/m^2、3週間ごと、静脈内投与。

　この薬剤は生理食塩水ないし5％ブドウ糖液で50mL以上に希釈し投与する。この薬剤の腎臓でのクリアランスが10％程度であるため、腎機能低下のある猫でドキソルビシンより安全に投与できる可能性がある。
〈その他〉犬では心毒性の報告はまだない。また、人医薬能書には記載があるものの、血管外漏出後の周囲組織壊死は実際には認められていない。猫では、この薬剤を投与された症例で発作が報告されている。
　他の骨髄に影響を与える薬剤（抗悪性腫瘍薬やクロラムフェニコール、コルヒチンなど）と併用する際は骨髄抑制に十分注意する。また、免疫抑制剤（アザチオプリン、シクロホスファミド、コルチコステロイド）と併用する際は感染症のリスクが増す。

(4) イダルビシン（IDR）
〈薬品名〉イダマイシン注5mg
〈作用〉DNAと結合し、ポリメラーゼ活性を阻害する。また、トポイソメラーゼⅡ阻害によりDNA鎖を切断し、結果としてDNA合成とRNA合成の両方を阻害する。細胞周期非特異性である。
〈効果〉抗腫瘍効果：リンパ腫に効果があると思われる。
〈代謝経路〉この薬剤については、現在研究中の点が多い。主に経口投与によって消化管より吸収され、肝臓で代謝された後主に尿中に排泄されると思われる。

〈投与制限因子〉骨髄抑制、消化器症状、脱毛。
〈用量〉犬：はっきりとした投与量は明らかにされていない。
　　　　猫：2mg/kg、3日間連用、3週間ごと、経口投与。
〈その他〉この薬剤ははっきりとわからないことも多く、投与に際しては腫瘍専門医と相談して用いるべきである。
＊現在、日本でこの薬剤の経口投与薬は発売されておらず、注射薬のみである。

(5) アクチノマイシンD（ACT-D）
〈薬品名〉コスメゲン注
〈作用〉DNA一本鎖ないし二本鎖に結合し、DNA合成を阻害する。また、DNAのグアニン塩基と結合し、DNA依存性RNAポリメラーゼを阻害して、転写を抑制する。少ないながらもタンパク合成を阻害する。細胞周期非特異性である。
〈効果〉抗腫瘍効果：リンパ腫。
〈代謝経路〉この薬剤は投与後速やかに体内に分布し、骨髄と有核細胞内で認められる。しかし、そのほとんどが代謝されず尿中と胆汁中に排泄される。
〈投与制限因子〉骨髄抑制、消化器症状。
〈用量〉犬・猫：0.5〜0.9mg/m^2、3週間ごと、静脈内投与。

　この薬剤は希釈して20分以上かけてゆっくりと投与すべきである。
〈その他〉血管外漏出を起こした場合その周囲組織への侵襲性が強く、高度の炎症や皮膚壊死を起こす。ドキソルビシンの累計用量が超えたときに、その代替薬として用いられる。肝毒性の可能性がある。また、CBCは投与後7〜10日間隔で行い、血小板数などを確認する。

(6) エピルビシン（EPI）
〈薬品名〉ファルモルビシン注

第8章 化学療法

表9　各種抗がん剤：代謝拮抗剤

薬剤名	投与量	投与回数	投与方法
メトトレキサート	犬：0.5mg/kg または 2.5mg/m² 猫：0.8mg/kg	3週ごと 隔日 2～3週ごと	IV PO IV
シトシンアラビノシド	犬・猫：150mg/m² 600mg/m²	2回/1日、2日間 1回/週	SC IV ないし SC
5-フルオロウラシル	犬：5～10mg/kg	1回/週	IV
ゲムシタビン	犬：250～300mg/m²	1回/週	IV：3～4週連続投与、1週休薬。30分以上かけて投与。このサイクルを繰り返す。
	猫：200mg/m²	1回/週	IV：30分以上かけて投与
6-メルカプトプリン	犬：50mg/m²	1回/1日 効果が出た後は1回/2日ないし必要に応じて	PO

〈作用機序〉基本的にはドキソルビシンと同様の作用機序である。DNA二本鎖への挿入やトポイソメラーゼⅡ阻害を介したDNA鎖の切断によりタンパク合成を抑制する。

〈用量〉犬：30mg/m²、3週間ごと、静脈内投与。
　　　猫：特に記載なし。

〈その他〉ドキソルビシンに比較して心筋毒性が少ない。

（7）ブレオマイシン（BLM）

〈薬品名〉ブレオ／ブレオS

〈作用機序〉はっきりとした機序はわかっていないが、DNAへのチミジン取り込みの阻害、細胞内でのフリーラジカル生成によるDNA鎖切断などが主な作用である。G_2期に細胞周期特異性あり。

〈効果〉抗腫瘍効果：リンパ腫、扁平上皮癌、非機能性甲状腺腫瘍。

〈代謝経路〉非経口的に投与され、肺、腎臓、皮膚、リンパ組織、腹膜に分布する。腎機能が正常であれば、半減期は約2時間である。

〈投与制限因子〉急性：アナフィラキシーショック。
　　　　　　　遅延性：肺線維症。

〈用量〉犬・猫：0.3～0.5mg/kg/日、3～4日連日、皮下投与、筋肉内投与ないし静脈内投与（10分以上かけてゆっくり投与）。その後0.3～0.5mg/kg/日、7日ごと。

総量200mg/m²まで。

3）代謝拮抗剤（表9）

（1）メトトレキサート（MTX）

〈薬品名〉メソトレキセート

〈作用〉この薬剤はジヒドロ葉酸レダクターゼを競合的に抑制し、チミジンとプリンの合成を阻害する。結果としてDNAの合成、修復そして細胞の複製を妨げる。S期に細胞周期特異性あり。

〈効果〉抗腫瘍効果：リンパ腫。

〈代謝経路〉経口投与により速やかに吸収された後体内に広く分布し、細胞膜を能動的に通過して行く。腎臓、脾臓、胆嚢、肝臓そして皮膚に高濃度に分布する。経口ないし非経口的に投与されたとき、脳脊髄内では治療域に届かない。くも膜下腔内に投与された場合は治療域に達し、全身循環へと移行していく。血中では50％が血漿タンパクと結合し、胎盤も通過する。メトトレキサートは、そのほとんどが糸球体濾過と能動輸送を介して腎臓から排泄される。半減期は10時間未満でおおむね2～4時間である。

〈投与制限因子〉骨髄抑制、消化器症状、腎毒性、

肝毒性。

〈用量〉一例として、

犬：0.5mg/kg、静脈内投与、3週ごと、または、2.5mg/m^2、経口投与、隔日、猫：0.8mg/kg、静脈内投与、2～3週ごと、がある。

この薬剤は各種プロトコールの1薬剤として使用されることがほとんどであり、その投与法はその都度確認する。

〈その他〉メトトレキサートの析出物が尿細管壊死を誘発することが知られており、犬で最大耐用量が0.12mg/kg、24時間おき5日間との報告がある。治療開始初期には毎週CBCを行う。安定していれば4～6週ごとに検査を継続していく。WBC4,000/μL以下もしくは血小板数100,000/μL以下となったときは治療を中止する。腎機能・肝機能各検査を実施する。

(2) シトシンアラビノシド（ara-C）

〈薬品名〉キロサイド、サイトサール

〈作用〉シトシンアラビノシド（シタラビン）は細胞内でシタラビン三リン酸に変換され、デオキシシチジン三リン酸と競合し、DNAポリメラーゼを阻害して結果的にDNA合成を阻害する。S期に細胞周期特異性があり、また一定条件下でG$_1$期からS期に細胞周期が移行することをブロックする。

〈効果〉抗腫瘍効果：リンパ細網系腫瘍、白血病、中枢神経性リンパ腫。

〈代謝経路〉経口投与では体内にほとんど分布しないため非経口的に投与される。筋肉内投与ないし皮下投与の後、血漿中薬剤濃度は20～60分で最高値を示すが、同量を静脈内投与したときに比べ低いレベルにしかならない。静脈内持続点滴を行った場合は静脈内ボーラス投与した場合に比べ中枢神経系レベルが高くなり、血漿中濃度のほぼ20～60％程度まで上昇する。循環中シタラビンはシチジンデアミナーゼにより最初肝臓で代謝されるが、腎臓、腸粘膜そして顆粒球でも代謝されて、不活型ウラシルアラビノシド（ara-U）となる。最終的にara-Uと代謝されなかったシタラビンはほとんどが24時間以内に尿中に排泄される。

〈投与制限因子〉骨髄抑制（好中球の最下点は投与開始5～7日目に認められ、7～14日で回復する）、消化器症状。

〈用量〉犬・猫：150mg/m^2、1日2回、2日間、皮下投与。

600 mg/m^2、1回/週、静脈内投与ないし皮下投与。

犬で静脈内持続点滴投与する場合は100mg/m^2、48～96時間かけて投与する。他の方法として、100mg/m^{2}を3～4分割し、48～96時間の間に皮下投与する。

(3) 5-フルオロウラシル（5-FU）

〈薬品名〉5-FU

〈作用〉この薬剤は細胞内でフルオロウリジン一リン酸（FUMP）とフルオロウリジン三リン酸（FUTP）に変換され、前者はデオキシチミジン三リン酸を抑制することでDNA合成を障害する。後者はRNAに組み込まれ細胞機能を抑制する。S期に細胞周期特異性がある。

〈効果〉抗腫瘍効果：乳腺癌（プロトコールの1薬剤として）、皮膚扁平上皮癌、消化管腫瘍、鼻腺癌。

〈代謝経路〉静脈内投与によって全身的に投与され、血中からすぐに消失する。第一に腫瘍細胞、腸粘膜、肝臓そして骨髄に分布する。大部分は肝臓で代謝され、一部は代謝されずに尿中に排泄される。

〈投与制限因子〉骨髄抑制、消化器症状、神経症状。

〈用量〉犬：5～10mg/kg、1回/週、静脈内投与。

〈その他〉この薬剤は猫に対して致死的な神経毒性を呈するため、決して用いてはならない。

第8章 化学療法

表10　各種抗がん剤：植物アルカロイド

薬剤名	投与量	投与回数	投与方法
ビンクリスチン	犬・猫：0.5～0.75mg/m²	1回/1～2週ごと	IV
	可移植性性器肉腫：0.025mg/kg	1回/1週	IV
ビンブラスチン	犬・猫：2mg/m²	1回/1～2週ごと	IV
パクリタキセル	犬：132mg/m²	3週間ごと	IV：0.9%生理食塩水で0.6～0.7mg/mLとなるように希釈し、投与時には0.22μm以下のメンブランフィルターを用いたインラインフィルターを通して投与する。投与前にコルチコステロイド、ジフェンヒドラミンそしてH₂ブロッカーを投与。
ビノレルビン	犬：15mg/m²	1回/1～2週ごと	IV

(4) ゲムシタビン（GEM）

〈薬品名〉ジェムザール

〈作用〉この薬剤は細胞内で代謝された後、ジフルオロシチジン二リン酸（dFdCDP）とジフルオロシチジン三リン酸（dFdCTP）に変換され、代謝活性を示す。前者はリボヌクレオチドリダクターゼを抑制する。後者はデオキシシチジン三リン酸（dTCP）と競合してDNA鎖に取り込まれる。S期に細胞周期特異性があり、G_1期からS期への細胞周期移行をブロックする。

〈効果〉抗腫瘍効果：現段階では適応がしっかりと確立されていない。その中でリンパ腫、口腔内メラノーマ、扁平上皮癌での奏効例が報告されている。人で膵臓癌、非小細胞肺癌などで奏効例が知られる。

〈代謝経路〉静脈内投与後すぐに肝臓と腎臓で代謝が始まり、尿中に排泄される。

〈投与制限因子〉骨髄抑制（好中球の最下点は3～7日で起こる）、消化器症状、脱毛。

〈用量〉犬：250～300mg/m²、1回/週、静脈内投与。3～4週連続投与、1週休薬30分以上かけて静脈内投与。このサイクルを繰り返す。

猫：200mg/m²、1回/週、30分以上かけて静脈内投与とあるが、確立された投与量・投与法ではない。

〈その他〉放射線増感作用あり。胸部X線とは併用しない。

(5) 6-メルカプトプリン（6-MP）

〈薬品名〉ロイケリン

〈作用〉この薬剤は細胞内でプリン拮抗薬として働き、結果としてDNAとRNA合成を阻害する。

〈効果〉抗腫瘍効果：リンパ腫、急性白血病。

〈代謝経路〉経口投与の後吸収は不安定である。しかし、全身へと分布していく。血液脳関門も通過するが、中枢神経系腫瘍を治療するのに十分なほどのレベルには達しない。

〈投与制限因子〉消化器症状。

〈用量〉犬：50mg/m²、1日1回、経口投与効果が出るまで。その後は2日に1回ないし必要に応じて。

4）植物アルカロイド（表10）

(1) ビンクリスチン（VCR）

〈薬品名〉オンコビン

〈作用〉紡錘糸を形成する微小管の構成単位であるチューブリンに結合してその機能を阻害する。M期に細胞周期特異性あり。また、グルタミン酸利用を抑制することでアミノ酸代謝を阻害し、プリン合成、クエン酸サイクルそして尿素形成を妨げる。

〈効果〉抗腫瘍効果：リンパ系ならびに造血器系腫瘍、肥満細胞腫、可移植性性器肉腫。

〈代謝経路〉経口投与では消化管からの吸収がはっきりしないため、静脈内投与される。投与後は急速に全身組織へと広がる。肝臓で代謝され、胆汁から便中へと排泄される。少量は腎臓より排泄される。
〈投与制限因子〉末梢神経毒性（猫：便秘、麻痺性イレウス）、血管外漏出による皮膚壊死。
〈用量〉犬・猫：0.5 〜 0.75mg/m^2、1回/1 〜 2週ごと、静脈内投与。

可移植性性器肉腫：0.025mg/kg、1回/1週、静脈内投与。治療に通常3 〜 6週間必要とされる。
〈その他〉血清ビリルビン値が1.5 〜 2.0mg/dL以上になったときは用量を50%減量する。血管外に漏出した場合はすぐに針を抜かず、その周囲に漏れた薬剤をできるだけ吸引し、同部位に生理食塩水とデキサメタゾンを投与する。局所を温湿布で温める。DMSOの投与も有効性が示唆されている。詳しい機序はわかっていないが、血小板増加作用がある。

（2）ビンブラスチン（VLB）

〈薬品名〉エクザール
〈作用〉ビンクリスチンと同様の作用機序をとる。
〈効果〉抗腫瘍効果：リンパ腫、肥満細胞腫、癌腫、脾臓腫瘍。
〈代謝経路〉ビンクリスチンと同様の代謝経路をとる。
〈投与制限因子〉骨髄抑制、消化器症状、血管外漏出による皮膚壊死。
〈用量〉犬・猫：2mg/m^2、1回/1 〜 2週ごと、静脈内投与。

犬肥満細胞腫：外科手術後、2mg/m^2、1回/1週を4週間、その後2mg/m^2、1回/2週ごとを8週間。プレドニゾロンは2mg/kg/日から開始し、0.5mg/kg/日まで漸減していく。
〈その他〉ビンブラスチンはビンクリスチンと比較して骨髄抑制が強い。骨髄抑制は最下点が4 〜 9日で起こり、回復するまで7 〜 14日を要する。ビンクリスチンのようには神経毒性がないため、神経症状ないし神経疾患のある患者に対してその代替として使用されることもある。血管外漏出した場合や血清ビリルビン値が1.5 〜 2.0mg/dL以上になったときはビンクリスチンと同様の処置をとる。

（3）パクリタキセル（PTX）

この薬剤は獣医学領域では新規薬剤であるため、まだよくわかっていない点も多い。
〈薬品名〉タキソール注
〈作用〉ビンクリスチンやビンブラスチンとは作用機序が異なる。この薬剤は微小管のチューブリンに結合して、チューブリンの重合から微小管タンパクの生成を促進、安定化させて脱重合を抑制することで異常な微小管束を形成して細胞周期のG$_2$期とM期の位置で抗腫瘍効果を発揮する。その他抗血管新生作用も有している。
〈効果〉抗腫瘍効果：乳腺癌、組織球症、骨肉腫。
〈代謝経路〉静脈内投与で全身に広く分布するが、中枢神経系には入っていかない。肝臓でチトクロームP450が関与して代謝され、胆汁中へと排泄される。一部は尿中へも排泄される。主な代謝産物である6α-ヒドロキシパクリタキセルには抗腫瘍活性はない。消化管からの吸収がはっきりしないため静脈内投与される。投与後は急速に全身組織へと広がる。肝臓で代謝され、胆汁から便中へと排泄される。少量は腎臓より排泄される。
〈投与制限因子〉骨髄抑制。
〈用量〉犬：132mg/m^2、3週間ごと、静脈内投与。

0.9%生理食塩水で0.6 〜 0.7mg/mLとなるように希釈し、投与時には0.22μm以下のメンブランフィルターを用いたインラインフィルターを通して投与する。投与前にコルチコステロイド、ジフェンヒドラミンそしてH$_2$ブロッカーを投与する。

猫：はっきりと確立した方法は知られていない。
〈その他〉アナフィラキシーショックに注意する。人で他の抗がん剤と併用した場合、パクリタキセル

第8章 化学療法

表11 ホルモン剤（プレドニゾロン）の用法・用量

薬剤名	投与量	投与回数	投与方法
プレドニゾロン	犬・猫：30〜40mg/m²	1回/1〜2日	PO、SC、IV
	1mg/kg	1回/日 4週間	

表12 プラチナ製剤の種類と用法・用量

薬剤名	投与量	投与回数	投与方法
シスプラチン	犬：50〜70mg/m²	1回/1〜2週ごと	IV：必ず投与前と投与後に十分生理食塩水で点滴
カルボプラチン	犬：250〜300mg/m²	3週間ごと	IV
	猫：210mg/m²	3週間ごと	IV ＊必ず5％グルコースで希釈

の毒性増加が報告されているため、投与時には十分注意する。骨髄抑制は最下点が3〜5日目にみられる。

(4) ビノレルビン（VNR）

〈薬品名〉ナベルビン注

〈作用〉半合成ビンカアルカロイドで、微小管と結合して重合阻害を起こす。M期に細胞周期特異性がある。

〈効果〉抗腫瘍効果：非小細胞肺癌。

〈代謝経路〉体内に広く分布し、内分泌組織、細網内皮系組織、肺ならびに腎臓で高濃度に分布する。脳や血中では低濃度に分布する。半減期は長い。肝臓で代謝され、胆汁から便中へと排泄される。そのため肝機能の低下している症例では注意して投与すべきである。

〈投与制限因子〉骨髄抑制（好中球減少症）、血管外漏出による皮膚壊死。猫では知られていない。

〈用量〉犬：15mg/m²、1回/1〜2週ごと、静脈内投与。

5）ホルモン剤（表11）

(1) プレドニゾロン（PRED）

〈商品名〉プレドニン

〈作用〉細胞質受容体に結合し、DNAを傷害して細胞分裂を妨げる。

〈効果〉リンパ腫、肥満細胞腫、その他多くの腫瘍。

〈用量〉犬・猫：30〜40 mg/m²/日、もしくは1回/2日、または1mg/kg/日を4週間。寛解状態を維持している場合は1mg/kg、1回/2日。

〈代謝経路〉投与後、肝臓でプレドニゾンからプレドニゾロンに代謝され活性型として機能する。肝機能障害のある場合でもプレドニゾロンの活性化には影響しないと考えられている。

6）プラチナ製剤（表12）

(1) シスプラチン（CDDP）

〈薬品名〉プリプラチン

〈作用〉この薬剤は体内で塩素基が外れて活性型となる。活性化プラチナがDNAと共有結合し、DNA鎖に架橋結合をする。その結果DNA合成障害を起こす。また、アポトーシス誘導が起こることが知られてきた。細胞周期非特異性であるが、G_1/S期に感受性が高い。

〈効果〉抗腫瘍効果：扁平上皮癌、移行上皮癌、卵巣癌、縦隔癌、骨肉腫、鼻腔腺癌、甲状腺癌、放射線治療の増感剤として。

〈代謝経路〉シスプラチンは投与後、肝臓、腸管、腎臓に集中する。この薬剤は体内に蓄積し、完全に投与期間が終了しても約6ヵ月間検出される。投与されたうちの80％は48時間以内に尿中に排泄される。

表13　各種抗がん剤：その他

薬剤名	投与量	投与回数	投与方法
L-アスパラギナーゼ	犬：10,000IU/m²		SC
	猫：400IU/kg		SC
ヒドロキシウレア	犬：50～80mg/kg	1回/3日ごと	PO
	慢性骨髄性白血病：50mg/kg	1～2週間	PO
		その後1回/2日ごと	
	猫：10mg/kg	1回/1日	PO

〈投与制限因子〉消化器症状（特に嘔吐）、腎毒性、骨髄抑制（6日目と15日目に最下点を迎える）、人で聴覚障害。

〈用量〉犬：50～70mg/m²、1回/1～2週ごと、静脈内投与。
　　　　必ず投与前と投与後に十分生理食塩水で点滴をする。
　　　猫：致死的な肺水腫を起こすため、決して使用しない。

〈その他〉投与前後で十分な利尿をかけることで、重篤な腎毒性とその発生率を軽減できる。

　この薬剤の催吐作用は嘔吐中枢に対して直接的なものである。予防のために制吐剤（ブトルファノールなど）を前投与する。

(2) カルボプラチン（CBDCA）

〈薬品名〉パラプラチン

〈作用〉この薬剤は体内でシクロブタンジカルボン酸エステルが外れて活性型となる。カルボプラチンはシスプラチンより活性化されるまで時間を要する。活性化プラチナがDNAと共有結合し、DNA鎖に架橋結合をする。その結果DNA合成障害を起こす。また、アポトーシス誘導が起こることが知られてきた。

〈効果〉抗腫瘍効果：骨肉腫、扁平上皮癌、卵巣癌、鼻腔内腺癌、甲状腺癌、放射線治療の増感剤として。

〈代謝経路〉投与後カルボプラチンは肝臓、腎臓、皮膚そして腫瘍組織に集中する。投与されたうちの50％は24時間以内に尿中に排泄され、70％が72時間後までに排泄される。

〈投与制限因子〉蓄積性骨髄抑制（14～21日目に最下点を迎える）。

〈用量〉犬：250～300mg/m²、3週間ごと、静脈内投与。
　　　猫：210mg/m²、3週間ごと、静脈内投与。
　　　＊必ず5％グルコースで希釈する。

〈その他〉腎毒性や骨髄毒性はシスプラチンに比較して非常に少ない。投与前CBCと肝機能検査、腎機能検査は行うべきである。

7) その他の薬剤（表13）

(1) L-アスパラギナーゼ（L-ASP）

〈薬品名〉ロイナーゼ

〈作用〉いくつかの腫瘍細胞はアスパラギンを合成できず、外因性のアスパラギンとタンパク合成に頼っている。L-アスパラギナーゼはアスパラギンをアンモニアとアスパラギン酸へと触媒する。L-アスパラギナーゼの腫瘍細胞に対する活性はG_1期に一番強い。正常細胞ではアスパラギン合成とタンパク合成が行えるためこの薬剤の影響を受けない。この薬剤は急速に耐性が起こるものの、他の抗腫瘍薬と交叉耐性はない。

〈効果〉抗腫瘍効果：リンパ系悪性腫瘍。

〈代謝経路〉この薬剤は消化管からは吸収されない。筋肉内投与時、血清アスパラギナーゼレベルは静脈内投与時のほぼ1/2程度である。高分子量のため、この薬剤は毛細血管内から容易に拡散せず、血管内腔に薬の80％が残存する。

〈投与制限因子〉アナフィラキシーショック、膵炎。

第8章 化学療法

〈用量〉犬：10,000IU/m²皮下投与、1週間ごと。
　　　　猫：400IU/kg皮下投与、1週間ごと。
〈その他〉アナフィラキシーショックを予防するため、L-アスパラギナーゼ投与30分前に抗ヒスタミン薬の投与（ジフェンヒドラミン、犬：2mg/kg、猫：1mg/kg）が勧められている。もし、アナフィラキシーショックが起こってしまった場合は、適宜治療を行う。

（2）ヒドロキシウレア（HU）
〈薬品名〉ハイドレア
〈作用〉この薬剤は、RNAとタンパク合成の障害なしにリボヌクレオチドからデオキシリボヌクレオチドへの転換を阻害してDNA傷害を起こしている。S期に細胞周期特異性があるが、G_1/S期の境目で細胞停止を起こさせている。
〈効果〉抗腫瘍効果：真性赤血球増多症、肥満細胞腫、慢性骨髄性白血病、髄膜腫。
〈代謝経路〉経口投与後よく吸収され、血液脳関門を通過する。投与された薬剤のほぼ50％は代謝されずに尿中に排泄され、残りの50％は肝臓で代謝された後尿中へ排泄される。
〈投与制限因子〉骨髄抑制、肺線維症。
〈用量〉犬：50～80mg/kg、1回/3日ごと、経口投与。
　　　　慢性骨髄性白血病：50mg/kg、1回/1日、経口投与、1～2週間。その後1回/2日ごと、経口投与。
　　　　猫：10mg/kg、1回/1日、経口投与。
〈その他〉CBCは安定するまで1～2週間に一度は確認すべきである。安定すれば、3ヵ月ごとに行う。猫は犬よりも骨髄抑制のリスクが強い。腎機能のチェックは治療開始前と開始後3～4ヵ月ごとに行う。いずれの検査も適宜必要に応じて行うべきである。

2. 各腫瘍に対する有効な抗がん剤療法

1）皮膚と皮下の腫瘍

（1）扁平上皮癌（犬・猫）
化学療法単独治療での有効性は示されていない。外科手術後の補助治療や放射線治療との併用で用いられる。犬と猫で検討されている薬剤には、ミトキサントロン、アクチノマイシンD、ドキソルビシンとシクロホスファミドの併用、ブレオマイシン、シスプラチン（猫では禁忌）がある。その他、レチノイド（犬・猫）、ピロキシカム（犬）が有効であったという報告がある。

（2）犬の悪性黒色腫
獣医学領域で悪性黒色腫に対する全身化学療法の有効性は示されていない。検討された薬剤はミトキサントロン、ドキソルビシン、ダカルバジン、カルボプラチンであるが、肉眼病変に対する奏効率は低く、奏効期間も短い。外科手術後の補助療法や放射線治療の増感剤として用いられるが、実際の有効性は不明である。

（3）犬の皮膚肥満細胞腫
近年、多くの研究で犬の肥満細胞腫における化学療法の有効性が報告されている。以下に犬肥満細胞腫の有効性が確認されている化学療法剤をあげる。
〈効果が確認されている主な化学療法剤〉
- CCNU（ロムスチン）
- ビンブラスチン
- イマチニブ（グリベック）
- マシチニブ（マシベット）
- トセラニブ（パラディア）
- ヒドロキシウレア
- プレドニゾロン

化学療法の適応基準に関しては、議論されている部分があるが、以下の状況下では化学療法の適応を検討するべきである。
① グレードⅢの肥満細胞腫
② ステージⅡ以上の肥満細胞腫（リンパ節転移を認める肥満細胞腫）
③ 外科、放射線治療ともに不適応の肥満細胞腫
④ グレードⅡ以上の多発性肥満細胞腫
⑤ 不完全切除の肥満細胞腫に対して再手術や放射線治療が行えない場合

2）犬の軟部組織肉腫（血管肉腫、滑膜肉腫などを除く）

犬の軟部組織肉腫に対する化学療法の役割は明確でない。しかし、以下の適応に含まれる状況下において化学療法を検討する場合がある。

〈化学療法の適応〉
① 高グレードの軟部組織肉腫
② 脈管浸潤あるいはリンパ節転移のある軟部組織肉腫
③ 術後の切除マージンが不完全で、かつ再手術、放射線治療が困難な場合
④ 腫瘍の大きさや発生部位により手術不適応と判断された例に対するネオアジュバント療法
＊肉眼病変に対する化学療法の効果は概して低いため、外科治療や放射線治療に置き換わるものではない。

〈肉眼病変に対する化学療法の報告〉
ドキソルビシン、ミトキサントロンおよびイホスファミドを使用した報告があるが、反応率は低い（15〜33％）。

〈メトロノーム療法〉
不完全切除であった軟部組織肉腫に対し、シクロホスファミド、ピロキシカムを用いたメトロノーム療法を実施した回顧的研究の報告では、術後のメトロノーム療法が再発を低減する可能性が示唆されている。

3）消化管の腫瘍

獣医学領域においては、腸の腫瘍の切除後のアジュバント療法の有効性を証明あるいは否定した無作為化研究は存在しない。回顧的研究において猫の結腸腺癌と犬の平滑筋肉腫ではドキソルビシンの有効性が示唆されている。その他カルボプラチン、シスプラチン、5-FUの腹腔内投与が報告されている。

4）肛門の腫瘍

（1）犬の肛門周囲腺癌

アクチノマイシンDによる全身化学療法の報告が少数あるが、有効性は証明されていない。

（2）犬の肛門嚢アポクリン腺癌

シスプラチン、カルボプラチン、アクチノマイシンDが少数の犬で抗腫瘍効果が報告されている。また、放射線治療とミトキサントロンの併用療法の有効性も示唆されている。

5）犬の骨肉腫

断脚後のアジュバント療法の有効性が証明されている。シスプラチン、カルボプラチン、ドキソルビシンの単剤治療とシスプラチンとドキソルビシン、カルボプラチンとドキソルビシンの併用療法が報告されているが、いずれのプロトコールにも効果に大きな差はないようである。また、患肢温存術とシスプラチンの局所化学療法（OPLA-Pt）の併用療法も断脚後にシスプラチンによるアジュバント療法を行った場合と同等の治療効果が示唆されている。患肢温存術の最大の問題点は感染症が高率に起こることである。

6）犬の甲状腺癌

犬の甲状腺癌に対する化学療法の報告は限られて

おり、効果は不明である。しかし、腫瘍が切除不能か転移がみられる場合、あるいは転移が懸念される場合の術後の補助療法として犬で化学療法が考慮される。ドキソルビシンまたはシスプラチンで治療された犬の30〜50％で部分寛解が得られたという報告がある。その他に、ミトキサントロンやアクチノマイシンDを用いた報告もある。

7）犬のインスリノーマ

ストレプトゾシンは、膵臓のβ細胞に選択的に毒性を示すニトロソウレア系のアルキル化剤である。報告は限られているが、インスリノーマに対する有効性が示唆されている。副作用として強い腎毒性と嘔吐がみられるため、投与前後の十分な利尿と制吐剤の投与は必須である。

8）犬の乳腺癌

犬の乳腺癌に対する化学療法の有効性は明らかにされていない。ドキソルビシン、シクロホスファミド、5-FUは少数の報告がある。

9）猫の乳腺癌

猫の乳腺癌の化学療法は確立されていないが、ドキソルビシンまたはドキソルビシンとシクロホスファミドの併用療法の有効性を示唆する報告がある。

10）犬の精巣腫瘍

転移性精巣腫瘍に対する化学療法の効果は明確ではない。しかし、転移性セルトリ細胞腫とセミノーマにシスプラチン、ブレオマイシンが奏効した少数の報告がある。

11）犬の前立腺癌

ピロキシカム、カルプロフェンの治療により生存期間の延長がみられたという報告があるが、さらなる前向き臨床試験が必要である。

12）膀胱移行上皮癌

いくつかの化学療法プロトコールが評価されているが、現時点ではピロキシカム単独あるいはピロキシカムとミトキサントロンあるいはドキソルビシンの併用療法が推奨される。

13）脳腫瘍

情報は限られているが、カルムスチン、ロムスチンが犬の神経膠腫に奏効した報告がある。

14）末梢神経の腫瘍

神経鞘腫に対する緩和的化学療法として、ドキソルビシン、シクロホスファミドの併用療法が推奨されている。

15）リンパ腫

(1) 犬のhigh grade多中心型リンパ腫

犬の多中心型リンパ腫のほとんどのケースにおいて、治療の第一選択は化学療法である。一般的には、単剤療法よりも多剤併用療法の方が治療効果に優れている。

動物、その家族それぞれの状況に応じて治療方針を決定すべきである。無治療の場合の生存期間は通常4〜6週である。多数のプロトコールが報告されているが、その多くが人のCHOP（シクロホスファミド、ドキソルビシン、ビンクリスチン、プレドニゾロン）プロトコールを改変した方法である。多剤併用療法で導入した場合の完全寛解率は60〜90％で、2年生存率は約25％である。近年では維持療法を行わず、25週で治療を終了するプロトコールが主流になっている。単剤療法ではドキソルビシンが推奨されている。

レスキュープロトコールとして、アクチノマイシンD、ミトキサントロン、ドキソルビシンとダカルバジンの併用，ロムスチン、L-アスパラギナー

ゼとロムスチンおよびプレドニゾロンの併用、ダカルバジンとロムスチンの併用、MOPP、D-MAC、BOPP、LOPP、テモゾロミドとアントラサイクリン系、ダカルバジンとアントラサイクリン系の併用など多数のプロトコールが報告されているが、いずれのプロトコールも完全寛解率は30〜40％程度であり、その持続期間も1〜4ヵ月である。

(2) 消化器型リンパ腫

犬の消化器型リンパ腫の多くは多中心型リンパ腫と比較して化学療法の効果が低く、予後不良のことが多い。化学療法は多中心型リンパ腫と同様に行われるが、副作用の発現率や重症度も高くなる。状況に応じてL-アスパラギナーゼなどの消化管毒性の低い薬剤をプロトコールに組み合わせる。

例外としてミニチュア・ダックスフンドでは、化学療法に良好な反応を示す場合が多く、一般的に寛解期間も長い。

(3) 皮膚型リンパ腫

2006年にWilliamsらは、上皮向性リンパ腫に対するロムスチンの有効性を報告している（多施設における回顧的研究）。また、同じく上皮向性リンパ腫にレチノイドが奏効したという報告もある。

広汎性非T細胞性リンパ腫ではCOAP療法の効果が報告されているが、多中心型リンパ腫と比較すると反応率は劣る。

(4) 中枢神経系リンパ腫

中枢神経系のリンパ腫では、一般的にシトシンアラビノシドを含むプロトコールが推奨される。シトシンアラビノシドの硬膜内注入と放射線治療の効果が報告されているが、寛解期間は短い。

(5) 犬のlow gradeリンパ腫/慢性リンパ球性白血病

治療に用いられる化学療法剤はクロラムブシル＋プレドニゾロンが一般的である。クロラムブシルは日本未発売であるため、わが国ではメルファランをクロラムブシルの代替薬として用いることができる。化学療法に対する反応は良好で、多くの症例が長期（1〜2年以上）生存する。しかし、治療に反応せず短期的に死亡する例もある。

(6) 猫のhigh gradeリンパ腫

猫のhigh gradeリンパ腫は、COPにドキソルビシンやL-アスパラギナーゼあるいはシトシンアラビノシドを加えたプロトコールが主体となっている。治療成績は発生部位により多少異なるが、完全寛解率は50〜80％、完全寛解期間の中央値は4〜9ヵ月程度である。犬と異なりドキソルビシン単独による治療は完全寛解率が低い（30％前後）が、COPにドキソルビシンを加えると寛解期間が延長することが知られている。レスキュープロトコールではCCNU、ミトキサントロンなどが報告されているが、犬と比較して選択肢が少ない。

(7) 猫のlow grade消化器型リンパ腫

クロラムブシルとプレドニゾロンによる治療が一般的である。完全寛解率は50〜70％で、生存期間の中央値は約2年である。

16) 多発性骨髄腫

犬の多発性骨髄腫の治療にはメルファランとプレドニゾロンが用いられる。完全寛解率が40〜50％、反応率は90％以上であり、生存期間の中央値は540日と報告されている。

猫も同様の治療を行うが、犬と比較して予後が悪く、大部分が4ヵ月以内に死亡する。

17）犬の血管肉腫

非浸潤性の皮膚血管肉腫以外のほとんどのケースで化学療法の適応となる。ドキソルビシン単剤、VACおよびイホスファミドの有効性が報告されている。近年では、シクロホスファミド、エトポシド、ピロキシカムによるメトロノーム療法で、ドキソルビシン単剤による治療と同等の効果が得られたという報告がある。脾臓の血管肉腫では外科単独での生存期間が約3ヵ月なのに対し、術後にアジュバント療法を実施した場合は6ヵ月程度である。

18）犬の可移植性性器肉腫

第一選択はビンクリスチンであり、90〜95％以上で完治あるいは長期的に反応する。ドキソルビシンはビンクリスチン抵抗性の症例に有効である。

19）悪性中皮腫

情報は限られているが、シスプラチン（胸腔内投与および静脈内投与）が有効であったという報告がある。

20）組織球性肉腫

ロムスチンの有効性が証明されている。その他、リポソーム封入型ドキソルビシン、パクリタキセルによる治療の報告がある。ロムスチンに対する反応率は50％前後で生存期間の中央値は4〜6ヵ月程度である。

3. 各種抗がん剤の副作用、モニタ法と対処法

1）骨髄抑制

化学療法剤を投与する前に、CBCを実施する。好中球数が1,500/μL以下、または血小板数が

表14 白血球（好中球）最低値を示す日数

薬剤名	犬	猫
ドキソルビシン	7〜9日	7〜9日
ビンクリスチン	7日	7日
シクロホスファミド	7〜14日	7〜14日
シスプラチン	7日と17日	猫では禁忌
カルボプラチン	14日	21日
メルファラン	14日	7〜14日
クロラムブシル	7〜14日	7〜14日
ロムスチン	1〜5週間（多くは1週間）	4〜6週間
ビンブラスチン	4〜9日	4〜9日
シラタビン	5〜7日	7〜10日

50,000/μL以下では、化学療法剤の投与は中止し、3〜4日後に再確認する。ただし、この低下が腫瘍随伴症候群や骨髄癆など腫瘍に続発する場合は例外であり、腫瘍の治療が必要である。しかし、この際に骨髄抑制を起こす薬物を使用すると、血球数の回復が遅れ感染や出血の危険性が高くなるだけでなく、さかんに増殖していると考えられる幹細胞が枯渇する危険性も高くなるため、骨髄抑制の程度が低い薬剤を選択して使用すべきであり、腫瘍細胞を減少させるとともに早期の骨髄機能回復をめざすようにする。

骨髄抑制を起こす可能性のある薬剤を投与した際には、多くの薬剤で好中球数が最低値を示す時期にあたる投与後7〜10日にCBCを検査し、好中球数が1,500/μL以上であることを確認する（表14）。ロムスチン（CCNU）では重度かつ遅延性、蓄積性の骨髄抑制が生じることから、投与後は毎週CBCを測定する。好中球数の最下点が500/μL以下、または次回の投与日に1,500/μL以下であれば、薬剤を20〜25％減量することが推奨される。

骨髄の中等度の抑制（VCOG-CTCAE基準のグレードⅡ、好中球数1,000〜1,499/μL）あるいはそれ以上の抑制があるが、発熱等の他の臨床的異常が認められない動物では、予防的な抗生物質の経口投与と体温測定を実施することで管理が可能である。骨髄抑制が存在し、状態が悪い、または発熱が

表15 犬・猫の腫瘍治療に用いられる主な制吐剤

分類	薬剤	用量
ドパミン受容体拮抗薬 5-HT₃拮抗薬	メトクロプラミド	0.2〜0.5mg/kg IM, SC、8時間ごと 1〜2mg/kg IV、持続点滴×24時間 ＊消化管閉塞が存在する場合は禁忌
5-HT₃拮抗薬	オンダンセトロン	0.1〜0.2mg/kg IV、緩徐に投与 0.1〜1mg/kg PO, SID
NK-1受容体拮抗薬	マロピタント	1mg/kg SC, PO、連続5日間まで可能 肝臓で代謝、肝リピドーシス時は禁忌

表16 犬・猫の下痢の治療に用いられる主な薬剤

抗コリン剤	塩酸ロペラミド	犬：0.06〜0.1mg/kg tid PO
	臭化ブチルスコポラミン	0.2〜0.4mg/kg tid-qid PO, IV, IM, SC
収斂剤	次硝酸ビスマス	20〜30mg/kg bid-tid PO
	タンニン酸アルブミン	20〜40mg/kg bid-tid PO
吸着剤	ケイ酸アルミニウム	20〜50mg/kg bid-qid PO

認められる場合には、入院下での非経口的抗生物質投与、輸液、その他必要に応じて対症療法を実施する。5〜7日間隔で好中球数を測定し、回復を確認する。

骨髄抑制に対し、人組み換え顆粒球コロニー刺激因子rhG-CSF製剤を使用することについては、異種タンパク、内因性タンパクに対する抗体産生の問題などから議論の余地がある。

L-アスパラギナーゼとビンクリスチンは、個々の薬剤での骨髄抑制は軽度であるが、併用した場合に重度の骨髄抑制が生じると報告されており、注意が必要である。併用のタイミング（同時投与、12〜24時間前に投与）は毒性に影響しない。

2）消化管毒性

消化管毒性では一般的に、悪心、嘔吐、食欲不振、下痢といった臨床症状が現れる。消化管内寄生虫など化学療法剤以外の原因を除外する。治療は、症状や使用薬剤の性質（表15、16）を考慮した上で、各種制吐剤、広域スペクトルの抗生物質、下痢止め、胃粘膜保護剤、さらに場合により輸液、保温、栄養療法などの支持療法を行う。

催吐性が低いものでは、必要に応じてメトクロプラミドを投与する。中等度の催吐作用があるものには、メトクロプラミドを予防的に投与する。催吐性が高い、もしくは非常に高い薬剤にはセロトニン拮抗薬（5-HT₃拮抗薬）とメトクロプラミドの併用やニューロキニン-1（NK-1）受容体拮抗薬であるマロピタント（セレニア®、Zoetis）を使用する。NK-1受容体は中枢神経介在性の嘔吐反射を伝達するが、この受容体と拮抗することにより悪心・嘔吐を強力に抑制する。シスプラチン投与前にマロピタントを投与することで、嘔吐の発現率の有意な低下が確認されている。

化学療法剤により嘔吐や下痢が発生した場合には、次回の薬剤投与の際、予防的にそれらの症状に対する各種薬剤の投与を考慮する。

3）アレルギー反応

すべての薬剤は過敏反応やアナフィラキシーを起こす可能性があるが、過敏反応が多く認められる化学療法剤として、ドキソルビシン、パクリタキセル、エトポシドがあり、アナフィラキシーはL-アスパラギナーゼで通常認められる。

第8章 化学療法

(1) ドキソルビシン

ヒスタミン誘発性のアレルギー反応が、投与中、投与直後に発生することがある。犬では消化管と皮膚に症状が現れることが多く、猫では肺が影響されやすい。皮下充血、膨疹、強い掻痒、嘔吐、落ち着かない様子、呼吸困難などが認められる。これらの反応は、投与速度を遅くすることで軽減可能である（0.5mL/分、あるいは全量を30分以上かけて投与するなど）。

有害反応が生じた際には投与を中止し、ジフェンヒドラミン（3～4mg/kg IM）、デキサメタゾン（0.5～1mg/kg IM）を投与する。沈静化を確認後、さらに投与速度を遅くしてドキソルビシンを再投与する。重大な症状を示した動物には、ドキソルビシン治療の15～20分前にジフェンヒドラミンとデキサメタゾンの前処置を施す。

(2) エトポシド、パクリタキセル

重度の皮膚反応、低血圧が起こることがあるが、これらは添加物（ヒマシ油、無水エタノールなど）に対する反応である。パクリタキセルの投与30～60分前にジフェンヒドラミン（4mg/kg IM）、シメチジン（4mg/kg IV）、デキサメタゾン（2mg/kg IV）を投与するが、それでもほとんどがアレルギー反応を起こす。治療前夜にプレドニゾン（2mg/kg PO）を追加投与することが勧められる。

(3) L-アスパラギナーゼ

酵素のもつ免疫原性によりアナフィラキシーや過敏反応が生じる。投与直後、通常60分以内に蕁麻疹、浮腫、掻痒、嘔吐、下痢、呼吸困難、落ち着きのなさ、低血圧、意識喪失がみられることがあり、用量に依存する。遅延反応を起こす場合もあり、同様の症状が薬剤投与数時間後に発現する。静脈注射や腹腔内投与ではなく、筋肉注射もしくは皮下注射を行うことでアナフィラキシーを軽減することが可能である。

アナフィラキシーは致命的になる可能性があるため、徴候を注意深く観察し、症状が現れた場合には迅速に対応する。一般的な処置として、化学療法剤の投与を中止し、気道確保（マスクまたは挿管による酸素化）、心臓モニタ下での等張液による輸液（循環機能の確保）、H_1ブロッカーであるジフェンヒドラミン（2～4mg/kg IM）やデキサメタゾン（0.5～2mg/kg IV）、エピネフリン、H_2ブロッカー（シメチジン、ファモチジンなど）の投与を速やかに行う。

過敏反応では薬剤の投与を中止する。再び抗がん剤投与を行う際には、治療前にH_1ブロッカーを投与し、薬剤投与をさらにゆっくりと行うことで実施が可能である。

4) 心毒性

アントラサイクリン系薬剤およびアントラサイクリン類似薬はさまざまな程度で心毒性を示すことが知られており、心筋障害が投与薬剤量規制因子（dose limiting factor：DLF）である。動物で使用される代表的なアントラサイクリン系の薬剤はドキソルビシンであり、急性障害としての不整脈（一過性）や慢性的な拡張型心筋症およびうっ血性心不全（不可逆性）の発生に関与する。不整脈は治療中や治療終了後にも生じることがある。鉄由来のフリーラジカル形成に起因するドキソルビシン誘発性心筋毒性は、心筋中ではフリーラジカルを無毒化する酵素レベルが低いことから発生する。用量にかかわらず心筋症が発生する可能性があるが、犬では総蓄積投与量が240mg/m^2を超えると心疾患発生リスクが急激に増加するため、蓄積投与量は180～240mg/m^2を超えないことが推奨されている。

心筋症の好発犬種（ボクサー、ドーベルマン、ニューファンドランド）、心疾患がすでに存在する犬、薬剤代謝および排泄機能が低下している犬では、ドキソルビシン誘発性心疾患は多く発生する。また、薬剤を急速に投与することで薬剤の血中濃度が高ま

表17 デクスラゾキサン（Zinecard, Pfizer, 250mg, 500mg 注射用、日本未発売）

【心筋保護目的】
デクスラゾキサンは鉄由来のフリーラジカル形成を防止するが、ドキソルビシンの抗腫瘍効果は妨げない。推奨投与量はドキソルビシンの10倍量である。
例：ドキソルビシン 30mg/m² のとき、デクスラゾキサン 300mg/m² 投与
ドキソルビシン投与の30分前に、デクスラゾキサンをゆっくりとボーラスで静脈内投与する。

【組織障害抑制目的】
ドキソルビシンを静脈外に漏出してしまった場合、ただちにデクスラゾキサンを投与することで組織障害を無効、もしくは減じる効果がある。
例：ドキソルビシン 30mg/m² のとき、デクスラゾキサン 300mg/m² を、静脈外漏出の3時間以内、24時間後、48時間後にゆっくりとボーラスで静脈内投与する。
（Plumb's veterinary drug handbook に2通り掲載されている用量・方法の2つめの記載より）

り発生率を高める可能性があるため、投与速度を遅くすることで急性および慢性心疾患の発生率を低くできる可能性がある。ドキソルビシン投与前には一般的スクリーニング検査を実施して心疾患の存在有無を確認すべきであり、また継続的に心臓超音波検査で心収縮率（FS）を測定し変化をモニタする。心内膜心筋生検はドキソルビシン関連心筋症を診断する上で有用だが、日常的には実施されていない。

デクスラゾキサンの併用は、心筋保護効果があるため、心筋症の好発品種、累積量の限度を超えている動物、すでに心疾患をもつ動物に対して、他の効果的な化学療法剤が適用できない場合に検討することができる（表17）。

5）無菌性出血性膀胱炎

出血性膀胱炎がシクロホスファミド、イホスファミドの投与後に認められることがあり、これは尿中代謝産物であるアクロレインが膀胱に炎症を起こすことに起因する。1回の投与後あるいは長期間の投与後いずれにも発生する可能性があり、無菌性であることが特徴だが、細菌性膀胱炎との鑑別診断や、当初は無菌性であるが二次的な感染が生じている可能性を考慮し、尿検査と培養は実施すべきである。すでに膀胱炎のある動物にこれらの薬剤を投与する際には注意が必要である。

出血性膀胱炎の予防として、飲水を促す、各薬剤は午前中に投与し、散歩に連れ出すなどして排尿の機会を増加させる、皮下もしくは静脈輸液を行う、フロセミド（2mg/kg）の単回同時投与、コルチコステロイドの投与などを実施する。

イホスファミドはシクロホスファミドよりも出血性膀胱炎のリスクが高いため、予防措置として尿路保護剤である2-メルカプトエタンスルホン酸ナトリウム（メスナ）を、イホスファミドの用量の20％で、イホスファミド投与時、2時間後、5時間後の3回、静脈内投与する。メスナはアクロレインの二重結合に付加し、無障害性付加体の形成とアクロレイン生成を抑制する。犬ではシクロホスファミドによる出血性膀胱炎の発生率が低いため、ルーチンには投与されていない。

出血性膀胱炎の特異的治療はないが、発生した場合には原因薬剤の投与を中止し、再度投与すべきではない。リンパ腫治療においては、シクロホスファミドの代替薬としてクロラムブシルが使用可能である。また、二次感染予防の抗生物質投与、抗炎症剤（ピロキシカム）、塩化オキシブチニン（0.2〜0.3mg/kg bid-tid PO）などの投与を行い、難治性の症例ではジメチルスルホキシド（DMSO）を膀胱内に投与する。

6）腎毒性

シスプラチンは犬で腎毒性を示す薬剤であり、尿細管の障害により糸球体濾過率を低下させる。シスプラチンは塩素イオン濃度の高い環境中で毒性が低くなることから、生理食塩水の輸液による利尿を併用する必要がある。利尿プロトコールは複数存在し、いずれも長時間の処置（4〜24時間）を要する（表18）。

第8章 化学療法

表18 シスプラチン投与のプロトコール（6時間利尿プロトコール）

1. シスプラチン投与前4時間：NaCl輸液（18.3mL/kg/時間,IV）
2. NaCl 輸液終了 30 分前：制吐剤投与またはクエン酸マロピタント（1mg/kg SC）など
3. シスプラチン投与（50～70mg/m² を 20 分以上かけて投与）、NaCl 輸液を上記投与速度で併用
4. シスプラチン投与後 2 時間：NaCl 輸液（18.3mL/kg/時間、IV）

表19 化学療法剤の組織傷害の程度

起壊死性抗腫瘍薬	炎症性抗腫瘍薬	非炎症性抗腫瘍薬
ドキソルビシン	シスプラチン	L-アスパラギナーゼ
アクチノマイシンD	シクロホスファミド	ブレオマイシン
ダウノルビシン	ダカルバジン	ミトシンアラビノシド
エピルビシン	エトポシド	メルカプトプリン
マイトマイシンC	5-フルオロウラシル	メトトレキサート
ミトキサントロン*	メクロレタミン	ニムスチン
ビンブラスチン		
ビンクリスチン		
ビノレルビン		
パクリタキセル		

＊能書記載あり。獣医学領域ではみられないとされている。

その他、ストレプトゾシン、頻度は高くないがロムスチン、ドキソルビシン、メトトレキサート（中等度および高用量）、カルボプラチン、5-FU（高用量）も腎毒性を発現することがある。特にドキソルビシンは猫で腎毒性を起こしやすい。猫でのドキソルビシンによる蓄積性の腎毒性発現のメカニズムは不明である。いずれにせよ腎毒性のリスクがある薬剤を使用する際には、腎疾患の徴候の有無を事前に把握した上で、腎機能（BUN、Cre、尿検査）を定期的にモニタすべきであり、他の腎毒性のある薬剤は併用しないことが大切である。

7）神経毒性

以下の薬剤は直接あるいは間接的に神経毒性と関連する。

- ビンクリスチン

  特に猫での機能性イレウス、便秘、長期間投与での末梢神経障害、犬は全身の痛みの症状、指を舐める、噛む、腹部の痙攣など。神経症状が疑われる際にはビンブラスチンに代替可能である。

- シスプラチン

  シスプラチンの獣医学領域での神経毒性はまれであるが、高用量投与の犬で皮質盲の報告がある。また、耳毒性を誘発することがある。

- 5-フルオロウラシル（5-FU）

  犬において重度の痙攣発作と見当識障害を引き起こすことがある。猫では致死的な神経毒性をまねくため使用は禁忌である。

- クロラムブシル

  高用量で長期間使用した場合に中枢神経毒性（小脳毒性）が現れることがある。

その他、ロムスチンなどの薬剤により誘発された肝毒性に起因して、中枢神経系の障害が発生することがある。

8）局所皮膚毒性

多くの化学療法剤は、血管外に漏出した際、周囲組織に刺激性がある（表19）。特に一部の薬剤では、疼痛、灼熱感、炎症、壊死など重大な組織傷害を引き起こす。

刺激性のある薬剤の血管外漏出が生じた際には迅速に治療を行う（表20）。通常組織壊死は漏出後 1～10日で明らかとなり、数週間かけて進行することがある。ビンカアルカロイド系薬剤では病変は早期に発現するが、アントラサイクリン系薬剤では長期経過をたどり、最終的に断脚が必要になる可能性もある。自傷させないようエリザベスカラーや包帯で創を保護し、鎮痛剤、感受性検査に基づく抗生物質などを適宜使用する。このように、刺激性薬物の血管外漏出は患者のQOLを著しく低下させるため、十分な注意をはらい投与しなければならない（表21）。

表20　薬剤の血管外漏出に対する治療

【一般的処置】 漏出部位での漏出量を最低限に抑える	・注射をただちに中止する。 ・カテーテル、針は抜かない。 ・新しい注射器をつけ、陰圧をかけて針内、チューブ・カテーテル内の薬液、薬液を含む組織液を何度も吸引してから抜針する。 ・新しい注射器と針に替え、解毒剤または生理食塩水を、漏出部を中心に実際の漏出範囲より大きめ（周囲2～3cm）に皮下局注し、薬剤を中和もしくは希釈する。
漏出した薬剤	解毒剤
ドキソルビシン、ダウノルビシン、エピルビシン、イダルビシン、アクチノマイシンD	・冷湿布を行う（薬剤吸収を抑制）。 ・ドキソルビシンの漏出にはデクスラゾキサンを静脈内投与（もしくは局所投与）する（表17）。 ・99％ジメチルスルホキシド（DMSO）4回/日/外用による細胞毒性の抑制。 ・生理食塩水＋コルチコステロイド（ソル・コーテフ 100～200mg、プレドニン 20～50mg、リンデロン 2～4mg など＋生食で 4～8mL に調節）の局注は人医療で行われ、犬・猫でもヒドロコルチゾン 1mg/kg の局注が推奨されることがあるが、これらの有用性には議論がある。 ・最終的に広範囲のデブリードマン、形成術、断脚が必要になることがある。
ビンクリスチン、ビンブラスチン、エトポシド	・温湿布を行う（薬剤吸収を促進）。 ・漏出薬剤 1mL に対し 1mL のヒアルロニダーゼ（150単位/mL）を漏出部位に局注し、薬剤の吸収と拡散を促進する。 ・DMSO の外用（上記参照）。 ・生理食塩水＋コルチコステロイドの局注（上記参照）。
シスプラチン、メクロレタミン	10％チオ硫酸ナトリウムの局所注射。

表21　薬剤の血管外漏出を予防するための手順
- 末梢血管からの採血を避け、頸静脈から採血する。
- 「1回目の刺入で成功した」カテーテル留置、翼状針を使用する。
- 新たに留置したカテーテルのみを使用する。
- 薬剤投与前、投与後には十分量の生理食塩水（12～15mL）を注入し、カテーテルの開通状態を確認する。
- 薬剤投与中の動物にはエリザベスカラーなどを装着し、カテーテル留置部位や輸液ラインの損傷を防止する。
- 薬剤投与中にはカテーテルの開通性を注意深く監視し、確認する。

9）肺毒性

シスプラチンは低用量でも猫に致死的な肺水腫を引き起こすため、使用は禁忌である。

ブレオマイシンによる肺線維症が、人を含む犬以外の動物種で報告されている。これは用量依存性と考えられるため、最大蓄積投与量を200mg/m^{2}までにすることが推奨される。

人では肺線維症がロムスチン、ブスルファン、カルムスチンと関連している。

10）肝毒性

ロムスチンでは致死的な肝毒性に発展する場合があるため、治療中はALTをモニタすべきであり、上昇を認めた場合にはロムスチンの投与を中止する必要がある。その他、クロラムブシル、ビンクリスチン、L-アスパラギナーゼ（犬での報告はないが、他の動物種であり）、カルムスチン（可逆性）、シトシンアラビノシド、ダカルバジン、エトポシド、メルカプトプリン（まれ）、メトトレキサート（肝硬変を含む）などで肝毒性が知られている。

11）膵炎

L-アスパラギナーゼは急性膵炎の発症に関与していることが報告されている。その他、メルカプトプリンでの報告がある。

12）急性腫瘍崩壊（溶解）症候群

急性腫瘍崩壊（溶解）症候群（acute tumor lysis syndrome：ATLS）は、化学療法または放射線療法に感受性をもつ腫瘍に対し、それらの治療を行った後に腫瘍細胞が急速崩壊（溶解）することで、

第8章 化学療法

細胞内のリンおよびカリウムが急速に放出され発生する電解質異常や代謝障害である。人ではリンパ腫またはリンパ球性白血病の患者でよく認められる。進行したステージ、大型腫瘍、脱水状態、潜在的腎疾患、主要臓器への腫瘍浸潤があるもの、治療に対し迅速に反応したものでは、発症のリスクが高くなると考えられる。また、分裂の盛んながん細胞は多量の核酸プリン体を含んでおり、これらのプリン体は尿酸へ異化され腎臓から排泄されるため、尿酸への変換酵素であるウリカーゼを欠く犬種（ダルメシアン）では発症のリスクが高まることがある。

認められる可能性のある血液学的異常は、高窒素血症、高カリウム血症、高リン血症、低カルシウム血症および代謝性アシドーシスであり、急性腎不全や多臓器不全の徴候を示すこともある。人では高尿酸血症も認められるが、犬では確認されていない。臨床症状として、嘔吐、下痢、可視粘膜蒼白、毛細血管再充満時間の延長、急性虚脱、徐脈（高カリウム血症に起因）、循環血流量低下、ショックそして治療後の腫瘍縮小を伴うことがあげられる。

ATLSの予防には、患者の血液検査、尿検査情報を含む一般状態を把握し、十分な水和状態で治療を開始することが重要である。ATLSは化学療法実施の数時間後から数日経過した後に発症することが多いため、臨床徴候や電解質、腎臓に関連する検査値をモニタし、異常が認められたなら積極的な輸液療法、電解質補正を実施する。動物が臨床的に正常な状態に回復し、すべての生化学検査項目の結果が安定するまで、さらなる化学療法は控える。

4. 抗がん剤の切り替え

1）リンパ腫

導入時（通常、多剤併用の場合は治療開始1〜2ヵ月）に完全寛解が得られない場合は、プロトコールの変更を検討する必要がある。再発時の再導入やレスキュープロトコールでの治療中はこのかぎりではなく、腫瘍が縮小傾向の場合は同じ治療法を継続する場合もある。

2）固形がん（リンパ腫以外）の肉眼病変

一般的にリンパ腫以外の固形がんを化学療法のみで完全寛解に導くことは不可能である。治療の目的はほとんどが緩和目的となるため、進行性病変（RECISTでは20％以上の進行）と判断された場合に抗がん剤の切り替えを検討する。

3）固形がんの顕微鏡的病変（外科、放射線治療の補助治療）

化学療法中に顕微鏡的病変が肉眼病変として認識された場合は、現在使用している抗がん剤が無効であると考え、切り替えを検討すべきである。

4）副作用による抗がん剤の減量あるいは切り替え

①総ビリルビンが1.5mg/dL以上のときに薬剤の減量あるいは変更を必要とする抗がん剤。
- ビンクリスチン
- ビンブラスチン
- ドキソルビシン

②腎機能障害が発現した際に投薬が禁忌となる抗がん剤。
- ストレプトゾシン
- シスプラチン

＊その他、カルボプラチン、シクロホスファミド、メトトレキサート、ブレオマイシン、エトポシド、ドキソルビシン（猫）、ピロキシカム も腎機能障害が認められる動物では投与に注意が必要である。

③ビンクリスチンの末梢神経毒性による消化器症状が重度の場合はビンブラスチンへの変更を検討する（猫リンパ腫では報告あり）。

5. 抗がん剤の取り扱い

化学療法を実施する獣医師、動物看護師は、化学療法剤自体に発がん性、胎児催奇形性があることを十分に認識する必要がある。動物病院スタッフと化学療法を受ける動物の家族に抗がん剤の曝露が起こらないように、以下の配慮が必要である。

① 注射用抗がん剤の吸引時あるいは経口用抗がん剤の調剤時には、生物学的安全キャビネットを使用する。
② 特に安全キャビネットがない施設では、経口用抗がん剤の分割、粉砕は絶対に行うべきではない。
③ 抗がん剤を取り扱う際は、マスク、手袋、帽子、ガウン、ゴーグルを着用する。
④ 注射用製剤では安全キャビネットと閉鎖式薬物混合器具（BD PhaSeal™ system）を併用する。
⑤ 化学療法を実施する部屋での飲食、喫煙、化粧は行わない。
⑥ 化学療法剤は他の薬品や食品と同じ場所に保管しない。
⑦ 化学療法剤に使用した器具は分別して廃棄する。
⑧ 化学療法を受けて48時間以内の動物の排泄物はグローブを使用して処理し、二重にした袋に入れて廃棄する。この点は動物の家族への指導も徹底する。

6. 免疫療法/BRM療法

1）腫瘍免疫療法

(1) 非特異的腫瘍免疫療法
(i) 生物反応修飾物質

生体の免疫を活性化して抗腫瘍効果を期待する方法。細菌製剤や腫瘍細胞崩壊性ウイルス、スーパー抗原、多重膜リン脂質小胞（リポソーム）でバクテリアの細胞壁を覆ったリポソーム封入ムラミルトリペプチド（L-MTP-PE）、リポソーム複合体などで臨床試験が行われたが効果が低く定着しなかった。

(ii) 組み換えサイトカイン療法

遺伝子組み換えサイトカインで生体の免疫を活性化し抗腫瘍効果を期待する方法。IL-2やインターフェロン（IFN）類などが臨床応用されるが効果は一定していない。

(2) 特異的免疫療法
(i) 免疫処置の方法

腫瘍関連抗原を使ってがんに特異的な免疫反応を起こし、腫瘍や転移巣を退縮させる処置をする。

がんワクチン

がんワクチンはCTLへの反応を引き起こすがTh1のサポートシグナルを受け入れずに十分な活性が得られず、腫瘍の退縮は頻繁ではない。全腫瘍細胞ワクチン、可溶化腫瘍細胞ワクチン、遺伝子ワクチン、樹状細胞ワクチンなどがある。

DNAワクチンであるOncept®は2009年に米国で犬の口腔メラノーマの治療薬として認可され販売されている。人のチロシンキナーゼをコードした遺伝子をプラスミドベクターに挿入したもので、犬の大腿部内側の筋組織に接種することで筋肉細胞に

第8章 化学療法

プラスミドを導入し、人チロシンキナーゼタンパクを発現させる。人チロシンキナーゼは犬チロシンキナーゼと約85％の相同性を有しており、犬の体内で人のチロシンキナーゼタンパクを発現させた場合、免疫反応を惹起して抗チロシンキナーゼ抗体の産生を引き起こす。抗体は犬チロシンキナーゼにも交差反応を示し、犬チロシンキナーゼを発現している悪性黒色腫細胞に対する免疫応答を誘導し抗腫瘍効果が期待される。悪性黒色腫細胞の免疫回避メカニズムが働くため原発巣、転移巣の腫瘍が顕微鏡的病変まで外科的または放射線治療でコントロールされていないと効果は期待されない。投与は隔週でトータル4回、投与後6ヵ月ごとのブースターを行う。ステージⅡ～Ⅲの口腔内悪性黒色腫で手術による局所コントロールが十分で転移の認められない犬58例に全身補助療法としてOncept® を用いると局所療法のみの症例と比較して有意な生存期間の延長が得られたと報告される。しかし、他の報告では局所療法のみの症例とOncept® の補助療法を行った症例の生存期間に有意差が認められなかったという報告もある。

問題点として全個体で抗人チロシンキナーゼ抗体の誘導が確認できているわけではないこと、日本での発売はなく、また非常に高価なことである。

(ⅱ) 免疫学的試薬の移入の方法

細胞性免疫療法の養子免疫療法と抗体性免疫療法のモノクローナル抗体がある。

養子免疫療法

リンパ球を活性化させる方法として、リンフォカイン活性化キラー細胞（lymphokine activated killer：LAK療法）、腫瘍浸潤リンパ球療法、細胞傷害性リンパ球療法、活性化NK療法、樹状細胞刺激活性化自己リンパ球療法がある。

LAK療法はサイトカインで活性化したリンパ球を患者に戻してより強く特異的な抗腫瘍免疫反応を生体に起こさせる方法で、本国の獣医臨床でも実用されているが、サイトカインの副作用や細胞調製の煩雑さ、効果の証明の困難さで一般的になっていない。

モノクローナル抗体

モノクローナル抗体は近年、腫瘍の特異的な標的が分子レベルで解明され人医療では分子標的薬の抗体医薬品として開発・製薬が盛んである。犬でもリンパ腫のCD20抗原やCD52抗原に対するモノクローナル抗体が研究されているが日本での販売はまだない。

2) 抗がんBRM療法

非特異的免疫調節には、生物反応修飾物質、アセマンナン、天然ホルモン、化学物質、ビタミン／無機質がある。特異的免疫調節には、腫瘍ワクチン、養子免疫療法、などがある。増殖調整剤のサイトカイン療法、その他に分子標的薬がある。化学物質のレバミゾール、シメチジン、COX阻害薬およびビタミンのレチノイドは獣医臨床の現場でよく使用される。レバミゾールは抗蠕虫薬だがT細胞の増殖を増強、シメチジンはヒスタミンの細胞性免疫阻害作用の抑制と腫瘍細胞に発現する分子を阻害して抗腫瘍効果を示す。レチノイドは皮膚型リンパ腫などで分化誘導やアポトーシス誘導効果が報告される。

7. その他

1) 腫瘍の分子標的治療

臨床で使用される犬猫の抗腫瘍分子標的薬は、低分子化合物の受容体型チロシンキナーゼ阻害剤（TKI）で、受容体型チロシンキナーゼ（RTK）の

表22 犬猫で臨床使用される抗腫瘍分子標的薬

薬剤名 (商品名)	認可	標的分子	犬猫で使用の報告される疾患
イマチニブ (グリベック®)	人のCML 人のGIST	KIT PDGFR Bcr-Abl	犬猫MCT 犬GIST
トセラニブ (パラディア®)	犬MCTで 日本国内認可	KIT PDGFR VEGFR-2 CSFR-1 FLT-3R RET	犬猫MCT 犬GIST 一部の固形がん
マシチニブ (Masivet® Kinavet)	犬MCTで 海外で認可	KIT PDGFR Lyn Lck Fyn	犬猫MCT 犬GIST 犬アトピー 猫喘息

＊分類はTKI

ATP結合部を阻害することで腫瘍の増殖を抑える。また、RTKの阻害による免疫機能の賦活化（T細胞抑制酵素の分泌免除、樹状細胞のKIT阻害によるNK細胞の活性化）が腫瘍抑制に作用すると言われる。

イマチニブはKIT阻害作用から肥満細胞腫（MCT）や消化管間質腫瘍（GIST）で効果が知られており、トセラニブ、マシチニブはKIT以外の複数のRTKも阻害するためいくつかの固形腫瘍への効果も報告されている（表22）。日本で現在承認されているのは、犬の再発性グレードⅡ～Ⅲの皮膚MCTに対するトセラニブだけである。トセラニブは、MCT以外のいくつかの固形腫瘍にも効果を示し、内服薬で自宅投与が可能なこと、抗がん剤より副作用が穏やかであることから担がん患者への安易な使用が危惧されている。しかし、その詳細な腫瘍縮小機序、適応外腫瘍への効果と作用機序、投与量、投与期間、長期投与における副作用、他の治療との併用療法、耐性などに不明な点が多いため適正な使用に留意するべきである。今のところ、MCTまたは他の固形腫瘍の治療の主軸は外科や放射線療法で根治を目指すことであり、分子標的薬は切除不能やすでに転移がみられる患者のがん増殖を抑制し、QOL維持や生存期間の延長を図ることを目的とした緩和治療を主体として使用されている。ネオアジュバント療法やアジュバント療法としての可能性は期待されるが、使用法や有効性について学術論文はまだない。犬猫の分子標的薬は化学療法と同様に固形腫瘍を根治しないため、その使用が他の治療法よりも明らかに患者にとって優れていて飼い主の不利益とならないことが大切である。

犬猫のTKIの有害事象は、正常な細胞に存在するRTKも阻害するために起こる。毒性の多様性はTKIが複数のRTKに作用する特性の幅広さによる。すなわち限られたRTKに特異的に作用するTKIは広範囲なRTKを阻害するTKIに比べ低毒性と考えられる。犬猫のRTKは、主に肝臓で代謝し多くが便中に排泄される。犬猫のTKIで発現頻度の高い有害事象は消化器障害（食欲不振、体重減少、悪心、嘔吐、腸管出血、下痢）と血球減少（好中球減少、血小板減少）が共通している。大半の消化器障害はグレードⅠからⅡの低い毒性で、早期の対症療法でTKIの投与継続を可能にしている。しかし、MCTの脱顆粒に伴う消化器障害では重症化することも予

第8章 化学療法

想されるためTKI投与前からの抗ヒスタミン薬やオメプラゾールなどの処置を必要とすることもある。消化器障害には抗ヒスタミン薬、制酸薬（ファモチジン、オメプラゾール）、制吐剤（オンダンセトロン、マロピタントなど）や下痢には数日間のメトロニダゾールやロペラミドが有効とされる。しかし、対症療法に反応しない症例やグレードの高い副作用ではしばしばTKIの休薬や減量が必要とされる。その他の有害事象としては、肝酵素の上昇、高窒素血症、クレアチニンの上昇、跛行、浮腫、低アルブミン血症、高血圧等も報告される。有害事象管理のために頻回のモニタが推奨されている。分子標的薬の投与量は、従来の抗がん剤の最大耐用量と違いがん細胞に特異的に効果を示しつつ毒性の少ない用量となるが犬猫の分子標的薬の投与量はまだ検討中である。

分子標的薬も耐性が起こる。TKIが腫瘍に効果が得られてもその効果は常に持続するわけではなく、ほとんどの症例が再発する。薬剤への耐性メカニズムは、腫瘍細胞は不均一な細胞集団であるためその中にはTKI抵抗性素因を持つ細胞があり、それらが増殖するため耐性が起こるなどの耐性プロセスが論じられている。また、MCTのTKIへの耐性化メカニズムとして①新たなc-kit変異の発現でKIT分子のATP結合部位の置換が起きKITタンパクが再活性化する②薬剤の作用を上回るKITの過剰発現が起こる③KITによるリン酸化を必要としないシグナル伝達経路の活性化④その他に薬剤排出ポンプ作用の亢進や薬剤の細胞外スペースへの隔離などが言われる。

イマチニブ

〈薬品名〉グリベック錠　100mg　※人医療薬
〈作用〉KIT、PDGFR、Bcr-AblのRTKのATPと競合的に拮抗して腫瘍細胞の増殖を抑制。他に腫瘍の免疫回避メカニズムの解除などが言われる。
〈効果〉犬猫のMCTと犬GISTのc-kit変異のある症例で切除困難な病巣や広範囲転移のある症例に用いる。イマチニブ単剤でc-kitエクソン8、9、11変異のある肉眼病変の犬MCTの奏効率は100％、エクソン8、9変異のある猫MCTの奏効率は約80％と報告されるが、比較的早期の耐性により1～2ヵ月で効果がなくなる場合がある。他のc-kit変異部位とイマチニブの抑制効果の関係はまだ不明である。c-kit変異のないMCT症例でも腫瘍縮小が約20％報告されるがその機序は明らかにされていない。検査精度の問題や遺伝子変異のないKIT過剰発現やイマチニブが作用したKIT以外の何らかの分子機構などが考えられている。

現在のところイマチニブ感受性のMCT症例は多くなく早期に耐性がおきるため既存の治療にどのように組み込むかの研究が待たれる。他剤との併用療法やアジュバント療法としての明確な指針はない。症例報告では、肉眼病変の犬MCTのステロイドとイマチニブの併用療法で完全完解した犬の奏効期間の延長がみられたことや、別の症例報告でCCNUと同時投与が可能であったこと、他に外科手術後の顕微鏡的残存したMCTにイマチニブを投与し生存期間中央値の延長があったなどの報告がみられる。犬のGISTの約半数でc-kit変異が報告されイマチニブによる縮小効果があると言われる。ヒトでは切除不能か転移症例のGISTにイマチニブを適応としているが、犬の症例報告では術後の補助療法として使用し長期延命の報告もある。

〈投与制限因子〉好中球減少、消化器障害、肝毒性、腎毒性、猫でタンパク尿。
〈投与量〉犬猫 10mg/kg1日1回経口投与。人のCML投与量を参考にしたもので第1相臨床試験に基づいたものではない。猫では第1相臨床試験で検討されたが明確な投与量の決定に至っていない。

トセラニブ

日本でPatnaik分類グレードⅡおよびⅢの再発し

た犬の皮膚MCTで認承を得ている。
〈薬品名〉パラディア錠® 10mg、15mg、50mg
〈作用〉KIT、PDGFR、VEGFR、CSF-1、FLT-3R、RETの多くのRTKのATPと競合的に拮抗して細胞機能を抑制するマルチキナーゼ阻害薬。また、悪性腫瘍を持つ犬の制御性T細胞を減少させて腫瘍免疫回避メカニズムを抑制。
〈効果〉MCTに対してはKIT、PDGFR、VEGFRの阻害による腫瘍縮小効果と言われる。いくつかの固形腫瘍を縮小させる正確な標的分子は不明であるがPDGFR、VEGFRの阻害による抗血管新生作用が考えられている。

トセラニブの添付文章によると犬のMCTでは in vitro において変異のないKIT、膜近傍領域のITD、チロシンキナーゼ領域-2（イマチニブは抑制しない）の変異型KITのリン酸化を抑制する。トセラニブはKITを阻害することでMCTをアポトーシスさせ、PDGFRおよびVEGFR-2の阻害で血管新生を抑制して抗腫瘍効果を発揮する。ランダム化プラセボ対二重盲検試験の国外マスキング相とオープン相において外科手術後に再発したMCTに対してトセラニブ3.25mg/kg、隔日経口投与しRECIST基準の判定で奏効率42.8%、奏効期間の中央値12週、臨床的有用性59.5%を認めている。この試験では、c-kit に変異のない犬MCTよりも c-kit 変異を有する方がトセラニブによく反応することも明らかになっている。他のトセラニブ単独投与二重盲検試験では、外科切除不適応なグレードIIまたはIIIの犬MCTで、c-kit 変異を有する方が奏効率は高く、リンパ節転移陰性は陽性より高い奏効率を示し、組織グレードは奏効率に影響せず、グレードIIIは早期に耐性がみられ無進行期間に影響したと報告している。

適応外使用として、猫MCTと犬GISTの他にいくつかの悪性腫瘍への使用が報告されている。犬GIST28例の報告では、肉眼的病変に対するトセラニブの臨床的有用率71%、顕微鏡的病変に対する臨床的有用率100%とされる。犬の他の悪性腫瘍は肛門嚢アポクリン腺癌、転移性骨肉腫、甲状腺癌、頭頸部悪性腫瘍、心基底部腫瘍、膀胱移行上皮癌、他の腫瘍で臨床的有用性を得ているが、他の治療と併用した症例の含まれる第1相試験や回顧的研究のためランダム化二重盲検試験の結果が待たれる。

猫では、MCT、乳癌、扁平上皮癌、ワクチン誘発性肉腫などで使用され臨床的有用性が報告されている。

〈投与制限因子〉短期投与ではグレードIからIIの消化器障害、血球減少、肝酵素上昇や跛行、低アルブミン血症、腎障害などが報告される。臨床使用報告では、COX阻害薬やメトロノーム療法、他の化学療法剤との併用または長期併用では重篤な有害事象の報告（消化管穿孔、腫瘍破裂、出血性膀胱炎の悪化など）もあり知られていない有害事象の発現に注意が必要とされている。

〈投与量〉認承された初期投与量は犬3.25mg/kg、隔日、経口投与になっているがこれは毒性が認容できる最大耐用量である。犬の第1相試験で最大耐用量より低用量でも同様の治療効果が認められ、別の研究でトセラニブ2.4〜2.9mg/kg、隔日投与で有効血中濃度が観察され有害事象が少なく臨床的効果も良好とされた。臨床使用例では、2.5〜2.75mg/kg、隔日もしくは週3回（月、水、金）投与が多く他の治療薬との併用などで投与スケジュールが続けやすい理由が言われる。治療効果に差が出るかは不明である。猫ではトセラニブで治療した腫瘍症例の報告で投与中央値2.8mg/kg（1.67〜4.0）、週3〜4回、経口投与とあるが第1相臨床試験の結果ではない。

〈併用療法〉ネオアジュバントやアジュバント療法としての使用法や有効性について確立されていないが、犬の第1相臨床試験でピロキシカム、ビンブラスチンの併用は可能とされ、臨床使用例ではステロイド、CCNU、低用量シクロホスファミドのメト

第8章 化学療法

ロノーム療法との併用が報告される。放射線療法との併用は、外科手術が不適応の犬MCTの臨床試験で奏効率70%、長期生存と報告され今後に期待される。

マシチニブ

再発性で手術困難なグレードⅡからⅢの犬MCTの分子標的阻害薬として海外で承認されている。
〈薬品名〉欧州 Masivet®、米国 Kinavet®
〈作用〉KIT、PDGFR、Lyn、LckおよびFynのチロシンキナーゼを阻害する。イマチニブのKITへの結合部位と同じで結合力が違うと言われるが臨床的相違は不明。in vitroではカスパーゼ活性化によるアポトーシス誘導も報告される。
〈効果〉犬のMCTグレードⅡからⅢの切除困難な犬のMCTで転移のない症例を対象とした無作為化二重盲検試験でマシチニブ投与群は、c-kit変異の有無に関わらずプラセボに比べ疾患進行までの期間が延長し、最長24ヵ月の追跡調査で生存率が有意に高かった。また、他の試験で犬MCTの肉眼病変に対し単独投与で、レスキューとして使用するより第一選択薬として使用すると奏効率や無進行期間が良好になるという報告もあるが今後の研究がまたれる。MCT以外の犬の悪性腫瘍の報告では上皮向性皮膚型リンパ腫11例に5例が奏効し、猫では注射部位肉腫の細胞株で細胞増殖を阻害したと報告される。MCT以外の固形腫瘍に対する機序としてPDGFR阻害による抗血管新生作用で腫瘍抑制効果が期待されているが詳細は不明である。
〈投与制限因子〉犬のMCT投与においてグレードⅠからⅡの消化器障害と血球減少(好中球減少、貧血)、脱毛が多くみられる。他に浮腫、腎障害も報告されている。猫では、好中球減少、グレードの低い消化器障害、タンパク尿、クレアチニンの上昇がある。
〈投与量〉犬の推奨投与量12.5mg/kg、1日1回経口投与、猫では10〜15mg/kg、1日1回経口投与が提案されている。

2) 抗血管新生治療

(1) メトロノーム療法

血管内皮細胞は持続的で低用量の化学療法剤に感受性が高く、耐性の一因ともなる遺伝子の突然変異を起こしにくい。メトロノーム療法は低用量の化学療法剤を持続して投与することで腫瘍血管を標的にした化学療法である。従来の化学療法の目的とする腫瘍の退行より安定化を目指した方法で、化学療法剤の副作用を抑え腫瘍と共存することで生活の質の改善や延命効果を得ることを目的としている。

血管新生抑制の作用機序は、活性化した血管内皮細胞の増殖抑制、アポトーシス促進、遊走抑制、内因性血管新生抑制因子の発現増加、骨髄由来血管内皮前駆細胞の動員抑制が言われる。また、抗腫瘍免疫の増強が示唆されており低用量のシクロホスファミド15mg/m²では制御性T細胞の割合を有意に低下させたという報告がある。

外科や放射線療法後の補助療法や病態の進行した症例の緩和療法に用いられるが、特に従来の化学療法剤が使用不可能の場合や化学療法剤が不応である腫瘍で行われる。低用量で頻回投与という性質からシクロホスファミド、ロムスチン、クロラムブシルなどの経口投与可能な薬剤の報告が多い(表23)。しかし、適応疾患や有効性の高い投与プロトコールはまだ確定していない。

利点として最大耐用量で投与される従来の化学療法剤と異なり低用量のため有害事象の発生頻度は低く、症状も比較的軽度の場合が多い。また自宅で内服できるので患者の負担が少ない。問題点として他の薬剤との併用も多いのでメトロノーム治療の効果を評価するのが難しい。また、化学療法剤の分割による獣医師や患者家族への薬剤曝露の問題があり、調剤には安全キャビネットなどの設備がなければ安

表23 メトロノーム療法で報告される投与量

腫瘍	薬剤投与量	有害事象
犬軟部組織肉腫	シクロホスファミド 10mg/m²、SID、PO 併用ピロキシカム 0.3mg/kg、SID、PO	出血性膀胱炎
犬軟部部組織肉腫	シクロホスファミド 11.2〜17.0mg/m²、SID、PO	
犬種々の悪性腫瘍	クロラムブシル 4mg/m²、SID、PO	消化器徴候
犬種々の悪性腫瘍	ロムスチン 1.76〜3.83mg/m²、SID、PO	消化器徴候 血小板減少 好中球減少 ALT上昇 高窒素血症
犬種々の悪性腫瘍	シクロホスファミド 13.71〜16.62mg/m²、SID、PO 併用トセラニブ 2.67〜2.79mg/kg、EOD、PO	消化器徴候 好中球減少 血小板減少 嗜眠

易に行うべきではない。

(2) COX-2阻害薬

　細胞のCOX-2発現は、サイトカインや増殖因子などの刺激により誘導され炎症や腫瘍化に関与する。腫瘍化の機序の詳細は解明されていない。人医療では、①COX-2を介して産生されるプロスタグランジン（PGs）によりシグナル伝達が活性化し細胞増殖能や浸潤能およびアポトーシス抑制の亢進をする、②プロスタグランジンE₂（PGE₂）がVEGFの産生の誘導、血管内皮細胞の遊走能や血管構築の形成を亢進し、血管新生を促進させる、③腫瘍組織でのマクロファージ浸潤抑制などの抗腫瘍細胞性免疫を阻害すると言われる。また、腫瘍の増殖、転移にPGE₂は重要と言われている。

　COX-2阻害薬はCOX-2の介在する機能を阻害し、抗炎症作用、抗腫瘍効果を併せ持つため、COX-2を発現している腫瘍に効果が期待されてきた。犬でCOX-2を発現していると報告されるのは、扁平上皮癌、口腔メラノーマ、乳腺癌、前立腺癌、膀胱移行上皮癌、直腸腺癌、鼻腔癌、卵巣癌、腎細胞癌、骨肉腫などで、猫では口腔扁平上皮癌、移行上皮癌で報告がある。しかし調査報告により発現陽性率は一定しないこと、COX-2の発現率やPGE₂濃度が阻害薬の効果と相関しなかった報告もあり、COX-2の発現と阻害薬の関係が明確ではない。ヒト医療では、COX-2阻害薬はCOX-2を標的とした抗腫瘍効果よりPGE₂の血管新生阻害が重要なのかもしれないとしている。

　COX-2阻害薬は、固形がんを完治させることは不可能で、他の治療の補助療法としてまたは緩和治療として他の抗がん剤や分子標的薬と併用して使用される。そのためその抗腫瘍効果を正確に評価できていない。しかし唯一、膀胱移行上皮癌の治療では抗腫瘍効果は有用でCOX阻害薬は外すことができない。特にピロキシカムはCOX-2が強く発現していない症例でも効果を示し、選択的COX-2阻害より効果が期待できると言われる。また膀胱移行上皮癌でビンブラスチンとピロキシカムの併用がシスプラチンとピロキシカム併用療法に迫る成績とも言われる。表24に使用報告のあるCOX-2阻害薬を示す。

　非選択的COX阻害薬は重度の有害事象は少ないが、COX-1阻害により消化管潰瘍、血小板凝集抑制、腎血流量の低下による腎障害などが起こりやすい。そのため選択的COX-2阻害薬が開発された。しかし、犬では腎臓でのCOX-2発現が高いと言われる

第8章 化学療法

表24 抗腫瘍作用を期待して使用されるCOX-2阻害薬

非選択的COX阻害薬
ピロキシカム 0.3mg/kg、SID～3日に1回、PO

選択的COX-2阻害薬	
デラコキシブ	3mg/kg、SID、PO
フィロコキシブ	5mg/kg、SID、PO
メロキシカム	0.1mg/kg、SID、PO

ことから選択的COX-2阻害薬でも腎障害に注意が必要かもしれない。

参考図書

1. Goldie JH, Coldman AJ. The genetic origin of drug resistance in neoplasms:implications for systemic therapy. Cancer Res. 1984；44：3643-3653.
2. Ogilvie GK, Moore AS. Managing the canine cancer patient ― A practical guide to compassionate care. Veterinary learning systems. 2006.
3. Plumb DC. Plumb's Veterinary Drug Handbook, 5th ed. Blackwell Publishing. 2005.
4. Tannock IF, Hill RP, eds. The basic science of oncology, ed 3. New York, 1998, McGraw Hill.
5. Veterinary co-operative oncology group：Common terminology criteria for adverse events (VCOGCTCAE) following chemotherapy or biological antineoplastic therapy in dogs and cats v1.1. Vet Comp Oncol. 2016；14(4)：417-446.
6. Withrow SJ, Vail DM. Withrow and MacEwen's Small Animal Clinical Oncology, 4th ed. Saunders Elsever. 2007.
7. 伊藤百合子訳．Veterinary Oncology Secrets, 獣医腫瘍学シークレット．NEW LLL PUBLISHER. 2007.
8. 大参亜紀．犬の膀胱移行上皮癌．Veterinary Oncology 2017；4(3)：46-53.
9. 大森啓太郎，小山田和央，橋本直幸，藤岡透ほか．トセラニブを用いた犬の腫瘍治療の現状．J-VET. 2016；March：8-54.
10. 岡　公代訳．小動物の臨床腫瘍学．LLL セミナー．2000.
11. 折戸　謙，入江充洋，赤木東吾．メトロノミック化学療法．J-VET. 2013；February：12-33.
12. 加藤　元監訳．小動物臨床腫瘍学の実際．文永堂出版．2010.
13. 金倉　譲編著．臨床腫瘍内科学入門．永井書店．2005.
14. 川畑明紀子ほか著．イベルメクチン中毒を引き起こす遺伝子-MDR1遺伝子．ViVeD 2006；2(4)：309-312.
15. 川村裕子ほか訳．BSAVA 犬と猫の腫瘍学マニュアルⅡ．NEW LLL PUBLISHER. 2005.
16. 小久江栄一，下田　実監訳．カラーイラストですぐにわかる　図解動物臨床薬理学．インターズー．2003.
17. 小林哲也．ゾエティス・ジャパン主催パラディア錠学術セミナー2017　p17－34　肥満細胞腫の内科治療アップデート2017.
18. 小林哲也．獣医臨床腫瘍学に関して今まで曖昧に覚えていた知識をクリアにする講義2010．第12回日本獣医臨床フォーラム年次大会．2010.
19. 瀬戸口明日香．化学療法．JVCS プロシーディング．2009；29：63-68.
20. 鷹栖雅峰，Lara A，盆子原誠，London CAほか．犬と猫の分子標的薬の現在．Veterinary Oncology 2014；1(2)：6-57.
21. 鷹栖雅峰，盆子原誠，入江充洋，小林哲也．第15回 JBVP 2013 分子標的薬の今を考えるシンポジュウム．
22. 高橋俊二．細胞周期と抗がん剤の効果．医学のあゆみ．215(5)：医歯薬出版．2005
23. 田邊悌次郎．血管肉腫に対して活性化リンパ球療法を試みた1例．http://j-arm.com/angiosarcoma.pdf
24. 谷口直之，大島　明，鈴木敬一郎監訳．がんのベーシックサイエンス，第3版．メディカル・サイエンス・インターナショナル．2006.
25. 田村和夫．癌治療ハンドブック――化学療法・全身管理を中心に，第2版．文光堂．2003.
26. 橋口順子．国内初！犬用抗悪性腫瘍剤「パラディア錠」Joncol. 2014；10(1)：71-78.
27. 細谷謙次．JVCS 2018 小動物における分子標的療法－リン酸トセラニブの使いどころ，こつ，落とし穴－．
28. 桃井康行監訳．猫の腫瘍．インターズー．2003.
29. 桃井康行．小動物の治療薬．文永堂出版．2006.
30. 桃井康行監訳．犬の腫瘍．インターズー．2008.
31. 渡辺　亨ほか．がんの化学療法――最新治療のコンセンサス．医学のあゆみ 2005；215（5）．

獣医腫瘍学テキスト　第2版
Textbook of Veterinary Oncology

2013年3月27日　第1版第1刷発行	定　価：本体価格18,000円＋税
2015年9月 7日　第1版第2刷発行	
2019年7月 8日　第2版第1刷発行	
2022年5月20日　第2版第2刷発行	

著　者：日本獣医がん学会

監　修：日本獣医がん学会獣医腫瘍科認定医認定委員会委員長　皆上大吾

発行者：金山宗一

発　行：株式会社 ファームプレス
　　　　〒169-0075　東京都新宿区高田馬場2-4-11　KSEビル2F
　　　　TEL 03-5292-2723　FAX 03-5292-2726

無断複写・転載を禁ずる。
Printed in Japan　落丁・乱丁本は、送料弊社負担でお取り替えいたします。
ISBN 978-4-86382-103-3　C3047